第 4 版

解剖列车

手法与运动治疗的肌筋膜经线

ANATOMY® TRAINS

Myofascial Meridians for Manual Therapists & Movement Professionals

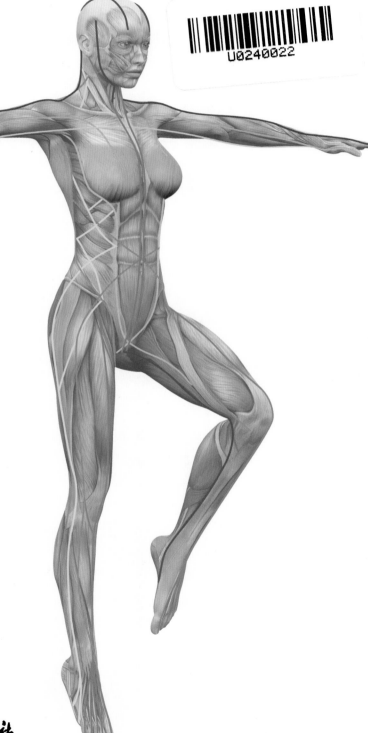

编著 〔美〕托马斯·W. 迈尔斯
（Thomas W. Myers）

绘图 Graeme Chambers
Debbie Maizels
Philip Wilson

主译 关 玲

译者 张少强 苗 振 吴振巍 毕义明

审校 张丹玥

ELSEVIER

北京科学技术出版社

Elsevier (Singapore) Pte Ltd.
3 Killiney Road,
#08-01 Winsland House I,
Singapore 239519
Tel: (65) 6349-0200; Fax: (65) 6733-1817

ELSEVIER

This translation of Anatomy Trains, 4E by Thomas W. Myers was undertaken by Beijing Science & Technology Publishing Co., Ltd and is published by arrangement with Elsevier (Singapore) Pte Ltd.
Anatomy Trains, 4E by Thomas W. Myers由北京科学技术出版社进行翻译，并根据北京科学技术出版社与爱思唯尔（新加坡）私人有公司的协议约定出版。
解剖列车：手法与运动治疗的肌筋膜经线：第4版（关玲　主译）
ISBN: 978-7-5714-2598-2
Copyright © 2023 by Elsevier (Singapore) Pte Ltd. and Beijing Science & Technology Publishing Co., Ltd.

Printed in China by Beijing Science & Technology Publishing Co., Ltd under special arrangement with Elsevier (Singapore) Pte Ltd. This edition is authorized for sale in the People's Republic of China only, excluding Hong Kong SAR, Macao SAR and Taiwan region. Unauthorized export of this edition is a violation of the contract.

著作权合同登记号　图字：01-2021-6435

图书在版编目（CIP）数据

解剖列车：手法与运动治疗的肌筋膜经线：第4版 /（美）托马斯·W. 迈尔斯（Thomas W. Myers）编著；关玲主译 . — 北京 ：北京科学技术出版社，2023.1（2025.3 重印）

书名原文：Anatomy Trains: Myofascial Meridians for Manual Therapists and Movement Professionals，4E

ISBN 978-7-5714-2598-2

Ⅰ . ①解… Ⅱ. ①托… ②关… Ⅲ. ①筋膜疾病–诊疗 Ⅳ. ①R686.3

中国版本图书馆CIP数据核字（2022）第172475号

责任编辑：于庆兰	网　　址：www.bkydw.cn	
责任印制：吕　越	印　　刷：北京捷迅佳彩印刷有限公司	
图文制作：北京永诚天地艺术设计有限公司	开　　本：889 mm×1194 mm　1/16	
出 版 人：曾庆宇	字　　数：690 千字	
出版发行：北京科学技术出版社有限公司	印　　张：25	
社　　址：北京西直门南大街16号	版　　次：2023 年 1 月第 1 版	
邮政编码：100035	印　　次：2025 年 3 月第 6 次印刷	
电　　话：0086-10-66135495（总编室）	ISBN 978-7-5714-2598-2	
0086-10-66113227（发行部）		

定　　价：268.00元

致辞

敬 Edward，感谢他的语言天赋。

敬 Julia，感谢她坚持到底的毅力。

"身体的每个动作都是灵魂的行为。"
（William Alfred [1]）

"我是那么无知，但我知道，如果你研究得足够深入的话，每件事都很有趣。"
（Richard Feynman [2]）

1. Alfred W. The Curse of an Aching Heart. Out of print.
2. Feynman R. Six Easy Pieces. New York: Addison Wesley; 1995.

译者序

2015 年,《解剖列车》的第 3 版"驶入"中国,为国内的中、西医相关保健、康复及运动训练等专业人员打开了一扇新的窗户,展现了别样的风景。越来越多的人了解它、接受它、运用它,并通过它拓展了思维,提高了技术。《解剖列车》从力学角度入手,分析人体的整体联系,和传统针灸的经筋学说不谋而合,因此在中国受到了格外热烈的欢迎和关注。尤其令人欣慰的是,很多中国医师结合自己的临床经验又进行了各自的拓展,在肌筋膜领域不断创新发展。

"解剖列车"既是一个比喻,也是一种设计,既有奇妙构思,又有解剖实证。作者虽受西方文化浸染,却有东方的整体思辨,从整体和细节为我们详细剖析了人体,证实了人体结构的整体性和"其大无外,其小无内"的纤维信息传递。同时也强调了人类与环境的和谐交流以及人体对内在的自我感受。作者显然已经触到了人体的"道",却不忘一砖一石地为我们铺就一条扎扎实实的"路"。事实证明,解剖列车的肌筋膜经线轨道已经成为很多新疗法的路径,如筋膜手法、筋膜运动、筋膜康复。

在第 4 版中,除保留原有的精彩章节外,还纳入了有关"间质通道""动物的解剖列车"等最新研究,尤其是增加了对"内在感受"的最新认识,这与中国气功的某些理论不谋而合。特别增加了根据解剖列车理念设计的运动训练内容,为解剖列车应用的拓展做了示范。

在进行第 3 版翻译时,筋膜对译者而言是一个相对陌生的概念,我们尽力还原作者本意,但是现在回看还是有些生涩。在第 4 版翻译时,我们已熟知筋膜概念,对"解剖列车"也有了更深入的理解,所以本次进行了重新翻译。但由于能力所限,也许不能完全尽如人意,请读者批评指正。

希望我们的努力能让国内更多领域的专家和从业者认识并搭载这趟贯通内外、联系上下、沟通中医和西医的神奇"列车"。

在本书的翻译过程中,马跃、肖新新、黄宗跃、王昊、刘鑫源进行了部分协助,张丹玥对部分内容进行了校对,在此表示感谢!

关玲

2022 年 4 月

前　言

自2001年首版以来，本书思想的延伸和应用远远超出了作者的预期。我们的课程教师受邀在除南极洲以外的各个大洲为各种专业人士介绍本书的思想及其应用，授课对象包括骨科医师、内科医师、颌面外科医师、物理治疗师、足科医师、整脊治疗师、正骨治疗师、心理治疗师、运动员和私人教练、运动表现教练、助产士、瑜伽老师、武术家、按摩师、舞者、音乐人和各种类型的身体教育者。本书现有15种语言的版本。因为治疗师和教师们发现了超出我们原始设想的更多应用，现在在谷歌引擎简单地搜索"解剖列车"，就有超过1300万条相关结果。

第4版有许多小的更新和修正，这些源于我们持续的教学和实践，也来自筋膜解剖的初步证据，以及超越肌肉起止点的肌筋膜力学传递的极少量研究。我们纳入了在筋膜和肌筋膜领域的一些最新发现，以纠正我们最初对更广阔世界的无知。

为了便于求同，我们总结了目前大家对筋膜的理解，作为附录放在本书的末尾。这是以前的版本中的第一章内容。如果有人想要了解筋膜系统工作的细节，可以在这部分内容中愉快地漫游。附录中有大量参考文献，以供那些希望超越本书范围继续深入研究的人使用。

此外，我们很高兴在此版本中纳入了由丹麦兽医开发的对四足动物（特别是马和犬）的肌筋膜连续性的探索。

附录概述了我们的代表性方案——解剖列车12个系列的结构整合。我们在跨越文化的教学进程中不断积累经验，使这部分内容也得到了扩展。

Graeme Chambers、Debbie Maizels 和 Philip Wilson 还对这一版的图片做了加工和校对。我们也很高兴新版纳入了一些最新的筋膜网络塑化项目的原始照片，该项目使用了 Gunther von Hagens 发表在《身体世界》（*BodyWorlds*）中首创的技术来生成图像，以传达筋膜系统的美丽、复杂和无处不在。我们期待通过这种方法进一步展示图像和模型。

这本书的设计既可以让匆忙的读者快速理解相关的概念，也可以让好奇的读者详细地分析。浏览可以获得整体概念。只看插图和说明，可以在一个简单且好理解的层面上知晓内容梗概。深入阅读文本（它用图标编码，以满足读者不同的兴趣），可以了解更完整的内容。

我们的网站 www.anatomytrains.com 上的内容也在不断更新。此外，我们还制作了几十个视频节目作为参考，以支持解剖列车理念的专业应用（注：全英文内容，请自行登录观看，不确保可顺利浏览）。

无论是对筋膜作用的理解，还是对解剖列车含义的理解和应用，都在迅速发展。筋膜是运动研究中被遗漏的角色，新的版本及相应网络信息将确保提供关于筋膜研究的最新观点。

托马斯·W. 迈尔斯（Thomas W. Myers）
2020 年 2 月于美国缅因州克拉克湾

我对生命的奇妙肃然起敬。在这三十多年的人体运动研究中，我的惊叹和好奇与日俱增。人类不断进化的身体究竟源自一个无所不知而又调皮的造物主，还是源自一个自私的基因盲目地攀登无限之峰[1-3]？人体的构造与进化展现得如此多样、灵活，使得观察者只能带着惊叹、惭愧和微笑摇摇头。

人们得想在受精卵中一观它如何变成具有万亿细胞的胎儿是徒劳的。即使我们对胚胎学的复杂性进行最粗略的审视，也会对它最终能够发育成一个健康的婴儿感到惊讶！抱着一个无助而又哭闹的婴儿，想到人能在通往健康、多能的成年道路上跳开如此多的可能使其衰弱的陷阱，这真令人难以置信。

尽管在生物学上取得了成功，但整个人类的实验却总体呈现一些过度的迹象。坦言之，当我看到这个观点的时候，有一种矛盾的心理。考虑到我们对地表植物和动物的累积影响，以及我们对待彼此的方式，我怀疑人类能否或者是否应该在这个星球上继续存在。但是当我怀抱着一个婴儿时，我对人类潜能的信任却又得到确认。

本书（以及由此发展出的研讨会和培训课）致力于实现一个极小的可能，即作为一个物种，人类可以战胜当下集体对"贪婪"的热衷（以及由此产生的技术官僚主义和关系疏离），在自身、彼此和环境之间建立一个更人道的合作关系。我们希望本书的"整体"解剖学观点有助于手法和运动治疗师减轻患者的痛苦并解决他们的困难。但是，本书潜在的目标是更彻底、更敏锐地探究我们的"感觉能力（felt sense）"——与方位和运动有关的运动觉和空间觉。这是非常重要的，由此我们才能为更好地运用人性而战，为更好地与周围世界整合而战。或出于单纯的疏忽，或出于刻意的培养，孩子们身上的"感觉能力"正逐步消减，导致集体的分离（collective dissociation），进而导致环境和社会的衰退。我们早已熟知智商（IQ），近期又认识到了情商（EQ），但只有重新认识动商（KQ）的范围与教育潜力，才有希望寻觅到与我们周围世界更大的系统之间的平衡，从而实现 Thomas Berry 所宣称的"地球之梦"[4, 5]。

尽管传统的机械论在解剖学中一如既往的有用，但用其认识我们与自身内部的关系却过于客观化，缺少人性的一面。希望本书提出的观点可以进一步和笛卡尔的观点联系起来，他认为人体是台"软机器"，要经历成长、学习、成熟和最终的消亡。尽管解剖列车构图只是人体动作发展的宏观图景中的一小部分，但认识人体筋膜网络与肌筋膜经线的平衡绝对有助于我们作为一个整体的人来认知自己的内在感觉。加上我在未来著作中的其他概念，将使自然科学的教育更适合 21 世纪的需求[6-9]。

因此，《解剖列车》是一本有科学隐喻的艺术作品。本书超越现有的科学认识，提出了一个仍需不断充实和完善的观点。我的学生们和同事们常常批评我，说我对假设的陈述过于简洁，几乎没有修饰性形容词。我认为修饰词虽然对科学的精确性很有必要，但却会削弱论点的内在力量。

正如 Evelyn Waugh 所言："谦逊不是一种有益于艺术家的美德。只有那些丑陋的品性，如虚荣、争强好胜、贪婪、怨恨等才能驱使一个人去完成、完善、发展、毁灭、重塑他的作品，直到他创造出能够满足其虚荣、嫉妒心和贪婪的作品。如此一来，艺术家才能比那些慷慨善良的人们更能丰富我们的世界。这就是艺术成就的悖论。"[10]

我既不是一个学者，也不是一个研究者，我只能希望这本有着"奇思妙想"的著作能够为优秀的人提供一些新的观点。

最后，我希望用我对解剖的正确认识，向维萨里（Vesalius）和其他先驱致敬。

托马斯·W. 迈尔斯（Thomas W. Myers）
2001 年于美国迈阿密

参考文献

1. Dawkins R. *The Selfish Gene*. Oxford: Oxford University Press; 1990 .
2. Dawkins R. *The Blind Watchmaker*. New York: WB Norton; 1996.
3. Dawkins R. *Climbing Mount Improbable*. New York: WB Norton; 1997.
4. Csikszentimihalyi M. *Flow*. New York: Harper & Row; 1990.
5. Berry T. *The Dream of the Earth*. San Francisco: Sierra Club; 1990.
6. Myers T. Kinesthetic dystonia. *J Bodyw Mov Ther*. 1998; 2(2): 101–114.
7. Myers T. Kinesthetic dystonia. *J Bodyw Mov Ther*. 1998; 2(4): 231–247.
8. Myers T. Kinesthetic dystonia. *J Bodyw Mov Ther*. 1999; 3(1): 36–43.
9. Myers T. Kinesthetic dystonia. *J Bodyw Mov Ther*. 1999; 3(2): 107–116.
10. Waugh E. *Private letter, quoted in the New Yorker*; 1999.

致 谢

我要对许多引导我前进、帮助我形成"肌筋膜经线"概念的人表达深深的谢意。感谢 Buckminster Fuller 先生，从一开始，本书就融合了他的思想，他设计的系统方法和对世界运行方式的广泛理解从一开始就影响了我的工作。在我着手这项工作的早期，他敦促我不要只改造人，还要改造他们的环境[1]。感谢 Ida Rolf 博士和 Moshe Feldenkrais 博士，他们为我指明了道路——从实践和理论上改造人体最密切的环境，即自己的身体和感觉[2-3]。这些前辈给我们提供了一个值得探讨的主题，我对此万分感谢！

感谢 James Oschman 博士和 Raymond Dart，他们给了我关于筋膜连接动力链的最初灵感[4]。感谢已故的 Louis Schultz 博士，他曾是罗尔夫研究院（Rolf Institute）解剖专业的主席，他的观点在这本书中得到了充分的证明[5]。Schultz 博士引导我走上学习筋膜解剖之路，为我提供了最广阔的理念空间。感谢罗尔夫研究院生命科学系的同事们，尤其是 Robert Schleip，他热情而又中肯地对本书所阐述的理念提出了许多建议[6]，使本书增色颇多。感谢 Deane Juhan 先生，他对人类功能的综合观点在其著作《工作的身体》（*Job's Body*）[7]中优雅地展现出来，对我和很多人来说都是一种启发。感谢我的老朋友 Michael Frenchman，他投入大量时间以视频的形式展现我们的理念，从而证明了我们早期的信念。感谢《躯体学》（*Somanautics*）的作者 Gil Hedley 和《解剖启蒙实验室》（*Laboratories of Anatomical Enlightenment*）的作者 Todd Garcia，透过 Averill Lehan 的摄像头和 Eric Root 的显微镜，他们的解剖技巧在本书中得以展示。为了验证本书的新理念，他们探索了人体构造的实际状况，我对此深表敬意。同时，感谢那些大体捐赠者，他们的奉献使得这些知识的进步成为可能。

还有其他许多运动教师，虽然跨度有点远，但他们也为本书提供了灵感，值得感谢。我从艾扬格（Iyengar）的优秀学生 Arthur Kilmurray、Patricia Walden 和 Francois Raoult 那里学习了瑜伽；从 Judith Aston 那里学习了人体动作的高度创新的阿斯顿模式（Aston Patterning）；从 Emilie Conrad 和 Susan Harper 那里学习了动作连续性（Continuum）。感谢 Bonnie Bainbridge-Cohen 和她的身心中心学校（Body-Mind Centering School）[8-11]。此外，我还要感谢 Caryn McHose，她让本书的部分内容更容易掌握；也要感谢 Frank Hatch 和已故的 Lenny Maietta，他们发展了动作整合，并将其呈现在他们独特的抚触课程（Touch-in-Parenting program）中[12-13]。

从以上这些人和其他更多人身上，我学到了很多。知识越拓展，未知的领域就越大。常言道，偷一个人的理念是剽窃，偷十个人的理念是学识，偷一百个人的理念是创新研究。由于本书大量借鉴他人成果，并无任何创新，因此就让其他人来负责逐步展示其令人激动的理念吧，而我本人来负责书中的所有错误。我期待随着版次的更新可以不断修正这些错误。

感谢我的那些求知欲很强的学生们，他们的问题驱使我去学习，去超越现有的知识。感谢已故的 Annie Wyman，她从早期就支持我，并大力帮助我保持清醒的头脑。感谢运动学校的各位恩师，特别是早期支持我的 Lou Benson、Michael Morrison，他们容忍我古怪和诗意化的治疗方案，并帮助我解决电子文件方面的难题，他们对最初版本有重要贡献。感谢我的教职员工们，是他们在世界各地的工作，让各种各样的从业者了解从整体解剖学角度工作的实际好处。我的员工们，尤其是 Mel Burns、

Stephanie Stoy、Erin Sproul，还有不服输的 Becky Eugley，他们卓有成效的工作让我们的影响力空前广泛。

在这个版本中，我要特别感谢已故的、伟大的 Leon Chaitow 博士，是他引导、鼓励我（就像他对许多人做的那样）于 1996 年在《手法推按运动治疗杂志》（*Journal of Bodywork & Movement Therapies*）阐述我的最初想法。感谢 Churchill Livingstone 公司的编辑人员，包括我的第一任编辑 Mary Law 及其后的所有人，耐心处理我冗长的文章，并渴望囊括我已有的所有内容。感谢 Debbie Maizels、Philip Wilson 和 Graeme Chambers，他们通过精心的插图艺术将我的理念呈现出来。感谢 Felicity Myers 和 Edward Myers，他们及时而又坚持不懈地校对本书，使其在理性和感性上均有提升。

感谢我的女儿 Mistral 和她的母亲 Giselle，她们热心而宽厚地包容我对人类动作的痴迷，这种痴迷常常令我疏离家庭，占用本应陪伴她们的时间。最后要感谢自然本身，她博大而又无懈可击的规则像流水一样默默无声却坚定有力，这是爱，是深度，是和广阔的现实世界之间的联系。这也流淌在我的作品和我所有的工作之中。

参考文献

1. Fuller B. *Utopia or oblivion*. New York: Bantam Books; 1969. www.bfi.com. Further information and publications can be obtained from the Buckminster Fuller Institute.
2. Rolf I. *Rolfing*. Rochester VT: Healing Arts Press; 1977.
3. Feldenkrais M. *The Case of Nora*. New York: Harper and Row; 1977.
4. Oschman J. *Energy Medicine*. Edinburgh: Churchill Livingstone; 2000.
5. Schultz L, Feitis R. *The Endless Web*. Berkeley: North Atlantic Books; 1996.
6. Schleip R. *Talking to Fascia, Changing the Brain*. Boulder, CO: Rolf Institute; 1992.
7. Juhan D. *Job's Body*. Tarrytown, NY: Station Hill Press; 1987.
8. Iyengar BKS. *Light on Yoga*. New York: Schocken Books; 1995.
9. Silva M, Mehta S. *Yoga the Iyengar Way*. New York: Alfred Knopf; 1990.
10. Cohen B. *Basic Neurocellular Patterns*. El Sobrnte VA: Burchfield Rose Pub.; 2018.
11. Aston J. *Aston Postural Assessment*. Edinburgh: Handspring; 2019 .
12. McHose C, Frank K. *How Life Moves*. Berkeley: North Atlantic Books; 2006.
13. Hatch F, Maietta L. Role of kinesthesia in pre-and perinatal bonding. *Pre-Peri-Nat Psychol*. 1991; 5(3).

如何使用本书

《解剖列车》的设计使读者既可以快速了解主要理念，也可以在任何章节详细阅读。本书会频繁涉足几个相关领域，故而用以下图标在标题旁的空白处标注：

◆◆ 手法技巧或手法治疗师应关注的要点

◆◆ 动作技巧或动作老师应关注的要点

✿ 视觉评估工具

✿ 与动觉教育有关的理念和概念

✿ 返回正文

所有章节都用彩色标识。前两章解释如何用"解剖列车"的方法了解身体的解剖结构。第三至九章详细阐述 12 条在常见姿势和动作模式中观察到的身体"经线"。每个关于"经线"的章节的开篇是概貌图、说明、图解与表格，方便读者快速掌握概念。最后两章将"解剖列车"概念应用到一些常见的动作类型，并提供了一种姿势分析的方法。

书后有 5 个附录。附录一探讨筋膜和肌筋膜经线的概念，附录五增加了有关四足动物的解剖列车内容。其他附录包括 Louis Schultz 博士对横向肌筋膜线的讨论，讲述如何将解剖列车模式应用于 Ida Rolf 提出的结构整合方案中，以及针灸经络与肌筋膜经线之间的关系。

因为单块肌肉和其他结构会出现在不同的肌筋膜经线中，读者可以使用索引查找到文中任何提及它的特定结构。文末还有一个"解剖列车"术语可供翻阅。

目　录

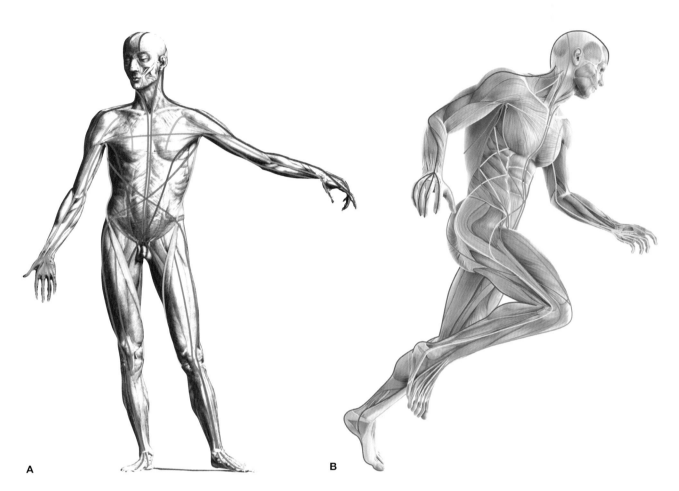

A

B

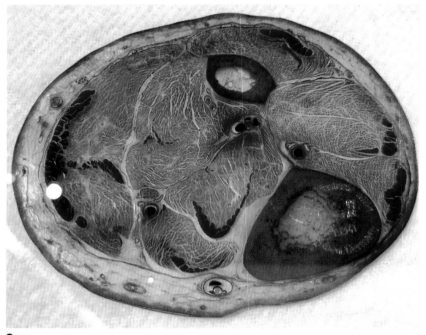

C

图 1.1　A. 绘于阿尔比努斯（Albinus）人体图上的解剖列车整体"路线图"。这是我们最初展示解剖列车的方式。B. 近年来利用电脑制作，这些线被绘制得更加精彩。C. 小腿横截面的塑化标本展示了神奇的细节，其中藏有许多宝藏，有待继续研究。从蓝色的胫骨和腓骨开始，看一下它们之间薄而结实的骨间膜。在膜的两侧，血管聚集在肌肉间的肌外膜上。再看肌肉中筋膜组织的细丝样结构，就像叶子的脉管一样——的确，这些是肌肉中饥饿的线粒体的营养和代谢通路。肌群之间的肌间隔从骨骼边缘延伸到外围的深筋膜，深筋膜包裹着整个小腿，将原本松软的肌肉紧紧地束在一起。深筋膜与穿过脂肪的筋膜相连，覆盖着可见的血管和不可见的神经，一直延伸到皮肤和附着在脂肪上的薄、坚韧、有弹性的背衬上。想象一下，把所有的红色部分都去除，只关注筋膜网，你会看到一个三维的、湿润的蜘蛛网样结构，把结构都固定在某一部位，但允许它移动、弯曲和适应

第一章

铺设路基

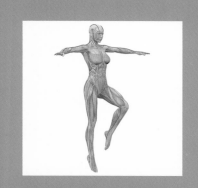

设计理念

治愈的核心在于我们倾听、观察和感知的能力，这些远远大于技术的应用能力。这是本书的基础思想。

任何形式的治疗或训练干预都是两个智能系统之间的对话。本书的目的并不是推动一项技术超越另一项技术，也不是为任何技术来解释机制。本书探讨的是，肌筋膜的改变是由于单纯的肌肉松弛、触发点的释放、基质溶胶/凝胶的化学变化、胶原纤维间的黏弹性，还是由于中枢神经系统模式的改善、肌梭或高尔基腱器的复位、拉伸耐力的增加、能量的转换或态度的改变。这些对于我们的论点毫不重要。使用解剖列车图谱（图 1.1A）可以更宏观地理解客户的结构关系，然后运用你所掌握的任何技术来改变它（图 1.1B 和 1.1C）。对模式的识别才是最关键的技能，所使用的技术并不重要。

我们所谓的"空间医学"的核心技能，是对姿势和动作模式的识别。"空间医学"研究的是我们如何发育、如何站立、如何处理负荷、如何在环境中移动、如何占据空间，以及如何感知自己的身体。在未来几十年里，我们自认为"很了解"的人类运动中有很多知识都将被修正。无论我们是否意识到，所有的手法治疗和运动教育都是构建这个更大的、一体化的"空间医学"框架的一部分。"空间医学"（或不管它被叫作什么）将制定新的原则，使运动训练与手法治疗相结合，为治疗和教育提供一个强有力的臂膀（有关空间医学的更多信息，见附录一）。

以减轻疼痛、提升运动表现及整体健康（overall wellness）为目标的手法治疗技术包括传统的物理治疗、理疗、矫形外科和整骨及整脊手法。近来，也出现了从 Rolfing 到 Reiki 的各种的软组织方法。

运动训练是空间医学的一个重要部分。训练的方法有很多，从最擅长冥想的瑜伽到精准的普拉提，再到最激烈的武术。各种私人教练和运动教练都在努力让运动"功能化"。空间医学在更广泛的意义上还包括现有的体育、舞蹈、发育性运动（developmental movement）、针灸以及基于身体的心理疗法。所有这些领域都充实了我们的模式识别库，利用运动来构建健康，以对抗日益久坐的生活方式与进化的不匹配[1, 2]。

这些领域每天都有新的品牌涌现，很多品牌冠名"筋膜"，但事实上，在手法或运动治疗的范围内，很少有真正的新品牌。我们观察到的是，无论从哪个角度进行干预都可能是有效的，尽管对其作用的解释不一定能被大家所接受。目前来说，对新技术的要求较低，而对能带来新应用的新理论的要求则较高。不幸的是，有价值的新理论的产生比表面上的新技术的产生要难得多。重要的进展往往是从假设开始的，透过这个"镜头"我们才能更深入地认识身体。

解剖列车就是这样一个透镜——它是一种观察肌肉骨骼模式的整体方法。它把人体全身相互连接起来（图 1.2）。从这种整体协同关系中我们能学到什么？那就是，把人体各个部分串联在一起，而

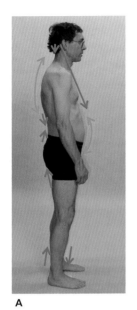

A

涉及的经线

前表线
　颈部至腹腔神经丛
　　短而向下
　腹直肌
　　长而向下
　股直肌
　　短而向下
　小腿
　　短而向下
后表线
　枕骨至C4
　　短而向下
　竖脊肌C4~T12
　　长而宽
　竖脊肌L1至骶骨
　　短而窄
　腘绳肌
　　长而向上
　小腿和足底筋膜
　　长而向上

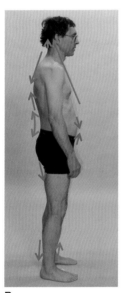

B

经线纠正方案

前表线
　颈部至腹腔神经丛
　　延长并提升
　腹直肌
　　缩短
　股直肌
　　延长并提升
　小腿
　　延长并提升
后表线
　枕骨至C4
　　延长并提升
　竖脊肌C4~T12
　　缩短并缩窄
　竖脊肌L1至骶骨
　　延长并加宽
　腘绳肌
　　缩短并下降
　小腿和足底筋膜
　　缩短并下降

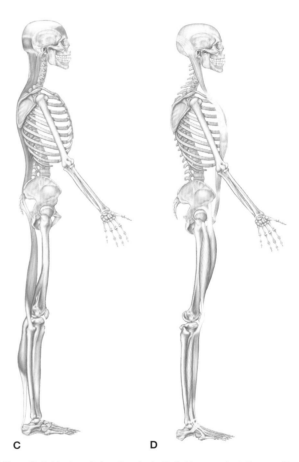

C　　　　**D**

图1.2　分析任何特定肌筋膜经线的缩短或无力，以及该经线与其他经线的关系，会得到一个改善姿势和运动功能的整体方案。A. 一个筋膜平面的方向简图，显示了矢状面上的高张力和低张力区域，以及后表线（C）和前表线（D）之间的关系。B. 通过肌筋膜手法和运动教育来纠正这种模式的方案

不是继续分割它们（图1.3）。

　　就像西方近500年来的大多数思想一样，大部分手法治疗在过去的100年里都是基于力学和还原论模型——微透镜视角（图1.4）。即将事物分解成越来越小的部分，以考察每个部分的作用。这种研究思路源于亚里士多德（Aristotle），艾萨克·牛顿（Issac Newton）和勒内·笛卡尔（René Descartes）使其得到进一步发展，将该思路应用于生物力学

方面的最著名的人物是博雷利（Borelli）。这导致目前物理治疗书籍中充斥着角度测量、杠杆和矢量，而这些都是基于每一块肌肉的起止点距离（图1.5）[3]。

　　尽管我们要感谢许多研究人员在20世纪对特定肌肉、单个关节和特定撞击征的杰出分析和他们提出的治疗方案，但如今我们要寻找一种更综合的方式来评估运动[4-7]。当你踢一个球时，最有趣的莫过

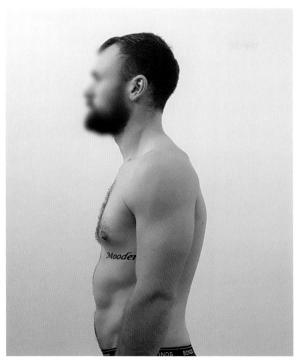
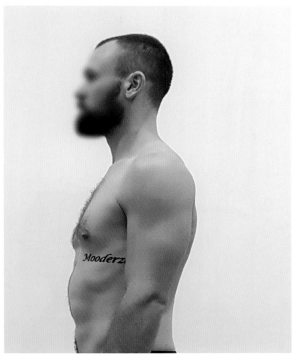

图 1.3　使用图 1.2 中所示的方案，可以使姿势［以及功能（因篇幅所限，本书未使用照片展示）］发生显著变化。在我们最近的培训班上，这个学生的结构排列有了显著的变化（照片由作者提供）

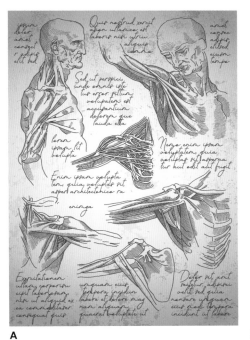
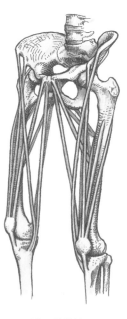

A　　　　　　　　　　　　　　　　　　　　**B**

图 1.4　A. 列奥纳多·达·芬奇（Leonardo da Vinci）绘画时没有肌肉–骨骼力学的偏见，在他的解剖笔记中有一些和"解剖列车"图谱类似的图。B. 一些现代解剖学家，如约翰·赫尔·格伦迪（John Hull Grundy），也把系统思维应用到肌肉骨骼解剖学中（A 图来自达·芬奇 /Shutterstock；B 图经许可转载自 Grundy，1982）

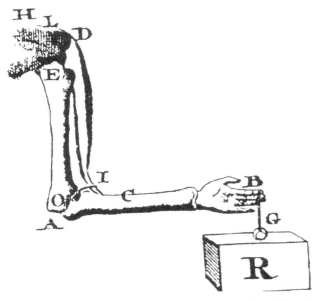

图 1.5 将力学概念应用于人体解剖学，为我们提供了单块肌肉活动时关于杠杆、角度和力学方面的许多信息。但是这种孤立的方法能带来多少洞见呢？（历史图片/Alamy 图库[3]）

于根据力量和动作的法则来推算结果。惯性系数、重力系数和摩擦力足以决定球对"踢"的反应和它的最终位置。但是当你残忍地想踢一只大狗时，判断狗的整体反应就远远超过了这种对矢量和合力的力学分析。同样，从生物力学角度分析单个肌肉只能得出一个不完整的人体运动经验图（图 1.6）。

在 20 世纪早期，物理学借助爱因斯坦（Einstein）和玻尔（Bohr）的理论进入了相对论宇宙的时代，相对论是一种关系的语言，但不是线性的因果关系。荣格（Jung）反过来将其应用于心理学，也有许多人将其应用于不同的领域。然而，花了整整一个世纪的时间，相对论才被应用到物理医学领域。本书只是在这个方向上适度地迈了一步——将整体系统的思维应用于姿势与动作分析（图 1.7）。

仅仅说"万物相联"，这是没有用的，我们就

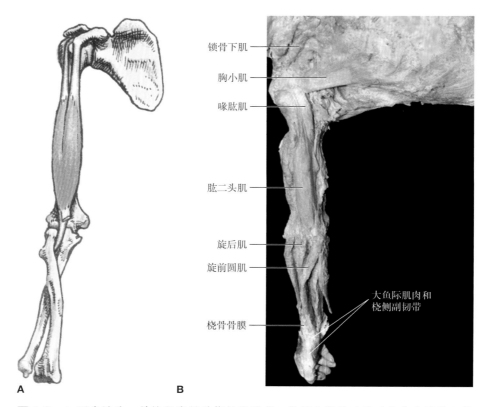

锁骨下肌
胸小肌
喙肱肌

肱二头肌

旋后肌
旋前圆肌

大鱼际肌肉和桡侧副韧带

桡骨骨膜

A　　　　　　**B**

图 1.6 A. 通常认为，单块肌肉是动作的发动者。分析它们的功能时会分离骨骼上的肌肉，如肱二头肌，确定它们在两端靠近时会发生什么。这种方法很有用，但并不明确，因为这忽略了肌肉通过收紧和推拉筋膜对邻近肌肉和韧带产生的影响。同时，切断任何一端的筋膜，都会降低其对近端或远端结构的拉力。筋膜的作用是本书的主题。B. 肱二头肌也可以被看作是从中轴骨到拇指的肌筋膜连接［这里称为臂前深线（也见图 7.1）］的一部分（A，经许可转载自 Grundy 1982；B，照片由作者提供）

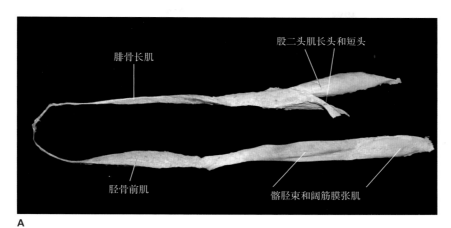

腓骨长肌

股二头肌长头和短头

胫骨前肌

髂胫束和阔筋膜张肌

A

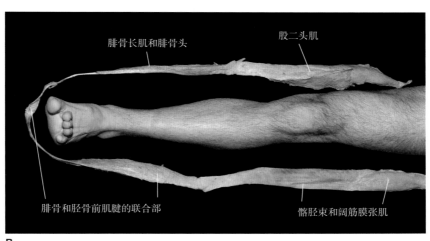

腓骨长肌和腓骨头

股二头肌

腓骨和胫骨前肌腱的联合部

髂胫束和阔筋膜张肌

B

图 1.7　当考虑到筋膜之间的连接，新的治疗策略应运而生。下肢的螺旋线解剖（见第六章）表明，通过改变手术刀的角度，我们可以展示不止一个肌筋膜单元（肌肉）的完整功能。标本一端从图中右下角显示的髋部开始，绕过图中的左侧足弓，沿着股二头肌延伸到图中右上角处的坐骨结节（照片由作者提供）

此打住。即使最终这些物理学家的断言是正确的，这样的假设也会让践行者感到空洞和迷茫，仅能靠传说或"直觉"去摸索前行。爱因斯坦的狭义相对论并没有否定牛顿的运动定律，而是从更大的范围涵盖了它。同样，肌筋膜经线理论并没有消除单块肌肉的解剖技术和分析的重要价值，而是简单地把它们放在了整体系统里。

解剖列车理论不能取代现有的肌肉知识。头夹肌仍然是旋转头部、伸展颈部的肌肉，同时，正如你即将读到的那样，作为螺旋线和体侧线的一部分，它还能抑制下方身体的运动对感受器（眼、耳和前庭系统）的干扰（图 1.8）。

肌肉骨骼系统中的肌筋膜经线只是我们整个神经肌筋膜网络中的一个小模块，是奏响整个生命乐章的众多节奏和和声中的一个。因此，解剖列车只是我们从更宏观的角度进行自我审视的一小部分，而不是笛卡尔所说的"软机器"。它是一个集成的信息系统，非线性动力学数学家称之为自创生（自我形成）系统[8–12]。筋膜系统是那些复杂的分形之一，它徘徊在秩序和混沌之间，不断重塑和调节自己，以应对身体内部和外部力量的挑战。

相比机械论者干脆利落的"如果……那么……"的陈述，将我们的理论框架转向关系的尝试，乍听起来可能比较模糊。然而，这种相对的观点产生了强大的综合治疗策略——我们将在下文中探讨很多问题，而其他的则在我们的培训课程和网络研讨会中讲授。这些新的综合治疗策略包括生物力学方法，超越了只遵循"协同作用是有用的"的方法——作为一个整体，身体应急系统的属性是无法用单个肌肉或关节的行为叠加来预测的。

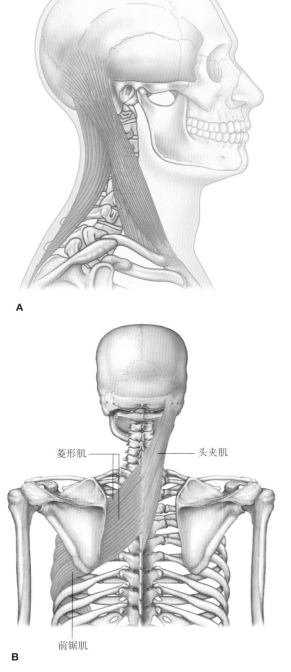

A

B

图 1.8　单独考虑时，头夹肌可以旋转头部和伸展颈部。而在功能上，它又是螺旋线和体侧线的一部分，在奔跑、狩猎或弯腰时保持头部和眼睛稳定

（图中标注：菱形肌　头夹肌　前锯肌）

发现

在我们的身体设计中，与现代系统理论并行的是筋膜网在身体姿势和运动中的作用的相关发现（图 1.9）。虽然每个人对骨骼和肌肉都有所了解，但人们对连接它们的迷人的筋膜网的起源和分布却知之甚少（图 1.10）。坦率地说，在有 500 多年历史的西方传统解剖学中，身体的这一整体系统几乎从未被发现，也从未被重视。筋膜研究者 Robert Schleip 博士称其为"人体系统中的灰姑娘"。长期

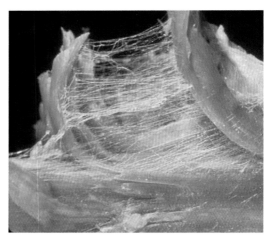

图 1.9　肌筋膜的放大图。如棉花糖样的结构是包裹每个肌束（神经运动单位）的肌筋膜周围组织。筋膜与肌纤维完全纠缠在一起（经 Ronald Thompson 授权转载）

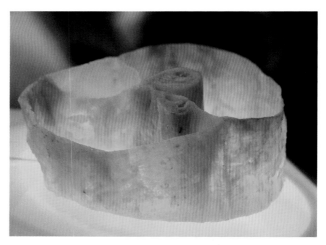

图 1.10　最新的大腿上段塑化标本。显示环绕的阔筋膜和两个主要的筋膜间隔。左侧壁将股四头肌与腘绳肌分开，从股四头肌表面延伸至粗线处的骨膜。内侧间隔将股四头肌与内收肌分开，同样延伸到粗线，并为其中的神经血管束提供额外的保护（© FasciaResearchSociety.org/Plastination）

以来，筋膜只是被当作"包装材料"。为了看到更有趣的组织，筋膜被切除丢弃。新的研究从不同角度证实筋膜是一个非常有趣且善于交流的整体系统（见附录一）。筋膜不是惰性的，它和神经系统、循环系统一样，承担着重要的调节工作，对运动、康复、身体教育有着深远的影响，对银发老人来说也很重要——筋膜让他们优雅从容地老去。

公众，其至大多数治疗师和教练，仍然把他们的想法建立在一种狭隘的观念上：单块肌肉附着在骨骼上，通过机械杠杆使人体移动。术语"肌肉骨骼系统"忽略了把肌肉和骨骼交织在一起的复杂组织——筋膜网。

在最初写这本书的时候，公认的模型是（并且目前很大程度上仍然是），我们通过肌肉拉动关节上的肌腱来移动骨骼，而关节活动受到骨骼形状和韧带的限制。当需要解释胚胎发育或极限运动的能力时，这种杠杆模型就会因为过于简单而失去作用。然而，它又太过复杂，无法轻易解释常见的软组织疼痛、步态异常或错误募集模式等问题。

把关于筋膜的新发现整合到我们的治疗和训练思想中，并不是简单地在我们已知的结构上覆盖一层筋膜，而是需要我们转变思维[13]。在过去 20 年里，研究不断增加，在标题中带有"筋膜"两字的书籍、研讨会、会议和课程也有很多[14-17]，尽管这些确实拓宽了我们的知识面，但是对筋膜的"发现"还远未展开，甚至本书的第 4 版也仍然仅相当于一份中期报告。虽然一些边缘学者对筋膜已有所研究，但它的全部含义还没有被充分理解[18-23]。

曙光已经在前方，所有树木必将汇集成森林。所有单独的肌肉在功能上都是整体应答系统的一部分，在人体内延伸着像菌丝一样的"根系"。这一发现对我们认识自己的身体有着深远的意义，对体育、康复和各种运动训练也意义重大。

再加上显微镜对细胞力学传导的微观研究[24]，我们即将对生物力学系统如何从每个细胞无缝跨越到生理－心理－社会有机体有一个全新的理解。

这一版将当代对筋膜功能的理解放在书后的附录一中。在这里，筋膜研习者（afascianados）（我们不喜欢被叫作筋膜主义者）可以更详细地了解筋膜基质的组成、属性、性能和限制。附录中包括损伤后重塑的最新研究、应对新的训练挑战的弹性反应、筋膜内感觉的新信息，以及最近揭示的身体其他系统内胶质和细胞间的间质灌注问题。

请注意，本书提出的观点是建立在解剖列车理论上的论点，这些绝不是筋膜作用或筋膜意义的全部。我们在几何学、力学和空间排列的研究上花了很多时间，而在相关的化学研究方面却做得很少。我们关注的是筋膜在姿势和运动中的健康支持作用，完全回避了病理学的讨论。我们也顺便把其他方面的优秀论述[25, 26]介绍给感兴趣的读者作为参考。

简而言之，筋膜是人体的一种结构，它将数万亿个潮湿的、油性的细胞聚集在一起。它在本质上就是过去被称为"筋（sinews）"的东西，它形成了一个整体的、坚韧的纤维网，在体内随处可见（图 1.11；见图 A1.9B）。如果我们能把人体中除了结缔组织的纤维成分（胶原蛋白、弹性蛋白和网状蛋白）之外的所有组织都隐形，我们就能得到一个完整的、从内到外的人体网，类似我们熟悉的神经网络和循环网络（关于整体联通网络，见附录一）。不同区域纤维网的密度有所不同——骨、软骨、肌腱和韧带都有厚厚的皮革样纤维，关节周围组织最有代表性。纤维网包裹着每一块肌肉，在每个肌细胞和肌束周围都有棉花糖样结构（见图 A1.19 和 A1.20）。面部纤维网的密度较低，甲状腺或胰腺等海绵状器官的纤维网的密度也较低，尽管这些器官被更大密度的"口袋"包裹着。虽然筋膜网在多个折叠平面中排列，但需要再次强调的是，这个网的任何部分都不是孤立的或可以与整个网分开的，就像不存在孤立的神经群或独立的毛细血管岛一样。从头到脚，从出生到死亡，这些囊状、索状、薄膜状和皮革样组织都交织成一张网（图 1.12）。

通俗地讲，筋膜网渗透到身体内部，成为每个细胞周围环境的一部分。没有筋膜网的支持，大脑会变成可流动的"奶冻"，肝脏会扩散到腹腔，我

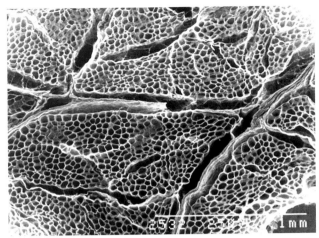

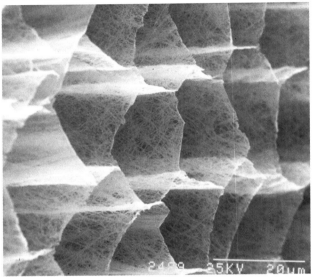

图1.11　电子显微镜图像显示，我们的筋膜系统命名只是试图将类别强加在一个连续、无缝、不断自我修复的网上，以匹配其上承载的力量［经 Elsevier 许可转载自 Purslow PP. Muscle fascia and force trannsmission. J Bodyw Mor Ther, 2010, 14(4): 411-417］

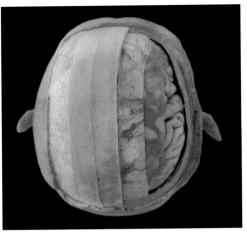

图1.12　筋膜系统常被分层描述，如头部的分层解剖：从皮肤到薄的脂肪层，再到帽状腱膜，以及疏松结缔组织层。疏松结缔组织层使头皮可以在颅骨上移动（或者说是在颅骨骨膜上移动）。骨膜是一层坚硬的筋膜，包裹着每一块骨。接下来就进入包围和保护大脑的其他层。虽然在体内，筋膜分层是一个明显的事实，但我们应该知道，组织学上，层次之间总是有过渡，只有在滑膜关节的间隙和含有液体的管腔内才没有胶原纤维。换句话说，不同的层次都是通过传导力量的胶原纤维结合在一起的（图片由 Science Photo Library 提供）

们最终会变得如同脚下的一摊水。筋膜网络起着结合、加强、连接和分隔作用，只有在呼吸道和消化道的开放管腔内没有这一结构。

　　总之，关于筋膜隔及筋膜在运动中的作用的新发现要求我们以不同的视角看待身体。本书是笔者试图在"孤立肌肉论"和筋膜系统论之间切换——希望没有太多的摩擦。

假设

　　不管肌肉在起止点之间如何单独工作，它们总

会通过筋膜网对连续性的整体功能产生影响。这些遵循身体结缔组织的纹理，形成了有迹可循的肌筋膜"经线"（图1.13）。肌肉在这些线内收缩，就像渔网里的鱼一样，传递肌筋膜力量，以建立弹性稳定，也有可能因无法有效传递力而造成慢性紧张和固定。与本文密切相关的是，由此产生的姿势代偿模式可以通过这些线"读"出来。（顺便说一下，这些线没有排他性。前面笔者提到的、在本章后面还要描述的功能线，还有附录一中被叫作"内层袋"[27]的韧带床上的肌肉附着点、Huijing 等[28]所述的肩部由邻近肌肉造成的横向张力，这些都是有效分配肌筋膜张拉力的其他代偿途径。）

　　从本质上讲，解剖列车提供了一种"纵向解剖"——从整体上概括了肌肉组织内长程的、可延展的"拉绳"与"悬索"。这种整体性的观点可补充（有时可替代）肌肉功能的标准分析。

　　标准的解剖分析可被称为"孤立肌肉论"。几乎每篇文章在阐述肌肉功能时都会把骨骼上的单块肌肉分开，把它从上下连接中分离，切断神经和血管供给，并从区域邻近结构中分割出来[29-37]。"如果

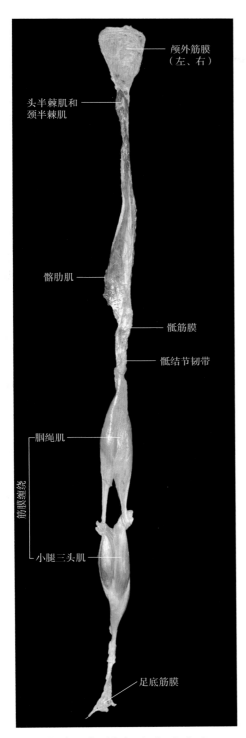

图1.13　后表线。解剖启迪实验室（Laboratories of Anatomical Enlightenment）的 Todd Garcia 将后表线从未处理过的组织中完整地剥离出来（www.LofAE.com）（图片由作者提供）

骨，而事实上并非如此：①身体没有任何肌肉是直接附着在骨上的，如果没有附着的筋膜，肌肉就像个肉饼；②大多数肌肉有很多临床相关的软组织附着点，超出了它们的骨骼起止点（图1.6和1.13）。

偶尔也有人详细讨论肌筋膜对其"左邻右舍"的作用，如股外侧肌在推开并顶紧髂胫束时扮演的"液压放大器"的角色。事实上，这种"液压放大"现象在全身不断发生（见附录一中关于张拉整体结构的讨论）。但几乎从未有人讨论过肌肉和筋膜之间的纵向连接及其功能（如髂胫束和胫骨前肌之间的连接，见图1.7）。

目前我们对肌肉的定义绝对是过往解剖方法的产物。拿着解剖刀，我们可以轻松地将单块肌肉从周围筋膜组织中分离出来。然而，这并不意味着人体在生物学上是这样组装的，或人体的运动是这样组织的。人们可能会问：划分肌肉对人体自身的运动学来说是否有用？没有人能在大脑中找到"三角肌"的代表区。大脑是根据独立的神经运动单元来"思考"的，因此三角肌被分成至少7个不同的驱动单元[38]。

在肌肉解剖学中，说来说去只有孤立的肌肉（还有还原论者天真地以为计算出所有单块肌肉的功能，就可以推导出人类运动和稳定的复杂方程），使得当代治疗师不太可能从其他角度来想象运动。

对大多数人来说，在生理单元中去掉肌肉可能是一个过激的概念，现在还无法接受。但我们至少可以断言，当代治疗师需要跳出孤立肌肉论的"条框"进行思考。当我们试图超越肌肉的单一功能来揭示系统功能时，一些支持这种系统性思维的研究总会被引用。此处，我们将相连的肌筋膜结构组装成"肌筋膜经线"。我们应该清楚的是，"解剖列车"并不是一门已经成熟的科学——这本书走在了研究的前面，但与此同时，这些概念在临床实践和运动教育中发挥的效果已经使我们感到非常满意[39-40]。

一旦识别出肌筋膜经线的模式，掌握它们之间的联系，我们就可以很容易地将其应用到评估和治疗上，并通过多种治疗和教育方法来改善运动（图

这是身体上唯一的肌肉，骨骼会怎么样？"肌肉的功能只有使起止点靠近或抵抗起止点被拉开（图1.6）。绝大多数已被认可的观点认为肌肉附着点是从骨到

1.14）。这些概念可以在任何层次上呈现：浏览全书可以了解本书的梗概；利用插图和图注可知大致的内容。文字部分试图达到一种平衡，既能满足资深治疗师的需求，又能让感兴趣的运动员、客户或学生理解。

　　从美学上讲，解剖列车模型会使肌肉骨骼的解剖更有立体感，也会使我们更清晰地认识到人体在日常劳作和发挥某些特定功能时的整体代偿模式。解剖列车的"感觉"在舞者、战士和运动员中最容易被接受，因为他们就生活在运动中。

　　临床上，使用肌筋膜经线很容易理解身体某个疼痛部位是如何与远离症状、完全"沉默"的区域联系在一起的。将这种"联系解剖学（connected anatomy）"的观点应用于手法和运动治疗的实践中，催生出意想不到的新的治疗策略，特别是对慢性疼痛的治疗。

　　虽然本书中展示了一些很有前景的解剖证据，但断言这些线的客观存在还为时过早。欢迎更多的研究沿着这些筋膜经线来探索肌筋膜网络的沟通机制，包括对运动中关节稳定的即时作用，以及测量持续的结构拉力对姿势的影响。我们提出的解剖列车理论只是一个或许有用的替代地图，一个肌筋膜纵向连接的系统观点。

解剖列车与肌筋膜经线：名称的意义何在？

　　"解剖列车"一词是对整体框架的描述，也是对书中"肌筋膜连接（myofascial continuity）"的一个比喻，可以为这个知识密集的学科增加一些乐趣。轨道、车站、快车、慢车等铁路术语将贯穿全文。一列解剖列车就相当于一条肌筋膜经线。

　　"肌筋膜（myofascia）"一词体现了肌肉组织（myo-）和它周围的结缔组织网（fascia）不可分割的特性。附录一中将进行更详细的讨论。

　　肌筋膜手法治疗在按摩师、整骨师治疗和物理治疗师之间广泛传播，其现代理论有几个根源，其

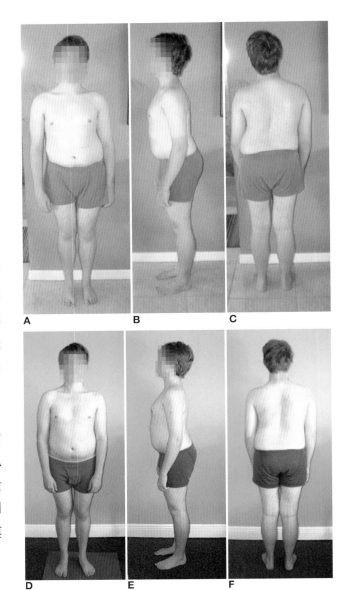

图 1.14　在站立或运动时，可以观察到肌筋膜经线内的缩短或偏移。这些评估是整体治疗策略的基础。A~C. 左侧体侧线缩短，尤其是脊柱和颈部的筋膜平面偏移；D~F. 是结构整合治疗后的表现（照片由作者提供）

中包括整骨治疗师、物理治疗师，还有我的启蒙老师 Ida Rolf 博士（图 1.15）[41] 和其他很多人士的工作。他们中很多人都声称其疗法有原创性[42]，但实际上，他们都是手法治疗的传承者。手法治疗技术可以追溯到 Asklepios（拉丁文为"Aesculapius"）以及希腊早期他建立的第一所"医院"，从那里再继续追溯就将回到史前迷雾中[43-44]。

　　尽管"肌筋膜"一词在过去几十年里逐渐流行，在一些文章、观念、品牌名称中取代了"肌

肉"一词，但它仍被广泛误解。在肌筋膜疗法的许多应用中，其技术实际上还是集中于单块肌肉（更精确的称谓是肌筋膜单元），未能具体涉及肌筋膜在体内的线和面的连接关系[45.46]。在评估和治疗中，解剖列车为我们的视诊、触诊和动诊增加了"连接"的维度，满足了当今从整体视角思考人体结构与功能的需求（图1.16）。

无论如何，"肌筋膜"一词只是一个术语上的创新，因为无论叫什么名称，在任何时间或位置接触肌肉都不可能不接触和影响到周围结缔组织或筋膜组织。即使这样，其内涵也是不完整的，因为我们所有的干预都必然会影响神经、血管、上皮细胞和组织的功能和灌注。然而，本书所详述的内容很大程度上忽略了其他组织的效应，仅重点关注人体排列模式——成人直立时的"纤维体（fibrous body）"（如果你愿意，也可称之为"设计模式"）。这个纤维体由整个胶原网组成，包括所有保持器官形状并覆盖其上的组织，还包括骨骼、软骨、肌腱、韧带、皮肤和肌筋膜中的胶原。

肌筋膜将我们的视野缩小到埋在筋膜中的肌纤维（图1.9、1.11和A1.19）。为了简化并强调本书的核心理念——筋膜网络的单一性，此后我们在提到这个组织时将使用单数形式：myofascia。事实上也没有必要用它的复数形式，因为全身的肌筋膜就是一个整体结构。只有解剖刀才能将其变为复数。

术语"肌筋膜连接（myofascial continuity）"是指在结构网中两个纵向相邻并排成一列的结构之间的连接。如在前锯肌和腹外斜肌之间就有一个"肌筋膜连接"（见图1.6）。

"肌筋膜经线（myofascial meridian）"描述的是一套串联的肌腱与肌肉。也就是说，肌筋膜连接是肌筋膜经线的一部分。例如，前锯肌和腹外斜肌的"肌筋膜连接"是包裹躯干的螺旋线上段的整体悬链的一部分（图1.16，见第六章）。

"经络（meridian）"这个词常被用在针灸学中，指能量传递的通路[47-49]。请不要混淆：肌筋膜经线不是针灸经络，而是基于标准现代解剖的拉力线，

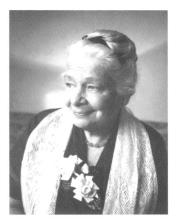

图1.15　Ida Rolf 博士（1896—1979）。肌筋膜手法结构整合的创始人（© Tom Myers，Marvin Solit 提供）

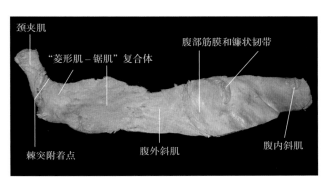

图1.16　颈夹肌跨越棘突连接到对侧的菱形肌，菱形肌与锯肌继续紧密相连，绕过腹部筋膜至同侧髋部。对侧以镜像形式重复。这组肌筋膜连接是哺乳动物旋转躯干的关键。详见第六章"螺旋线"（照片由作者提供）

这些线传递张力和弹性反冲，通过包绕骨骼的肌筋膜来协助运动并提供稳定性。虽然它们与针灸的经络有一些重叠，但不能画等号（进一步比较请见附录四）。笔者使用"经线"一词时，脑中想到的是环绕地球的经纬线（图1.17）。同样，这些肌筋膜经线也围绕身体，像经线、纬线那样定位肌筋膜的位置和形状，测量人体动态的张拉整体结构（tensegrity）。

本书思考的是这些拉力线如何影响身体的结构和功能。虽然我们已经定义了多条力线，但由于畸形、外伤、粘连及姿势等原因，不同个体还可能形成独特的力线和连接。尽管如此，本书还是列出了人体结构中最常见的12条肌筋膜经线。此外，书中还介绍了建立肌筋膜经线的"规则"，有经验的读者也可以建立其他经线，在有些情况下这么做可能也是有价值的。人体筋膜具有强大的多变性，除

了书中所列的力线，筋膜还可以承受其他特殊或异常运动所产生的力线，在任何淘气的孩子身上都可以观察到这些特殊力线的存在。尽管我们欢迎能带来新思维的进一步的探索和研究，但我们也有理由相信，利用书中的 12 条肌筋膜经线可以组合出一套相对完整的治疗方案（见附录三）。

第二章阐述肌筋膜经线的构成规律和范围。第三~九章介绍解剖列车的线，并讨论每条肌筋膜经线蕴含的治疗方法和动作指导。请特别留意第三章，为了阐明解剖列车的概念，我们不厌其烦地详细剖析了"后表线"。后续的几个章节中，我们继续用本章中的术语和模式介绍其他肌筋膜经线。无论你对哪一条线感兴趣，先读第三章可能会有益处。第十章论述了解剖列车在运动练习中的应用，第十一章阐述整体评估和治疗策略。无论用何种方法治疗，第十章和第十一章都有助于你应用解剖列车的理念。

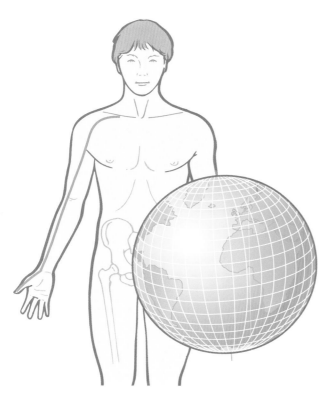

图 1.17　肌筋膜经线虽然与东方的经络有部分重叠，但并不相同。在肌筋膜系统中，这些经线用来确定肌筋膜的"地理位置"。请对比本图中的肺经（蓝色线条）与图 7.1 中的臂前深线。另见附录四

在关于"经线"的章节之后，附录一纳入了筋膜网络的更多细节，以及研究方向上的更新。例如，关于损伤后重塑的最新研究、应对新训练挑战的弹性反应，以及最近揭示的"间质"的故事——灌注是如何在身体其他系统的胶质和细胞之间起作用的。此外，新版尝试在四足动物身上标注这些线，还强化了解剖列车结构整合认证课程中的方案纲要。

历史

解剖列车的理念来源于笔者给各种"替代疗法"治疗师们讲授肌筋膜解剖的经验。这些治疗师来自世界各地，包括罗尔夫研究院（Rolf Institute）的结构整合治疗师、按摩师、整骨医生、理疗师、助产士、舞蹈演员、瑜伽老师、物理治疗师、康复专家和运动教练等。开始时解剖列车简直就像个游戏，它只是我给学生的一个"备忘录"，然后在 20 世纪 90 年代慢慢地合并成一个有分享价值的知识体系。在已故 Leon Chaitow 博士的敦促下，这些理念首次发表于 1997 年的《手法推按运动治疗杂志》（*Journal of Bodywork and Movement Therapies*）。

筋膜以"无尽的网"连接整个身体，这一理念已从解剖学和骨科学界扩展到更广泛的软组织治疗领域。然而，这一概括性理念依然会使学生感到困惑：是否应该通过肋骨、髋部或颈部来治疗顽固性的肩关节周围炎？逻辑上，接下来的问题就是："它们到底是如何连接在一起的?"或"有些部分比其他部分联系更紧密吗?"但目前没有具体的答案。本书试图回答学生们提出的这些问题以及其他相关问题。

美国马萨诸塞州伍兹霍尔的生物学家 James Oschman 博士 [51,52] 对相关的治疗领域进行了全面的文献检索。他交给我一篇由南非人类学家 Raymond Dart 写的关于躯干肌肉的双螺旋关系的文章 [53]。Dart 先生所描述的相互连接的肌肉排列是本书中被命名为"螺旋线"的一部分，他的文章开启了一段

通向如今的"肌筋膜连接"的发现之旅（图 1.18）。解剖研究、临床应用、日复一日的教学，以及对古书的钻研（包括由 Carla Stecco 博士和迷人的帕多瓦大学图书馆提供的资料）使我将最初的概念精炼到目前的状态。

在这十年里，我们一直在寻找有效的方法来描述这些连接，使它们更容易被理解和可见。例如，股二头肌与骶结节韧带之间的连接被很好地展示，而腘绳肌和腓肠肌之间的筋膜连接则展示得较少（图 1.19）。我们在保存完好的新鲜大体上完整地将其剥离，显示出从头到足趾的筋膜连接，称其为"后表线"（见图 1.13）。

描述这些连接的最简单方法是用一条几何线从一个"站"（肌肉附着点）连到下一个"站"。每

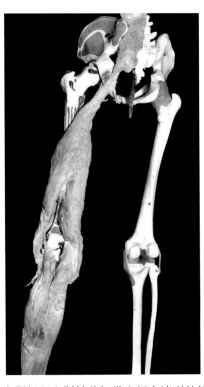

图 1.19　在腘绳肌和骶结节韧带之间有清晰的纤维性筋膜连接。同样，腘绳肌的远端肌腱与腓肠肌内、外侧头之间也有肌筋膜连接，但这种连接常被切断，很少被描述（照片由作者提供，由解剖启迪实验室解剖）

章都有一幅这样的一维图（图 1.20）。另一种方法是把这些线看作筋膜平面（尤其是浅层及深层的筋膜"紧身衣"平面）的一部分，因此，体表的经线也包含这个二维的"影响区域"（图 1.21）。当然，最主要的是这些肌肉链及其伴行的筋膜，这些是三维立体的结构——这些立体图在每一章开头部分都有体现（图 1.22）。

我们开发了解剖列车动图并且将持续更新，将其收录在我们的视频系列内容里。本书使用了这些视频内容的一些截图（图 1.23），它们为本书增色不少。同时我们在动作和站姿图上叠加了肌筋膜经线，使其更生动（图 1.24 和 1.25；见图 10.1）。

尽管我在其他地方没有看过关于肌筋膜连接的完整描述，但是在发表了该理论的早期版本[55, 56]后，我苦恼（因为我的理念并非完全原创）而又欣慰（因为我的研究方向并未偏离轨道）地发现一些德国解剖学家，如 Hoepke 和 Benninghoff-Guertler，早在 20 世纪 30 年代就进行了类似的工

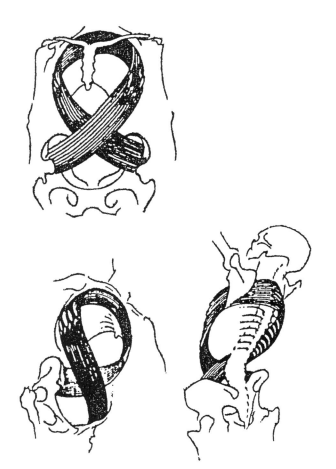

图 1.18　虽然 Dart 的原文中没有插图，但玛纳卡（Manaka）的插图所展示的模式与 Dart 所描述的完全一致，也是我们所谓的螺旋线的一部分（经授权引自 Matsumoto K, Birch S. Hara Diagnosis: Reflections on the Sea. Paradigm Publications; 1988[33]）

作（图 1.26）[57]，但是在第二次世界大战后大部分被埋葬了。我在完成本书之前读过 Francoise Mézière 的《肌肉链》（*Chaînes Musculaires*）一书（由 Leopold Busquet 进一步发展）[58-59]，其中也有类似的内容。该书基于功能连接，内容主题的特点是"传递"。例如，从股四头肌到膝关节，再到腓肠肌和比目鱼肌，它们是跳跃性的功能连接。而解剖

列车则是基于筋膜的直接连接。更近一些的是已故的德国解剖学家 Tittel 绘制的图，也同样是基于功能性，而不是实际的纤维连接（图 1.27）[60]。所有这些"路线图"都与解剖列车有重叠的地方，在此

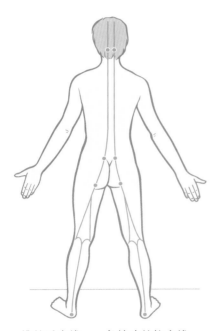

图 1.20　一维的后表线。一条精确的拉力线

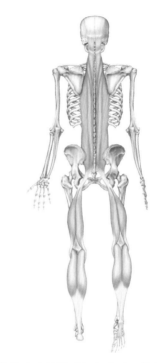

图 1.22　后表线涉及的筋膜与肌肉（三维）

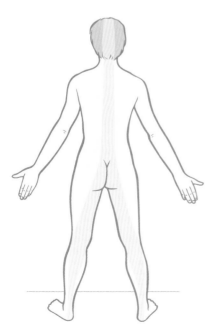

图 1.21　后表线的影响区域（二维）

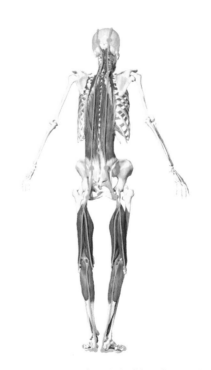

图 1.23　Primal Pictures 公司的解剖列车视频截图（图片由 Primal Pictures 提供，www.primalpictures.com）

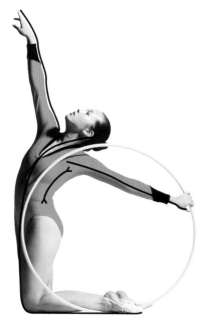

图 1.24　运动中的肌筋膜经线（参见第十章）。图中，由于躯干伸展、膝关节屈曲和足跖屈，前表线被延长、绷紧和拉伸。右侧臂后表线将手臂支撑在空中，左侧臂前深线从肋骨到拇指被拉伸。左体侧线的躯干部分缩短，对侧则相应地延长

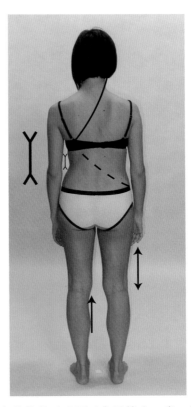

图 1.25　姿势代偿示意图（参见第十一章，图片由作者提供）

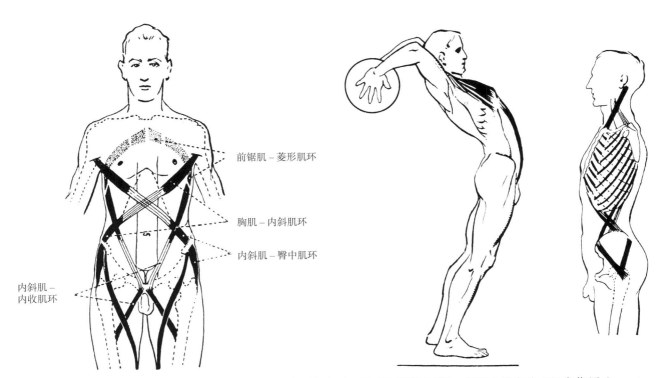

前锯肌－菱形肌环

胸肌－内斜肌环

内斜肌－臀中肌环

内斜肌－内收肌环

图 1.26　德国解剖学家 Hoepke 在 1936 年的著作中详细描述了一些"肌筋膜经线"，其英文译名为"肌肉作用（muscle-play）"。在 Mollier 的《外科解剖》（*Plastische Anatomie*）（Bergman, Munich; 1938）中也可以找到类似但是不那么精确的观点（经许可引自 Hoepke H. Das Muskelspiel des Menschen, Stuttgart; G Fischer Verlag, 1936）

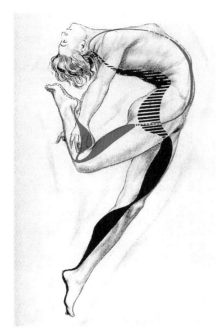

图 1.27　德国解剖学家也画了一些令人惊叹的运动人体图，上面标注着功能性的肌肉连接。Framcoise 等人的著作中也可以见到这些肌肉的功能连接。不同之处在于，它们是运动特异性的、瞬时的，而解剖列车的筋膜"织物"的连接性更持久、更具有姿势性（引自 Tittel 1956，经 Urban and Fischer 许可转载）

要感谢他们所做的开创性工作。

　　自从首次发表以来，我也注意到 Andry Vleeming 及其同事所做的工作。他们研究与骶髂关节的力闭合（force closure）有关的"肌筋膜悬链（myofascial slings）"[61-62]，鼎鼎大名的 Diane Lee 则将其应用到临床（图 1.28）。Vleeming 提出的"前斜悬链"与"后斜悬链"大体上与本书第八章的功能线相符，而他提出的后纵悬链是本书所描述的螺旋线的一部分（见第六章）。如前所述，本书比同行评议过的研究（如 Vleeming 和 Lee 的研究）更超前，提出的观点在实践中似乎很有效，但还没有得到循证医学出版物的验证[38]。

　　他人研究结果的确认使我们重燃信心，同时我们在科学上仍要如履薄冰、分外慎重，我和同事们一直在检验和传授一套基于肌筋膜经线理论的结构整合体系（见附录三）。这些课程的实践者报告说，他们处理人体复杂结构问题的能力和成功率都大大提升了。本书的目的是让更多的人了解肌筋膜经线理论。

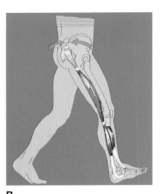

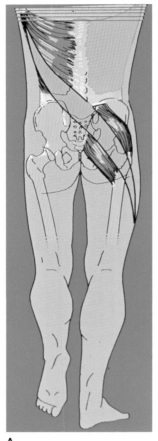

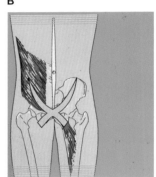

图 1.28　Andry Vleeming 和 Diane lee 描述的前斜悬链、后斜悬链与本书中的前、后功能线非常相似（也和 Framcoise 所述的闭合线和开口线很相似）。弗莱明提出的后纵悬链（posterior longitudinal sling，B）被包含在本书的螺旋线内（A，经 Vleeming et al[63] 许可修改。B，经 Vleeming 和 Stoeckart[62] 许可转载。C，经 Lee[63] 许可转载）

参考文献

1. Pontzer H. Evolved to exercise. *Sci Am* . 2019; 23–29.
2. Lieberman D. *The Story of the Human Body*. New York: Pantheon Books; 2013.
3. Borelli GA. *De motu animalium*. Lugduni in Batavis; 1685.
4. Kendall F, McCreary E. *Muscles, Testing and Function*. 3rd ed. Baltimore: Williams and Wilkins; 1983.
5. Fox E, Mathews D. *The Physiological Basis of Physical Education*. 3rd ed. New York: Saunders College Publications; 1981.
6. Alexander RM. *The Human Machine*. New York: Columbia University Press; 1992.
7. Hildebrand M. *Analysis of Vertebrate Structure*. New York: John Wiley; 1974.
8. Prigogine I. *Order Out of Chaos*. New York: Bantam Books; 1984.
9. Damasio A. *Descartes' Mistake*. New York: GP Putnam; 1994.

10. Gleick J. *Chaos*. New York: Penguin; 1987.
11. Briggs J. *Fractals*. New York: Simon and Schuster; 1992.
12. Sole R, Goodwin B. *Signs of Life: How Complexity Pervades Biology*. New York: Basic Books; 2002.
13. Schleip R, Findley TW, Chaitow L, et al., eds. *Fascia: The Tensional Network of the Human Body*. Edinburgh: Elsevier; 2012.
14. Lesondak D. *Fascia: What It Is and Why It Matters*. London: Handspring; 2017.
15. Avison J. *Yoga: Fascia, Anatomy and Movement*. Edinburgh: Handspring; 2015.
16. Schleip R. *Fascia in Sport and Movement*. Edinburgh: Handspring; 2015.
17. Larkam E. *Fascia in Motion*. Edinburgh: Handspring; 2017.
18. Scarpa A. *Commentarius De Penitiori Ossium Structura*. Lipsiae: Sumtibus J.F. Hartknoch; 1799.
19. Singer E. *Fascia of the Human Body and Their Relations to the Organs They Envelop*. Philadephia: Williams and Wilkins; 1935.
20. Ruffini A. *Di una particolare reticella nervosa e di alcuni corpuscoli del Pacini che si trovano in connessione cogli organi muscolo-tendinei del gatto*. Atti dell' Accademia nazionale dei Lincei; 1892.
21. Still AT. *The Philosophy and Mechanical Principles of Osteopathy*. Kansas City, MO: Hudson-Kimberly; 1902.
22. Sutherland WG. *Teachings in the Science of Osteopathy*. Cambridge, MA: Rudra Press; 1990.
23. Gallaudet BB. *A Description of the Planes of Fascia of the Human Body, With Special Reference to the Fascia of the Abdomen, Pelvis and Perineum*. New York: Columbia University Press; 1931.
24. Ingber D. Cellular mechanotransduction: putting all the pieces together again. *FASEB J*. 2006; 20: 811–827.
25. Stecco L. *Fascial Manipulation for Musculoskeletal Pain*. Padua: PICCIN; 2004.
26. Vaglio A, ed. *Systemic Fibroinflammatory Disorders*. Heidelberg: Springer Verlag; 2017.
27. Van der Waal JC. The architecture of connective tissues as parameter for proprioception–an often overlooked functional parameter as to proprioception in the locomotor apparatus. *Int J Ther Massage Bodywork*. 2009; 2(4): 9–23.
28. Huijing PA. Intra-, extra-, and intermuscular myofascial force transmission of synergists and antagonists: effects of muscle length as well as relative position. *Int J Mech Med Biol*. 2002; 2: 1–15.
29. Biel A. *Trail Guide to the Body*. 3rd ed. Boulder, CO: Discovery Books; 2005.
30. Chaitow L, DeLany J. *Clinical Applications of Neuromuscular Techniques*. Vols 1, 2. Edinburgh: Churchill Livingstone; 2000.
31. Jarmey C, Myers TW. *The Concise Book of the Moving Body*. Berkely, CA: Lotus Publishing/North Atlantic Books; 2006.
32. Kapandji I. *Physiology of the Joints*. Vols 1–3. Edinburgh: Churchill Livingstone; 1982.
33. Muscolino J. *The Muscular System Manual*. Hartford, CT: JEM Publications; 2002.
34. Platzer W. *Locomotor System*. Stuttgart: Thieme Verlag; 1986.
35. Simons D, Travell J, Simons L. *Myofascial Pain and Dysfunction: The Trigger Point Manual*. Vol. 1. Baltimore: Williams and Wilkins; 1998.
36. Schuenke M, Schulte E, Schumaker U. *Thieme Atlas of Anatomy*. Stuttgart: Thieme Verlag; 2006.
37. Luttgens K, Deutsch H, Hamilton N. *Kinesiology*. 8th ed. Dubuque, IA: WC Brown; 1992.
38. Brown JMM, Wickham JB, McAndrew DJ, Huang XF. Muscles within muscles: coordination of 19 muscle segments within three shoulder muscles during isometric motor tasks. *J Electromyogr Kinesiol*. 2007; 17(1): 57–73.
39. Wilke J, Krause F, Vogt L, et al. What is evidence-based about myofascial chains: a systematic review? *Arch Phys Med Rehabil*.2016; 97: 454–461.
40. Zügel M, Maganaris CN, Wilke J, et al. Fascial tissue research in sports medicine: from molecules to tissue adaptation, injury and diagnostics: consensus statement. *Br J Sports Med*. 2018; 52(23): 1497.
41. Rolf I. *Rolfing*. Rochester, VT: Healing Arts Press; 1977. *Further information and publications concerning Dr Rolf and her methods are available from the Rolf Institute, 295 Canyon Blvd, Boulder, CO 80302, USA*.
42. Chaitow L. *Soft-Tissue Manipulation*. Rochester, VT: Th orson; 1980.
43. Sutcliffe J, Duin N. *A History of Medicine*. New York: Barnes and Noble; 1992.
44. Singer C. *A Short History of Anatomy and Physiology From the Greeks to Harvey*. New York: Dover; 1957.
45. Barnes J. *Myofascial Release*. Paoli, PA: Myofascial Release Seminars; 1990.
46. Simons D, Travell J, Simons L. *Myofascial Pain and Dysfunction: The Trigger Point Manual*. Vol. 1. Baltimore: Williams and Wilkins; 1998.
47. Mann F. *Acupuncture*. New York: Random House; 1973.
48. Ellis A, Wiseman N, Boss K. *Fundamentals of Chinese Acupuncture*. Brookline, MA: Paradigm; 1991.
49. Hopkins Technology LLC. *Complete Acupuncture*. CD-ROM. Hopkins, MN: Johns Hopkins University; 1997. 2013.
50. Schultz L, Feitis R. *The Endless Web*. Berkeley: North Atlantic Books; 1996.
51. Oschman J. *Readings on the Scientific Basis of Bodywork*. Dover, NH: NORA; 1997.
52. Oschman J. *Energy Medicine*. Edinburgh: Churchill Livingstone; 2000.
53. Dart R. Voluntary musculature in the human body: the doublespiral arrangement. *Br J Phys Med*. 1950; 13 (12NS): 265–268.
54. Barlow W. *The Alexander Technique*. New York: Alfred A Knopf; 1973.
55. Myers T. The anatomy trains. *J Bodyw Mov Ther*. 1997; 1(2): 91–101.
56. Myers T. The anatomy trains. *J Bodyw Mov Ther*. 1997; 1(3): 134–145.
57. Hoepke H. *Das Muskelspiel Des Menschen*. Stuttgart: Gustav Fischer Verlag; 1936.
58. Godelieve D-S. *Le Manuel Du Mezieriste*. Paris: Editions Frison-Roche; 1995.
59. Busquet L. *Les Chaîes Musculaires*. Vols 1–4. Frères, Mairlot: Maîres et Cles de la Posture; 1992.
60. Tittel K. *Beschreibende Und Funktionelle Anatomie Des Menschen*. Munich: Urban & Fischer; 1956.
61. Vleeming A, Udzwaard AL, Stoeckart R, et al. The posterior layer of the thoracolumbar fascia: its function in load transfer from spine to legs. *Spine*. 1995; 20: 753.
62. Vleeming A, Stoeckart R. The role of the pelvic girdle in coupling the spine and the legs: a clinical-anatomical perspective on pelvic stability. In : Vleeming A, Mooney V, Stoeckart R, eds. *Movement, Stability & Lumbopelvic Pain, Integration of Research and Therapy*. Edinburgh: Elsevier; 2007.
63. Lee DG. *The Pelvic Girdle*. 3rd ed. Edinburgh: Elsevier; 2004.

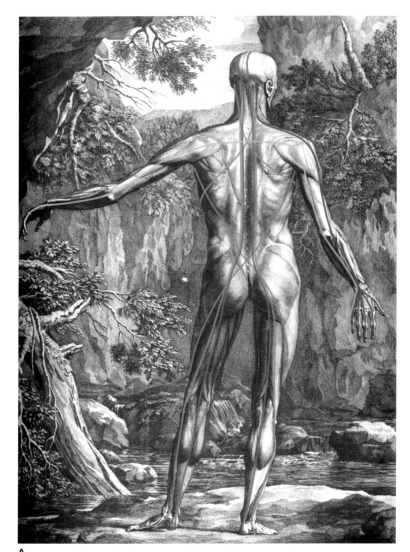

A

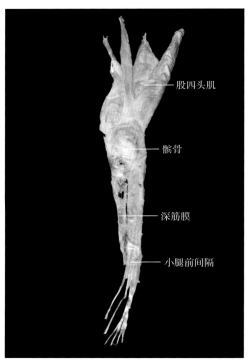

股四头肌

髌骨

深筋膜

小腿前间隔

C

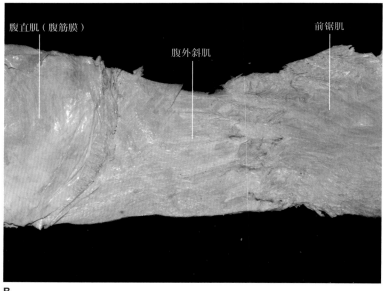

腹直肌（腹筋膜）　　　　　　腹外斜肌　　　　　　前锯肌

B

图 2.1　A. 画在阿尔比努斯（Albinus）身上的解剖列车的肌筋膜经线的后面观。（也见图 1.1A）。B. 解剖列车在前锯肌和腹外斜肌下段之间的"车站"，这是从深侧观察，如同从胸廓内向外看。请注意前锯肌和腹外斜肌的锯齿形附着点是如何连接到肋骨骨膜的。即使附着点和骨膜分离，两段"轨道"之间也有大量的筋膜连接。C. 前表线的下段。图中显示连续的组织结构，它连接小腿前间隔（趾伸肌和胫骨前肌），通过髌骨周围的系带进入股四头肌。此处将其展开以方便识别。请注意，其中包含胫骨上的深筋膜（此处为小腿筋膜）。第四章中将对此详细阐述，这里只展示完整的肌筋膜"轨道"的概念（A，经许可引自 Dover Publications, NY）

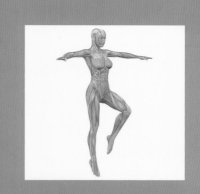

第二章
交通规则

尽管"解剖列车"是为临床实践服务的，但是把它比喻成铁路，用游戏的形式来概括是最容易理解的方式。在海量的肌筋膜连接中，需要几条简单的规则把人们的注意力引向一些有共同临床意义的肌筋膜连接上（图2.1）。本书虽无法详解所有的肌筋膜连接，但读者可以根据下面的规则构建我们没有提到的其他"列车"。那些严重结构异常的人（如脑卒中患者、脊柱侧凸患者或截肢患者）也会产生与众不同的、独特的肌筋膜路线。

简单地说，有效的肌筋膜经线必须通过直接的纤维连接来传递力，并且保持一致的方向和深度。了解肌筋膜的附着、合并、分离和代偿路线，有助于临床实践。

但有时我们会发现在某些地方需要改变或打破这些规则，我们将其称之为"脱轨"，当然我们也会给出虽然违规但仍需要打破规则的理由。

1. "轨道"需要连续不断地朝同一方向前进

为了找到一辆解剖列车，我们要先寻找由肌筋膜或结缔组织单元组成的"轨道"（要知道，肌肉和韧带是人为区分的，并不是由天生、进化或者解剖上的不连续导致）。这些结构必须有筋膜纤维相连，才能通过肌筋膜形成力线的传递。像真正的火车轨道一样，这些线必须相对直，转向比较缓。还有一些肌筋膜连接只在特定姿势或负荷下才会被拉直。

同样，因为人体筋膜是在不同平面上分布的，

所以从某一层跳到另一层就相当于火车的脱轨。因此，规则上不允许筋膜在方向或深度上突然改变（除非能够证明筋膜本身确实有跨层作用），也不允许"跳过"关节，或与轨道的方向相反。否则就会使肌筋膜的张拉能力丧失，力量无法从肌筋膜链的一环传递到下一环。

A. 方向

举个例子，胸小肌和喙肱肌的筋膜在喙突处相连（图2.2A，见第七章）。但是，当一侧手臂放松时，肌筋膜的连续性会中断。因为这两个连接之间有一个突然的转向。（如果大家还记得，没有周围包绕、塑形和附着的筋膜，肌肉就是团肉泥，那么我们就可以放弃使用"肌筋膜"这个尴尬的术语，而直接使用"肌肉"一词。）当手臂举在空中，如网球发球时屈臂上举或像图2.2B中的猿猴那样悬挂在横木或树枝上，手臂和躯干就会形成一条线，显示连接肋骨和肘部的肌筋膜链（如果继续向两端延伸——臂前深线连接到体前表线——就从拇指连到了骨盆）。

这个理论的用处在于使人们意识到：如果网球发球或引体向上出现问题，那么可能是这两块肌肉中的任何一块，或它们的连接点上，或在轨道上更远的部位存在障碍。熟悉了这些列车，无论采用何种方法，治疗师都可以制订出合理而又全面的治疗策略。

另一方面，筋膜结构本身在某些情况下也能在拐角处产生拉力。例如，腓骨短肌在外踝周围明

显弯曲，但此处的肌筋膜仍然保持了连续性（图2.3）。当筋膜需要使用这些滑轮装置时，我们的规则当然允许其存在。

B. 深度

虽然我们生活在一个单一的筋膜网中，但它在胚胎发育过程中反复折叠形成了筋膜平面（图

2.4）。每条肌筋膜经线都停留在特定的筋膜平面上，不会从一个平面跳到另一个平面上。

与突然改变方向一样，突然改变深度，如从浅筋膜平面改到深筋膜平面，也是不被认可的。例如，当我们从前面看躯干时，从腹直肌和胸骨筋膜，向上到肋骨前面，然后到舌骨下肌，向上连接到喉前（图 2.5A）。从方向上看，连接很有逻辑。但是当我们意识到舌骨下肌附着在胸骨的后方，从肋骨的里面连接到更深的腹筋膜（前深线的一部分）时，就会明白这辆"列车"是错误的。事实上，浅表的这层筋膜是通过胸锁乳突肌延伸至头骨的（图 2.5B）。

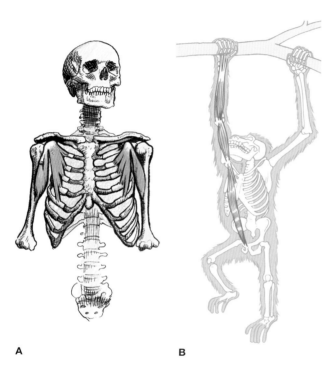

图 2.2　一些肌肉附着于喙突，平时它们的筋膜连接如图（A），但是当手臂如图（B）一样上举时，这种筋膜连接就会在机械拉伸关系中发挥作用（图 A 经许可引自 Grundy 1982）

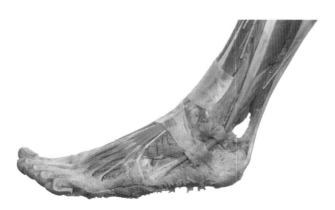

图 2.3　转角处的肌腱或像滑轮一样绕过骨头，或位于支持带下方。这是"无急转弯"规则的一个可以接受的例外（©Ralph T. Hutchings. 引自 Abrahams，et al. 1988）

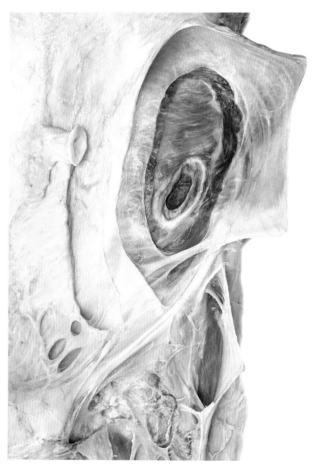

图 2.4　在胚胎发育过程中，整个筋膜网被折叠成多层，这是最复杂的折纸壮举。本图展示了躯干包含的层次。根据运动的速度和组织的条件，运动和力的传递可以发生在层次之间。然而，每辆解剖列车都只在一个特定的层次上停留（图片由 Hanno Steinke 博士和 Anna 提供）

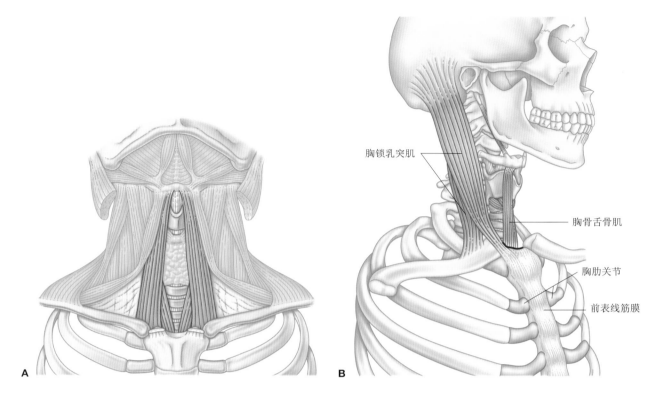

图 2.5　虽然当整个上段脊柱过伸时，我们可以感觉到从胸部到喉部的力学连接，但由于胸浅筋膜和舌骨下肌处于不同深度的筋膜平面，两者之间并没有直接连接。A. 舌骨下肌延伸到胸骨深面，与肋骨内侧、胸内筋膜和胸横肌连接。B. 浅层筋膜面连接胸锁乳突肌和胸骨表面的筋膜，以及胸肋关节

C. 介于中间的层面

　　还要抵制一个诱惑：让一辆解剖列车穿越一个不同方向的中间筋膜层。然而，张力怎么能透过一堵墙来传递呢？例如，长收肌延伸到股骨粗线，股二头肌的短头也从粗线向同一方向延伸。这构成肌筋膜连接了吗？事实上并没有。因为存在大收肌这个介于中间的层面，阻断了长收肌和股二头肌之间直接的张力传递（图 2.6）。它们之间通过骨骼可能有一些力学连接，但是肌筋膜张力传递却被这堵墙隔断了。

2. 轨道被"钉"在骨骼"车站"或者附着点上

　　在解剖列车的概念中，肌肉附着点（"车站"）是一些肌肉外膜或肌腱的底层纤维与骨骼的骨膜相

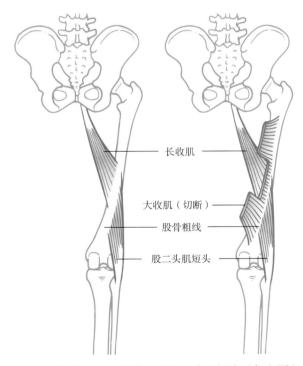

图 2.6　如果我们只看长收肌和股二头肌短头（如左图），它们似乎满足肌筋膜连接的要求。但是当我们发现大收肌插入到长收肌和股二头肌短头之间（如右图），并附着于股骨粗线上时，我们就会意识到这样的连接是无法传递力的

吻合或相连续的地方，少数情况下，也与骨本身的胶原基质相连。换句话说，"车站"就是外层的肌筋膜袋附着在内层的"骨关节"袋上的点。

　　然而我们可以清楚地观察到，肌筋膜单元中较浅的表层纤维延续并连接到下一段肌筋膜轨道上。如图2.7所示，在图的右侧，筋膜末端的部分纤维清晰地连接到肩胛骨周围的骨膜上，而部分纤维则延续至下一段肌筋膜"轨道"。有一层牢固而结实的组织把夹肌、菱形肌和前锯肌连接起来。可以说，把它们分成各自独立的肌肉只是一种图方便的虚构。

　　例如，腘绳肌附着在坐骨结节的后侧。腘绳肌筋膜的部分纤维继续跨过或进入骶结节韧带，并向上到达骶骨（图2.8）。这种连接延绵不断，但大多数当代教科书已经把这种连接弱化了。教科书倾向于简单地以起止点之间的活动来认知肌肉或筋膜结构。现代肌肉骨骼图也强化了这一观念。

　　大多数的车站与下一个肌筋膜链的联系主要在浅层纤维，而不是深层纤维。骶结节韧带就是一个很好的例子。深层纤维是骨骼之间的连接，在这种连接之外的活动性非常有限。纤维层越浅，与下一个肌筋膜轨道的联系就越多（图2.9）。深层纤维

如果活动过多就成了"松弛"的韧带；活动过少则会因僵硬或固定而造成损伤，降低身体运动时弹性调整的能力。

3. "道岔"处的轨道分合和个别"机车库"

　　筋膜面时而相互交织，时而相互连接，时而相互分离，为了对应列车的比喻，我们把交叉处称为"道岔（switches）"［英国称为"点站（points）"］。例如，腹部肌肉的筋膜层起自腰椎横突，在外侧缝（lateral raphe）分为腹内斜肌、腹外斜肌与腹横肌3层不同纹路的筋膜，在腹直肌周围分开，然后在

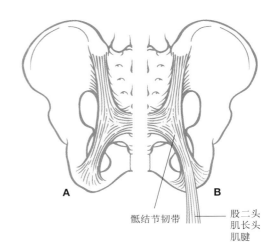

图2.8　A.传统观点认为骶结节韧带连接了坐骨结节和骶骨。B.更具包容性的观点认为腘绳肌腱（特别是股二头肌的肌腱）与骶结节韧带表面相连，然后向上进入骶骨筋膜

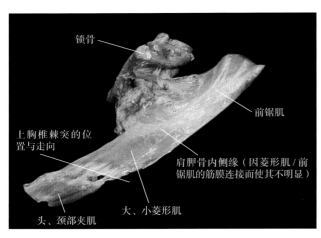

图2.7　在这张解剖图片中，从骨膜附着处分离出一系列肌肉，以显示筋膜结构的连续性。从夹肌的颅骨附着处（图的左侧）到肋骨外侧的前锯肌附着处（图的右侧）。请注意，我们现在看到的是肌肉的前面（深面），在这幅图中，肩胛骨在菱形肌/前锯肌的下面（见第六章）

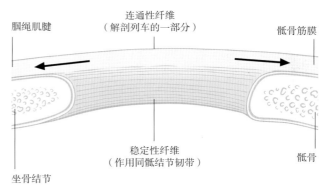

图2.9　"车站"处，深层纤维沿着轨道"连通"较少，而较浅的纤维（我们更容易用手触及的纤维）则连通更多

腹部白线处合为一体，身体对侧以相反的方向重复这一过程（图 2.10）。共同形成一个"腰围"。再举个例子，许多筋膜层在胸腰部和骶骨区交织，混合成强韧的片状，在解剖时很难分开。

"道岔"要求身体（有时也要求治疗师）做出选择。例如，菱形肌从棘突延伸到肩胛骨内侧缘，在肩胛骨处与前锯肌有明显的筋膜连接（特别是来自菱形肌深层的筋膜），从肩胛骨向下延伸到胸廓；同时（菱形肌浅层的筋膜）也延伸到冈下肌，再延伸到手臂（图 2.11）。我们经常会看到肌筋膜平面的分开或融合，力的传递会根据身体姿势和外力的不同而走向不同的轨道。

在特定的姿势或运动中，使用哪辆解剖列车并不是由个人意愿决定的。虽然单块肌肉的收缩模式或一个人在瑜伽体势或负重举重时所做的调整都会改变力学的最终传递路径，但是，总体上力在任何特定轨道上传递的量是由当时的情况决定的。

"机车库（roundhouse）"是很多肌筋膜力线交会和（或）交叉的地方，最常见的是耻骨和髂前上棘（图 2.12）。由于机车库是常见的骨性标志，在各方向上都有竞争的力，所以做解剖列车结构分析时，这些部位都非常关键。

4. "快车"与"慢车"

体表有大量的多关节肌肉（跨越两个及以上关节），它们通常覆盖在一系列的单关节肌肉上。每个单关节肌肉的功能相当于整个多关节肌肉功能的一部分。在解剖列车中，我们将多关节肌肉称为"快车"，将其下的单关节肌肉称为"慢车"。

例如，股二头肌的长头自髋关节"上方"走行至膝关节下方，所以它是一个作用于双关节的快车。在其下有两辆慢车：大收肌和股二头肌短头。大收肌跨过髋关节，可伸展或内收髋关节；股二头肌短头则跨过膝关节，仅能屈曲和旋转膝关节（图 2.13）。

我们认为，人体常见的姿势大多是由深层的慢车"决定"的，很少由浅层的快车决定。人们对深层的慢车"眼不见，心不想"，因而经常忽视它们。例如，骨盆前倾（姿势性的屈髋）时，更应放松耻骨肌和髂肌（单关节屈肌），而不是股直肌或缝匠肌；治疗肘关节的慢性屈曲受限问题时，不应

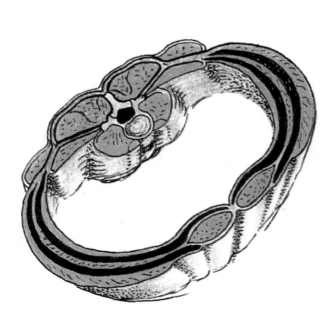

图 2.10　腹部筋膜以复杂的功能模式分分合合（经许可引自 Grundy 1982）

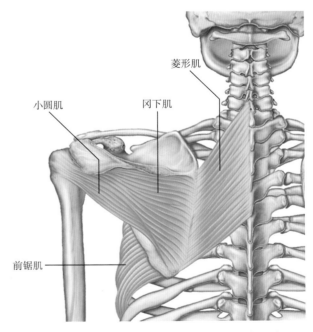

图 2.11　"道岔"举例：从大菱形肌我们可以分两路：一路连接到绕行躯干的前锯肌（肩胛骨下的红色肌肉——螺旋线的一部分，见图 2.7 和第六章）；另一路进入冈下肌，通向手臂的另一条轨道（臂后深线的一部分，参见第七章）

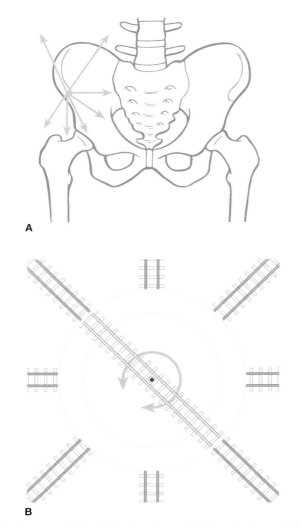

A

B

图 2.12　许多相互竞争的力学向量从髂前上棘的机车库向各个方向延伸

该把注意力全放在浅而易见的肱二头肌上，而应该放松深层的肱肌。

规则和指南摘要

我们试图尽量完整地介绍在人体中起作用的、主要的、大的肌筋膜经线（图 2.14），读者们也可以根据以下规则，寻找和构建自己的经线（一些学生和同行依这些规则，提出了一条有说服力的"后深线"，但是作者对此持怀疑的态度）。

- 沿着结缔组织的纹理，保持相对稳定的方向，不要跨越或穿越筋膜间隔。

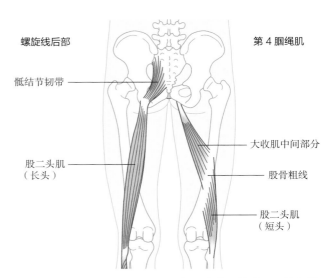

螺旋线后部　　　　　　　　　　　第 4 腘绳肌

骶结节韧带

股二头肌（长头）

大收肌中间部分

股骨粗线

股二头肌（短头）

图 2.13　股二头肌的长头是一个双关节"快车"，是螺旋线的一部分（图中左侧）。其下的股二头肌短头是单关节"慢车"，它跨越股骨粗线连接至大收肌的中间部分（图中右侧），两者之间有大量的筋膜交织重叠。这两列慢车各自的功能合起来就是一列快车的功能

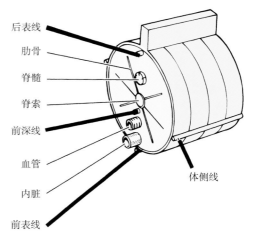

后表线
肋骨
脊髓
脊索
前深线
血管
内脏
前表线
体侧线

图 2.14　在脊椎动物身体横断面上（就像观察一条鱼的横切片），可以找到 5 条或多或少呈直线的纵向经线（把左右侧线算为两条）。注意线之间的关系及线与主要结构之间的关系

- 注意站点，肌筋膜轨道在此处被"钉"到下面的组织上。
- 注意与肌筋膜经线分开、合并的其他轨道。
- 寻找位于下方的、可能会影响该经线作用的单关节肌肉。

解剖列车理论不是……

不是手法的综合理论

本书和解剖列车理论只讨论附录一描述的体壁肌筋膜的"外层袋（outer bag）"，完整的关节手法不在本书肌筋膜经线理论的内涵里，如要学习，请参考正骨与整脊相关教材。当然，我们也发现平衡肌筋膜经线可以减轻关节压力，从而延长关节寿命。虽然关注关节周围组织的"内层袋"，关注体腔背侧、腹侧的结缔组织复合物（颅部与内脏手法治疗）是必要的、可取的，但不在本书的讨论范围之内。

不是肌肉活动的综合理论

解剖列车不是要取代现有的肌肉功能解剖，而是要补充它们。冈下肌的功能仍然是使肱骨外旋，同时阻止其过度内旋并稳定肩关节。我们只是简单地补充了一点：冈下肌也是臂后深线的一部分。臂后深线是一条从小指到胸椎、颈椎的肌筋膜功能连接线。

此外，书中肌筋膜经线包含了人体大部分有名字的肌肉，有些肌肉因种种理由不便安排在这些列车里。例如，从筋膜角度讲，髋部深层的外旋肌群可以被解释为前深线的一部分，但它们并不是任何长程筋膜线的一部分，这些肌肉最容易与髋部其他肌肉相结合，形成一系列三者相互连接的扇形结构[1]。

有些肌肉虽然不在解剖列车路线图上，但它们仍然会和人体其他肌肉协同发挥作用，只不过它们可能不沿着书中所述的肌筋膜链发挥作用。

不是运动的综合理论

虽然有些运动确实是沿着肌筋膜经线发生的，但运动只要复杂一点，超过最基本的反射或姿势，就无法用单一经线来描述了。例如，用斧子劈木头时，需要收缩前表线，拉伸后表线，把斧子在优势侧先向后抢再向下劈，这个动作就涉及了复杂多变

的路线——螺旋线、功能线、体侧线。全身性的运动还包括关节的固定、躯干的稳定或整体的伸展。这些更适合用解剖列车理论来分析，更遵循肌筋膜经线。因此，该理论适合做姿势分析，因为姿势分析主要依赖的就是固定。

每条肌筋膜经线都描述了一条精确的、贯穿人体的拉力线。当然，大多数复杂运动（如踢足球和掷铁饼）涉及全身，力线的角度每一秒都在变。虽然解剖列车理论可以用于复杂运动的分析，但是它对人体运动学能有多大贡献目前还不清楚。此外，哪些经线限制了身体对主要运动的反应，哪些经线稳定了身体从而促进了主要运动的产生，换句话说，起稳定作用的那些经线何处过于紧张、何处无须绷紧、何处没有参与、何处太过松懈，如果这些都可以分析出来的话，对制订新方案，促使结构平衡将会非常有帮助。

不是解析身体结构的唯一方法

世界上结构分析的方法有很多[2-4]。实践证明，本书第十一章所述的方法非常实用，并且有个优点——在心理上是中立的。一些人喜欢用网格、铅垂线或者理想化的"标准"来分析多变的人体。但我们倾向于只用个体自身结构之间的关系做参照。

不是完整的解剖教科书

虽然本书的主题是讲述肌肉骨骼的关系，但它不是综合性的解剖教科书。读者可以把解剖列车理解为"纵向解剖"。我们建议读者参考优秀的局部解剖图谱以补充本书的内容与插图[5-9]。

不是有科学依据的理论

本书的概念被多年实践中的事实所支持，并且被多学科的治疗师成功应用。书中的解剖学证据也有迹象支持这一理论，但尚未通过详细的解剖或其他科学可靠的评价来验证。总之，解剖列车理论还在完善中，实践时请谨慎选择应用。

肌筋膜经线的展示

自从杨·斯特凡·梵·卡尔卡（Jan Stefan van Kalkar）在文艺复兴时期开始为安德雷亚斯·维萨里（Andreas Vesalius）绘制解剖图开始，困扰解剖学学者的就是如何在静态的二维页面上呈现三维动态的解剖。肌筋膜经线可以用多种方式呈现：一条精确的一维线、一条肌筋膜关节链、一条较宽的筋膜平面，或一个三维立体图（见图1.20~1.22）。在本书中，我们试图将这4种方式糅合在一起，希望用其中的一种或多种方式抓住读者的想象力。在这个领域中，平面媒体一如既往不适合展现，但仍然会有所帮助。

在每章的开头，都有精确的路线及其轨道、车站，还有相关姿势、运动功能的概述，在正文中则展示了环环相扣的肌筋膜链。围绕着这些线，大一些的问题将在每一章的结尾处进行讨论；较小的问题会通过图标在文中注明。本书论述的第一条经线（第三章，后表线）列出了其余章节中要用到的术语和概念，因此请先阅读它。

每章还有一个触诊指南和肌筋膜经线运动指南，这是为实践者和客户设计的。在讨论临床方法时，由于一些原因，很少提及个人技术，这些技术很多来自结构整合（structural integration）法[2]。

其中一个原因是，解剖列车可以应用于各种手法和运动治疗技术上；介绍任何一套技术都会不经意地排斥其他技术。作者希望这一理论有助于跨越技术和专业的界限，促进各方面的对话和交流。

想在一本书中生动地展现一项技术是困难的，因此我更喜欢手把手地教学，这种感觉是书本无法实现的。如果读者对肌筋膜结构分析所揭示的规律有兴趣，那就再好不过了。读者可以去找一个学习班或者一位导师进行学习，虽然有一定的局限性，但本书所提到的许多技术在《筋膜释放技术：身体结构平衡调整》中有所介绍[10]，有兴趣的读者可以登录 www.anatomytrains.com 获得有关我们筋膜释放技术的在线教育课程。

第十章和第十一章讲述了作者比较熟悉的结构和运动分析的应用。我们热切地希望其他学科的从业者将这种分析方法带入他们各自的专业领域。

参考文献

1. Myers T. Fans of the hip joint. Massage Magazine No. 75, 1998.
2. Rolf I. *Rolfing*. Rochester, VT: Healing Arts Press; 1977.
3. Aston J. *Aston Postural Assessment Workbook*. San Antonio, TX: Therapy Skill Builders; 1998.
4. Keleman S. *Emotional Anatomy*. Berkeley, CA: Center Press; 1985.
5. Netter F. *Atlas of Human Anatomy*. 2nd ed. East Hanover, NJ: Novartis; 1997. 6. Alexander RM. *The Human Machine*. New York: Columbia University Press; 1992.
6. Clemente C. *Anatomy: A Regional Atlas*. 4th ed. Philadelphia: Lea and Febiger; 1995.
7. Biel A. *Trail Guide to the Body*. Boulder, CO: Discovery Books; 1997.
8. Ross L, Lamperti E. *Atlas of Anatomy*. New York: Thieme; 2006.
9. Gorman D. *The Body Moveable*. Guelph, Ontario: Ampersand Press; 1978.
10. Earls J, Myers T. *Fascial Release for Structural Balance*. 2nd ed. Berkeley: North Atlantic; 2017.

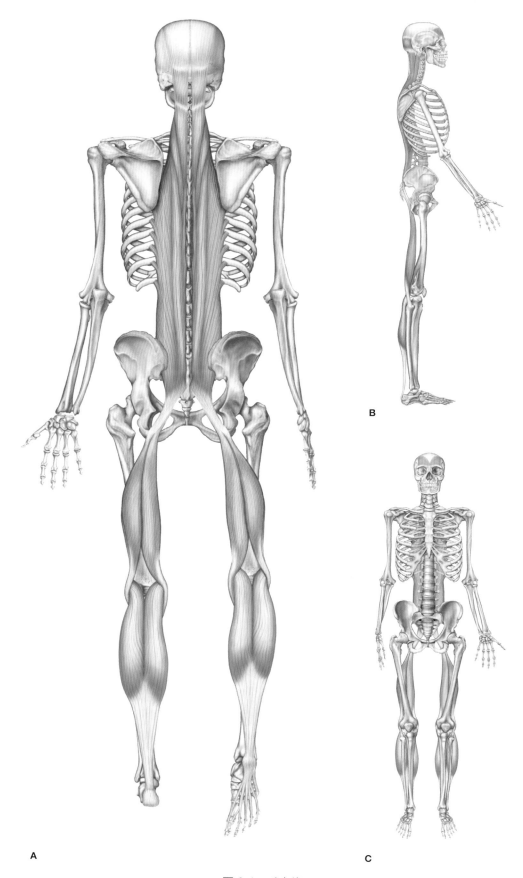

A

B

C

图 3.1　后表线

第三章

后表线

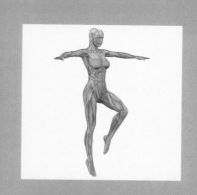

后表线（superficial back line，SBL）是解剖列车的第一条肌筋膜经线（图 3.1）。为了更清楚地解释一些通用的及特殊的解剖列车概念，我们将非常详细地介绍这条线。后续章节都将采用本章的术语和格式。不论你对哪条肌筋膜经线感兴趣，先读本章都会有所裨益。

概述

后表线从足底到头顶，分为两部分：足趾到膝关节，膝关节到眉弓。后表线连接并保护整个身体的后表面（图 3.2，表 3.1）。当双膝伸直（如站立）时，后表线就成为肌筋膜整体结构中的一条连续的线。我们可以把后表线整体解剖下来，下面是它单独的照片和被摆放在骨骼模型上的照片（图 3.3 和 3.4；见图 1.13）。

姿势功能

对于全身来说，后表线的姿势功能就是使身体完全伸展、直立，避免回到胎儿时的蜷曲状态。想长期保持这种姿势，肌筋膜链的肌肉部分需要有较大比例的慢收缩、耐力型纤维；同时筋膜部分需要加厚的膜与条索，如跟腱、腘绳肌腱、骶结节韧带、胸腰筋膜、"绳索"状竖脊肌及连接枕外隆凸的项韧带。

后表线的伸展功能在膝关节是个例外。后表线的肌肉收缩会使膝关节屈曲。站立位时，后表线的肌腱相互交锁，协助膝关节交叉韧带维持胫骨和股骨的姿势性排列。

运动功能

除了膝关节的屈曲，整个后表线的运动功能都是伸展与过伸。在人类发育过程中，后表线的肌肉使婴儿的头部从胚胎期的屈曲状态中仰起，逐步伸展，以便使婴儿用眼睛观察周围。接着，后表线把身体的其他部分——腹部、臀部、膝关节、足拉起来。当孩子在每个发育阶段都达到稳定时，大约在出生 1 年后就能直立站立（图 3.5；参见图 10.38~10.44）。

我们本是以一种蜷曲的姿势出生（那时我们关注的焦点是身体内部），后来发展成可以轻松维持完全伸直状态。这个缓慢又波折的成熟过程也伴随着后表线的力量、能力、平衡等各方面的发展。正如《圣经》中的《诗篇》第 121 篇中写道："我要举目向山问：我的力量从何来？"后表线正是这一切的力量之源。

后表线详述

注意：大部分"基本"线（身体前、后和两侧的线）都是从远端或尾端开始的。这只是一种惯例，我们也可以从头向下讲。因为身体频繁地产生和分散张力，中间的张力也会向两端扩散，所以选择从哪头开始都没有关系。

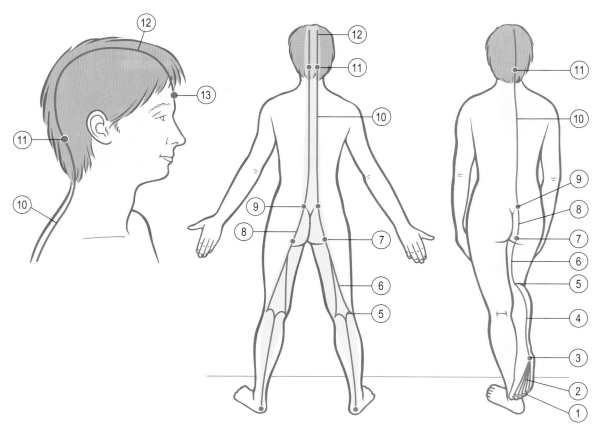

图 3.2 后表线的"轨道"和"车站"。阴影部分显示了它作用的区域和所涉及的浅筋膜（真皮、脂肪）和深筋膜

表 3.1	后表线：肌筋膜"轨道"与骨骼"车站"（图 3.2）	
骨骼"车站"		**肌筋膜"轨道"**
额骨，眶上嵴	13	
	12	帽状腱膜 / 颅顶筋膜
枕骨嵴	11	
	10	腰骶筋膜 / 竖脊肌
骶骨	9	
	8	骶结节韧带
坐骨结节	7	
	6	腘绳肌
股骨髁	5	
	4	腓肠肌 / 跟腱
跟骨	3	
	2	足底筋膜和趾短屈肌
趾骨跖面	1	

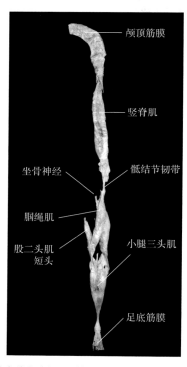

图 3.3 后表线解剖的整体展示。图中不同的部位都标注了名称，但是以"部位"来理解后表线是有局限性的，不如把这些经线看作功能性的整体

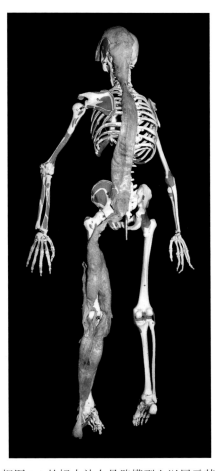

图 3.4 把图 3.3 的标本放在骨骼模型上以展示其整体的排列。解剖的尸体标本比骨架高出很多

🍀 总则

关于这些解剖列车线，最普遍的说法是拉力（strain）、张力（tension，包括有益的和有害的）、损伤及运动产生的力往往会沿着肌筋膜经线传导。

后表线是一条在矢状面上协调姿势与运动的主要经线，既可以限制前向运动（屈曲），又可以放大或维持过度的后向运动（伸展）。

我们论述的后表线实际上有两条——左右各一。因此，还应观察和纠正两条经线之间的不平衡，同时处理这两条经线的受限模式。

常见的与后表线有关的姿势代偿模式有踝背屈受限、膝过伸、腘绳肌短缩（以代偿深层外旋肌的肌力不足）、骨盆前倾、骶骨章动（类似点头运动）、腰椎前凸、胸椎屈曲导致的背部伸展肌群增宽、枕骨下方受限导致的上段颈椎过伸、枕骨在寰椎上的前移或旋转、眼－脊运动（oculo-motor 反射）的断开等。

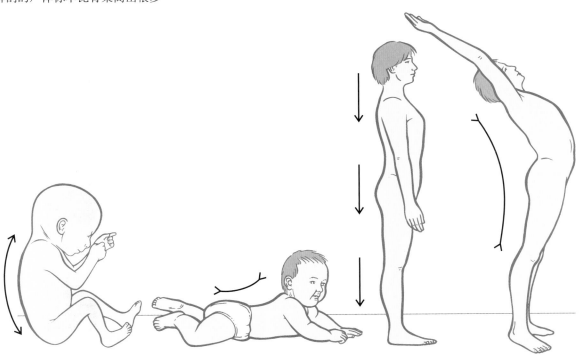

图 3.5 在发育过程中，后表线缩短，使我们从胎儿的原始屈曲向直立姿势的平衡曲线转变。后表线肌肉的进一步缩短产生过伸

🌸 从足趾到足跟

后表线这条长肌筋膜经线的"始发站"在足趾远节趾骨的下面。第一段轨道沿着足底表面走行，它包括足底筋膜和起自足部的趾短屈肌的肌腱和肌肉。

这 5 条腱膜融合成一个腱膜，进入跟骨的前部（跟骨的前下方）。足底筋膜从第 5 跖骨底纳入了非常重要的第 6 条腱束——侧束，它在跟骨的外缘与后表线融合（图 3.6，3.7）。

足底筋膜及其相关的肌肉牵拉着足底，形成足纵弓的可调节"弓弦"。该弓弦可把两端拉近，使足跟和第 1、第 5 跖骨头保持适当的位置（图 3.8）。足底腱膜只是这些弓弦之中的一个。跗骨深处（偏向头侧）的足底长韧带和跟舟足底韧带则是更短、更强的弓弦（图 3.9 中其位于距下关节的下方，也见图 3.34）。

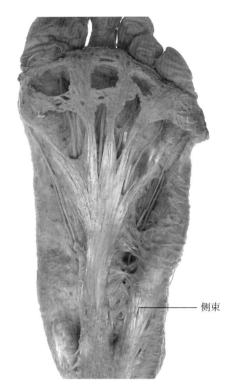

侧束

图 3.7　足底筋膜的解剖。注意侧束构成了一个独立但实际相关的轨道（© Ralph T. Hutchings，经许可转载自 McMinn et al. 1993）

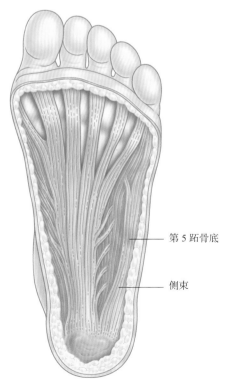

第 5 跖骨底

侧束

图 3.6　足底筋膜。后表线的第一段轨道，包括侧束

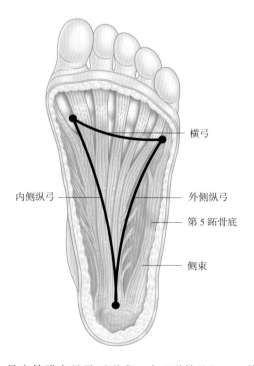

横弓

内侧纵弓

外侧纵弓

第 5 跖骨底

侧束

图 3.8　足底筋膜在足弓下形成一个"弹簧垫"——第 5 跖骨头、第 1 跖骨头和足跟，这 3 点两两之间形成弹性足弓

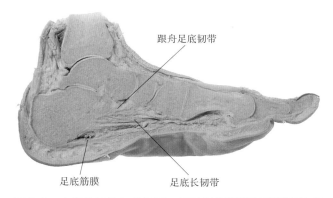

图 3.9　内侧纵弓的矢状切面。显示足底筋膜和其深层的其他组织如何形成一系列"弓弦"，帮助支撑内侧足弓并具有弹性作用（© Ralph T. Hutchings，经许可转载自 Abrahams et al. 1993）

跟舟足底韧带

足底筋膜　足底长韧带

足底筋膜

足底腱膜（aponeurosis）往往是问题之源，问题通过这条线影响其他筋膜经线。它的受限通常与腘绳肌紧张、腰椎前凸和上颈椎的过伸、僵硬有关。尽管我们常用指骨间关节对足底结构进行手法治疗，或对致密的筋膜进行强力拉伸，但其实任何放松足底筋膜的方法都会对上方组织有益。如果你的手劲不够，可以考虑使用下面"简易测试"中描述的"脚下踩球"的方法。

比较一下客户的足内侧缘、足外侧缘的长度。虽然足的外侧缘（小趾基底部到足跟）总是比内侧缘（踇趾基底部到足跟）短，但有一个大致的平衡比例。如果内侧缘较短，足内侧就会稍微抬高（称为旋后或内翻），可能朝踇趾方向弯曲，呈杯状，类似一只手微微弯曲、掌心向下置于桌子上。这时，需要打开足底筋膜的内侧缘。

有些问题是通过腿向上传递的，但其根源在于足底筋膜。如果足的外侧缘较短，即小趾或第 5 跖骨底部被拉向足跟，或足跟的外侧被拉向前方，就需要延长足底筋膜的外侧缘，特别是外侧的筋膜束。此模式常伴随内侧足弓无力，身体重量落在足内侧。即使没有足弓塌陷，也可能发生这种情况。

即使足内、外侧缘相对平衡，经常激活足底也大有裨益。它可以使足部更柔软，更易于传导动作，特别是对于整天把脚禁锢在皮鞋里的都市人群

尤其重要。处理足底筋膜的常规做法是延长支撑足弓的各个点——足跟、第 1 跖骨头和第 5 跖骨头之间的距离（见图 3.8）。

简易测试

这个测试和后表线的整体功能相关，虽然简单，却有戏剧性。让受试者向前弯腰，保持膝关节伸直，用手去触摸足趾（图 3.10）。注意受试者两侧背部的轮廓和手垂下来的位置，同时让受试者感受一下背部两侧的身体感觉。

让受试者回到站姿，用一侧足底压住一个网球（或硬的高尔夫球）来回滚动，让球深压到足底筋膜，缓慢而尽力地施加压力，不要过快或过猛。至少要做几分钟，确保从 5 个足趾基底部到足跟前缘的整个区域（如图 3.8 所示的整个三角形区域）都压到。

然后让受试者再次做体前屈，并注意两侧背部轮廓的差异和每只手离地板的距离（并提醒受试者注意感觉上的差异）。对大多数人来说，这将产生

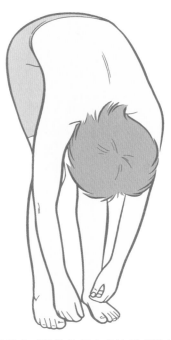

图 3.10　双膝伸直时做体前屈会牵拉后表线上的所有"轨道"和"车站"。处理其中一个区域，如足底筋膜，可以影响这条线上任何部位的运动和长度。图中显示处理了右侧足底后，右臂可以下垂得更低

一个戏剧性的效果，展示出仅处理一个小部位是如何对整体功能产生影响的。这个测试对大部分人有效，但并非百分之百有效：大多数人很容易看出效果，但对严重的脊柱畸形或双侧不对称者不适用。

这也是一种治疗方法，因此，不要忘记在评估双侧差异后对另一侧进行同样的治疗。

在这个测试中，很难确定有多少是受神经的影响，有多少是由于筋膜的生理变化。就我们的目的而言，受什么影响并不那么重要，重要的是理解身体各区域是如何通过这些筋膜进行纵向连接的。

❖❖❖ 跟骨骨赘

肌肉附着在骨骼上，这是"常识"——但对于大多数肌筋膜来说，常识并不是事实。足底筋膜就是一个典型例子。例如，用前脚掌跑步的人或其他因各种原因反复牵拉足底筋膜的人，其足底筋膜的

跟骨附着处会受到持续牵拉。由于筋膜并不是真正附着在跟骨上，而是融合交织，像"保鲜膜"一样包绕在骨骼的骨膜上，所以外力逐渐把骨膜拉离跟骨，在跟骨和筋膜之间形成一个空间，就像一个"帐篷"（图 3.11）。

在大多数骨膜及其覆盖的骨骼之间有许多成骨细胞——形成骨头的细胞。这些细胞不断地重建骨骼的外表面。无论是在最初的造骨过程中，还是在对骨骼持续维护的过程中，成骨细胞都遵循着一个简单的指令：填满骨膜的空腔。足底筋膜反复劳损的人的足底的任何撕裂或炎症部位都可能有足底筋膜炎。如果跟骨的骨膜离开骨头，那么成骨细胞就会填满这个骨膜下的"帐篷"，形成一个骨赘（人们又习惯称为骨刺）。骨赘本身和骨赘的形成过程都是自然的、无痛的，只有骨赘干扰到了感觉神经才会出现疼痛，跟骨骨赘通常与腓神经有关。

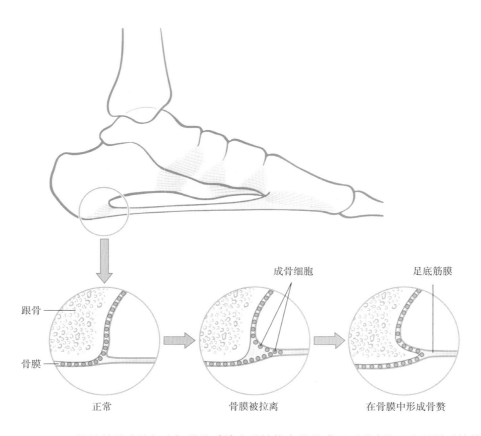

图 3.11　跟骨骨赘是成骨细胞把骨基质填充进被拉离的骨膜里而形成的。这既说明结缔组织系统的可变性，也说明简单的"肌肉附着在骨骼"概念的局限性

✿ 足跟到膝关节

正如第二章所述，筋膜不仅仅是附着在跟骨上然后停止（如图 3.11 所示），而是附着在跟骨的胶原外套——骨膜上，这个外套就像一层厚的保鲜膜一样包绕着骨骼。按这种方式思考，我们可以看到足底筋膜与骨膜上的任何附着物都是连续的。如果我们沿着包绕跟骨的骨膜继续前行，尤其是从下面绕过足跟到它的后表面上（沿着厚厚的、连续的筋膜束带——见图 3.12 和 3.15B），就会发现我们已经位于下一段"轨道"的出发站——跟腱（图 3.12 和 3.13）。

由于跟腱必须承受巨大的拉力，所以它不仅附着在跟骨骨膜上，还嵌入跟骨自身的胶原纤维网里面，就像一棵树深深地扎根在土里。离开跟骨和跟骨骨膜，我们的"列车"经过跟腱向上行驶，"轨道"越来越宽阔、平坦（见图 3.12）。跟腱是由 3 条肌筋膜结构汇集而成的，即深层的比目鱼肌、浅层的腓肠肌和中间的小的跖肌。

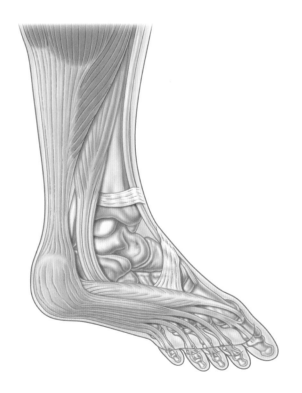

图 3.12　足跟周围，足底筋膜和跟腱及其相关肌肉之间有一个强壮的、不可分割的筋膜连接

回看一下我们做的第一个连接——从足底筋膜绕过足跟到达跟腱，这是一个"肌筋膜连接"观点的范例，有独特的临床意义。

✿✦✦✿ 把足跟比作箭

简单来说，足跟就是踝关节的"髌骨"，正如足的 X 线片中显示的那样（图 3.14）。从张拉整体结构（tensegrity）的角度来看，在膝关节到足趾的软组织通路上，足跟是一个压力支撑点，可以把后表线的组织张力推离踝部，在胫距关节支点的后方形成适当的张力（对比这个力线和关节稳定肌的相似性：体侧线中的腓骨肌绕过外踝。同样，前深线中的趾长屈肌绕过内踝后方，它们使踝关节更稳定，减少了跳跃时的杠杆作用）。

这个模式也造成了一些临床问题。把后表线的下段（足底筋膜和跟腱相关的筋膜）想象成一根弓弦，足跟就是架在弦上的箭（图 3.15）。由于后表线长期过紧（常见的"城市病"姿势，即腿前倾、骨盆前移），把跟骨不断向前推，使之向距下关节移动；或者，另一种常见模式：这种过紧的张力使胫骨–腓骨复合体移动到距骨后方。两者的结果是一样的。

评估方法：让客户站立，从侧面进行观察。从外踝的下方画一条假想的垂线（或者，把你的示指从外踝尖垂直指向地面）。来看一下足部有多长是

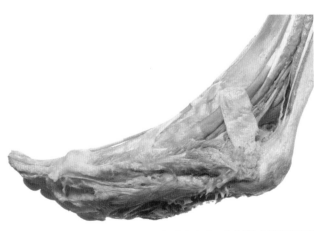

图 3.13　足跟的解剖。显示从足底组织到小腿后侧浅层肌间隔中肌肉的连续性（© Ralph T. Hutchings，经许可转载自 Abrahams et al. 1998）

位于这条线的前面，有多长是位于后面。在解剖学上，前段应该比后段更长。只要稍加练习，你就能够识别出什么是正常的比例（图 3.16A），什么是

"此线后方的足跟相对较小"（图 3.16B）。

测量从外踝下方向前到第 5 跖骨头之间的距离（因为足趾的个体差异较大，所以不包括它们）；测量此点向后到足跟离开地面处（支撑的末端点）的距离。这纯粹是以临床经验为基础，笔者发现，后足和前足之间比例为 1：3 或 1：4 时可提供有效的支撑。1：5 或前足比例更大则意味着身体背侧的支撑力较小。这不仅使后表线变紧，也会引起其他部位紧张。它还常常伴随着膝关节或骨盆的前移，使更多的重量落在前足，这进一步加剧了后表线的紧张。如果不改变这种代偿模式，仅仅在足的上方重建髋的平衡，会使客户有不安全感。

对于那些认为后足和前足之间比例是由遗传因素决定的或认为跟骨不可能在关节内向前或向后显著移动的人，我们建议尝试以下方法。

- 向足跟方向放松足底筋膜（包括外侧筋膜带）。
- 向下朝着足跟方向放松小腿后部浅层筋膜间室（腓肠肌和比目鱼肌）。
- 足跟松动：一只手稳定在跗骨的前面，另一只手握成杯状，卡住足跟，做内翻、外翻的活动。

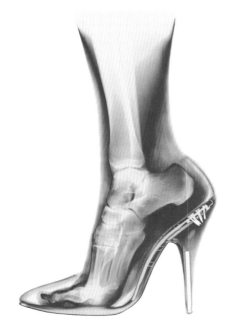

图 3.14　一位舞者的足部 X 线片。显示跟骨是如何像髌骨一样发挥作用的（髌骨在膝关节的前方，跟骨在踝关节的后方，它们将软组织从关节支点上推离，以提供更多的杠杆作用）（© Bryan Whitney，经授权转载）

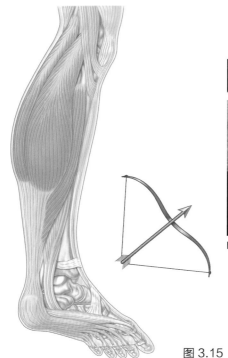

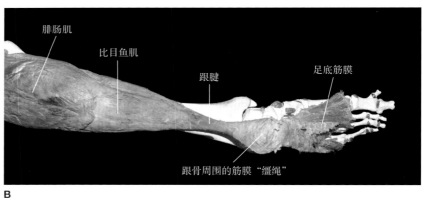

图 3.15　A. 当后表线下段的肌筋膜紧张时，跟骨被推向足跟，就像箭被拉紧的弓弦向前推一样。B. 注意看足跟周围的筋膜如何像缰绳或杯子一样包绕、控制跟骨

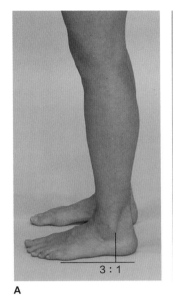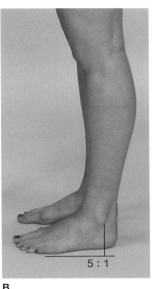

A　　　　　　　　**B**

图 3.16　足部在踝关节后方和前方的长度比应该是 1∶4 至 1∶3（A），这样比较平衡。否则（如 B 所示）就不能支撑身体后部的重量，其上方的身体就要向前倾，使重量落到前足上

对于很多顽固的病例，可能有必要进一步放松踝关节的韧带——用手缓慢而深入地从内踝和外踝交角处斜向跟骨的后下角（注意避开神经）放松韧带。这样做的效果是，踝关节线后方的足长会有微小但可见的变化。客户身体后方的支撑也有显著的改善。因此，从策略上讲，在对骨盆前移做任何矫正之前都应该先做这项工作。

这个治疗的成功标志是，当你以外踝线为标准重新评估时，会发现从外踝到足跟的长度明显增长。当你用其他的方式（如释放腘绳肌远端，提升前表线中的股直肌等）来解决客户的骨盆前倾问题时，也要反复多次地做好以上工作。

◆◆◆◆✿ 快车和慢车

跟腱上连接着两块大的肌肉：深层的比目鱼肌和浅层的腓肠肌（见图 3.15）。连接后表线的是位于浅层的腓肠肌。在这里我们要尽早说明解剖列车的另一个概念——慢车和快车。

快车和慢车最重要的区别是：姿势大部分是由慢车决定的，而不是由浅层的快车决定的。肌筋膜快车跨过多个关节，而慢车只通过并作用于一个关节。除了前臂和小腿的一些例外，慢车经常位于人体的深层，而快车则较浅（见第二章中的完整定义和例子）。

小腿后方的浅层筋膜间室也不例外：腓肠肌的两个头都跨过并作用于踝关节和膝关节。深层的比目鱼肌仅跨过踝关节——从足跟到胫骨、骨间膜、腓骨的后面，作用于一个关节［所谓的踝关节实际上是由两个关节（胫距关节和距下关节）组成。胫距关节可跖屈和背屈，距下关节起内翻和外翻作用。虽然小腿三头肌（包括跖肌、腓肠肌和比目鱼肌）确实对距下关节有一些作用，但我们现在将其忽略，在这个例子中，我们把比目鱼肌当作单关节肌肉］。

如果搭乘比目鱼肌这列慢车，我们将在同一筋膜平面上继续走行，到达腘肌后面的筋膜，腘肌跨过膝关节并能够屈曲膝关节（屈膝的同时也能使胫骨在股骨上内旋，但这超出了我们目前的讨论内容）。腓肠肌快车可以同时引起跖屈和膝屈曲这两个动作，而慢车只引出一个动作。我们会看到这种现象在肌筋膜经线中反复出现。

◆◆✿ 脱轨

沿着后表线经过腓肠肌，可以来到解剖列车通路上的第一个弯曲，我们称之为"脱轨"。"脱轨"是指解剖列车规则中的例外。它是解释软组织治疗和运动治疗的术语。在脱轨时，解剖列车仍然可以行进，但只在特定的条件下才行。为了理解这第一个重要的特殊例外，我们需要更仔细地观察腓肠肌的两头和 3 个腘绳肌腱之间的接合处（图 3.17）。

对比图 3.3 和 3.17，很容易看出腓肠肌和腘绳肌既是独立的，又是相连的。在解剖时可见，强有力的网状筋膜清晰地从腘绳肌远端连接到腓肠肌头近端。图 3.17 中，该组织已被剥离；在图 3.3 中则被保留。我们长期以来一直以为这种组织只是一个被动的"填充物"，现在证明它在收紧时是一个有效的力量传递器[1]。

实际上，屈曲膝关节就会使大腿与背部的下段

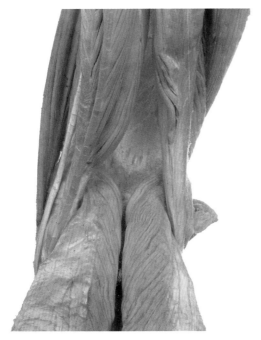

图 3.17　在膝后方的腘窝处，腓肠肌头和腘绳肌腱的关系为后表线"脱轨"提供了关键要素。见图 3.3（© Ralph T. Hutchings。经许可转载自 Abrahams et al. 1998）

列车"脱钩"。根据严格的解剖列车规则，这时它们不是一个"肌筋膜连接"——只有当膝关节伸直时才起连接作用。腓肠肌的两个头向上延伸到腘绳肌腱。只要膝关节屈曲，这两个肌筋膜单元就各自走行，虽然相邻，但连接松散（图 3.18A）。然而，当膝关节开始伸展时，股骨髁回到这个肌腱复合体中，这些元件就相互契合，一起发挥作用，就像互握手腕的两双手一样（图 3.18B 和 3.18C）。这种

结构也很像打了一个方形结，屈膝时松开，伸膝时拉紧。

　　为什么当你弯腰从地板上捡钥匙时，屈曲膝关节比伸直膝关节受到的牵拉更少？这里有一个冗长但准确的解释（图 3.19）。轻微屈膝足以显著增加脊柱和髋的前屈能力。传统的解释是，由于膝关节的屈曲，腘绳肌得到了放松，从而髋部的屈曲增加。事实上只要稍微屈膝，如膝关节只向前移动几厘米，虽然坐骨结节到小腿的距离没有明显缩短（应用毕达哥拉斯的定理），但屈髋的角度却显著增大。我们的解释是，即使只是轻微的弯曲，也会使"方形结"松动，导致后表线的下段与上段"脱

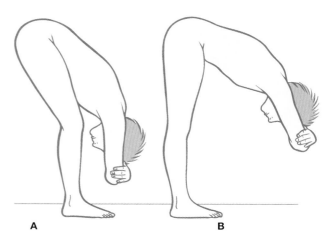

图 3.19　膝关节屈曲时（A），后表线的上、下两部分相对分开，髋部更容易屈曲。随着膝关节伸展（B），后表线从足趾到骶骨连接成一个整体，体前屈就不那么容易了

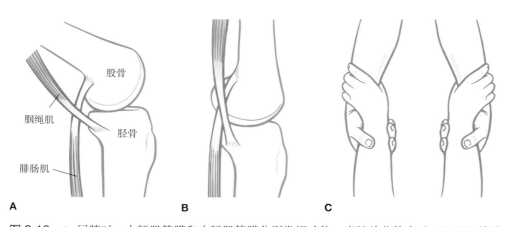

图 3.18　A. 屈膝时，大腿肌筋膜和小腿肌筋膜分别发挥功能。当膝关节伸直时，这些肌筋膜就连接成了一个功能单元（B），就像一对空中飞人的手相扣（C，与图 3.17 比较）。它的形状让人联想到缩帆结或方结：既能形成一个紧密的结，也很容易松开

钩"。后表线连接起来时很难向前弯腰，打开时就容易得多。

在日常的站立姿势下，整个后表线是连续的。瑜伽中的直腿前屈体式（如下犬式、犁式、前屈式或任何腘绳肌的简单拉伸）都会使后表线保持一个连续整体，而屈膝状态下的体前屈（如婴儿式）只作用于这条肌筋膜经线的上段。那些后表线非常短的人除外，对他们来说，即使屈曲膝关节也不足以让他们完全完成体前屈。

❖❖ 腘绳肌远端

腓肠肌的"头"和腘绳肌的"脚"经常发生粘连，其导致的结果不是膝关节屈曲，而是从侧面看胫骨似乎位于股骨的后方。

治疗它需要一定的指力，但付出总会有回报。为了避免客户疼痛，治疗师手指摆放的位置还要精确。让客户俯卧，一侧腿屈膝近90°。治疗师用胸骨或肩部支撑客户这一侧的足部，这样腘绳肌可以暂时放松。手指勾起，手掌面向外，在膝后方深入腘绳肌，指尖在这些肌腱（内侧2个、外侧1个）之间"游动"，分离腓肠肌头（见图3.17）。一定要连带着一小块皮肤移动，同时保持手指向腘绳肌腱外侧移动，避免压到腘窝中间的危险部位。需要注意的是，这项操作不应产生任何神经疼痛、麻木或放射感。然后移除支撑，让患者重新自己控制腿。当腘绳肌绷紧时，肌腱会隆起，所以要保持手指紧贴股骨远端的后表面。

让客户慢慢把脚放到床上（伸膝），此时治疗师的手指在腘绳肌腱内侧缓慢向上移动（多数情况下是由客户主动完成这个动作，治疗师主要保持手的位置即可）。在这个离心收缩的过程中，客户的腘绳肌和腓肠肌将被拉长，使它们的远端彼此分开。如果这个操作有效，这种"固定加拉伸"的手法将使胫骨在股骨下方向前移动。

✿ 从膝到髋

假设双腿伸直，膝关节伸展，我们继续沿着腘绳肌提供的肌筋膜连续向上，它将我们带到坐骨结节的后侧（图3.20）。外侧的一条腘绳肌、股二头肌。虽然大腿外侧也可视为有两条"腘绳肌"和内侧的两条腘绳肌（半膜肌和半腱肌）一起形成了从膝到髋的快车。

❖❖❖ 腘绳肌分离运动

关于腘绳肌的文章有很多，但是论述其不同功能的文章却很少。内侧腘绳肌（半腱肌和半膜肌）在膝关节屈曲时使胫骨内旋，外侧腘绳肌（股二头肌）在屈膝时使小腿在股骨上外旋。为了实现不同

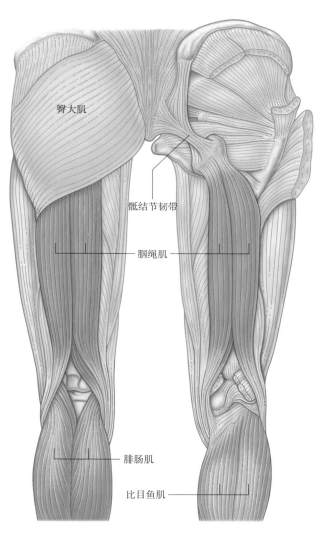

图3.20 左侧的表面观显示，腘绳肌进入臀大肌下方。尽管臀大肌是背部的浅层肌，但它并不属于后表线，因为它的方向和层次都改变了。去除臀肌（臀肌稍后会作为其他线的一部分被提及），可以清楚地看到从腘绳肌到骶结节韧带的连接

的功能，这两组肌肉必须能够分开工作。在爵士舞、障碍滑雪、足球或橄榄球中的躲闪等活动或运动中，重力压在膝关节上，同时髋部要左右移动，这时内、外侧腘绳肌的不同功能就尤为重要。在向前直线跑（纯粹屈和伸）中，因为内、外侧腘绳肌总是一起工作，所以就不需要分开了。

要感受内、外侧腘绳肌的功能性分离程度，可以让客户俯卧位向上屈膝以便于检查。从腘窝危险区的上方开始，向上查找两组腘绳肌之间的空隙（见图 3.17 和 3.20）。由于此处有 3 个肌腱，所以很容易察觉内、外侧腘绳肌是分开的，这个空隙有 1~2 英寸（3~5 cm）宽。现在向上朝着坐骨结节移动，把手小心地放在两组肌肉之间形成的"山谷"中。你能向上触到的"山谷"有多长？有些人的 3 块肌肉紧紧地绑在一起，这个"山谷"离腘窝远不了多少；有些人则在向上离坐骨结节的一半距离处或更近处尚可扪及。在解剖中，这些肌肉的分离点距离坐骨结节仅几英寸（约 10 cm）甚至更近。

要测试内、外侧腘绳肌的功能性分离，可以让客户俯卧，将所评估的腿向上屈膝成直角，然后让其把足部扭转到内旋和外旋的极限，"把小腿向内转动；把小腿向外转动"。这时治疗师把一只手放在腘绳肌上，触诊它们是否分开工作。

治疗"捆绑"的腘绳肌，需要治疗师把手指在最低的"绑住"部位之间插入（或摆动，或游移），同时让客户在屈膝状态下持续、缓慢地向内或向外旋转小腿。"绑住"的筋膜会逐渐松开，使治疗师的手指能向股骨方向深入。继续向上，每次移动几英寸，直到不能继续。

膝关节旋转

虽然膝关节只有在屈曲时才能实现功能性旋转，但在姿势上，胫骨相对于股骨的内旋或外旋却相当常见。有几个因素（包括关节周围组织的紧张和来自足部向上的拉力）可能导致这种模式，但在两组腘绳肌进行不同的处理有助于恢复腿的对位对线。

如果胫骨内旋（根据胫骨结节相对于髌骨的方向来测量——髌骨的外侧缘和胫骨结节应形成等腰三角形），需要对内侧腘绳肌（半腱肌和半膜肌）进行手法放松或拉伸。如果胫骨外旋，则必须处理股二头肌（2 个头，尤其是短头）。做手法放松时应该朝向膝关节。开始时先做一般的拉伸，或者按你原来的计划处理腘绳肌，然后再在腘绳肌腱上做相应的手法以减少膝关节的旋转。这个过程中，让患者屈曲膝关节，再伸展，使组织缓慢地被离心拉长。导致膝关节旋转的组织位于腘绳肌筋膜的深处。如果这个方法无效，可能要进一步寻找由足的位置、骨盆的扭转或螺旋线带来的异常张力（见第六章）。

从髋到骶骨

如果仍然从肌肉的角度思考，由于坐骨结节上没有肌肉附着在与腘绳肌相延续的方向上，我们很难使用解剖列车的规则继续"前行"。臀大肌虽然跨过腘绳肌的附着点，但事实上它在一个更浅的平面上活动。如果走行到股方肌、大收肌或下孖肌，虽然他们都在同一个平面上，但这样就需要打破规则，彻底改变方向。然而，如果我们从筋膜的角度来看，就不会有任何阻碍：骶结节韧带起源于骶结节后部，明显是腘绳肌的延续，并穿过骶骨外侧缘，位于骶尾连接处的上方（见图 3.20）。

骶结节韧带的下端直接与腘绳肌相连。实际上，外侧腘绳肌，即股二头肌，在解剖中可以被分离，并向上追溯到骶骨。（韧带的这部分是退化的肌肉；在我们的哺乳动物朋友——马身上，我们能看到一直延伸到骶骨的股二头肌。当然，马的骶骨所承受的重量比人类的要轻，而且马的骶骨比人类的享有更多的活动自由。）

车站

接下来，让我们来更加清晰地了解筋膜在车站或附着点的连接。在这里，我们要先做一个更充分的解释，因为这是一个可以说明解剖列车车站的功能的好例子。并非整个骶结节韧带都是腘绳肌的延续。骶骨和坐骨结节之间有一种几乎像骨骼一样的、非常坚固的张拉连接，这对于保持直立的人体姿势和骨盆的完整是很有必要的。如果没有它，我们的"尾巴"就会在我们弯下腰时，令人痛苦地、无法挽回地弹向空中。韧带完全"钉"在骨骼上（至少是"钉"在骨膜层上），整体上不能向腘绳肌或骶筋膜有明显的滑动。

我们认为，较浅的筋膜层与两侧的肌筋膜相连，并且是（或应该是）通过毗邻韧带表面的筋膜纤维传递运动和张力（见图 2.8 和 2.9）。有多少层能够连通、有多少层被"钉"住，取决于该区域特定的力学需求，这因人而异。在严重粘连的情况下，皮肤的真皮层会与其他层粘连（有时会在皮肤上形成一个凹痕），这表明此处没有连通。在极度松弛的情况下（常见于损伤后，有时候也由于过度的拉伸或过度的手法操作，或由于全身整体性的低张力而表现出韧带松弛），本来应该固定在车站上的筋膜层的连通性过度，这时需要其他部位的肌筋膜收紧，才能保持骶髂关节整体的张力。

深层韧带的上端与骶骨的结合同样非常牢固，但是有更多的浅层连接延伸到此区域的其他筋膜上，向下到尾骨，向上到髂嵴后方。在解剖时，可以将骶结节韧带的浅层连通纤维掀起来，而腘绳肌和竖脊肌之间的紧密连接仍然保留（见图 3.3）。

◆ 骶结节韧带

接下来，我们不是要讨论骶结节韧带本身，而是讨论从腘绳肌向骶筋膜行进而后跨过骶结节韧带的后表线列车。由于臀大肌的内侧缘附着在我们要进入的组织上面，所以手指要从韧带线（ligamentous line）内侧进入，从骶骨的下外侧开始，把组织向下、向外拉到坐骨结节上。反之亦然，这取决于模式。

对于骨盆前倾的人，治疗时要把这些组织向下拉；对于腰椎平坦或骶骨后倾的人，则要把这些组织向上送。治疗师操作时要用深的、坚定的、持续的压力，不要捅或挖，要感受轻微但深刻的释放感。

▒ 从骶骨到枕骨

从骶结节韧带的上端出发，解剖列车规则要求我们保持大致相同的方向。在这里很容易做到：竖脊肌是从连接骶结节韧带的骶筋膜上发出的（图 3.21）。竖脊肌跨过整个脊柱，从骶骨到枕骨。最长肌和髂肋肌复合体这列"快车"覆盖在更深更短的"慢车"——棘肌、半棘肌和多裂肌上（图 3.22）。最深的一层是横突棘肌群，它是最短的单关节慢车，这揭示了所有竖脊肌遵循的 3 种基本模式（图 3.23）。其他书籍中已经详细介绍过这些肌肉复合体的功能解剖学[2-4]。

在这个复合体中，最浅层的筋膜快车将骶骨与枕骨连接起来。但我们应该知道，尽管竖脊肌构成了所谓的后表线，但还是有一些更浅的肌筋膜覆盖在后表线上，如后锯肌、菱形肌、肩胛提肌、斜方肌和背阔肌在肩部的浅层组织。这些肌肉组成了螺旋线、手臂线和功能线的一部分，将分别在第六章、第七章和第八章论述。

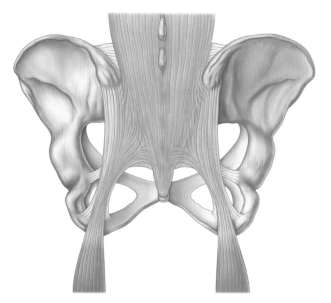

图 3.21　用手术刀可以将骶结节韧带分离为一个单独的结构。但在活体上，它（至少表面上）向上连接骶筋膜和竖脊肌，向下连接股二头肌和内侧腘绳肌

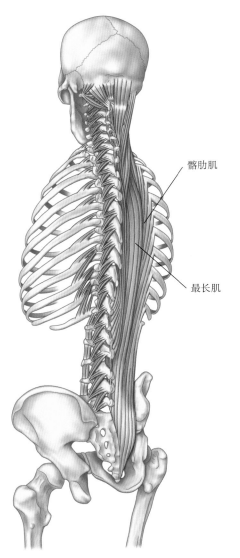

髂肋肌

最长肌

图 3.22 竖脊肌形成后表线的下一段轨道。肌肉从骶骨延伸到枕骨，筋膜从骶结节韧带延伸到头皮筋膜。左边是一些深层的横突棘肌群"慢车"——横突间肌、回旋肌和肋提肌

❖❖❖❖ 竖脊肌的筋膜

治疗背部肌肉的方法繁多，数量巨大，有很多专门的书详细描述。我们在此只讨论几个与整体相关的思考和技术。

由于竖脊肌覆盖在脊柱曲线的后方，它与附着在颈椎、胸椎前方的其他肌肉和韧带一起共同创造了脊柱曲线的曲度（见第九章"前深线"）。因此，我们首先需要考虑的是脊柱曲线的曲度：是腰椎前凸还是颈椎前凸（lordosis），抑或是胸椎后凸（kyphosis）？仔细观察一下，棘突是像一个山包或山崎那样从周围的组织中突起（像高山一样吗？），还是沉入周围的肌筋膜组织中形成一个凹槽（像山谷一样吗？）？

通用的处理原则是违背直觉的——"堆山挖渠"。由于肌筋膜组织已从突出的棘突（如脊柱后凸）向外散开，先是被拉宽，随后与周围的组织层粘连，因此这些组织需要向中间移动，朝向棘突，这不仅可以放松组织，使其活动增加，也可以给那些太靠后的椎骨一些向前的推力。相反，当椎骨被深埋时（如脊柱过度前凸时），相邻的肌筋膜组织向中间移动并收紧，形成这段脊柱弓的弓弦。这些组织必须被延长，也要将其向外侧（两侧）推开，由浅向深逐层操作。这会为深埋的椎骨提供一些空间和松弛度，以便它们向后移动。

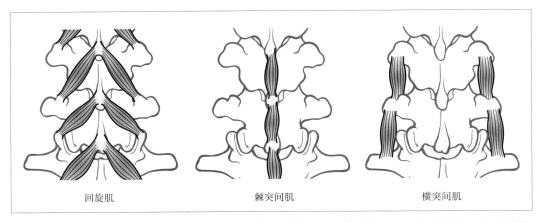

回旋肌   棘突间肌   横突间肌

图 3.23 脊柱肌肉组织的最深层，显示了 3 种主要模式：棘突到横突、棘突到棘突、横突到横突。较浅的肌肉可以被看作是覆盖这些局部慢车的长程快车

评估脊柱各节段的延展能力时，让客户坐在凳子上（或坐在诊疗床边，诊疗床必须足够低，使客户的双足能舒适地放在地板上）。帮助客户保持直立坐姿，将身体重量放在坐骨结节上，使头部向天花板方向延长伸展，但仍保持水平（直视前方）。接着让客户将下颌朝向胸部，直到他感到颈部后方被舒适地牵拉。利用头的重量带动身体向前弯曲，"每次弯曲一节椎骨"。这时你站在旁边观察。看是否有个别的椎骨在运动过程中不能和其他椎骨分开。就像火车出站的时候，车厢应该是一节一节地被拉动。除了最健康的脊柱，你会发现几乎所有人都有几块甚至是一串椎骨是一起活动的，没有任何分离。脊柱活动受限的客户可能会将脊柱作为一个整体来移动，他们大部分的前屈运动是通过屈髋来实现的，而不是通过脊柱本身的蜷曲或前屈（图 3.24）。

将你的手轻轻地放在僵硬的区域，鼓励客户"寻找"该部位脊柱的弯曲或运动，这样评估就会轻易地转换为治疗。对于特别僵硬的部位，可以直

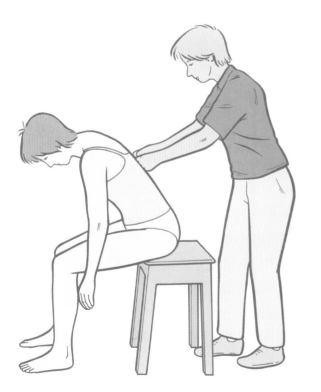

图 3.24　客户坐在凳子上，治疗师对其竖脊肌及相关筋膜进行手法操作，使之进行离心收缩。这对改变脊柱周围肌筋膜的功能非常有效

接采用手法治疗。你站在凳子后面，当客户的下颌略微收起、身体开始前倾时，将你全部远节指骨的背面（采用空拳或松拳握起手指）放在颈胸椎连结水平的脊柱的两侧。当客户身体向前卷曲时，你跟随他的动作节奏将组织向下、向外或向下、向内推（取决于是要"堆山"还是"挖渠"）。当你的手到达骶筋膜时，客户正好完全屈曲，胸部贴近大腿。

让客户双脚着地非常重要，这样他可以通过双脚撑住施加在后背的压力，而不是通过背部或颈部来对抗你手上的力。要取得良好的效果，一定要记住客户的脚不能悬空，而是要坚实地踩在地上。这个技术对客户来说应该是非常舒适的，一旦客户感觉腰痛应立即停止（但是由于此技术施加的力对肌肉和筋膜层来说是一个离心负荷，对有些患有腰痛的人实施这项技术通常会使其感觉很好）。你用力的方向应该是向下而不是向前。

如要做进一步的治疗，可以将指骨间关节作为工具，也可以用肘部来打开增厚的筋膜层和条索。

对于驼背的客户，可以使用一个变通的方法，但是仅限于对那些腰部强壮有力的人。腰痛是使用此技术的禁忌。让你的客户从前面所述的动作开始，做脊柱屈曲运动。当你的工具（拳头、肘、指骨间关节）到达胸曲后方最突出的位置（此处也是感觉最紧、最僵硬的区域）时，指示客户"反向弯曲，把胸骨向前去贴墙"，就像斯芬克斯（狮身人面像）或瑜伽里的眼镜蛇式。当客户在屈髋状态下躯干打开并且过度伸展时，你要在背后保持操作姿势（有点像过去装饰船头的破浪神）。这样可以使胸部和胸椎大幅度打开。

只要客户感觉舒适、没有疼痛，这些技术可以在一个疗程或者连续的几个疗程中多次重复使用，不会有不良反应。

❖❖❖❖ **枕下肌**

其他文献中有许多针对颈部组织的牵引和牵伸的通用技术，以及针对颈部肌肉组织的特定技术。这些技术都可以在后表线中有效使用。颈后方最深

层的肌肉（枕骨下的"明星"）对于打开整个后表线至关重要。我们可以把头后直肌和头斜肌看作是后表线的功能中心（图 3.25）。这些组织中有大量的牵伸感受器，它们是协调眼球和背部其他肌肉运动的核心环节，这奠定了它们的中心地位。这些肌肉中每克含有 36 个肌梭，而臀大肌每克只有 0.7 个肌梭[5]。因此枕下肌可以说是比臀大肌"聪明"将近 50 倍。但在现代任何一个健身房里都找不到一个器械可以用来锻炼这些最关键的肌肉。

　　如果你想感受这些连接，就把双手放在头的两侧，把拇指放在枕骨的下方。将拇指的力量轻轻地穿过表层肌肉，这样你就能感觉到枕外隆凸下更深的组织。然后，闭上眼睛，左右移动眼球，同时将手掌放在耳朵上方，确保头颅静止不动。你能感觉到拇指下肌肉张力的细微变化吗？即使你的头不动，这些肌肉也会对你的眼球运动做出反应。眼球向上或向下看，你会感觉到这些肌肉也在做着相似的运动。因为它们从根本上是相连的，而且几乎在我们整个脊柱进化史上都是如此，任何眼部运动都会使这些枕下肌的张力发生变化。这种深层神经的"程序"很难改变，但是当出现视力问题、阅读障碍和某些颈部问题时，有时必须对其进行干预①。脊柱其余的肌肉"听命"于这些枕下肌，倾向于在它们领导下工作。

　　"猫总是脚着地"这句谚语也证明了上述概念。当猫感觉到自己在空中时，它会利用眼睛和内耳把头调整到水平方向。这使得枕下肌产生一定的张力，大脑接收到这些数量庞大的牵张感受器的信息后，会反射性地指挥脊柱其余的肌肉从颈部向下重新调整整个脊柱，从而使得猫的四肢在接触地板之前就已经位于身体的下方。尽管我们的脊柱是直立的，但是我们的头 – 颈 – 上背部的功能关系与猫的类似。因此，如何用眼（更准确地说，如何使用你的颈部）决定了你的脊柱肌肉的张力。在临床上每天都可以见到大量与此有关的姿势问题：松解、

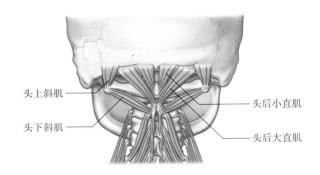

图 3.25　位于中央的枕下肌虽小但却是后表线的功能核心（这张图是直接从后面看，我们需要比这更多的细节）

牵伸和重整颈部常常是解决肩胛骨、腰部甚至髋部一些复杂问题的关键。

　　回缩头和颈部也是恐惧反射的一个基本要素。大多数动物对恐惧的反应是缩头，人类也不例外。大多数人的童年或多或少都有挥之不去的恐惧，这种回缩无论是作为运动前的习惯还是一个永久性的姿势，都已经成为动作的一部分而被社会所接受，不易觉察，但却很有危害。这个习惯根深蒂固，很难去除。亚历山大技术（Alexander Technique）的教师们用了数年时间研究它，这些努力非常值得，因为它带来了心理和生理的解放。

　　4 块枕下肌（头后小直肌、头后大直肌、头上斜肌和头下斜肌）是后表线的一部分。它们位于枕骨、寰椎（C1）和枢椎（C2）之间。寰椎的横突非常大，而棘突却很小。要触诊寰椎的横突，可以让客户仰卧，而你坐在床头，用双手握住客户的头，示指的中节指骨黏着乳突，远节指骨可以自由活动。你的手腕应该置于床面或贴近床面，这样你的示指和胸锁乳突肌的方向才会基本一致。然后轻轻地弯曲示指远端，深入乳突下方的肌肉。如果你的手腕离床面太远，示指朝下，就摸不到寰椎。如果你的手腕太低，示指就到了胸锁乳突肌的前面，会深入下颌和乳突之间的空隙里，这也是不行的。有时候你可以在乳突的前下方直接摸到寰椎的横突；有时候由于有太多的肌肉在横突上竞争附着空间，

---

① 摩谢·费登奎斯开发了一系列精简课程，可在"动中觉察"（Awareness Through Movement）中找到。

你只能隐约感觉到它。然而，如果你保持示指中节指骨紧贴乳突，通过练习，你将能准确地感觉到一侧的横突是否比另一侧更大（意味着向突出侧平移或外移了）；或者一侧是否比另一侧更朝前（意味着寰枕关节有一定程度的旋转）；或者一侧是否比另一侧更接近颅骨（意味着颈枕之间有一个侧倾或侧屈）。

　　头下斜肌的命名很糟糕，因为它并不是直接连到头部，而是从枢椎的大棘突连到寰椎的大横突，有点像马的缰绳（图 3.26）。这块肌肉平行于头夹肌，是使头做同侧旋转、摇头说"不"的肌肉里最深、最小的一块。它可以使寰椎和枕骨一起在枢椎上旋转。可以通过定位寰椎的横突和枢椎的棘突来找到这块肌肉。把你的手指放在两者之间（大多数人在斜方肌和胸锁乳突肌之间有一个标志性的"分叉"），用拇指固定头颅，让患者做头部的抗阻旋转，深层的肌肉就会"突入"到你的示指，然后评估一下肌肉两侧张力是否有不同。

　　其他 3 块枕下肌从枕骨底的深处向下延伸。从中线向外侧看，头后小直肌从枕骨延伸至寰椎的棘突，只跨过了寰枕关节。但我们说过，寰椎没有明显的棘突，因此在大多数的解剖书中未能清楚地显示该肌肉是向下、特别是向前走行的（图 3.27）。

　　紧靠其外侧的肌肉是头后大直肌，向下延伸至枢椎的棘突。由于枢椎的棘突很大，这个肌肉几乎是直上直下的，导致这两块肌肉在功能上有所不同：头后小直肌，在它的其他功能中，更倾向于将枕骨在寰椎上向前拉动（枕骨前伸或在寰椎上前移）；而头后大直肌在寰枢关节和寰枕关节上只能产生单纯的过伸动作（头后小直肌不能将寰椎向后拉，因为枢椎的齿状突阻止了这个动作）。

　　这 3 块肌肉的最外侧是头上斜肌，它也是从枕骨的后外侧向前下方走行的，不过这次是连结到寰椎的大横突上。头上斜肌方向与头后小直肌平行，效果也相同——在寰椎上将枕骨向前拉（如果一侧比另一侧短缩，就会出现寰枕关节的姿势性旋转）。

　　治疗这些肌肉是一个复杂的松解过程，由于它

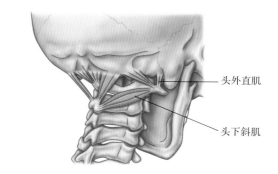

图 3.26 斜向观察枕下肌群，可以使我们更容易理解肌肉间的相互协作以及和头部运动的关系。头下斜肌在枢椎棘突和寰椎横突之间，是脊椎旋转的基础调节器

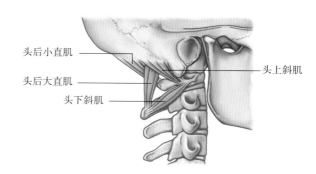

图 3.27 枕下肌群的侧位图。显示了头后小直肌和头上斜肌是如何将颅骨向下、向前拉的，而头后大直肌则倾向于将颅骨向下拉并向后拉回一点。在极端情况下，它们会一起工作。但在"微调"头颈关系时，弄清它们的功能差异很重要，有助于将脊柱大肌肉的肌筋膜手法整合为恰当的功能性运动

们上连眼睛，下连整个脊柱，我们还是要仔细触诊。再次让患者仰卧，这次用双手手掌托住客户的枕骨，这样你的手指可以解放出来。在枕骨下方勾起手指（手指方向是指向你而不是天花板），手指"游"过斜方肌和半棘肌到达深层的小肌群处。把小指留在床面上，环指接触客户的颈部中线，这样使两侧共 6 个指尖沿枕部底侧排列（图 3.28）。根据头颅及手掌的大小不同做轻微调整，你的环指触及头后小直肌，中指将接触头后大直肌，而示指会落在头上斜肌上。用中指来回弹拨经常（但不总是）能触到头后大直肌突出的条索，另外 2 根手指可以均匀地放在它的两侧。

　　为了扭转枕部在寰椎上前移的常见姿势问题，你需要延长和放松示指和环指下的肌肉。为了对抗颈部的姿势性过伸，你需要放松中指下方微微突起

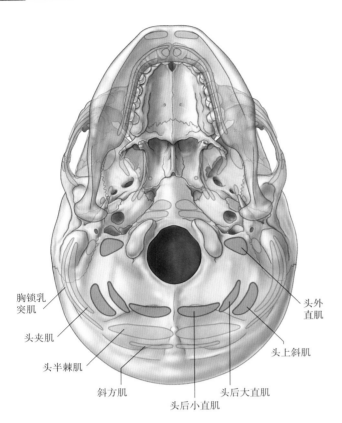

胸锁乳
突肌

头夹肌

头半棘肌

斜方肌

头后小直肌

头后大直肌

头上斜肌

头外
直肌

图 3.28 颅骨下面观。两手的中间 3 个手指通常可以和客户脊柱上端最深处的 3 块枕下肌的起点"很好地"对应

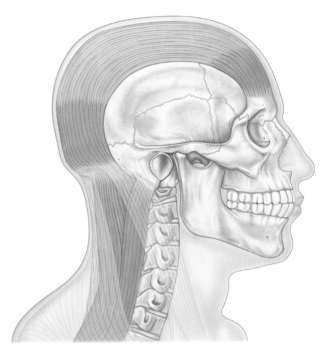

图 3.29 从竖脊肌筋膜开始，后表线经过帽状腱膜（或头皮筋膜）上到颅顶，牢固地附着到额骨的眶上嵴上

的头后大直肌（同时让客户把头后部向你的方向滑动，并将颈部向床的方向压平，以激活颈前的长肌）。这两种模式常伴随发生于显著的头前移姿势中，有时也会单独出现，要注意鉴别。

✿ 从枕部至眶上嵴

从枕外隆凸开始，后表线继续向上，越过枕骨。这些筋膜层与帽状腱膜或头皮筋膜融合，其中包含小片的枕肌和额肌，最后牢固地附着在眼窝上方的额骨处，也就是眶上嵴（图 3.29）。它们显然都与后表线的方向相同。

◆◆ ✿ 头皮

尽管头皮看起来是向下黏到颅骨上，很像肌肉，但它是后表线和其他肌筋膜经线的活跃区，可以做很多松解。头皮是几条纵线的末端，对于有经验的手法治疗师来说，在头皮做牵拉放松就像操控

提线木偶的线一样。头皮大面积张力可以在（或通过）手指向尾部"刮"来延展它。姿势性头前伸的患者，和四足动物一样，其筋膜附属组织为了在头骨上找到更大的支撑力而"爬"到了枕骨后方——这就是为什么猫或狗喜欢抓搔耳后。部分解决这一问题的方案，除了放松来自前表线及前深线的拉力、矫正错误的呼吸，就是放松头后这些额外的筋膜附着点，使头抬起来。

仔细检查枕外隆凸到眶上嵴之间的头皮，会发现一些纺锤形的小束，很小，有时不易被发现，通常特别紧张，碰触时有疼痛感。要放松它们，你可以用手指（甚至指甲）持续压住硬结的中心（以患者的反馈来定位）约 1 分钟，或直至硬结或触痛点完全软化。有效地应用本方法，可通过整条线的调整使人彻底放松。

必须注意"纺锤"的方向。因为几条线都汇入头皮筋膜，"纺锤"会沿着拉力的方向像指南针一样排列。任何从主干线来的拉力线（前、后和侧向的力线）及螺旋线、前深线或臂后表线，都可能在这里显示。

用指腹在头皮上缓慢地划圈，可以使整个头皮慢慢地放松下来。在颅骨上移动头皮，直到你感到头皮"融化"。如果你用的是指腹而不是指尖，耐心等待指下的硬结软化而不是直接用蛮力，往往更加奏效。

🌸 脑颅与后表线

从眶上嵴至面部虽然也有筋膜连接，但是非常表浅且疏松，并不能构成结构性力线。当你推动面部组织时很容易感知到脸的肌肉是松软地嵌在浅筋膜里（比较一下前额皮下的筋膜，它只能少许移动）。眶上嵴是后表线实际的止点。

从进化起源的角度，后表线的终点止于眼裂上方也合情合理。在最早的脊椎动物（无颌鱼）中，颅骨刚好止于眼上方。眼和口的下方都被软组织占领。直到几百万年以后，鳃弓的骨性结构才"迁移"到面部，形成颧骨、上颌骨和下颌弓。到今天，它们与更古老的脑颅连接，形成我们熟悉的颅骨（图 3.30）。

◆❖◆ 运动治疗总则

通常，后表线的可移动性（mobile）和活动性（motile）可以使躯干和髋关节在伸膝状态下做屈曲动作，还可使躯干过伸、膝屈曲和足跖屈。因此，各种类型的前屈都可以很好地拉伸整个后表线或其中一个独立部分，而姿势上的过伸是后表线肌筋膜短缩或张力过高的标志。拉伸既可以作用于整个后表线，也可以作用于局部。

整体拉伸

注意：这些拉伸大多来自瑜伽体式，需要静心和呼吸的配合。自我尝试或让客户在没有适当准备或未经训练的情况下进行拉伸，可能会造成损伤或负面结果。请接受正规培训，谨慎使用，必要时转诊。

整体拉伸（难度递增）包括坐姿前屈式（图 3.31A）、站立前屈式（图 3.31B）、下犬式（图 3.31C）和犁式（图 3.31D）。

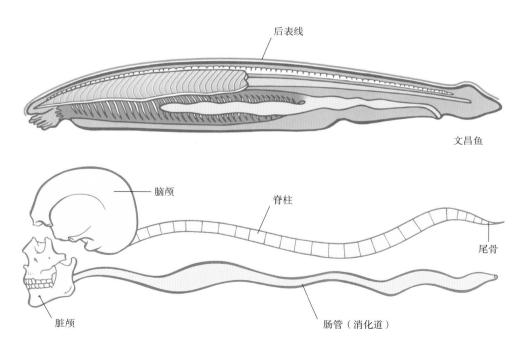

图 3.30　表面上浑然一体的颅骨实际上有两种不同的胚胎来源。观察原始脊索动物和早期鱼类的头骨，我们可以看到，这些动物虽然有头骨，但没有面骨。人体颅骨的脑颅部分是脊柱的延伸，而脏颅的面部结构则是由原始的鳃器官进化而来。后表线止于脑颅的前端附近

　　婴儿式（见图 10.46C）可用于伸展胸腰筋膜和竖脊肌。肩立式（A Shoulder Stand）针对后表线的上背部和颈部。倚靠在桌子上做前屈可分离后表线中腿的部分。

　　作为初学者，可以趴在大治疗球上做滚动，这也是放松整个后表线的好方法。

特定区域

- **足底**：后表线从足底开始，过度致密的足底筋膜会限制足部和足趾的活动，也会限制整个后表线的运动。介绍一项简单而有效的技术：让客户赤足站立，保持膝关节伸直，身体向前屈曲，询问他的感觉。然后让客户再次站立，并将一个网球或一个小治疗球放在脚下。让他把重心压在足跟前方到前足的不同部位，寻找疼痛或紧绷的点。将足够的重量压在那个点上，使之介于疼痛和舒

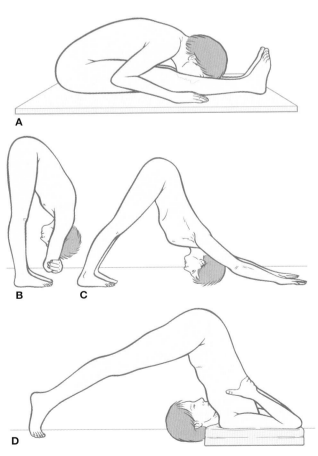

图 3.31　这些不同的伸展运动，或难或易，适用于部分或整个后表线

适之间。在每个点上至少保持 20 秒的压力。整个练习需要几分钟。

- 把球拿走后，让客户再次做体前屈，并感觉两侧后表线的差异。两侧对比通常会有戏剧性的效果。让他的另一只脚也做同样的动作。接下来，尽管活动度增大了，继续检查体前屈时双侧后表线是否对称。进阶练习：柔韧性好，耐受度高的客户可升级到使用较硬的球。

- 任何需要足背屈和足趾过伸的运动都会拉伸足跟周围的后表线的足底－小腿部分。要拉伸足底筋膜和跟腱周围的连接筋膜，有一个简单而有效的方法：跪位，足背屈，同时使足趾过伸，然后坐在足跟上（如果较僵硬，就朝向足跟）。对于柔韧性好的客户，可让其把膝关节逐渐接近固定的足趾，感受拉伸力沿足底表面增加。

- **小腿**：身体前倾，将前臂撑在墙上，一侧脚在前，一侧脚在后，足跟着地，后表线的小腿部分将得到拉伸。如果足跟很容易就碰到地面，可将膝关节向墙壁方向屈曲，这就增加了对比目鱼肌的拉伸。将足跟悬在台阶外是一种经过时间验证的有效拉伸小腿的方法。

- **腘绳肌**：上述任何一种体前屈都可以帮助拉伸腘绳肌群。在前屈过程中左右摆动上半身，以确保整个肌肉群被激活和拉伸，而不仅仅是一条线。

- **脊柱**：在整个后表线（特别是在竖脊肌和周围组织）做波浪运动，对放松和唤醒后表线的神经非常好。首先，让客户俯卧，或采取其他舒服的卧位。要求客户收紧腹部肌肉，这样"波浪"会经过腰部及骨盆。让"波浪"逐渐延伸，经过整个背部甚至传到腿部。观察运动，观察哪里有"死"点——运动被抑制和没有通过的部位。将你的手放在"死"点上，鼓励客户在那个部位运动。此时，客户通常会用很大的力气迫使运动穿过"死"点。但微小的运动，加上停顿和专注，一般更有效。虽然活动受限常常发生在屈伸时，但含有侧屈或旋转的波浪运

动对打破这种受限也很有帮助。[①]

- **颈部**：位于颈上端的枕下区常常是持续紧张、固定的区域。头直肌和头斜肌是眼球运动和脊柱运动之间的中介，它们对后表线的重要性怎么强调也不过分。这些肌肉也是颈部过伸、旋转和头前倾（头在颈上的前移）的起始因素。要拉伸它们，就要做上颈段的屈曲、旋转，使枕骨在寰椎髁上向后滑动。

在颈部区域做运动，需要把注意力集中在颈椎的顶端，因为由"快车"支配的下颈段也可以产生类似动作。快车覆盖在那些基础的、古老的、微小的"慢车"上。仰卧位，把注意力放在客户颅骨下方，颈椎的顶端。将客户的头后部向远处延伸，而不是将其抬离床面。这是一个上颈段屈曲和拉长的姿势，保持这个姿势，再次将注意力集中在上颈段，慢慢地旋转。

前面提过摩谢·费登奎斯的"动中觉察"课程，该课程把眼部运动与颈部、身体的运动分离出来，其辨别和区分此区域及其肌肉的能力是无与伦比的[6]。

◆◆◆ 后表线触诊

我们再次从后表线远端开始。第一站是足趾尖的下面，我们可以在足趾近端较薄的皮肤下摸到趾短屈肌的肌腱。实际上，足底筋膜起始于前脚掌（the ball of the foot）的"车站"，它向后延伸，逐渐缩窄，到足跟前方时缩至不足 1 英寸（约 2.5 cm）。向上伸展足趾可以清晰地显示足底筋膜，很容易触摸到足底筋膜边缘。侧束被厚厚的足底组织覆盖，很难直接摸到，但可以把手指或指骨间关节放在足跟外侧缘与第 5 跖骨底部（在足跟到小趾的连线上可摸到一个明显的骨性结节）的连线上，通过这条线来推断（见图 3.6 和 3.7）。侧束，伴随小趾展肌

的延续可以在第 5 跖骨底部和跟骨外缘之间被找到。

这条轨道包绕并穿过足跟，透过足底坚硬的足垫很难触摸到，但在跟骨后侧可触到。把手指放在跟骨上，当屈曲和伸展足趾时，感受运动对足跟周围筋膜的影响（见图 3.12）。跟腱对大多数人来说都很熟悉，很容易被摸到。但是随着跟腱向上连接到小腿，跟腱会变宽、变薄。如果让客户跷起足跟，你很容易触摸到其腓肠肌的下缘，它们与腱膜相连。放松足踝，就能在这片筋膜的深处轻易摸到大块的比目鱼肌。

下一站是腓肠肌头。其位于股骨髁后侧，膝关节后上方，在腘绳肌强有力的肌腱之间（见图 3.17）。腘绳肌的肌腱向下延伸至膝关节以下：两个半肌（半膜肌和半腱肌）延伸至胫骨内侧，单块的股二头肌延伸至小腿外侧的腓骨头。沿腘绳肌向上就能抵达坐骨结节的后部（见图 3.20）。让客户做抗阻屈膝或伸髋动作，你能感知到腘绳肌筋膜附着在距离坐骨结节上多远的部位。

如果你触诊坐骨结节上方，在臀大肌内缘的下面，可以找到像骨头一样坚硬的骶结节韧带——这条路线上最短、最致密的轨道。沿其内侧向上伸入，直至骶骨的外下缘（见图 3.21）。

从骶骨车站开始，在两个髂后上棘之间，竖脊肌及其下面的横突棘肌群沿一条长轨道贯穿整个脊柱直到枕骨嵴。竖脊肌群的最里面是棘肌，通常不到半英寸（约 1.2 cm）宽，可在棘突处摸到。在胸椎中段的"胸罩线"水平最容易摸到（见图 3.22）。

竖脊肌群的中间是最长肌，在棘肌外侧，像一组有力的绳索。最外侧是髂肋肌，在最长肌的绳索和肋骨角之间可以摸到。当你横向弹拨这块肌肉时，能感觉到它像灯芯绒上的凸起。这些肌肉中的任何一块都可以在定位的部位上下追踪。

在颈部的顶端，很容易摸到斜方肌下面的半棘肌（尤其是当你的客户将头部向后抗阻运动时），

---

① 这个简单的运动由 Continuum 精心设计，可以通过 www.continuummovement.com 或 www.continuummontage.com，以及 Anita Boser 关于波浪运动的书来学习。

它们就像两条垂直的绳索自枕骨向下逐渐变窄。有关半棘肌下面的枕下肌群的触诊的内容已经在前文重点列出。

从枕外隆凸的"车站"开始，颅筋膜（或帽状腱膜）向上跨过枕骨（多数人包含了2块枕肌），越过头顶，下至前额（包含了额肌），到达终点——眶上嵴（见图3.29）。

后表线纵贯身体的曲线，形成了一个功能连接。身体曲线是脊柱和腿的原生曲线和次生曲线连接而成。在着地行走的姿势中，身体将自己排列成一系列交替平衡的曲线。传统解剖学思维认为，使身体前方内凹的胸曲、骶尾曲是原生的生理弯曲，反映了胎儿发育时的弯曲姿势。

在妊娠后期和出生后的第1年，婴儿在原始生理弯曲之上形成次生曲线。颈部肌肉（抬头）和下背部肌肉（坐和爬）的活跃改变了椎间盘的形状，也改变了颈部、腰部的凸面方向（见图10.38~10.44）。

然而，在站立姿势中，我们可以把脊柱的起伏扩展到整个身体，将颅骨曲度视为原生曲线，颈曲为次生曲线，胸曲为原生曲线，腰曲为次生曲线，骶尾曲为原生曲线。

把这个观点向下拓展到腿部，轻微弯曲的膝关节可视为次生曲线，足跟曲线为原生曲线，足弓为次生曲线，而前脚掌是原生的。膝关节的"曲线"是在学习站立的过程中形成的，而最后一个次生曲线——足弓，是婴幼儿在行走过程中因小腿深肌的力量逐渐增强而形成的。

尽管这些曲线在发育上并不完全相同，但这一概念却非常实用，在手法和运动治疗领域得到广泛认可和应用。所有原生曲线或多或少都由周围的骨骼形状来维持。颅骨曲线本身是自成一体的；胸曲由肋骨和胸骨复合体维持；骶尾曲由髋骨和骨盆

的韧带维持；而足跟曲线由足骨的形状维持。（图3.32）

但是所有次生曲线都更依赖肌筋膜的平衡。肌筋膜首先是制造了曲线，接着是保持其位置。因此，颈椎和腰椎作为脊柱的独立部分，在很大程度上依赖于它周围肌筋膜的"绳索"来保持其稳定性和位置。骨骼和韧带使得膝关节可以自由地从完全屈曲到过伸；而肌肉平衡则决定了膝关节平时的位置。同样，幼儿站立及行走时的推力使足弓被拉到最终的位置。就像任何一个真正的骨性弓一样，足弓的维持取决于腿和足部软组织的平衡（从小腿向下拉起各个足弓的肌肉会变成另外一些主要列车线路的末端，参见第五、六和九章的体侧线、螺旋线

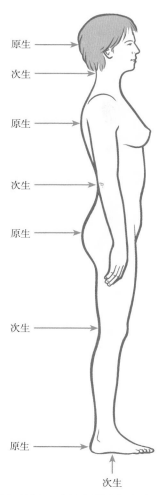

图3.32 纵观整个背部，可看到脊柱上交替出现原生曲线与次生曲线。后表线位于这些曲线后方，其组织张力有助于维持这些曲线间的基本平衡

和前深线）。

在功能性姿势和运动中，所有次生曲线都是相互关联的。一个曲线的失衡会在临近的次生曲线中形成代偿模式。如图所示，膝关节和腰背部的这种关系在日常观察中很容易看到（图3.33）。

所有原生曲线与次生曲线的平衡意味着后表线是均衡协调的，可以看作是从胚胎时的屈曲到"成熟"的过程中，人体被均衡地打开。姿势性屈曲或过伸模式可能与某些区域尚未完全成熟有关。慢性的屈髋通常是因为儿童生长期髋部没有完全伸展；这种伸展不足意味着后表线要有明显的代偿。一个完全进化（evolved）（其字面意义为"展开"）的人可以通过身体矢状面上交替出现的波浪展现出张拉整体结构的均衡。

后表线将人体后侧的所有曲线从上到下连在一起。肌筋膜经线的一般原则是，力和最终的张力沿

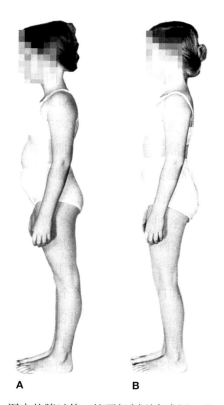

A　　　　　**B**

图3.33　图中的膝过伸，按照解剖列车术语，是一个次生曲线的问题。A.治疗前，这个次生曲线已被扭转成原生曲线，向其他次生曲线——在本例中为腰椎和颈椎区域输出额外应力。B.经结构整合处理后，膝关节曲线正常化，其他次生曲线也被矫正了（经许可转载自Toporek，1981。经Robert Toporek允许复制，www.newbabymasage.com）[7]

着这些路线向上或向下传递。因此，这些曲线中的任何一段出了问题都可能在这条线的任何部位造成不适当的应力。反之亦然：处理顽固的疼痛时，最好将评估和治疗范围扩大到该路线的其他部分，通常是远离疼痛的区域。本书也呼吁，应该创造时间和空间来考虑这种沿着肌筋膜经线的整体系统内的相互作用，或者继续深入，考虑经线之间的关系，而不是聚焦在单一的肌肉或单个筋膜结构，把后者作为功能障碍的罪魁祸首。换而言之，不要因为"罪犯"的行为而惩罚"受害者"。

讨论 3.2

✿✿✿ 存在后深线吗？

根据标准的解剖学术语，如果存在后表线，那就应该存在后深线。前深线与前表线是明确存在的，但不论是否符合对称性要求，解剖学上确实没有后深线这一概念。虽然在后表线上有一些独立区域，它们的肌筋膜层也更深，但它们在后表线的深层没有持续地连接（见附录五中关于马的后深线的讨论）。

概览一下这些区域很有意义。例如，在足部跖面，足底筋膜上（深处）有很多层次。包括趾短屈肌和趾展肌、趾收肌及其筋膜，以及跗骨弓下的足底长韧带和跟舟足底韧带。上述的足底筋膜就像是足弓的弦。但是足弓不是静止的，这才使日常生活和运动中的许多动作得以完成。在运动中，所有这些连续的深层肌筋膜和韧带都被激活，以维持足弓（图3.34；见图3.9）。

这些结构比后表线更深，但当我们观察它们的近端或远端时，我们找不到哪个特定筋膜是与身体其他部分连续的。因此不符合"筋膜网上每个部分都与其他部分相连"的原则。

在小腿上，腓肠肌下方有一组较深的慢车组合（比目鱼肌和胫肌）。虽然它们只是附着于跟腱筋膜下方（我们将跖肌也算在此肌群中），但依然是后表线的一部分。

在比目鱼肌的深层还有一组肌肉，位于比目鱼肌和骨间膜后表面之间的后侧深层肌间隔里，它们是趾长屈肌及胫骨后肌（图3.35）。尽管它们位于身体这个节段的骨后方，但很显然它们是前深线的一部分（见第九章）。腓骨肌位于侧肌间隔，显然是体侧线的一部分（见第五章）。

在大腿上，腘绳肌覆盖在股二头肌短头和大收肌上，后者是股二头肌长头"快车"下的"慢车"（见第六章腘绳肌部分）。所有的腘绳肌群一起向下到达骨性"车站"，因此它们是后表线的一部分，而不是后深线。

髋后侧的情况又不一样。深层的外旋肌虽然没有直接被后表线覆盖，但起到了后深线的作用，与腘绳肌一起限制了髋关节屈曲，并协助保持脊柱直立和平衡。鉴于此，这一组肌肉最好的名字是"髋短伸肌"（extensor coaxe brevis），即髋关节的短伸肌[8]。这些肌肉从梨状肌向下，经闭孔肌和孖肌，到股方肌，彼此有功能连续性，但与该区域其他的肌筋膜结构没有方向上的延续。这些深层外旋肌可视为肌筋膜经线理论中前深线的一个支线（见第九章），由于缺乏线性连接，很难将其纳入解剖列车路线图中。因此，最好是给它们另外一个名称——髋部的扇页[9]。

在脊柱区，可能有争议的是：我们纳入的后表线肌肉分为两个筋膜平面，即浅层竖脊肌（棘肌、最长肌和髂肋肌）和深层横突棘肌（半棘肌、多裂肌、回旋肌、棘间肌和横突间肌）。虽然确实有筋膜平面将这两组肌肉分开，但此处很有争议。这只是一组数量较多且复杂的"慢车"和"快车"的组合。从骶骨到枕骨的26块骨上，细小的单关节"慢车"形成了3种不同的模式（棘突到棘突，横突到横突，棘突到横突）（见图3.22和3.23），其上覆盖的半棘肌和竖脊肌在越来越大的关节间隔上重复着这些模式。

在后表线的最后一部分——头皮筋膜里，颅骨的骨膜和头皮的真皮层之间仅有一层厚的筋膜，而正如我们前面提到的，数条路线与肌筋膜层都汇入这里。

因此，这个问题的答案是，无论是否对称，都不存在肌筋膜后深线。当我们审视人类进化史，并意识到"前深线"起源于被囊动物"内脏体"（gut body）的软组织"甲壳（carapace）"时（图3.36），关于对称性的争论就可以平息了（另见第九章"前深线"的讨论。）

有一种观点认为"后深线"是由包绕中枢神经系统的结缔组织、硬脑膜以及延伸到神经和神经血管束的结缔组织组成的，这些神经和神经血管束蜿蜒穿过四肢。

有意思的是，前深线围绕着腹部器官并投射到手臂（经臂前深线）和腿，可以看作是这些器官延伸到手臂和腿部。同样，硬脑膜包围着背腔的器官，因此它在肢体部分的延伸可称为后深线，尤其

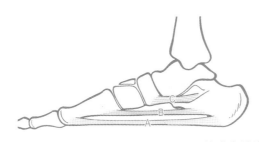

图3.34　足底筋膜（A）实际上是几层肌筋膜中最浅的部分，包括支撑足弓的足底长韧带（B）和跟舟足底韧带（C）（对比图3.9）

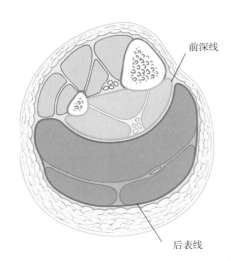

图3.35　后表线占据了整个小腿的后侧浅层肌间隔。后侧深层肌间隔不属于所谓"后深线"，相反，它属于前深线

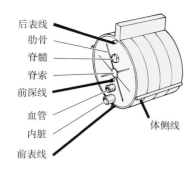

后表线
肋骨
脊髓
脊索
前深线
血管
内脏
前表线
体侧线

图 3.36　基本线在普通脊椎动物身体横断面上的位置。注意后表线位于脊柱后方，前深线位于脊柱前方，而前表线则在内脏前方。从脊椎动物进化伊始，肌肉骨骼系统的左右对称和前后对称就不一致

是坐骨神经。

随着对硬脑膜和神经鞘的解剖连接研究越来越多，我们可能会发现这个论点是有价值的，是鉴于：①可能除了梨状肌外，此筋膜结构不与其他肌肉相连接；②硬脑膜的筋膜延伸会跟随神经遍布身体各处（前、后和两侧，而不仅仅是腿内的后侧）。但我们还是选择坚持这个观点：没有可以被称为"后深线"的连贯的肌筋膜连接。

正如我们看到的，在后表线的很多部位，多关节的"快车"下方都有重要的局部"慢车"。由于后表线下方的骨架有原生曲线和次生曲线的起伏，

我们注意到，局部"慢车"倾向聚集在次生曲线附近——足弓下方、膝关节周围、腰椎和颈椎。当然，胸椎是个例外，此处的原生曲线周围同样有许多局部"慢车"位于"快车"的下方。这就为局部应力提供了机会，因此也为许多顽固的激痛点提供了机会，而矛盾的是，我们最好从身体前方处理这些激痛点（见第四章，"后表线与前表线之间相互作用"）。

参考文献

1. Huijing PA, Baan GC, Rebel GT. Non-myotendinous force transmission in rat extensor digitorum longus muscle. *J Exp Biol*. 1998; 201: 682–691.

2. Bogduk N. *Clinical Anatomy of the Lumbar Spine and Sacrum*. 3rd ed. Edinburgh: Churchill Livingstone; 1997.

3. Gorman D. *The Body Moveable*. Guelph, Ontario: Ampersand; 1978.

4. Kapandji I. *The Physiology of the Joints*. Vol. 3. Edinburgh: Churchill Livingstone; 1974.

5. Peck D, Buxton D, Nitz A. A comparison of spindle concentrations of large and small muscles. *J Morphol*. 1984; 180: 245–252.

6. Feldenkrais M. *Awareness Through Movement*. New York: Penguin; 1977.

7. Toporek R. The promise of Rolfing children. *Transformation News Network*. 1981.

8. Myers T. Extensor coxae brevis. *J Bodyw Mov Ther*. 2009; 12(3): 62–68.

9. Myers T. Fans of the hip joint. *Massage Magazine*. 1998; No. 75.

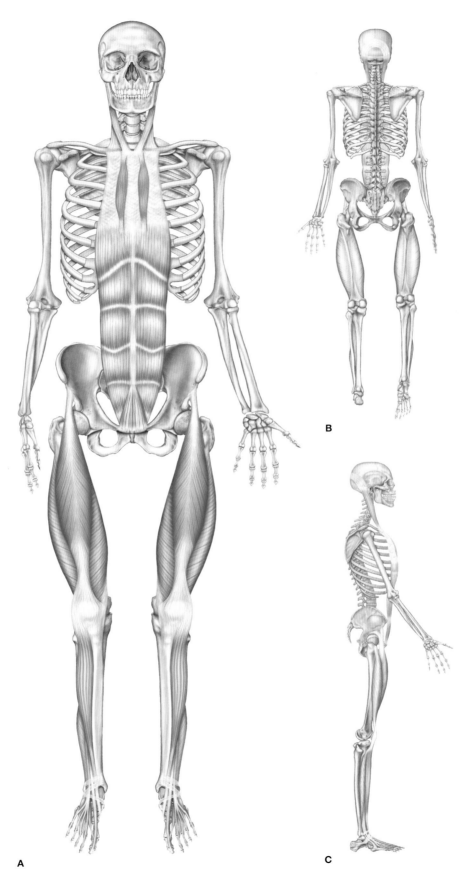

A

B

C

图 4.1　前表线

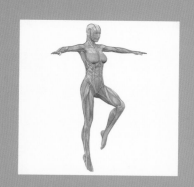

第四章

前表线

概述

前表线（superficial front line，SFL）（图 4.1）将整个身体的前表面连接起来，下起自足背，上至头颅两侧，可分为足趾到骨盆、骨盆到头颅两个部分（图 4.2，表 4.1）。站立伸髋时，这两部分就会成为一条连续的肌筋膜经线从而发挥作用。

姿势功能

总的来说，前表线的姿势功能是，与后表线保持平衡，从头部提供拉力支撑，以提升身体向重力线前延伸的部位——耻骨、胸廓和面部。此外，前表线还能维持膝关节的姿势性伸展。前表线的肌肉也能保护腹腔脏器，保护人体前表面敏感而脆弱的部分（图 4.3）。

前表线起自足趾背部。根据"万物相连"的筋膜原则，前表线通过趾骨尖周围的骨膜与后表线相连，但这种连接没有"发挥作用"。从功能的角度讲，这两条解剖列车线路的功能线是相反的：后表线负责足趾屈曲，而前表线则负责足趾伸展，在身体上部也是如此。事实上，从姿势的角度讲，背伸肌作用是限制胫腓复合体过度后移，而跖屈肌则限制其过度前移。

人体矢状面上的姿势平衡（前-后平衡）主要通过前表线和后表线之间的张弛关系来进行调节（图 4.4）。但是在躯干和颈部的平衡较为复杂，还必须有前深线的参与才能保持（参见图 3.36 和第九章）。

值得注意的是，当这些肌筋膜经线被当作筋膜的一部分而不是可收缩的肌肉链时，到目前为止在大多数情况下，前表线倾向于向下移动，而后表线则回应性地向上移动（图 4.5）。

运动功能

总的来说，前表线的运动功能是使躯干和髋关节屈曲、膝关节伸展、足背屈（图 4.6），或对抗相反的动作。在颈部，它还执行一系列复杂的动作组合，我们将在下文中讨论。为了使多关节能迅速有力地屈曲，前表线的肌肉必须含有较高比例的快缩型肌纤维。快反应的前表线和耐力型的后表线之间也有相互作用，一条线收缩时另一条线就被拉长（图 4.7）。

❖ ❖ ❖ 手法治疗总则

与后表线相似，前表线也有 2 条，它们位于人体前正中线的两侧。从前面观察有助于评估左、右两线的差异。在大多数情况下，最好先解决前表线上的所有短缩之处。从侧面可以观察前表线和后表线之间的平衡，指引我们哪里需要展开并延长（见图 1.2）。

前表线和后表线共同调节矢状面上的运动。前表线的功能障碍会导致身体前屈或限制身体后伸。如果前表线的肌筋膜从下方的附着点向下拉骨骼，而不是从上方的附着点向上提骨骼（如腹肌从耻骨向下拉肋骨，而不是从肋骨上提耻骨），就会出现

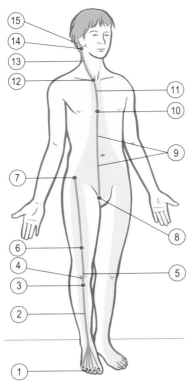

图 4.2　前表线的"轨道"和"车站"。阴影部分为浅筋膜的影响区

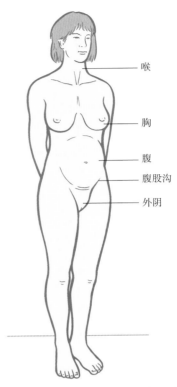

图 4.3　人类独特的双足站立方式将他们所有敏感、脆弱的区域都展示给面前的世界。这些区域都沿着前表线排列。相比之下，四足动物则将大部分或所有脆弱区域保护起来（见图 4.31）

表4.1	前表线：肌筋膜"轨道"和骨骼"车站"（图4.2）
骨骼"车站"	**肌筋膜"轨道"**
	15 头皮筋膜
乳突 **14**	
	13 胸锁乳突肌
胸骨柄 **12**	
	11 胸骨肌 / 胸肋筋膜
第 5 肋 **10**	
	9 腹直肌
耻骨结节 **8**	
髂前下棘 **7**	
	6 股直肌 / 股四头肌
髌骨 **5**	
	4 髌下韧带
胫骨粗隆 **3**	
	2 趾短伸肌、趾长伸肌、胫骨前肌、胫前间隔
趾骨背面 **1**	

诸多问题。

前表线常见的姿势代偿模式有：踝跖屈受限、膝关节过伸、骨盆前倾、骨盆前移、肋骨前方的呼吸受限、头前伸。

❀ 前表线详述

起自足趾顶端的 5 条肌腱是前表线的开始。它们沿足部上行，中途搭载另外 2 条肌腱（图 4.8）：外侧搭载了来自第 5 跖骨的第 3 腓骨肌（如果有的话），内侧则纳入了起自足内侧第 1 跖骨的胫骨前肌腱。前表线既包括了足背那些短伸肌的肌腱，还包括了起自小腿的长肌腱。

胫部

前表线的筋膜层从伸肌支持带下方穿过，向上进入小腿前侧肌间隔。伸肌支持带本质上是一个位

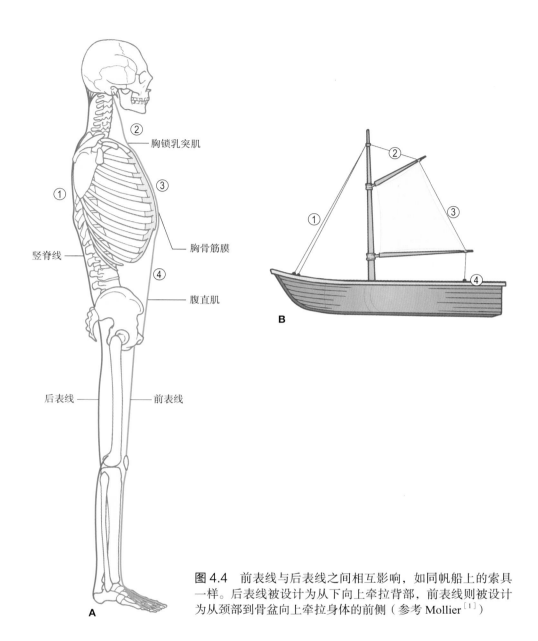

胸锁乳突肌

胸骨筋膜

竖脊线

腹直肌

后表线　　前表线

A

B

图 4.4　前表线与后表线之间相互影响，如同帆船上的索具一样。后表线被设计为从下向上牵拉背部，前表线则被设计为从颈部到骨盆向上牵拉身体的前侧（参考 Mollier[1]）

置更浅的筋膜平面的增厚部分，是包绕小腿的深筋膜的延续。为了维持下方肌腱稳定，支持带必须增厚［否则，每次肌肉收缩时，从足到小腿中部的皮肤就会鼓起来（图 4.9）］。因为肌腱沿着踝部的拐角走行（此处的连续性在筋膜和力学上都是清晰的，符合解剖列车的规则），所以润滑组织包裹在肌腱周围以使肌腱在支持带下方能够顺畅滑动。这可不是简单的"包裹"，小腿筋膜、肌腱和支持带的层次复杂地交织在一起，其中有大量的本体感受器，是手法治疗或运动康复的有效作用区域。

前表线向上穿过支持带，到达小腿前侧。在外侧，它包含了前侧肌间隔的肌肉（胫骨前肌、趾长伸肌和踇长伸肌）；在内侧，我们发现，要取得最佳效果，前表线应当包括小腿筋膜，它覆盖了胫骨及其骨膜（对比图 4.10 和 2.1C）。

❖❖ 小腿前侧肌间隔

胫骨前肌通常是小腿前侧肌间隔里最强壮的肌肉，但在踝背屈和抗跖屈的运动中，前侧肌间隔往往作为一个整体来发挥作用。这里我们将讨论该间隔中最常见的两类问题。

当该间隔内的肌腱群从约束它们的支持带下方

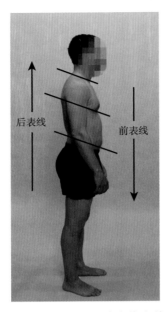

图 4.5 这是一个常见的模式：前表线在前面被向下拉，而后表线在后面被向上提（请看垂线），使身体前后的筋膜平面不一致（请看水平线）。这种筋膜平面的位移在训练和体疗中是一个相对较新的概念，与肌肉的或紧或松、肌筋膜的或短或长有所不同。后者的这些问题是伴随此模式发生的。如果不采取措施"创造公平的竞争环境"，使平面回归平衡，就会不断出现肌肉失衡

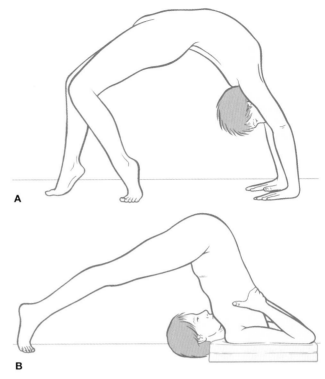

图 4.7 两种姿态下，后表线和前表线的相互关系。在（A）中，后表线收缩，前表线伸展；在（B）中相反

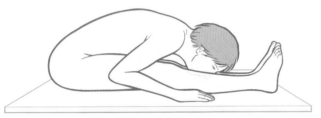

图 4.6 前表线收缩会引起足趾背伸、踝关节背屈、膝关节伸展，以及髋关节和躯干屈曲，就像一个前折叠——除了上颈部过伸

通过时，它们有时会被"卡住"，从而无法自由活动。可能是因为腱鞘周围的润滑结构粘在了支持带上方和下方的小腿深筋膜上。这通常是由于肌腱缺乏全范围的运动使用，因此被"设置"成一个固定的张力。无论原因是什么，解决方法都非常简单、直接。只要让肌腱从中滑过几次，使其运动更顺畅，就会产生意想不到的效果。

让客户仰卧，两足跟稍微离开床边；嘱其做踝关节背屈和跖屈（踝泵动作）；观察踝关节是否能够直线运动——足部向膝关节直线移动，而不是侧向内上或外上。你还可以在踝关节运动时，让客户

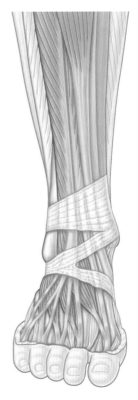

图 4.8 前表线的起始轨道包含 7 条肌腱，它们在更为表浅的支持带下方合并进入小腿前侧肌间隔

增加足趾关节的屈曲和伸展，以便对更多肌肉进行鉴别。

　　操作者一只手握松拳，将拳头的宽面置于客户足背支持带远端；另一只手引导客户做足背屈和跖屈。整个过程中让客户慢慢运动，操作者用于施力的手缓慢向上经过足的前部和踝关节，轻轻地"打

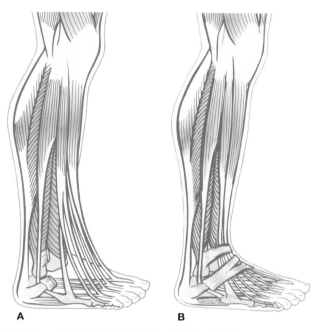

A　　　　　　　　　　**B**

图 4.9　小腿筋膜深处增厚的支持带，提供了一个滑轮来帮助固定前表线的肌腱，并将它们的力量从小腿肌肉引导到足趾。这也是本体感觉器丰富的区域

开"支持带并向上到达小腿筋膜层。如果支持带太紧或肌腱被卡住，操作者会感到上移的速度变慢。让客户继续运动，重复上述动作（也许要多用一点压力），直到受限的感觉（无论是操作者手下的感觉还是客户动作中的感觉）消失。

　　在支持带上方停止的位置因人而异。在有些客户中，你可能感觉恰好在踝关节上方位置用完了"润滑液"；而在另一些客户中，你可能会觉得自己好像在胫骨表面"滑冰"，如果是这样，就在这里停下。此外，对于有些人，连续和自由的感觉会从胫骨向上延伸到膝关节，你也可以继续向上直到觉得工作已经完成为止。

　　当你移动到踝关节上方时，要注意观察客户胫骨的哪一侧更受限，是内侧还是外侧？由于我们是从肌腱开始，所以自然就走到了胫骨前外侧的胫前肌间隔的肌肉上。但是，前表线还包括小腿筋膜和胫骨前内侧的浅筋膜层（见图 2.1C；图 4.10 和 4.11）。

　　下面探讨该区域的第二类常见问题。在介绍操作手法之前，先对这个问题下个定义。当腿部以任何方式前倾（膝关节位于踝关节的前方）时，小腿后部的肌肉都会绷紧（肌肉离心拉紧或筋膜处于闭

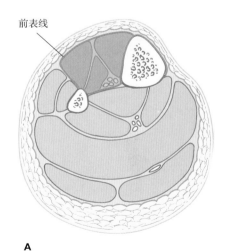

A

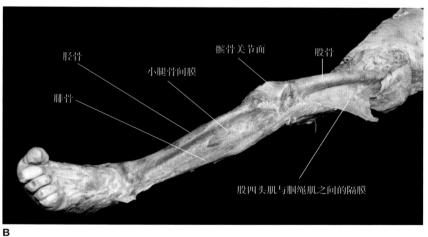

胫骨　　　髌骨关节面　　股骨

小腿骨间膜

腓骨

股四头肌与腘绳肌之间的隔膜

B

前表线

图 4.10　前表线包括了小腿前侧肌间隔以及胫骨前面的组织。图（B）显示前表线的组织被去除后，剩余的小腿很瘦小。我们可以看到前间隔被移除后的骨间膜，没有股四头肌，股骨几乎完全暴露出来。另见图 2.1C，这两个部分的小腿筋膜已被作为一个整体解剖下来——即前侧肌间隔和覆盖胫骨表面的深筋膜。筋膜上的洞可能意味着该标本生前有过胫骨外伤（如踢足球或从楼梯上摔下来），导致小腿筋膜粘连到下方的骨膜上

锁延长状态），小腿前部的肌肉和组织会向下移拉（肌肉向心性收紧或筋膜处于闭锁短缩状态）。对于这种情况，最佳的方案是将前表线的组织向上拉（同时将后表线的对应组织放松下来）。

因此，你可以在踝关节上方、支持带以上，肌肉表面或胫骨表面同时操作。由于它们形成一个角度，你可以依次操作或双手同时操作。使用双手操作时，先半握拳，一只手放于胫前间隔肌肉的前面，另一只手放于胫骨的前面，近节指骨贴近治疗面，此时，左、右手的指骨间关节是紧挨着并相对的。手尽可能深入至组织深处，顺着胫骨平行移动，切忌过度深入造成胫骨骨膜疼痛。

双手随着客户踝关节的运动向上移动。客户踝关节跖屈时，牵拉手下的组织，这时，操作者暂停双手的动作；背屈时，操作者双手向上推动组织。持续这一操作，直到不再见效或到达肌肉间隔的最上方；出现上述任一情况即可停止治疗。

治疗结束后，别忘了嘱咐客户再做踝关节背屈和跖屈动作，此时往往会惊叹于客户的活动度有了显著的提高。

✿ 大腿

尽管小腿前侧肌间隔内的肌肉在胫骨、腓骨及骨间膜都有附着点，但前表线的下一站位于此轨道内、外侧的顶端——胫骨粗隆和胫骨髁（图 4.11）。

继续向上沿直线走行是没有问题的：股四头肌从髌腱向上走行。前表线包括髌骨——人体最大的籽骨，它的作用是使前表线远离膝关节，以便股四头肌在伸膝时更好地发挥杠杆作用。髌骨位于股骨下端的通道（滑车）中，这个位置保证了股四头肌（尽管有多个不同的拉力方向）在膝关节"铰链"样的运动中仍能保持正前方的运动轨迹。

股四头肌有 3 个头"抓"在股骨干的不同部位；但其第 4 个头——股直肌"勇往直前"，将前表线延伸到骨盆（图 4.12）。虽然股直肌位于大腿前面的浅层，但其近端附着点却并不浅。它的上端附着点从阔筋膜张肌和缝匠肌下方插入，止于髂前下

棘（anterior inferior iliac spine, AIIS），位于髂前上棘（anterior superior iliac spine, ASIS）的内下方。股直肌还有一个小头，虽然小但非常重要，包裹在髋关节的顶部。此外，触诊和解剖显示，部分人群（所占比例未知）的股直肌通过额外一条重要筋膜止于髂前上棘。

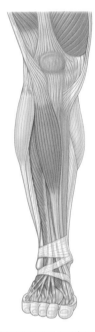

图 4.11　小腿前侧肌间隔的顶端经过胫骨粗隆到达髌腱，髌腱是膝关节周围支持带和股四头肌复合体的"缰绳"

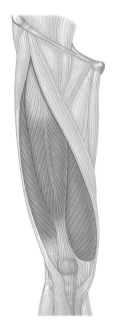

图 4.12　前表线区域可以说包括整个股四头肌群，但严格来讲，只有其中的股直肌属于前表线，并上行至髂前下棘

✤◈ 股四头肌

严格讲，前表线应该只包括股直肌，而非整个股四头肌。从前表线的自由度考虑，股直肌是一个双关节肌，可以自由地作用于髋关节和膝关节。重复的运动模式，尤其是在体育运动中，股直肌与深层的其他股肌会形成粘连，从而限制它的滑动或限制髌上囊的活动。

下面讲的技术首先要求仔细设计患者的运动，让其利用踝关节的运动带动髋关节、膝关节屈曲。客户仰卧位，足跟接触床面，操作者将 1 个手指或手掌放于患者足跟下面，以防止其向下移动。嘱患者做踝关节背屈，其足跟将会向下压操作者的手（或手指），股骨会向上挤入髋关节。再次嘱客户做踝关节背屈，并加一个小的抬起 / 屈膝动作。这次，治疗师的手帮助固定其足跟（可以建议客户"屈踝时，想象自己的足跟粘在了床上"）；随着踝关节的运动或膝的上抬，客户会屈髋、屈膝。

观察患者的髋关节。如果其髂前上棘在膝关节上抬时向膝关节方向移动（导致腰椎过伸），要求客户尽可能保持髋关节位置。当足背屈、膝关节屈曲时，髋关节应该保持中立位甚至后倾位（骨盆后倾位或伸髋）。如果髋关节主动屈曲，则要调整客户的运动，将其对髋、膝关节的影响降到最小，而这大部分是要通过调整足踝来实现的。

客户重复踝关节背屈、足跟"粘"在床上的动作时，把你的"工具"（根据客户的体型和肌肉情况，可选用指尖或肘部）放在其髌骨上方，缓缓向上推股直肌。要特别注意髌骨与股直肌肌腹之间的区域感受器很丰富。对于骨盆前倾的客户，可沿着肌肉走行一直向上到达髂前下棘（记得沿着肌肉追踪其附着点，位于髂前上棘下方和深处）。治疗的目标是使作为双关节肌的股直肌从它下方的单关节肌的膝伸肌群中解放出来。客户的运动是必不可少的辅助。

✤ 支线

我们重新回到胫骨上部，此处有一些前表线

的支线或"岔道"（图 4.13）。这次我们不是沿着股直肌垂直向上，而是选择从胫骨前肌沿髂胫束（iliotibial tract, ITT）的前缘上行（第六章中也会提及），它会带着我们从大腿的外侧上到髂前上棘，连接到腹内斜肌上。

在膝关节内侧，我们跟随缝匠肌从其在胫骨骨膜上的远端附着点上行，沿大腿内侧再次到达髂前上棘，这次髂前上棘指引我们到达的是腹外斜肌（参见第八章的"同侧功能线"）。这些不同的支线在髂前上棘的"机车库"分离，使我们可以有多条途径从腹部上行至肋骨（图 4.14）。显然，在日常生活和行走时的身体旋转中，这些路线经常被用到。但是在本章，我们选择位于身体前面、垂直向上直行的列车进行重点探讨。

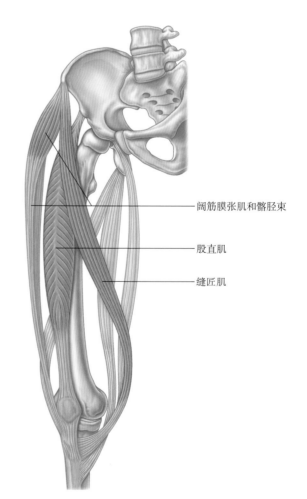

阔筋膜张肌和髂胫束

股直肌

缝匠肌

图 4.13　除股直肌外，从膝到髋有 2 条支线或替代路线：缝匠肌从内侧斜向上到达髂前上棘，髂胫束的前缘在大腿外侧也向上到达髂前上棘

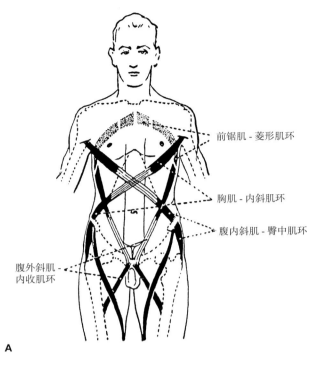

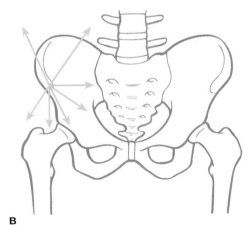

前锯肌 - 菱形肌环

胸肌 - 内斜肌环

腹内斜肌 - 臀中肌环

腹外斜肌 - 内收肌环

图 4.14　A. 图 4.13 中支线的延伸，它将围绕主干形成螺旋，我们将在接下来的章节中讨论它们。B. 附着到髂前上棘"机车库"的肌肉（A，经许可引自 Hoepke，et al. 1936）

❖ ❖ 脱轨

　　我们的解剖列车似乎停止于股直肌上端的车站。此处没有肌肉或筋膜结构从髂前下棘（甚至髂前上棘）向上延伸。腹斜肌与股直肌呈夹角行进（见图 4.14A）。在内侧，与股直肌相连的肌肉是髂肌，所以经常有争议认为这两个结构之间有一定的结构联系，但是髂肌位于深层，属于前深线（图 4.15）。我们要找的前表线是身体前表面的连续性结

构。股直肌 – 髂肌的连接是一个特例，我们将在第九章中探讨前表线与前深线的相互关系时再讨论。

　　腹直肌是沿着身体前表面继续上行的肌筋膜，这是很明确的。我们将打破解剖列车的规则，从耻骨做一个符合逻辑的"跳跃"。这种跳跃的理由如下：由于髂前下棘与耻骨属于同一块骨骼（至少任何 1 岁以上的人都这样）（图 4.16A），所以腹直肌每向上牵拉耻骨 1 mm，股直肌就必须延长 1 mm才行。如果双方同时收缩，胸廓和膝关节就会相互靠近（图 4.16B）。如果躯干反弓成过伸状态，则双方必须同时被拉长。如果其中一块肌肉无法拉长，则另一块必须代偿，或将拉力沿着列车的轨道向上或向下传递（图 4.16C 和 4.16D）。

　　因此，股直肌上端虽然没有肌筋膜连接，却有髋骨的力学连接。如果我们只讨论发生在矢状面或接近矢状面的动作，这趟列车就行进在了一条轨道上。当髋关节和躯干进行大的旋转时，前表线就不

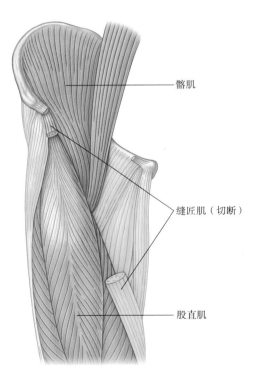

髂肌

缝匠肌（切断）

股直肌

图 4.15　沿着股直肌向上行进，你将搭乘哪趟"列车"？没有肌肉直接向头端走行（见图 4.14B）。髂肌向这个方向走行，但这条轨道有两个问题：①股直肌和髂肌虽然接邻，但在筋膜上没有连接；②这部分髂肌只是更深的轨道——前深线临时浮到表面（见第九章）

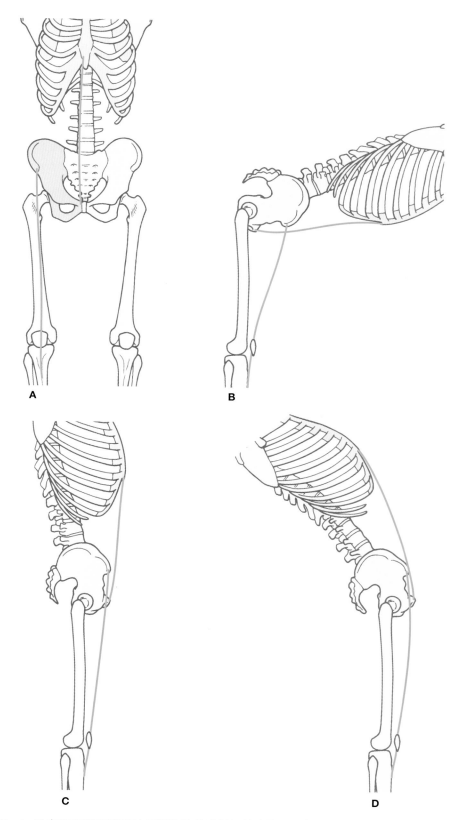

图 4.16 A.股直肌和腹直肌通过双侧的髋骨进行机械连接。B.如果两者都收缩，髋关节和躯干会屈曲，导致胸部和膝关节靠近。C.站立时，两者的相对张力将决定骨盆的倾斜度。D.过伸时，两者被彼此拉离——如果其中一个没有弹性，另一个必须代偿或将张力沿着前表线向上或向下传递。虽然两者的分离将前表线分成两个吊索，但它们在髋关节和躯干的所有屈伸运动中都是靠力学连接的

再是一个完整的筋膜连续体了，但是在姿势、跑步、矢状面拉伸和运动中还是起到连续性的作用（图 4.17）。

❀ 腹部

现在列车重新到达了耻骨的上端，沿着腹筋膜向上走。腹筋膜包括锥状肌和腹直肌的肌腹，以及从腹斜肌与腹横肌发出的环绕腹直肌的筋膜层（图 4.18）。

❀◆ 腹直肌

可怜的腹直肌经常遭遇以下情况：为了"燃烧脂肪"而被过度锻炼或遭受手法治疗师的错误治疗。前表线在此至少包括 3 层结构：腹直肌前方的腱膜层、腹直肌本身及腹直肌后方的腱膜层（图 4.18）。这些腱膜层亦为腹部其他肌肉所共用。我们将在探讨其他肌筋膜经线（参考第五、六、八、九章）时进行讨论。现在，我们关注的是位于耻骨和第 5 肋之间的腹直肌。

我们来看腹直肌，必须评估 3 个独立的部分：肌肉自身的张力，以及肌肉前、后两个鞘膜筋膜的张力。如果腹直肌是平的（看得出有 6 块腹肌），我们可以怀疑腹直肌及其浅层筋膜过紧；如果腹直肌膨隆，我们必须评估肌肉的张力，但我们很确定肌肉深层筋膜、腹横肌筋膜是短缩的。

要分离腹直肌及其浅层筋膜，可以让客户采取仰卧位，屈膝，双足放于床面上。操作者面向客户的头端，将弯曲的手指置于其腹直肌下部，向肋骨方向推移肌肉；每到腱划部分时，就重新开始。必要时重复上述动作，直到腹直肌浅层筋膜松解至第 5 肋高度。

为了到达腹直肌的后鞘膜，需要一种更侵入但非常有效的技术。首先，我们必须评估筋膜短缩的性质。如果腰椎过伸造成脊柱过度前凸或骨盆呈前倾状，那么腰椎会将腹腔内容物向前推向腹直肌。这种情况下，需要放松腰部的后表线以使腹腔有更多空间，最终使脏器回位（参考第三章）。

如果是由于饮食过量或腹胀而造成腹部隆起，就必须控制饮食。当然，也可能是由皮下或腹膜下的内脏网膜存在多余的脂肪造成，尤其是男性。

在任何情况下，即使腹部突出，肌肉张力看起来很低，也可能有腹直肌后壁张力过高、过紧的情

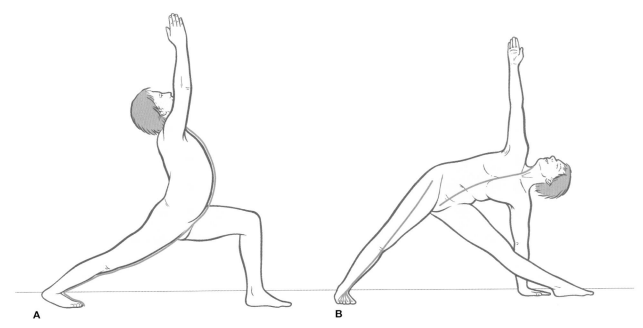

图 4.17　A. 纯粹的矢状面运动（屈曲伸展），前表线连成一个整体。B. 髋关节或躯干的旋转运动使前表线的上段与下段分离

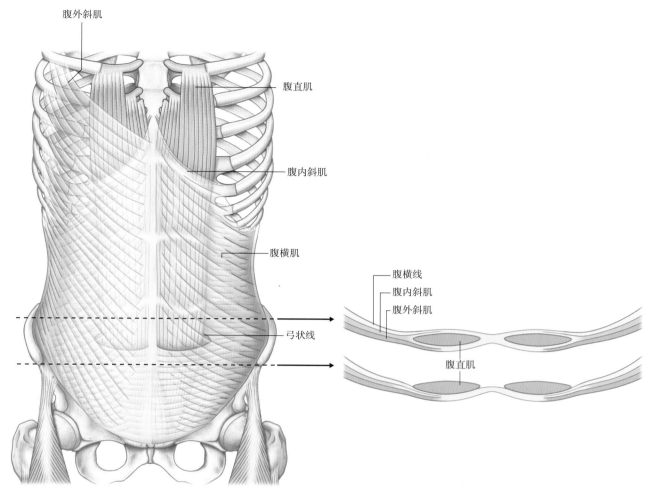

图 4.18　腹直肌是腹部最浅表的肌肉，从胸部一直到耻骨。然而，就筋膜层而言，腹直肌在第 5 肋表面时较浅，但几英寸（约 10 cm）后，很快潜入腹外斜肌的筋膜下。再向下行 2 英寸（约 5 cm），腹内斜肌的筋膜裂为 2 层，包绕腹直肌。在脐下方的弓状线 "口袋" 处，腹直肌穿过腹横肌后面的腹横筋膜，在耻骨处成为腹部最深的肌肉。与简单的肌肉解剖相比，这种对筋膜的认识，将为 "空间医学" 提供不同的策略

况，从而影响呼吸或牵拉背部。附近没有骨骼可以借助，我们如何分离腹直肌鞘的深层而不影响腹膜的前层呢？由于腹直肌鞘的后层是前深线的一部分，请参阅第九章。

交叉于腹部的各条轨道将在第六章和第八章中讨论；腹部各条轨道间会相互作用。现在我们要沿着腹直肌及其伴随的筋膜向上行进。虽然这些腹部经线都是相互影响的，但前表线仍然垂直向上（但变宽了）到达位于第 5 肋的下一站。腹直肌必须到达第 5 肋的高度，才能为其承担的各种强有力的活动提供足够的稳定性。位于下方 "腹部" 的假肋，由于和胸骨的长软骨连接，会过于灵活，尤其是在

呼吸过程中运动很大，在网球扣杀等动作中不能为前表线提供稳定性支持。

配合深呼吸，在腹直肌附着点、腹筋膜与胸筋膜融合处实施手法，松解粘连，通常会有不错的效果。

🌸 胸部

从第 5 肋开始，我们沿着同一方向继续上行，经过胸骨肌（如果存在）或相关筋膜（几乎都存在），包括经过胸骨表面向上的胸骨筋膜及位于胸大肌下面的筋膜，其宽度达到胸骨外侧缘的胸肋关节（图 4.19）（我们将在第七章再次探讨腹直肌在

第 5 肋的附着点，及附着于同一位置的胸大肌、胸小肌。腹直肌筋膜在此处是个"道岔"或"备选点"。根据运动环境、姿势及生理学上的必要性，拉力或张力可以沿着其他路线传递）。

然而，胸骨肌是一块特殊的、不规则的体表肌肉。它通常表现为筋膜形式，而非肌肉。无论是否能够看到胸骨肌或筋膜，前表线都通过筋膜层沿腹直肌继续向上。很容易摸到这些筋膜层：途经胸骨、胸肋关节、肋软骨，直至胸锁乳突肌的起点。我们认为，强大的力量可通过胸骨、上述筋膜、胸肌筋膜进行机械性传递。

有趣的是，维萨里所绘的解剖图上，腹直肌的筋膜自胸大肌下方一直上行至锁骨（图 4.20）。现代解剖学家认为他可能仔细地参考了犬科解剖学。但

是这也可能反映了当时人体筋膜的实际情况。那时的劳作是不是以砍柴和农耕劳动为主？换句话说，主动屈曲运动可能促使了跨越躯干前方的筋膜形成更多纵向排列（矢状面方向）。

我们起初做了一些解剖研究，希望能与维萨里的解剖图吻合，但没有成功（图 4.21）。在几次尝试性解剖中，我们能够沿着筋膜向上进入胸骨，但在胸骨两侧软骨的"护胸甲（breastplate）"处并没有变宽。最多也就算胸骨的"蕾丝边"。最近，我们在胸大肌外膜深处的筋膜中发现了纵行纤维，它们把腹直肌附着点和颈前筋膜下部（和胸锁乳突肌）连接起来。之前寻找前表线时，我们习惯性地预先移除尸体上的胸大肌，切掉了这些沿着胸骨前面走行的软组织轨道。看来在检查筋膜系统时，我们还是积习难改啊！

◆◆ **胸骨区域**

在肋弓上方，可用伸直的指尖或掌根部将腹直肌从前侧向上抬起。虽然腹直肌在正常情况下止于第 5 肋，但前表线不然，它继续上行至胸骨区域（包括胸骨本身的浅表组织，尤其还包含胸骨与胸

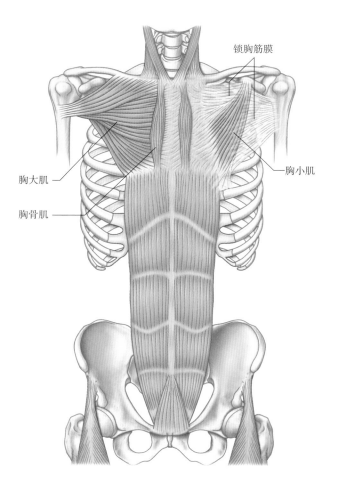

图 4.19 腹直肌与第 5 肋紧密相连，但其筋膜继续向上连接到胸骨的肌筋膜上，并在胸骨软骨关节上延伸。腹直肌还通过筋膜与胸大肌和胸小肌相连，将前表线与双侧臂前线连接起来（参考第七章）

锁胸筋膜

胸大肌

胸骨肌

胸小肌

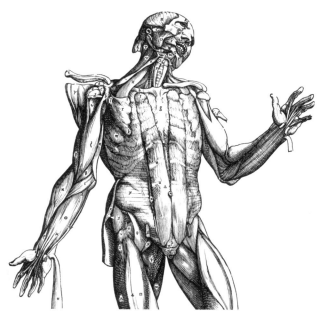

图 4.20 维萨里是早期肌筋膜经线理论的先驱，他所绘的解剖图显示腹直肌筋膜沿胸腔向上接近锁骨（经许可转载自 Saunders JB，O'Malley C. Dover Publication；1973）

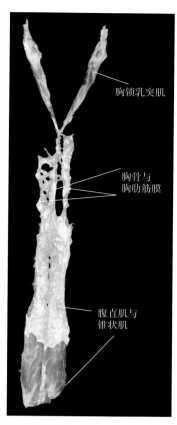

图 4.21　我们试图在新鲜尸体上找到维萨里展示的上到胸部的腹直肌，结果却是令人失望的，我们只在胸骨外侧的肋软骨上发现了一些"蕾丝边"。由于在这个区域可以触摸到组织的层次，随后的解剖探究发现胸大肌后方的筋膜是这条线的一部分

大肌内侧缘之间覆盖于胸肋关节上的组织）。一般情况下，应把这些组织向头端方向推移；但有时，如胸部收紧或窄缩，也需要向侧面推。

🌸🌸 颈部前表线

　　前表线沿着双侧胸大肌的下面，在其内侧缘之间上行，到达胸骨前侧的正上方。从标准解剖学的角度做一个浅显的观察，会发现从此处继续向上直行似乎很符合逻辑，即通过舌骨下肌从咽喉前部直行到达下颌的下部（见图 2.5A）。该肌群通过舌骨与下颌骨相连，再通过下颌骨的肌肉连接到颅骨的下部，"顺理成章"地接近了眶上嵴上的后表线止点。

　　但上述美好的理论被以下残酷的事实推翻：舌骨肌群并非向下附着于胸骨前面，而是向后卷着塞进胸骨柄的后面，所以它们与前表线并非处于同一

筋膜面（见图 2.4B）。事实上，舌骨肌群是颈部组织的一部分，它通过胸廓入口与胸腔脏器相连，被视为前深线的一部分（参见第九章）。

　　用力把颈部向后伸并抬下颌，可以感觉到这些肌肉与胸部的机械性连接。然而，辨识力强的人会注意到，大部分牵拉沿着前深线向下延伸到胸腔里面，而不是沿前表线向下到达浅层平面。

　　继续沿前表线上行，我们需要观察胸骨上端的外侧是什么肌肉的附着点。谁附着在此呢？当然是我们熟悉的朋友——胸锁乳突肌，它是浅层颈柱的一员（颈浅筋膜）。特别是，其胸骨端的肌筋膜牢牢地附着在胸骨的上端和前面，与胸肌筋膜下面的胸骨筋膜接合。这条重要的轨道上行向外、向后到达颞骨的乳突，又至帽状腱膜的后外侧（图 4.22）。

　　肌筋膜的拉力本来分布在敏感的身体前面，现在通过胸锁乳突肌突然跳至头颅的后方，这是一个违反直觉的有趣现象。前表线的紧张可在动作上或姿势上使躯干屈曲，但同时也会引起颈椎顶端的过伸（图 4.23）。

　　仰卧位时，胸锁乳突肌参与纯粹的颈部屈曲动作，如仰卧起坐时，它能使头抗重力抬起。即使在站立位，将手放在额头上，与头部作对抗运动时，也可以感觉到胸锁乳突肌的收缩。然而，在站立时，由于胸锁乳突肌与乳突相连，位于寰枕关节和寰枢关节的后方。因此，它与重力协同，产生下颈段的屈曲和上颈段的过伸。

◆ 胸锁乳突肌

　　胸锁乳突肌（sternocleidomastoid, SCM）是一个很难拉伸到的肌肉。因为通常情况下，斜角肌和枕下肌很短，它们可能在表层胸锁乳突肌受到拉伸之前就已经达到了极限（参见第九章）。

　　一般来说，要拉伸并打开浅层筋膜柱（尤其是胸锁乳突肌）时，应让客户仰卧，操作者站在旁边，手握松拳放在患者一侧的胸锁乳突肌上，手指伸向后方；施力的方向非常关键——忌向内推压颈部。目的是将表层筋膜从下面一层剥离出来，而不

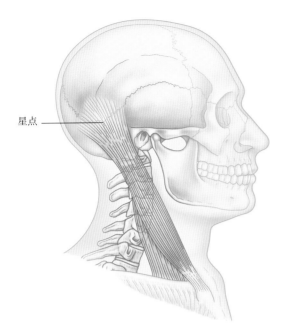

图4.22　前表线的第4部分，也就是最高的部分，是胸锁乳突肌。该肌肉沿颈部向后，到达颞骨后部和星点——这里是颞骨、枕骨和顶骨的接合缝，内侧为小脑幕的一个主要附着点

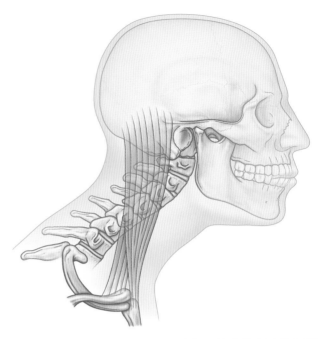

图4.23　在站立姿势下，胸锁乳突肌的独特位置使上颈段过伸，同时下颈段屈曲。这种转换的确切节段因姿势而异，但通常是在C2~C3或C3~C4

是碾压胸锁乳突肌。拉伸的方向是沿着手指向后，绕着颈部的"赤道"行进，不要压迫颈部组织。本操作是将浅层筋膜（和胸锁乳突肌）向后拉，而不是压迫颈动脉与颈静脉使其血流受阻。如果客户面部有任何明显的颜色变化或有颅压改变的报告，应停止治疗。

当你的手沿着颈部向后推拉时，可让客户配合着向相反方向转头，你可顺势将相关组织提起。注意让客户绕着颈轴旋转，而不是简单地把头从床上转开。你可以用另一只手引导客户的头，也可以提示客户：如果是绕着颈轴转头，客户将能够听到头发与床面摩擦的声音；如果只是把头在床上滚动，则听不到。转头的幅度要达到轻松运动的极限或90°（如果可以的话）。

◆◆❖　头皮

拉力线沿前表线上行，盖在头颅的"星点"上，对此处有特殊作用。星点是枕骨、顶骨、颞骨三骨的交汇之处（此处内侧，是小脑幕的一个主要附着之处）。设想一下：两条前表线的拉力线，尤其

是当它们处于紧张状态（如头极度前伸）时，会在枕骨上或人字缝附近形成一个功能环（图4.24）。可以触诊并放松该环。此外，前表线的筋膜通过头皮筋膜的后部与后表线的筋膜融合。

在后表线中讨论过的注意事项和操作技术同样适用于胸锁乳突肌的筋膜和颈部浅层筋膜柱融入帽状腱膜的部位，这些已在后表线（见第三章）中讨论过：沿着胸锁乳突肌向上，在乳突后方（即星点上或其附近）寻找过紧的纺锤形筋膜。

◆◆❖　运动治疗总则

前表线的肌肉能使踝关节背屈、膝关节伸展、髋关节和躯干屈曲。在颈部，前表线的作用取决于人相对于重力的位置：仰卧位时，前表线使头相对于颈部稍微前屈；站立位时，胸锁乳突肌造成下颈段的屈曲和上颈段的过伸（见后文讨论4.2）。同时，前表线的延展性允许躯干做完全伸展和过伸，以及膝关节屈曲动作。不同程度的身体后弓和腿前部的拉伸（如弓步），都可以调动前表线。躯干的

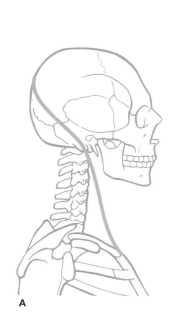

A

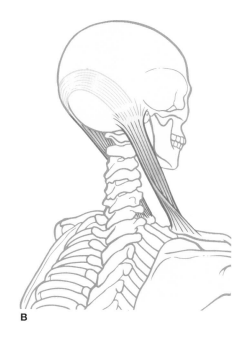

B

图 4.24　胸锁乳突肌的肌肉止于乳突处，但拉力线却继续上行，越过头部，大致沿着人字缝与另一侧的胸锁乳突肌连接，形成类似围巾状的环路

屈曲姿势、头前伸姿势或膝关节的锁定都是前表线过度收缩的表现。

　　注意：再次强调，与第三章中介绍的拉伸动作一样，在应用或尝试这些拉伸动作时，一定要格外小心。

- 跪位，足趾朝后，踝关节跖屈，臀部坐在足跟上。这是检查前表线最下段（从足趾背面穿过支持带到膝关节这一段）伸展能力的简易方法。
- "眼镜蛇式"是拉伸足趾到腹部的简单方法（图 4.25A）。注意头部动作：如果颈部过度后伸，腹部的伸展会因胸锁乳突肌的缩短而受限，所以做此动作时，要保持下颌微收，头抬起。
- 身体向后弓，使髋关节伸展（大多数初学者做此动作时，需要做好充分的支撑和保护，以免腰部扭伤或出现疼痛）（图 4.25B）。该动作能拉伸从膝至髋的前表线。
- "桥式"拉伸是一种中等程度牵拉前表线上部的方法。颈部保持平直，使乳突远离胸骨切迹。保持足趾跖屈，腿伸直（图 4.25C）。
- "下腰"是最全面的拉伸前表线的动作，但需要有足够的力量和灵活性才能完成。尽管可以用瑜伽球来支撑身体，以体会前表线完全打开的感觉，但一般不推荐初学者使用（见图 4.7A）。

如果做此练习时出现腰部的挤压痛，说明拉伸应该放缓，要对核心肌群做更多准备性工作。

◆◆◆◆ 前表线触诊

　　我们可以在 5 个足趾的背面清楚地摸到前表线的"始发站"。它的第一条轨道是沿着肌腱向上走

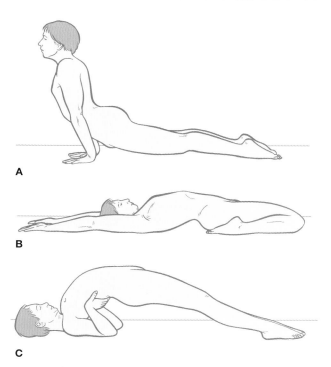

A

B

C

图 4.25　部分或全部前表线的常见拉伸方法

行到足的背侧。足的上方偏外侧可以触到趾短伸肌腱，趾长伸肌腱则从伸肌支持带下方穿过，向上到达小腿。当足背屈及内翻时，可清晰地看到并摸到胫骨前肌的肌腱。当足背屈、外翻时，可能还会发现第3腓骨肌的肌腱（如果有的话），它位于小趾肌腱外侧，向下延伸到第5跖骨的中部（见图4.11）。

这些肌腱在伸肌支持带下方穿过，一起进入胫前间隔。当踝关节用力背屈时，有时可在这些肌腱的两侧触摸到支持带的增厚部分，一直延伸到内踝、外踝。解剖图展示的支持带往往有着锐利的边缘，事实上却通常摸不到，因为它是逐渐融入小腿筋膜的——锐利的边缘是手术刀造成的。

在小腿，单个的趾伸肌被胫骨前肌遮盖，而后者上行至膝关节正下方的胫骨粗隆。胫前间隔的外侧缘就是小腿前肌间隔。让客户做踝关节背屈和跖屈，你的手指从外踝向上移动便可发现它的踪迹。胫骨肌位于内踝前方，在背屈时活跃；而邻近的腓骨肌，在内踝后方，位于后部的筋膜间室中，在跖屈时活跃。小腿肌隔在它们两者之间。如果你能精准地追踪它，将到达小腿肌间隔的顶部，它恰好位于腓骨头的前面。

在胫骨粗隆和髌骨之间很容易触到髌下（股四头肌）肌腱。伸膝时，在膝关节上方也很容易摸到股直肌的肌腱。就像肌肉一样，在它通往髂前下棘的路上，我们常常可以通过横向弹拨找到它。当手指到达大腿的上端，可以感觉到缝匠肌和阔筋膜张肌附着于髂前上棘，而大部分患者的股直肌则潜入这两块肌肉之下，在去往髂前下棘的路上形成了一个虽小但是可以触及的"口袋"（见图4.12）。（你是否能摸到一个强健的、肌腱样的筋膜走行到髂前上棘？尽管解剖学书中从未列出，但我们在大体解剖中经常发现这一额外附着点。）

让客户做仰卧起坐动作并抬起头和胸部，此时我们很容易在其耻骨和肋骨之间触到腹直肌。起点位于耻骨上表面，会触到2个圆形的肌腱。当腹直肌向上穿过身体到达第5肋时，会逐渐变宽（见图4.19）。腹直肌的外侧缘沿着一个筋膜结构走行，

称为半月线。腹直肌上的腱划把腹直肌变成了"6个方块"（实际上是"8个方块"）。

在脐部水平，可以触到腹直肌并将其提起（仰卧位）。由于脐部连接了从皮肤到腹膜的所有的层，形成了一个筋膜索环，所以当提起它时，会同时提起肝脏的镰状韧带和圆韧带，也会同时提起整个腹膜内容物，包括腹膜后的肾脏。

有时可以在第5肋上方、胸肌内侧缘横向弹拨，感觉胸骨肌及其筋膜。而在胸骨凹凸不平的外侧缘，则很容易摸到胸肋关节上方的筋膜。

辨认胸锁乳突肌很容易：让客户仰卧，将头转向一侧；令其抗阻抬头（如将手放其额头上）（见图4.22）。你可以触到胸锁乳突肌的胸骨端、锁骨端，让客户左右转头，会发现肌肉附着在乳突上，还有一层薄薄的筋膜跨过肌肉附着点延伸到头骨上。

讨论 4.1

❀❖❖❀ 前表线与后表线之间的平衡

前表线的第一个特征是，互相分离、各司其职。这和后表线长且连续的特征有很大不同。相比之下，前表线各组分的功能差异更大：如胫前间隔、股四头肌、腹直肌和胸锁乳突肌，尽管它们经常一起工作，沿着前表线创造一致的拉力，但是只有在相对极端的过伸姿势下才会真正连接成一条条线，如下腰（图4.26或见图4.7A）或极端收缩（见图4.30）时。

前表线和后表线跨越了身体的前表面和后表面，它们之间的关系显而易见却又错综复杂。以"军姿背"姿势为例，后表线（或其一部分）呈现"闭锁""代偿性口腔（compensated oral）""缩短状态"，像个弓弦（图4.27）；而此时前表线（或其一部分）则呈"闭锁延长状态"，即被拉紧或呈离心负荷，对抗向前推移的腹腔脏器。如果后表线是弓弦，则前表线就如前面弯曲的弓身。

想象一下，一根木条的两侧均有弹力绳牵拉（图4.28A）；当一侧的弹力绳变短，木条就会弯

曲，必定牵拉另一侧的弹力绳（图 4.28B）。

　　一种常见的模式是，腘绳肌和骶骨周围的肌肉变短、成束，向前推动骨盆和髋部。髋部前方的肌肉受到拉伸，变紧，以对抗来自后背部的推力。临床上很重要的一点是要区分肌肉紧张是因为向心负荷还是离心负荷，这两种情况的治疗方法截然不同（图 4.29）。

　　然而，正如我们经常看到的，前表线和后表线的模式相反：前面闭锁缩短，使胸椎曲度变大或腰椎曲度变直，呈"塌陷"或"负重"姿势（见图 11.12）。

　　当我们想象一个完全伸展的、易于保持的姿势时，自然会产生这样的想法：前表线的肌肉被设计

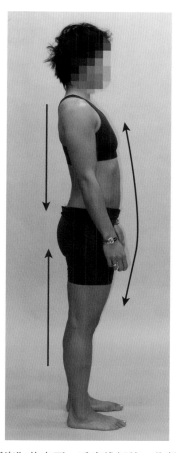

图 4.27　"军姿"状态下，后表线短缩、收紧，特别是中段部分，而前表线的一些部分必须延长以适应它

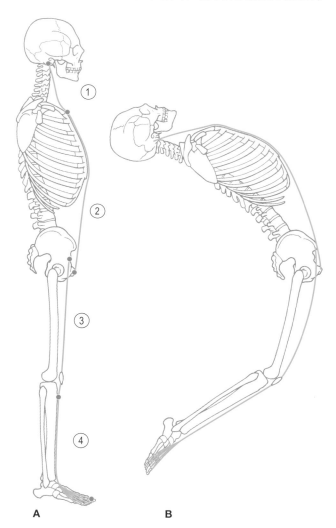

图 4.26　A. 当后表线执行它的姿势功能，保持人体直立时，前表线的 4 个轨道可以独立工作。B. 但在躯干过伸时，会连为一体

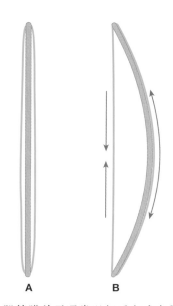

图 4.28　A. 肌筋膜单元通常以相反方式在骨骼的两侧成对排列。B. 当一侧长期短缩，无论肌肉向心收缩或是筋膜闭锁短缩，另一侧都会被拉紧（肌肉离心收缩或筋膜闭锁延长）

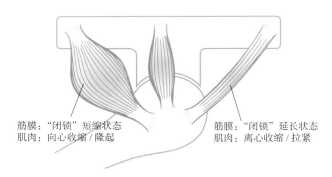

筋膜："闭锁"短缩状态
肌肉：向心收缩/隆起

筋膜："闭锁"延长状态
肌肉：离心收缩/拉紧

图4.29　在疼痛和激活触发点方面，承受离心负荷的肌肉通常是"哭闹"的那个，而闭锁的短缩肌肉通常是静默的，需要打开和拉伸，这样才能永久解决模式问题

成"向上拉"。就目前所知，肌肉对其拉力的方向没有任何倾向或决定权。它们只是拉动周围的筋膜网，物理特性决定是将起点拉向止点，还是将止点拉向起点，或是像等长收缩或离心收缩一样两者都不拉。

然而，如果我们从上向下看前表线，起自乳突的胸锁乳突肌就成为人体保持姿势稳定的最佳起源，它通过胸骨把胸廓的上端向上提起（见图4.4）。接着，腹直肌把耻骨向上拉，对抗骨盆前倾。但是，很多时候情况截然相反：腹直肌向下牵拉胸廓，使肋骨降低，限制了呼吸。拉力通过胸骨肌和胸骨传到胸锁乳突肌，继而传到头部，导致头前移（见图4.5）。

这时，额外的负荷就转移到了后表线上：除了在身体伸展时要支撑背部，后表线还必须对抗向下拉的前表线。这往往会导致后表线沿线的肌肉紧张、过度纤维化和筋膜粘连。需要治疗疼痛和"哭闹"的组织。不过，遇到这种情况时，我们建议处理身体的前面，松解前表线，这样就能使后表线回归其本职工作。有经验的手法治疗师会把注意力放在前面的线上或者进行姿势教育。

讨论 4.2

❖❖❖❖❖ 前表线、颈部和惊吓反应

Feldenkrais说："所有负面情绪都表现为屈曲。"[2]任何每天观察人类行为的人都会明白这一简单而普遍的道理。我们经常看到愤怒时身体的拱起，沮丧时的下沉，或者恐惧时的收缩，尽管表现形式多样，但是它们都涉及屈曲。

我们已经注意到，在四足动物中，只有人类把自己最脆弱的部分放在"前面"，让所有其他人都能看到（或割到或咬到）（见图4.3）。无论是明显的还是下意识的，人们都在保护那些敏感的部位：腹股沟是缩起来的，腹部是紧的，胸部是向内拉的。当感觉到威胁时，人类就会回到更幼年的（最初的胎儿曲线）或更具保护性的（四足动物）姿势，这是很自然的。

然而，Feldenkrais的观察有一个明显的例外：负面情绪通常会导致上颈段的前伸，而不是屈曲（图4.30）。我们可以在"惊吓反应"（Thomas Hanna将其称之为"红光反射"[3]）中清楚地看到这一点。

从严格意义上讲，我们可以很清楚地看到惊吓反应并不是一个完全的屈曲反应。更准确地说，它是前表线的缩短和收紧。这种反应的明显表现是乳头更靠近耻骨。这样不仅可以保护前面的组织，还可以使颈部缩回到过伸状态，使头部向前、向下。已经有些理论指出这种收缩模式可能对进化是有利的。最明显的是四足动物，它们的前表线或多或少都是从头部延伸到耻骨。前表线的收缩使头部更接近地面，且不用牺牲利用视觉和听觉觉察周围威胁的能力（图4.31）。显然，刺猬采用的是完全蜷曲的策略。

手臂前表线的肌肉也经常参与到这个反应中，使肩部前伸，肘部弯曲。因此，受到惊吓的人的整体姿势是：双腿僵直，躯干和手臂屈曲，上颈段过伸。

当惊吓姿势持续的时候，会带来很多问题。而人类在很长一段时间内却总是完美地重复这一姿势（图4.32）。尽管前表线的短缩对呼吸的限制最大，但是这种姿势及其变形几乎会对人类的每一个功能产生负面影响。轻松的呼吸有赖于肋骨向上和向外的运动，以及盆底肌和膈肌之间的关系。短缩的前表线

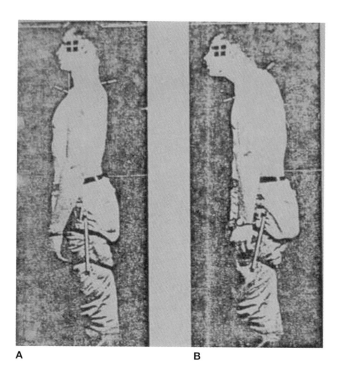

A　　　　　　**B**

图 4.30　这是一张来自亚历山大技术世界（World of the Alexander Technique）的著名的照片，显示了此人空枪开火之前（A）、空枪开火之后（B）的对照姿势。惊吓反应是跨越文化的，可以看到前表线的突然收缩，它可以保护脊柱及身体前部所有敏感部位（图 4.3）（经 Frank Jones 同意转载[4]）

将头部向前和向下拉，身体前后均代偿性收紧，限制了肋骨运动。如果这种保护性紧张的张力越过腹直肌进入腿部，就会使腹股沟缩短，打破膈肌和盆底肌之间的平衡，导致过度依赖膈肌前部呼吸。

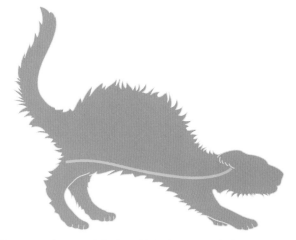

图 4.31　在四足动物中，前表线走行在身体的下方，但是跨到头的后面。当前表线收缩时，背部弯曲，但颈部伸展，保持面部和眼睛与外界接触

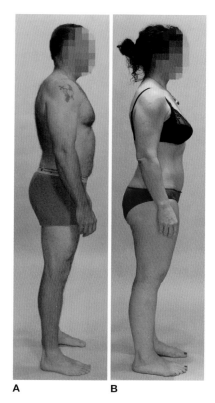

A　　　　　　**B**

图 4.32　你能看出图 A 的姿势中前表线的上段缩短了吗？图 B 中，前表线的胸段是打开的，但小腿部分是短缩的。在结构干预或心理干预之前，人们可以很多年都维持着惊吓反应的姿势，伴随潜在的心理 – 情绪状态（A）。在某些人中，前表线短缩的部分可以被后表线的短缩来代偿（见图 4.27）。我们在寻找近似图 B 中所示的前表线和后表线组织间的张力平衡，暂时不必考虑张力是否太高或太低。首先使之平衡，然后再调整至适当的张力

真正的、最初的惊吓反应是以爆发性的呼气为标志的；持续的惊吓反应显示出一种明确的姿势倾向，即在呼吸周期中"卡"在呼气端，接着就会伴发抑郁。缓慢而彻底地沿着前表线，释放这些组织，学会从头部开始提升前表线的每个部分，可以减轻这类患者的身体负担，往往会产生非常积极的效果。

参考文献

1. Mollier S. *Plastische Anatomie*. 2nd ed. Munich: Bergman Verlag; 1938.
2. Feldenkrais M. *Body and Mature Behavior*. New York: International Universities Press; 1949.
3. Hanna T. *Somatics*. Novato, CA: Somatics Press; 1968.
4. Jones FP. *Freedom to Change*. 3rd ed. London: Mouritz; 1997.

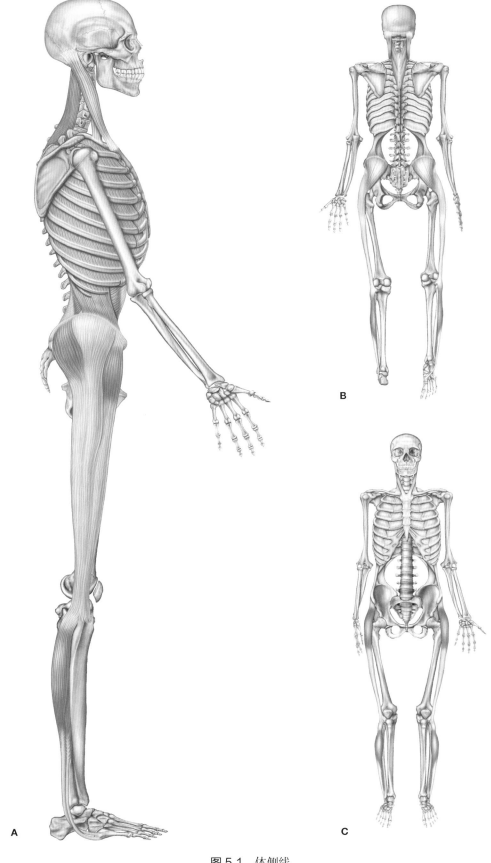

图 5.1　体侧线

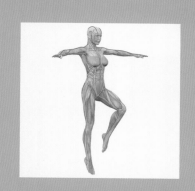

第五章

体侧线

概述

体侧线（lateral line，LL）（图5.1）支撑在身体两侧，从足内侧和外侧的中点开始，包绕踝关节的外侧向上，经小腿和大腿的外侧面，以"篮纹编织状"（"鞋带交叉"）的形式穿过躯干，从肩部下方上行至头颅的耳部区域（图5.2，表5.1）。

姿势功能

在姿势上，体侧线可以平衡人体的前后和左右（图5.3），也可以协调其他浅表线（前表线、后表线、所有手臂线和螺旋线）之间的力。体侧线通常以协调员的方式担当躯干和下肢的外部稳定系统，防止活动时身体结构变形扭曲（内部的稳定系统位于前深线中，见第九章）。

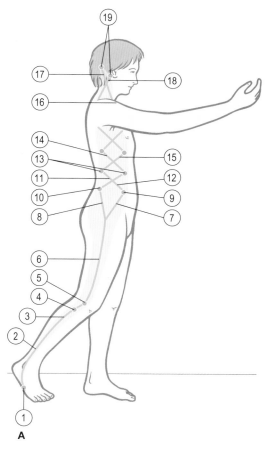

A

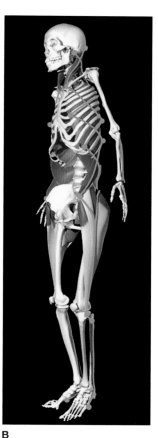

B

图5.2　A.体侧线"轨道"和"车站"。阴影部分为体侧线影响的浅筋膜区。B.解剖列车小程序中体侧线的"轨道"和"车站"（B图来自Primal Pictures，www.primalpictures.com）

表 5.1	体侧线：肌筋膜"轨道"和骨骼"车站"（图5.1）	

骨骼"车站"		肌筋膜"轨道"
枕嵴 / 乳突	19	
	17,18	夹肌 / 胸锁乳突肌
第1和第2肋	16	
	14,15	肋间内外肌
肋骨	13	
	11,12	外侧腹斜肌
髂嵴、髂前上棘、髂后上棘	9,10	
	8	臀大肌
	7	阔筋膜张肌
	6	髂胫束 / 外展肌群
胫骨外侧髁	5	
	4	腓骨头前韧带
腓骨小头	3	
	2	腓骨肌，外侧肌间隔
第1和第5跖骨底	1	

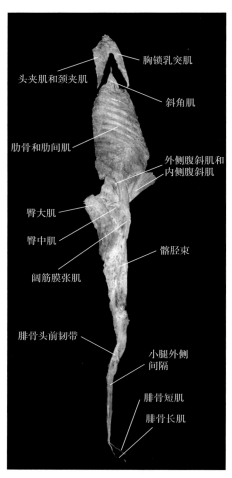

图 5.3 我们看到的是一具经过防腐处理的尸体的体侧线，含有两个腓骨肌，通过膝关节外侧的组织连接到髂胫束和髋外展肌群，与体侧的腹斜肌筋膜相连。肋骨的体侧部分（从前面的胸肋关节到后面的肋骨角）以及相应的肋间肌都是体侧线的组成部分。但腰方肌不是。上面的两块肌肉，胸锁乳突肌和夹肌看起来像个"人"字形，并没有和标本的其余部分连接。这是因为它们附着在中线附近或中线以下，而这个标本仅取了距冠状面中线约30°的组织

运动功能

体侧线参与形成身体的侧向弯曲——躯干的侧屈、髋关节的外展和足的外翻，也是调节侧向运动的"制动器"和躯干旋转的"发条"（图5.4）。

手法治疗总则

尽管其他"主线"（指前表线、后表线）均有左右两条，在边缘处与两条体侧线融合，但是因为两条体侧线之间及它们和身体中线之间的距离足够远，所以和前表线、后表线相比，体侧线在骨骼上可以施加更多横向杠杆力（图5.2A）。体侧线在调节人体左右失衡时非常关键。所以，在制订全身治疗计划时，应尽早对其评估并处理。

常见的与体侧线有关的姿势代偿模式有：踝旋前或旋后、踝背屈受限、膝内翻或外翻、髋内收受限或外展肌慢性短缩、腰椎侧弯或腰椎受压（双侧

体侧线收缩）、胸腔在骨盆上侧移或倾斜、胸骨和骶骨间距离缩短，以及头部稳定性过低（特别是头前伸姿势导致的肩部受限）。

体侧线详述

体侧线将足的内侧、外侧和身体的外侧连接起来。为方便起见，我们再次从最底端——第1跖骨和第1楔骨之间的关节开始，它大约位于足内侧的中点，腓骨长肌腱的附着处（图5.5）。沿着它，我们在足底横向移动，通过骰骨的一个隧道，转而

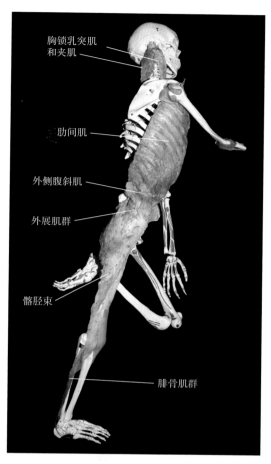

胸锁乳突肌
和夹肌

肋间肌

外侧腹斜肌

外展肌群

髂胫束

腓骨肌群

图 5.4　此图是将图 5.3 的标本放置在一具教学骨架上。由于肩胛骨是固定的，不能移动或移除，所以位置并不十分准确，但这张照片仍然说明了体侧线是如何在占人体主导地位的矢状运动中稳定身体的冠状面运动和旋转运动的

向上走到踝关节外侧。

　　体侧线中途搭载了另一个起点，即足外侧缘中点下方的腓骨短肌。从第 5 跖骨底部的附着点开始，腓骨短肌腱向后上延伸，至腓踝关节的后侧，在此处，两块腓骨肌合成一块肌肉，进入小腿外侧肌间隔（见图 2.3）。由此，跖骨复合体的两侧与腓骨紧密结合，为外侧的纵向足弓提供支撑（图 5.6）。

❖ 外侧足弓

　　足底筋膜的外侧束是后表线的一部分（参见第三章）。虽然从技术上讲，它们不属于体侧线；但作为身体侧向平衡的一个因素，它们值得一提。如果外侧肌肉太短导致足外翻或足旋前，足底筋膜的外侧束（自跟骨下缘外侧一直向前至第 5 跖骨底）

就会在两个附着点之间延展。

腓骨肌群

　　由于腓骨长肌腱在足底位置较深、腓骨短肌的肌束较短，所以体侧线无法在外踝下方完成任何动作。因此，我们将从小腿外侧间隔开始探讨（图 5.7）。该间隔两侧各以隔膜为界，腓骨长、短肌在此汇合为一体。前侧的隔膜大致位于外踝和腓骨头之间的直线上；后侧的隔膜位于腓骨肌群和比目鱼肌之间，沿跟腱前缘上行恰好到腓骨头后方（详细内容参考后面的触诊部分）。这些隔膜及覆盖其上的小腿筋膜都是在处理各种筋膜室综合征时需要放松或打开的重要部位。

　　除了直接操作来放松上述隔膜，腓骨肌筋膜单元本身也可通过与肌纤维方向垂直的手法操作来延长或松解：让客户做踝关节背屈和跖屈，操作者用指尖或指关节将间隔内的组织向体侧线前后方向延展。

　　站立位时，腓骨肌群常用来姿势性地防止踝关节背屈；如果它们太短，就会造成踝关节过度外翻。

✾ ✾ 大腿

　　虽然腓骨短肌起源于腓骨的下半部分，但腓骨长肌（及筋膜间室）及体侧线列车继续向上行驶至腓骨头。显然，从此处直接连接到了股二头肌上（这个肌筋膜连接将在下一个章节中继续探索）。此处，体侧线进入了不同的"道岔"。略微向前进入腓骨头前韧带，到达胫骨髁，并与髂胫束中广泛的下纤维融合（图 5.8）。

　　髂胫束从这里开启向上的"旅程"，从胫骨外侧髁开始。髂胫束是一个狭窄、肥厚、强韧的束带，在大腿下段的外侧可以明显触摸到。就像跟腱一样，髂胫束向上走行时会变宽、变薄，当它到达髋部时，其宽度如同一个筋膜罩杯或悬吊带覆盖住整个股骨大转子（图 5.9）。单腿承重时，髂胫束的张力借上方外展肌群和下方股外侧肌的压力增强，帮助股骨头固定在髋臼内。这种排列也可看作一个简单的张拉整体结构。如直腰伸髋（"back-

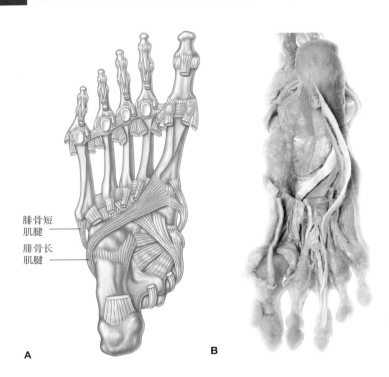

腓骨短肌腱

腓骨长肌腱

A　　　　　**B**

图 5.5　A. 体侧线始于内侧足弓和外侧足弓的中部，即第 1 和第 5 跖骨底部。B. 足底面观，切除了浅表结构以显示腓骨长肌腱，像一条有力的绸带（白色）绑扎着外侧足弓和近端横弓，紧贴第 1 跖骨底部、楔骨和骰骨。这是体侧线的起点（B 图由 Anna Rowedder 提供）

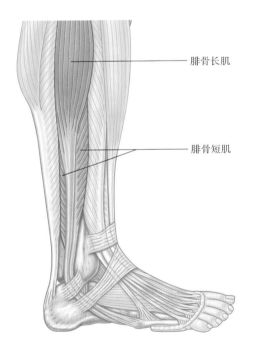

腓骨长肌

腓骨短肌

图 5.6　体侧线的第一个轨道把距骨复合体连接到腓骨外侧，以支撑外侧纵弓

和臀中肌，它们附着在髂胫束的深面（见图 5.3 和 5.4）。

所有这些肌筋膜都附着在髂骨的外缘，从髂前上棘延伸到髂后上棘。每一步行走中，支撑腿上的肌筋膜复合体都要发力，防止躯干倒向非承重腿。换句话说，外展肌较少用于外展，但在每一步行走中都用于防止髋关节内收。这需要张力在沿着整个下肢的体侧线到下一个稳定区（足与地板接触的区域）之间保持稳定。

◆ 髂胫束

就髂胫束在体侧线中的角色而言，可以被看作是开始于底部（胫骨髁，但实际上是整个膝关节的外侧）的一个点，向上扩展到顶部的 3 个点（髂前上棘、髂后上棘和髂嵴中段增厚的筋膜附着处）。根据骨盆的姿势角度，强烈建议干预髂胫束的前缘或后缘。髂胫束的左右失衡将会导致骨盆侧倾。髂胫束和内收肌群的失衡会导致膝内翻或膝外翻（膝关节向内或向外偏移）。

髂胫束的操作手法和腓骨手法相似：客户侧卧位，膝关节支撑于床面，操作者可以由下而上或自

stay"）时，髂胫束充当"桅杆"，将体重的一部分压力从股骨颈上移走。髂胫束的杠杆通过股外侧肌收缩增强。

体侧线在大转子上方继续变宽，纳入了 3 块肌肉：前缘的阔筋膜张肌、后缘的臀大肌上部纤维

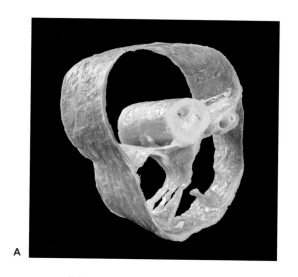

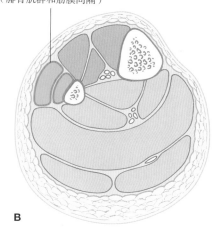

体侧线
（腓骨肌群和筋膜间隔）

B

图5.7 A.大腿的解剖塑化标本显示外侧肌间隔从阔筋膜和髂胫束向下到达股骨粗线。B.外侧肌间隔包绕深层的腓骨短肌和覆盖其上的腓骨长肌。这个腔室的前面和后面都有间隔，把腔室与前侧间隔（前表线）和后侧间隔（后表线）分开

上而下操作。操作者半握拳或用指骨间关节，沿大腿外侧中线向外横向延展髂胫束及其相关的外展肌群。由于髂胫束的纤维与阔筋膜的环形纤维交织在一起，所以还可上下纵向操作。操作者利用自己尺骨的扁平面，一侧放于客户髂嵴下方，另一侧放于客户股骨大转子上，缓慢地将小臂向膝关节移动，刺激髂胫束。客户可以前后移动膝关节来配合操作。

由于髂胫束很紧，即使在强力拉伸下也很难延长，因此"牵伸髂胫束"一词很可能夸大了事实。我们或许可以将髂胫束致密的筋膜水化，这样有利于改善它的本体感觉和内在感觉，或者说增加了它

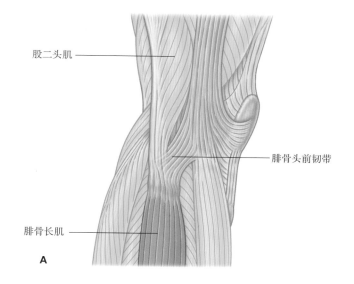

股二头肌

腓骨头前韧带

腓骨长肌

A

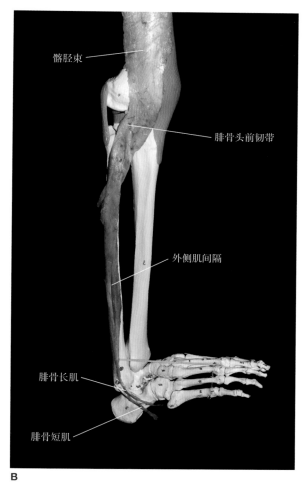

髂胫束

腓骨头前韧带

外侧肌间隔

腓骨长肌

腓骨短肌

B

图5.8 A.体侧线从外侧肌间隔经腓骨头前韧带至髂胫束底部。B.髂胫束下端的组织实际上附着于胫骨、腓骨、小腿外侧筋膜和前侧肌间隔的肌筋膜

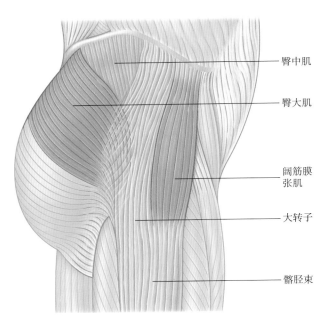

臀中肌

臀大肌

阔筋膜张肌

大转子

髂胫束

图 5.9　体侧线的第 2 段主轨道由髂胫束和相关的外展肌群、阔筋膜张肌、臀中肌和臀大肌上部纤维组成

在股外侧肌上的滑动。但是通过手法治疗、瑜伽体式的牵伸、泡沫轴滚压以及使用其他自我筋膜松解的工具来延长髂胫束是不可能的 [1]。

不过，在髂胫束操作还是有帮助的。用手指可以评估髂胫束的前缘是否比后缘更厚、更紧或固定得更好？如果是，操作者可以调整前臂与客户腿的角度，就像改变小提琴琴弓的角度来使其他琴弦发出声音一样，对问题部位（前、中或后部）进行着重处理。

髂胫束的后部与阔筋膜融合成一个坚固的壁，即外侧肌间隔，它向内插入，将股外侧肌与股二头肌分开（图 5.10A）。此间隔从大转子下部的后表面（臀大肌末端）延伸，并附着在股骨粗线上，沿着它到达膝关节上方的股骨外上髁（图 5.10B）。利用滚泡沫轴松解放松的人对髂胫束关注较多，但是我们需要注意（通常用肘部）髂胫束的后部，在肌群之间下行至股骨粗线边缘。

这个手法对那些骨盆相对于足前移位的人特别重要。让客户仰卧，在缓慢屈曲和伸展膝关节时，操作者用手将组织向膝关节方向移动，这样可以帮助有"鸭子步"或"紧张型"的客户重新获得适应

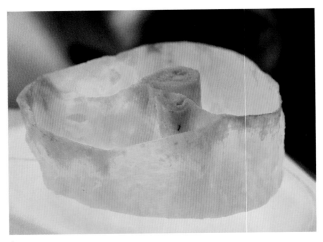

A

下肢

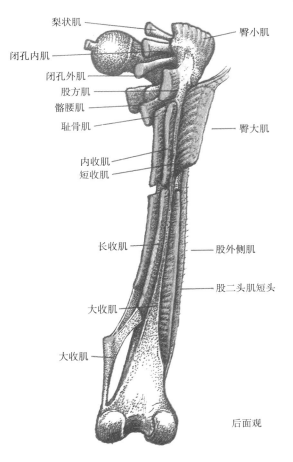

梨状肌

闭孔内肌

闭孔外肌

股方肌

髂腰肌

耻骨肌

内收肌

短收肌

长收肌

大收肌

大收肌

臀小肌

臀大肌

股外侧肌

股二头肌短头

后面观

股骨肌肉后面观

B

图 5.10　A. 外侧肌间隔与髂胫束、阔筋膜、股二头肌和股外侧肌的肌外膜相连续。B. 这个间隔延伸到股骨后缘的粗线，位于股二头肌短头和股外侧肌之间（图 B 引自 John Hull Grundy）

性平衡。这层厚厚的间隔参与了前表线和后表线，如果患者站立时腿部组织倾斜，重力并不是通过骨骼向下传递的，那么此间隔也需要打开、补水和修复。当体侧线垂直穿过大转子到达踝关节时，腿部的前表线和后表线也能保持平衡。

◆◆ 外展肌群和股骨大转子

对于外展肌群、阔筋膜张肌和3块臀肌，通常可以用肘尖或摆放合适的指骨间关节从股骨大转子向髂嵴方向做辐射状的组织松动。对于骨盆前倾的患者，由于其前侧组织是屈肌，往往更短、更紧。因此可能需要调整操作技术。不要忽视大转子自己的"关节面"，对它仔细松解后，可使患者活动能力大大提高。

✿ 脱轨

当我们沿着体侧线的肢体部分向躯干上移时，列车再一次脱轨了——打破了解剖列车规则。实际上，髂胫束和整个体侧线的下段，看起来就像字母Y（见图5.9）。要遵循上述规则，我们就要沿着Y

的上部继续向上、向外（图5.11A），肌筋膜的线或面应该从髂前上棘和髂前下棘继续向上、向外走行呈扇形。在螺旋线和功能线中我们能发现这种连续（参见第六章和第八章）。但是，如果我们观察一下此处的肌筋膜是如何沿着躯干外侧向上走行的，就不难发现筋膜平面来回交叉，以"篮纹编织状"方式继续上行（见图5.2；图5.11B）。

虽然这些突然的方向改变打破了该列车的字母（Y）规律，但这一系列X形（或钻石状，如果你喜欢）的整体效果形成一张网，将身体侧面连成一个整体——有点像中国古代的翻绳游戏。最终形成一个宽网，从髋到耳把躯干侧面围住（见图5.2）。

◆◆ 髂嵴和腰部

髂嵴上缘是背阔肌和3层腹肌的附着点。最外面两层是腹斜肌，它们在此处与髂胫束以筋膜连续，构成了体侧线的一部分（见图5.3）。腹外斜肌附着于髂嵴的外侧缘，腹内斜肌附着于髂嵴顶部，腹横肌（属于前深线的一部分）附着于髂嵴内侧缘。操作者可根据不同的目的调节力度、角度，

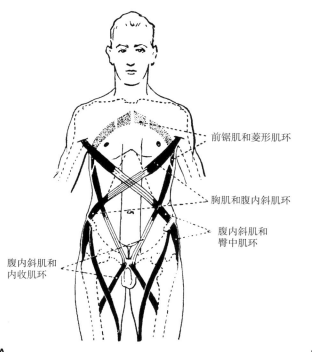

前锯肌和菱形肌环

胸肌和腹内斜肌环

腹内斜肌和臀中肌环

腹内斜肌和内收肌环

A

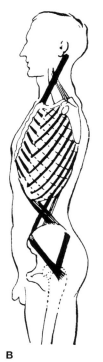

B

图5.11　按照解剖列车规则，髂胫束的Y形延伸呈螺旋状向外环绕身体（A），但实际情况是，它在躯干的侧面开始了一系列的X形交叉，本质上就像鞋带一样从侧面将前面和后面绑在一起（B）（经许可引自Benninghoff and Goerttler，1975）

来处理不同层面。

对体侧线而言，髂嵴是结缔组织附着的常见部位，特别是在髂嵴的后缘。"理清"骨骼上的这些筋膜层有助于调整体侧线的长度。操作方向很重要：若骨盆前倾，则应将组织向后推移；若骨盆后倾，则应向前推移；若骨盆中立，则可从中线将组织向任一方向推移。

当胸廓相对于骨盆向后移动时，下部的肋骨就向髂骨后方移动。这时，应多关注 X 形结构中的腹内斜肌，使其放松，从而使得肋骨可以向前上方提起。在某些少见的案例中，下部的肋骨会向前下方靠近骨盆，此时需要将腹外斜肌延长。

现在，我们在髂后上棘做一个急转弯，到达腹内斜肌最后方的纤维上，纤维向上、向前延伸到下部肋骨。覆盖在它上面的是从髂前上棘出发的比较浅的轨道，由腹外斜肌的前外侧纤维组成，向上和向后走行。这两块肌肉的纤维在躯干侧面几乎是相互垂直的，但仍然呈斜向，因此它们形成了一个 X 形（图 5.12）。如果捏一下腰侧部，最浅表是从髂前上棘向后上方走行的腹外斜肌纤维；其下是腹内斜肌，可摸到它是朝着前上方走行的。将手远离或朝向胸廓，可以感觉到这些虽薄但有力的层次之间的不同。可以一层一层旋转这些肌筋膜，也可以整体把肋骨从骨盆上提起来进行操作。

肋骨侧方

腹斜肌附着在下方的浮肋上。我们可以通过肋骨本身或肋骨之间的肌肉继续向上走行。胸廓侧面（大约 60°）也有类似的肌筋膜交错：肋间外肌向后上方走行，肋间内肌向前上方走行。这些肌肉以相同的模式走行，上至胸廓并通过肩带和相连接的肌肉，延伸到下颈部的第 1 肋（见图 5.10B）。

虽然肋间肌与腹斜肌的设计相同，但肋间肌较短，且与肋骨穿插，所以它们的反应方式不同。肋骨上的筋膜可以延展或大幅度移动。虽然可以通过指尖的深入对肋间肌进行手法处理，但作用是有限的。

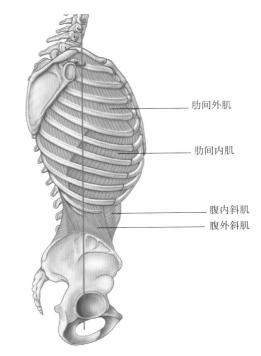

肋间外肌

肋间内肌

腹内斜肌
腹外斜肌

图 5.12　腹内斜肌与腹外斜肌在腹部侧面形成一个大 X 形，继续向上，肋间内外肌形成了一些较小的 X 形。从整体上可以把它们看作一条侧面的线

操作者可以提示客户如何从内部打开肋骨以帮助自己呼吸。不要忽视上段肋骨的侧面，操作者可以将手放在肋骨上，指尖在腋窝处进入胸肌和背阔肌之间。将手轻轻滑入，可以到达 3~5 肋的侧面，直接进行手法操作，或者让患者体会这里，在此处增加呼吸运动。

✿◆◆ 颈部

在颈部，从肋骨到颅骨，X 形模式不断重复，斜向前上方向的组织再次深入到斜向后上方的组织的深面（图 5.13）。

我们已经讨论过向斜后上方走行的胸锁乳突肌（参见第四章，胸锁乳突肌既可以在侧卧位操作，也可以在仰卧位操作）。由于此肌筋膜单元同时参与了前表线和体侧线，所以如果前表线被向下牵拉，体侧线也会受到不利影响。

在体侧线中，胸锁乳突肌的搭档是头夹肌，它是体侧线在颈椎最高处的 X 走行中斜向前上方的那条线。它起自下段颈椎与上段胸椎的棘突，止于

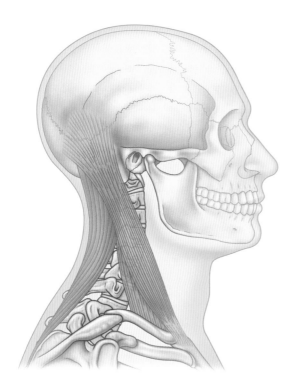

图 5.13　在颈部，侧线的最后一个 X 形走位由胸锁乳突肌（特别是锁骨头）和它下面的头夹肌组成

枕骨外侧缘及颞骨的后部。拉长头夹肌时，应让客户仰卧。操作者一只手支持客户枕骨，另一只手置于要操作的枕骨下方。用手指按住乳突和枕骨的连接处，这样一个指尖在枕骨的上方，一个在其下方。缓慢而稳定地把这条线上的组织向中线推移，同时让客户把头转向操作者操作的一侧。颈夹肌是走行至寰椎和枢椎的横突，也可以用该技术操作。

◆◆◆◆✦　体侧线和肩部

　　显然，体侧线和手臂是相互关联的：手臂悬于身体侧面，遮挡了肋骨外侧和体侧线的肌筋膜。但请注意：因为体侧线是躯干轴上的一条线，所以它本身并不直接涉及肩带。但这只是概念上的分离，手臂线的组织肯定会汇入体侧线之中。

　　概念上的分离有着非常重要的实践意义。我们认为，最好是完全由躯干支持头部，这样肩部就不需要承担任何工作。只要下方胸廓的位置正常，胸

锁乳突肌和头夹肌之间平衡的张力就足够支撑起头部的两侧。

　　虽然其姿势功能很明显，但这 4 块肌肉的复合体——两侧夹肌和胸锁乳突肌，在行走和跑步时都在不停地运动。这 4 块肌肉都可以使头在躯干上旋转，夹肌负责向同侧旋转，胸锁乳突肌负责向对侧旋转。当躯干在步态中左右旋转时，身体在头部下方移动，这 4 块肌肉依次拉紧、放松，保持了感受器（眼、耳和前庭系统）的稳定和专注。右侧胸锁乳突肌和左侧夹肌有抵消头部向右旋转的趋势，而对侧则相反。这样的结果是使头部相对于目标物体（可以是一个球、猎物或另一个危险的人）保持相对"静止"。

　　一些手臂的肌筋膜线可能无意中"抢了"体侧线的工作，使肩部参与了核心稳定。其中一块肌肉——肩胛提肌，它连接颈椎横突和肩胛骨的上角（注意：在图 5.10B 中，Hoepke 犯了同样的错误，把肩胛提肌纳入他的"体侧线"）。肩胛提肌和夹肌平行，其位置可以很好地平衡颈部或头部的任何前向拉力（图 5.14）。但问题是，肩胛骨并不是一个坚实的支撑座。把肩胛提肌的起点、止点倒置来抵挡"颈部前伸"，其后果就是把肩胛骨拉向颈后。客户通常会说肩胛提肌下部有疼痛和触发点，并将其归咎于"压力"，而这实际上是人体对普遍存在的头前伸姿势的反应（图 5.15）。这种姿势本身也是对压力的一种常见反应。为了缓解这种普遍模式，可以轻拍可怜的受害者背部的肩胛提肌，将头部从常见的头前伸姿势送回到身体正上方。

　　斜方肌的前缘附着在锁骨的外缘，同样可以取代属于中轴且更稳定的胸锁乳突肌，再次将肩部的组织拉入到头部的支持队伍。这种模式可以被理解为对体侧线的误用。体侧线应该在肩下方，并且相对独立。当体侧线的 X 形结构之间的动态平衡受到干扰时，肩胛提肌和（或）斜方肌就会试图接管工作。（参见第七章中关于手臂线中肩胛提肌和斜方肌作用的探讨。）

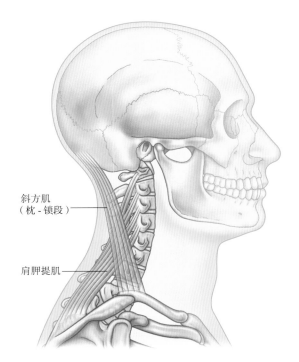

斜方肌
（枕 - 锁段）

肩胛提肌

图 5.14 肩胛提肌看起来好像和夹肌一样，也同样满足体侧线的要求。但这是身体常犯的"错误"——把肩部纳入躯干的稳定中来。另一个类似的"错误"是用斜方肌前缘代替胸锁乳突肌

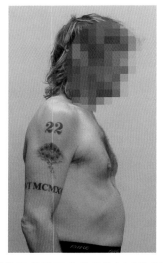

图 5.15 头前伸姿势需要肩带的作用才能保证头部在躯干上的稳定，这是一种常见但低效的代偿模式

❖ 运动治疗总则

几乎所有类型的躯干侧屈和腿的外展都涉及体侧线。是在一侧进行拉伸，直到它恢复稳定和收缩的作用，还是放松短缩的一侧，具体情况取决于身体与重力的相互关系。

由于体侧线的肌群可以产生侧屈运动。肌筋膜活动受限或肌肉过度紧张会出现的情况是：向对侧侧屈或活动时受限。例如，左侧体侧线障碍通常会引起向右侧屈受限。

正如我们下面介绍行走时要提到的，由于体侧线从股骨大转子至耳部是一系列的短弧线和折线，这条线与螺旋和旋转运动的关系就非常值得重视。旋转运动将在第六章和第十章中详细介绍。

评估和拉伸

- 在站立位从前面或后面评估体侧线，是查找左、右两条体侧线差异的最快、最简单的方法。肩部或髋部的倾斜可反映体侧线上的骨骼异常、扭转或软组织短缩。因为几乎每个人都会反射性地调整自己的身体，以保证在躯干一侧缩短时，对侧的颈部也缩短来抵消拉力，最终在重力作用下使眼和内耳保持水平。

- 另外一种评估体侧线的方法是，让客户站在门框处（或头顶上方有可抓握的地方），用双手将身体悬吊起来（图 5.16）。自我观察时，将会感觉到体侧线的组织在对抗重力的召唤。观察客户时，要寻找其悬挂起来后两侧的不对称。

- 就整体拉伸而言，半月式是拉伸体侧线的最显著的方式，即将手举过头，身体向一侧倾斜（也可参见图 10.37）。此时体侧线和手臂线无缝连接，但这不是我们将手臂高举过头的目的。在侧屈时，很有必要关注上半身从髋部开始是向前倾还是向后倾（换句话说，其侧屈是否包括躯干的旋转）？最佳的评估是看患者能否达到单纯性侧屈，而不是伴有矢状面的屈伸，即头部远离颈部，颈部远离胸廓，肋骨彼此呈扇形分开。随着腰部打开，肋骨远离髋部，髂嵴远离股骨大转子。

- 三角式及它的变体（参见图 4.17B 和第十章）对体侧线下部是一种很好拉伸。踝关节内翻，也就是距下关节的被动内翻，保证可牵伸到腓骨肌群。也就是说，足外侧与髂嵴之间距离会变至最

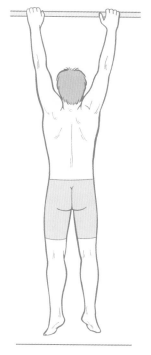

图 5.16　除了简单地从前面或后面观察身体，让客户悬挂在单杠上有助于观察两条体侧线潜在的不平衡

大。一般来说，足部同时内翻和背屈时，会拉伸腓骨肌群，而外翻和跖屈则是由腓骨肌群收缩引起。

- 一个有趣的动作可以拉伸体侧线的外展部分：站立位，一侧脚放在另一侧脚的前外侧，身体向前弯曲，大腿后侧的髂胫束就得到了牵伸。
- 躯干和颈部的外侧可通过多种常见的方式进行拉伸，如瑜伽中的门闩式。

　　就运动而言，脊柱侧屈运动是行走的主要基石。俯卧在地板上，做缓慢而均匀的如鳗鱼样的摆动动作能够将体侧线联合起来。在治疗过程中，治疗师可以观察这种侧向运动，用它来评估从何处开始操作，或者用手把客户的注意力引导到他不能侧屈的位置。

❖ 体侧线触诊

　　两条体侧线的起点位于足的内侧和外侧（见图5.5）。我们在足内侧寻找腓骨长肌的远端附着点。

虽然它很难直接摸到，但我们可以从跗趾开始，用手指沿着第 1 跖骨上行，在足内侧缘、踝关节前方大约 2 英寸（5 cm）处可触及 1 个隆起。从这里开始，将手指沿着足内侧向足底移动，可摸到第 1 跖骨和第 1 楔骨关节所形成的凹陷，继续上行，你会遇到一层组织，其覆盖在深层的腓骨肌腱上，使肌腱较难触到。但是这个肌肉的末端就是体侧线的起点，它恰好位于跗趾关节的下外侧。

　　用手从小趾开始沿着足外缘向上移动时，很容易触摸到体侧线的另一个起点。你会触及第 5 跖骨底部的显著隆起，腓骨短肌正是从这里向上延伸到腓踝关节的后部。

　　踝关节做外翻和跖屈时，我们可在外踝下方触及上述 2 条肌腱，它们从外踝后方穿过，进入并填充小腿的外侧肌间隔中（见图 5.6）。其中腓骨短肌更突出，而腓骨长肌很快消失在踝关节下方的组织中。

　　寻找并评估肌间隔周围的筋膜壁是一项简单而有价值的工作。对于前隔膜，从外踝的腓骨开始，沿着骨骼向上移动手指（见图 5.6 和 5.7），找出小腿外侧肌间隔的隔膜（筋膜壁）。要触诊前面的隔膜，可用手指沿着腓骨外侧上行。当骨骼刚开始被掩盖在肌肉下面时，寻找前侧和外侧肌间隔之间的凹陷，该处的感觉可能像一个凹槽，或感觉很紧张或有鼓泡感，像一串小豆子或珠子一样。这些“珠子”（主要是乳酸钙或其他代谢物）毫无用处，可通过强力的手法按摩或定点的泡沫轴滚压去除，这样可以提高该处的活动性（当这些代谢物被肝脏处理时，客户在治疗结束后偶尔会有轻微的恶心感）。如果很难触摸到凹槽（间隔），可辅以运动。踝关节跖屈时，腓骨肌群收缩，而胫前间隔内的肌群拉长；踝背屈和足趾伸展时，小腿前侧肌间隔内的肌群收缩，而外侧肌间隔内的肌群拉长。将指腹放于小腿外侧能感受到的凹槽的位置，就可以清楚地区分这两个相反运动的交界区。此处就是小腿前侧间隔与外侧肌间隔之间的隔膜。

　　显然，该隔膜恰好止于腓骨头前面。如果从外踝到腓骨头前方画一条假想的线，此隔膜与该线将非常接近。

很多人会混淆比目鱼肌和腓骨肌群。因为踝关节跖屈时，挤压的比目鱼肌经常会在小腿外侧膨出，看起来就像腓骨肌。为了避免出现这种错误，一开始就要把腓踝和跟腱清楚地分开。沿着它们之间的凹陷向上走。由于小腿外侧肌间隔的下端止点非常小，所以利用足外翻使那些肌腱凸显出来，这样你就能准确地将手指停留在外侧肌间隔的后面。它们之间的隔膜应当正好止于腓骨头的后面。小腿侧面肌间隔（腓骨肌群）附着于腓骨头的侧面，而比目鱼肌附着于腓骨后侧面（见图5.7和5.8）

触诊腓骨头附近时，让客户将足趾压向地板，再抬起，交替进行。这样能够清楚地区分胫骨前肌（胫前间隔，前表线）、比目鱼肌（小腿后侧浅层间隔，后表线），以及在两者之间的腓骨长肌上端（小腿外侧间隔，体侧线）。

腓骨头上附着的最明显的结构是外侧的腘绳肌腱。体侧线沿腓骨头前韧带继续上行（图5.8A）。侧卧位令腿主动外展；或仰卧将腿做内旋并将足从床面抬起时，可以感觉到这个筋膜的绷紧（见图5.8B）。筋膜从腓骨头略微向前走行至胫骨的外侧髁，形成了一个明显可触及的连接，然后进入髂胫束。

髂胫束，是体侧线的下一段筋膜。它是一条强劲有力的浅表束带，在大腿外侧的股骨髁处或略高于股骨髁处可以清晰地摸到它。沿着它向上，可发现它沿着大腿浅层逐渐变宽、变薄，直至具有股外侧肌的肌肉感。髂胫束在膝关节完全伸直时是收缩的。

在大转子水平以上，体侧线包括更多的肌肉组织。一个是阔筋膜张肌。将手指放于髂前上棘外侧唇下方，并内旋髋关节（膝关节向内转），可以很容易地找到它（见图5.9）。另一个是臀肌的上部纤维。同样将手指放在髂后上棘的外侧，并外旋、外展髋关节，就可以感觉到它。

在阔筋膜张肌和臀肌上部纤维之间，通常可以感觉到髂胫束强有力的中央部分向上延伸到髂骨中部，且此处有臀中肌附着。髋关节外展时可清晰地感觉到它。

触诊体侧线中的腹斜肌时，可沿着腰侧面捏起它们（见图5.12）。如果能感觉到肌肉，最浅的腹外斜肌将会有一个"纹理"向前下走行到髋部；捏得更深一点，会触摸到腹内斜肌，它的纹路向另一个方向走行（从肋骨向后下走行到髋部）。让患者小幅度地旋转躯干有助于区分这两层肌肉。这两块肌肉的走行在侧面比在腹前区域更接近垂直，但仍然可以清晰地感觉到它们在走行方向上的区别。

在肋骨之间可以触诊到肋间外肌，尤其是在腹肌附着点的上方，在肋骨被肩部的多层肌肉覆盖之前。肋间内肌很难透过肋间外肌被摸到，但可以通过用力呼气或向触诊的同侧旋转胸廓来感觉到。

颈部的3层肌筋膜都能触诊到。胸锁乳突肌，在体表清晰可见，已经在前表线中讨论过了（见图5.13）。头夹肌，最容易触摸到的方法是：客户仰卧位，操作者将手放于客户头部，触诊的手指刚好放在乳突下方稍偏后的位置，调整手位，使拇指可以在头部旋转时施加一些阻力。让客户向操作者的拇指方向抗阻旋转，可以感觉到同侧的头夹肌收缩，它恰好位于很浅（通常也很薄）的斜方肌下方。

对体侧线在颈部最深层的肌筋膜（参考下面的讨论5.1）进行触诊时，需要精确而自信的触觉。寻找前斜角肌时，让客户仰卧，操作者双手掌向下，用手指指甲侧面轻轻向前上挑起胸锁乳突肌，用指尖轻轻下压，即可感觉到坚硬的"肌肉柱"（斜角肌和颈椎周围的其他肌肉）（图5.17）；这群肌肉的最外侧是中斜角肌。将环指放在客户锁骨上方，指腹沿着"肌肉柱"的前面滑动，不要挤压它，也不要回避它（如压到臂丛神经，客户会感到手指刺痛或麻木，或肩胛骨有弥漫性疼痛，此时操作者应马上把手移开）。在指尖下半英寸（约1 cm）宽的条状肌肉是前斜角肌。让客户深呼吸，前斜角肌将会参与活动；对于很多人来说，前斜角肌会在吸气的顶点参与活动。

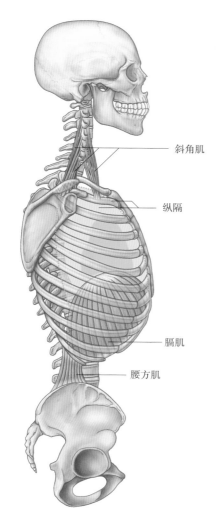

斜角肌

纵隔

膈肌

腰方肌

图 5.17 体侧线有两个更深的附属结构，分别是腰方肌和斜角肌。虽然从手法技术上讲，这两个肌肉是前深线的一部分，它们之间悬挂着胸腔

体侧线的另一个止点是头上斜肌。触诊时操作者用手环绕枕骨，这样手指就可以自由地伸到客户颈部后面。在枕骨下弯曲手指，用指尖深入枕骨下，注意手指必须透过斜方肌及其下方的半棘肌群。将3个指尖排成一列（最好是环指、中指和示指），置于枕骨下方；环指几乎到达中线位置，示指位于枕骨向乳突开始弯曲的内侧处。虽然操作者的手和患者的颅骨大小有异，但大多数人均可在中线左右两侧舒适地并排放下6根手指。头上斜肌在枕骨的附着点正好位于示指下方。操作者可以将示指固定在枕骨的下表面，然后用手轻轻地向后上方牵拉它。

"深层体侧线"的另一端是腰方肌。客户侧卧位，操作者将指尖置于客户髂嵴上缘近髂前上棘

处，并向髂后上棘方向移动，即可触及腰方肌。在中线或中线偏后一点，沿着髂骨的内侧缘，你会触及腰方肌筋膜的前缘。这里通常非常坚硬，被一些人称为"侧缝（lateral raphe）"。侧缝可引导手指由髂嵴向第12肋外侧端移动——这清楚地表明你已经准确地找到了腰方肌。如果你的手指仅仅在髂骨顶部或外侧行走，上述方法就无效了。因为腰方肌位置较深，手指必须在髂嵴的内侧缘才能触及其筋膜层。

要改善腰方肌的长度和反应性，可沿其外缘从髂嵴向第12肋方向进行松动。

讨论 5.1

深体侧线

要想全面了解体侧线，有两组筋膜必须考虑。尽管它们都属于前深线（将在第九章讨论）。前深线的这些外侧组织一起参与构成了"深体侧线"，在这里提到它们，是因为将它们和体侧线一起进行手法处理常常会提高体侧线的治疗效果，特别是在有呼吸问题和两侧不对称等问题时。

腰方肌比腹横肌更深一层，因此，它与体侧线浅层的腹肌并无筋膜连接。但我们不能忽略其与体侧线的一致关系。腰方肌从髂骨一直延伸到第12肋，是真正的椎旁肌。虽然后表线的竖脊肌（尤其是髂肋肌）也可参与侧向屈曲，但它们更多的功能是伸展和过伸。腹直肌（前表线）主要用于躯干屈曲。腰大肌（前深线在此区域的内侧部分，见第九章）能产生一系列复杂的运动，使腰椎屈曲、过伸、侧屈和旋转。然而，腰方肌的位置特殊，只能做单纯的侧屈。因此，对体侧线进行治疗时，还应关注腰方肌的张力和筋膜情况。但是按照解剖列车的规则，腰方肌并不属于体侧线的一部分。

在胸廓的另一端，颈部有一层相似的深层结构——斜角肌及其筋膜。斜角肌在颈椎周围形成一种裙状结构，和腰方肌类似，主要是引起和稳定头颈部的侧屈。我们可以想象胸廓（实际上是肺）被

悬挂起来，腰方肌从一端牵拉，而斜角肌从另一端牵拉（见图 5.17）。

我们还可以看到 X 形的另一条线，与胸锁乳突肌平行，但比胸锁乳突肌更深。其最内层由前斜角肌组成，从第 1 肋向上、向后延伸到颈椎中段的横突。即使没有直接的筋膜连接，该肌肉的拉力也与枕下肌，特别是头上斜肌或头半棘肌的上部形成了一个功能性的连接（图 5.18）。这些枕下肌使枕骨前伸或向前平移，上部的颈椎过伸；而前斜角肌则使下段颈椎屈曲。这种组合导致我们熟悉的头前伸姿势。

讨论 5.2

体侧线和鱼类：振动、游动和步行的进化

感受振动

体侧线的顶端终止于耳部，位于头侧面的颞骨；理想姿势中，体侧线必定穿过耳部。整个耳部含有对 20 ~ 20 000 Hz 的振动频率、引力和加速运动敏感的结构。耳是一个精密的振动感受器，它们分布在许多远古和现代鱼类的整条侧线上。例如，鲨鱼能从身体两侧"听到"猎物的拍打声（图 5.19）。后期脊椎动物（如人类）似乎将其大部分振动敏感区集中在身体的前端。但是，这种联系似乎仍然存在，因此左和右的差异比前和后的差异更能反映协调平衡问题。

游动

几乎所有的鱼类都是以"左右摆动"的方式游动。这显然来自两个侧向"收缩区域"的交替收缩[3]。这一运动的原动力可能是来自脊柱横突与横突之间细小的横突间肌（因此它们是体侧线的最深层）。当一侧肌肉收缩，它会牵拉对侧的肌肉延长（图 5.20）。脊柱牵伸反射是一种古老的脊髓运动调节方式，能通过使拉长的肌肉收缩，从而拉伸另一侧的顶端肌肉，接着依次收缩，以此类推。这样，一个协调的游泳动作（换句话说，协调的波动

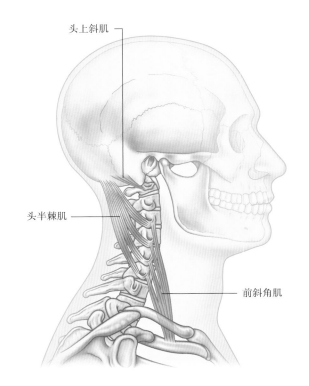

图 5.18　另一个保持侧面稳定的深层的筋膜线是前斜角肌，它和颈部后方的深层结构相连，如头半棘肌上部和上斜肌。它们一起形成了两列"普通列车"，和胸锁乳突肌的"特快列车"相呼应

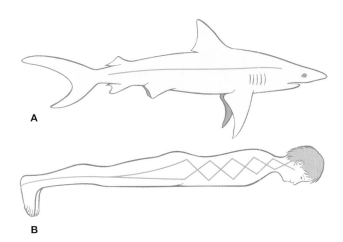

图 5.19　有些鱼（如鲨鱼）的体侧线上有一条振动感受器线。人类的大部分振动敏感区似乎都集中在体侧线的顶端——耳部。你能用你的"内在鱼"听吗？[2]

沿着外侧肌肉下行）就可以在大脑极少参与的情况下发生。现代的七鳃鳗是远古鱼类，将其去除大脑后，放入流动的水中，它仍可用盲目、缓慢但协调的方式逆流而上。这时仅通过脊髓工作——即体侧皮肤上的振动感受器感受刺激，引起牵伸反射。

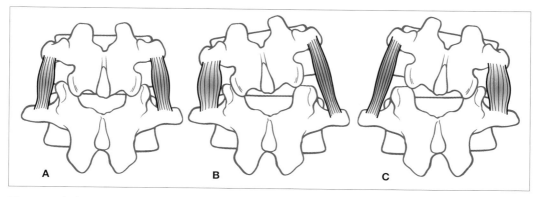

图 5.20　侧向运动（如鱼的游泳运动，或鳗鱼、蛇的向前运动）由沿着肌肉组织向下的交互反射组成。当一侧收缩时，对侧就会被拉伸，接着引起它的收缩，这就又拉伸了一侧，一侧再收缩，以此类推

当然，相应的动作仍然存在于人类身上。如步行，就是通过相互的牵伸反射来完成的。正常成人步行时，"左右摆动"不那么明显，但在 3~6 个月左右的婴儿开始用左右移动身体匍匐前进时，它潜在的主导作用就显现出来了。这个动作之后将被更复杂的爬行动作所取代，它结合了屈、伸、旋转及侧屈。[4]

步行

当我们评估成人步行时，过度的"左右摆动"被视为一种异常。步行时，我们希望看到头部甚至胸部笔直地向前移动，而大部分"左右摆动"发生在腰部和腰部以下。从肌筋膜经线的角度看，这种调整涉及整个体侧线。因此，纠正步行模式中侧屈过大或过小的问题时，应考虑整个体侧线。

我们人类的主要前进动力是屈 / 伸的矢状面运动（海豚和鲸鱼也是），而不是像大多数鱼类那样左右摆动。正如我们注意到的，人类的步行涉及的左右调节很少，但人类行走的"对侧运动"涉及大量的旋转，特别是腰部和胸廓下部，它们在骨盆带和肩带的反相摆动中起到协调作用。

躯干和颈部的体侧线具有一系列 X 形或篮纹样特征，可以完美地协调和制动人体的旋转运动。因此，体侧线在躯干形成的这些编织结构可以被视为螺旋的弧，像弹簧和减震器一样可以缓和步行的复杂性。同样道理，我们可以看到肋间肌的斜行方式几乎就像手表的发条，当肋骨向一个方向旋转时储存势能，向另一个方向旋转时释放势能（图 5.21）。我们发现，将肋间肌作为步行肌而不是呼吸肌来治疗，会产生有意思的结果（Zoologik Systems 的 Jon Zahourek 首次向我们提出这种想法）。

侧向运动与矢状面运动

20 世纪 80 年代初，在伦敦近郊，我刚开始为一群有氧操教练做周六培训，学校乐队的喧闹声淹没了我的声音。楼下正在举行一个荣军纪念日的游行。我和这群教练一起见证了一个简单而生动的现象：我们从 6 楼往下看，二战老兵队的头部以"一左一右"方式摆动，而青少年乐队的头部则是上下起伏运动（图 5.22）。

这个信息很明确：老年退伍军人腰部体侧线的适应能力减弱（可能髋关节有退行性关节炎）。因此，当他们"行军"时，他们被迫将重心从一只脚完全转移到另一只脚上，导致他们的头左右移动。背着乐器的青少年左右调节的功能良好，但（我们猜测）激素水平的增长和保持英国绅士形象之间的矛盾可能造成其骨盆前侧的髋屈肌紧张，因此所有来自踝背屈的上下运动都直接通过髋关节向上传至脊柱和头部。

不管原因是什么，老兵显示出了群体性的体侧线问题，而青少年则显示出了后表线和前表线的受限。

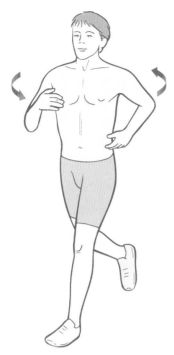

图 5.21　肋间内肌和肋间外肌就像手表上的发条一样，每一步都使胸廓"上紧弦"或"松弦"。当你左脚向前迈时，右侧肋间外肌和左侧肋间内肌会收缩，从而产生胸廓的左旋。它们的搭档（右侧肋间内肌、左侧肋间外肌）被拉伸，储存弹性力，准备把胸廓拉回来。如果这个表的弹簧机制不工作了——在步态中肋骨被僵硬地固定住，这是身材高大的人的常见模式——那么腿的加速度就只能靠手臂来抵消了

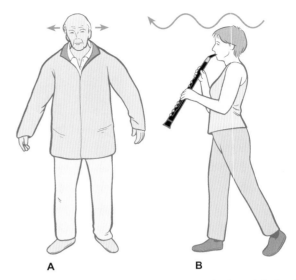

A　　　　　　　　　　B

图 5.22　A. 老年人行走时，由于髋和腰部难以适应重心的左右移动，使头部的左右运动变大。B. 十几岁的青少年走路时，头部在左右方向上比较稳定，但由于髋屈肌长期缩短，他们行进时多出现头部的上下移动

讨论 5.3

体侧线和诱惑

前表线内包含所有的敏感区和性感带（参见第四章，讨论4.2），因此，如果一个人对外展示前表线，本质上是信任或表明"是"；而展示后表线——后背（或"转过背"），本质上表达了自我保护或"否"。那么侧面（体侧线）展示了什么呢？答案是"可能"。因此，展示体侧线让人联想到复杂的纠缠，我们称之为诱惑。它将安全与性感、性联系起来。仔细看一下《时尚》（*Vogue*）、《周日时尚》（*Sunday Fashion Supplements*）等杂志的广告或时尚照片，可以发现身体侧面频繁地被用来展示衣服、香水、珠宝、化妆品或其他诱惑游戏的装备（图5.23）。（这种心理生物学观点来自《行走的天性》（*Born to Walk*）的作者 James Earls。）[5]

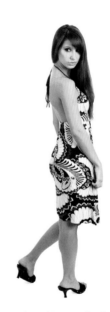

图 5.23　身体展示完整的正面表示"是"，而身体背过去则表示"否"。两者之间的侧面表示"可能"，因此体侧线经常出现在有诱惑意味的广告中（© iStockphoto.com，经允许转载。摄影：Chris Scredon）

讨论 5.4

关于体侧线的 X 形总结

人体或多或少是双侧对称的（至少在肌肉骨骼系统中），因此从正面或后面来检查客户左、右体

侧线的差异，并通过拉长、缩短组织来矫正这种失衡是一件非常简单的事。从侧面看体侧线的编织或走形有点复杂，但也很有用。我们可以对沿着主干运行的单个 X 形交叉进行评估，也可以把躯干作为一个整体进行评估。要做到这一点，需要从侧面（或镜子或照片中）来看你的客户。想象 X 的一条线从第 7 颈椎的棘突一直延伸到耻骨，另一条线从胸骨切迹延伸到骶骨顶部（图 5.24 和 5.25；与图 5.11 对比）。其中一条线比另一条线长吗？几乎所有抑郁或"背负压力"的人胸骨－骶骨线都明显短于第 7 颈椎－耻骨线（图 5.25B）。"军姿"体态通常使胸骨向前上倾，这是以骶骨向前上倾为代价的，因此 X 的这条线并没有被拉长，只是移动了一些（图 5.25C）。胸廓相对于骨盆向前下方的移动会导致胸骨－骶骨线变长，这很少见（至少在西方文化中）。

在这个 X 中，更常见的模式是从胸骨切迹到骶骨的线太短，很难触及其相关组织。腹内斜肌是一种可能的途径，但这种模式通常隐藏在膈肌脚、腰方肌或纵隔结构里（图 5.26，参见第九章）。通

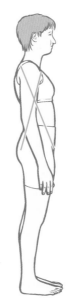

图 5.24　一个假想的 X，其一条线从第 7 颈椎的棘突到耻骨，另一条线从胸骨切迹到骶骨顶部。这是一种评估躯干整体 X 的简单方法

过有意识的呼吸调整通常更有效，且侵入性较小。

让客户侧面对着你站好，将你的双手分别放在客户胸骨柄和腰骶联结上。感受他的几次呼吸，注意吸气时你的手是否或如何移动。然后鼓励患者在吸气时将你的双手撑开，呼气时使它们合拢。有些

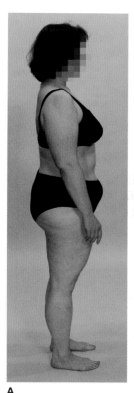
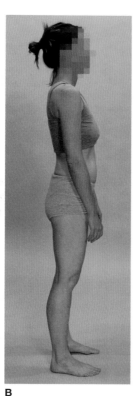
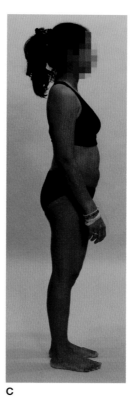

A　　　　　　**B**　　　　　　**C**

图 5.25　A. 平衡结构显示出躯干所有"X"的平衡。B. 胸骨靠近骶骨的模式在西方人中非常常见。C. 像站军姿一样将骶骨向前拉，骨盆前倾，挺胸，只是改变了代偿模式，并没有改变内在结构。更罕见的模式是胸腔在骨盆上向前塌陷，使第 7 颈椎更接近耻骨

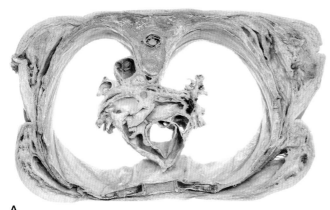

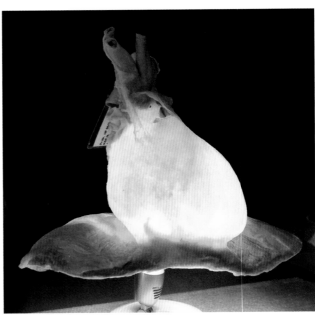

A

B

图 5.26　胸骨切迹和骶岬之间的线拉长，可以影响膈肌中央腱和纵隔中那些向内陷并且很难改变的组织。A. 从胸骨后部到胸椎前方的纵隔组织。B. 膈肌的中央腱筋膜与心包的筋膜紧密相连——灯光从下方向上照（图 A 由 Anna Rowedder 提供。图 B，© FasciaResearchSociety.org/Plastination）

客户，通过增加吸气，会使双手之间的距离加大；有些客户很努力，但也只是成功地把胸骨柄上的手向前推，而位于腰骶连结处的手跟着向前上运动以形成代偿，导致双手的距离在长度上没有净增加。通过手的引导和语言的鼓励，你可以引导患者改变胸骨到腰骶连结之间线的长度，胸骨向前上方移动，骶骨反向下降。让客户多重复几次这个动作，把这条线拉长。

参考文献

1. Chaudhry H, Schleip R, Ji Z, et al. Three-dimensional mathematical model for deformation of human fasciae in manual therapy. *J Am Osteopath Assoc.* 2008; 108(8): 379–390.
2. Shubin N. *Your Inner Fish.* NY: Pantheon Books; 2008.
3. Beach P. *Muscles and Meridians.* Edinburgh: Churchill Livingstone; 2010.
4. Bainbridge-Cohen B. *Basic Neurocellular Patterns.* El Sobrante CA: Burchfield Rose Pub; 2018.
5. Earls J. *Born to Walk.* London: Lotus; 2016.

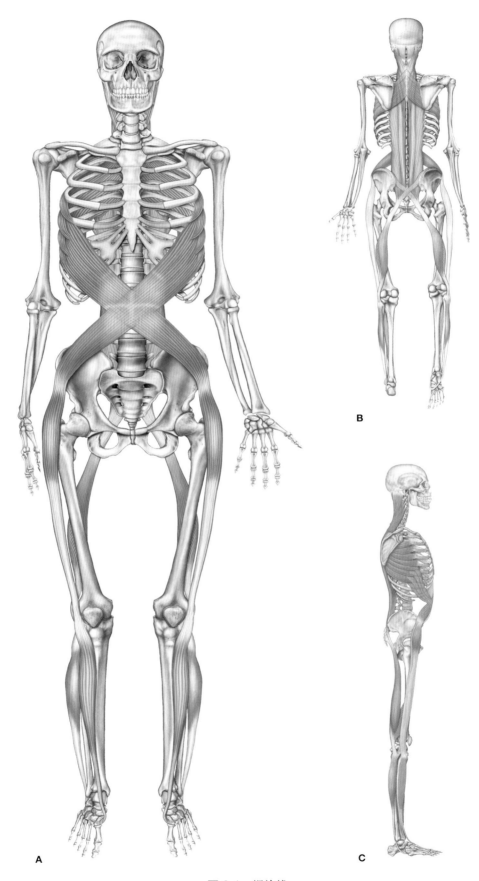

A

B

C

图 6.1 螺旋线

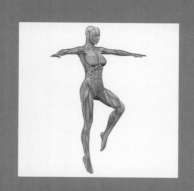

第六章
螺旋线

概述

螺旋线（spiral line，SPL）（图 6.1）有左、右两条，以螺旋形式环绕着身体。它从颅骨两侧开始，穿过上背部到对侧的肩，然后环绕肋骨到身体前面，在脐部水平交叉回到与颅骨同侧的髋关节。从髋部开始，螺旋线像"跳绳"一样穿过大腿前外侧，越过胫骨，到达内侧纵弓，穿过足底，沿着下肢后外侧向上到坐骨，进入竖脊肌筋膜（进入哪一侧，取决于姿势或位置），最终回到颅骨的出发点附近。

姿势功能

螺旋线的姿势功能是，将身体包裹在一个双螺旋中，帮助身体维持所有平面上的平衡（图 6.2A~6.2C，表 6.1）。螺旋线连接足弓和骨盆角，并帮助确定步行时的膝关节轨迹。失衡的时候，螺旋线可以造成身体的扭转、旋转、侧移，也可以代偿或维持这种状态。在不同的姿势和运动模式下，尤其是在行走这种交替运动中，来自支撑腿的力可以从骶骨进入身体同侧或越过骶骨处进入身体对侧（见第十章）。

螺旋线中的大部分肌筋膜也参与其他主要经线（前表线、后表线、体侧线）和臂后深线（见第七章）。螺旋线参与多种功能，所以当它出现功能失调时，其他经线的基本功能也会受到影响。因为大多数人的手、腿和眼都有优势侧和非优势侧，所以

螺旋线的两边很少能够绝对对称，但功能上可在比较大的范围内进行调整。

运动功能

螺旋线整体的运动功能是创建和协调身体斜向和横向的旋转，以及在离心和等长收缩中稳定躯干和下肢，避免身体弯曲至扭转跌倒。

◆◆◆❀ 手法治疗总则

螺旋线"寄生"于许多其他筋膜链中，这意味着它的大多数结构也会出现在其他筋膜链中。头夹肌、阔筋膜张肌及腓骨肌群的操作已经在第五章论述。菱形肌会在第七章的臂后深线中论述，股二头肌和竖脊肌在第三章中，胫骨前肌和腹肌在第四章中涉及。本章主要关注螺旋线独有的操作技术。

常见的与螺旋线相关的姿势代偿：踝关节旋前/旋后，膝关节旋转和向内侧偏移，骨盆相对双足的旋转，胸廓相对骨盆的旋转，一侧肩部耸起或向前偏移，以及头部倾斜、偏移或旋转。

螺旋线详述

为方便起见，我们改变策略，从头部开始详细描述螺旋线。请记住，在人体内，每一辆解剖列车都可以从任何一端或任何一个"车站"发出，向其他方向传递力。

两侧螺旋线起始于颅骨侧面，从项线的外侧部

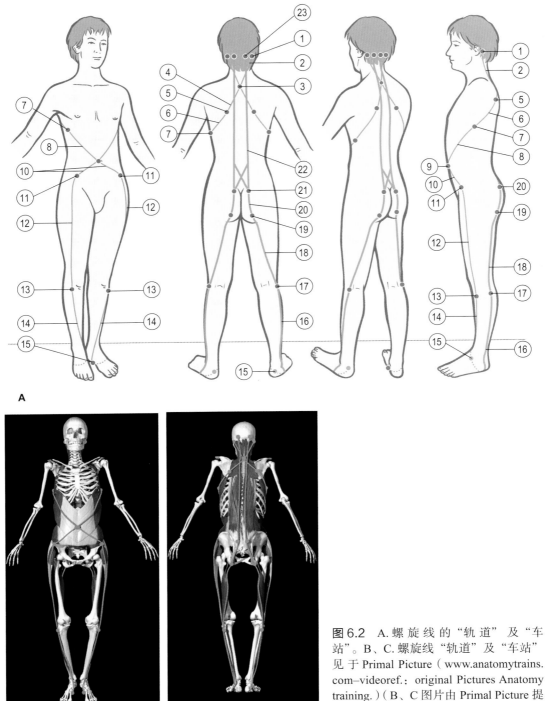

图6.2 A.螺旋线的"轨道"及"车站"。B、C.螺旋线"轨道"及"车站"见于 Primal Picture（www.anatomytrains.com–videoref.：original Pictures Anatomy training.）（B、C图片由 Primal Picture 提供，www.primalpictures.com）

分或其上方，枕骨和颞骨连接处，向下进入头夹肌。途中，从寰椎和枢椎处搭载颈夹肌，向下汇聚至第6颈椎到第5胸椎的棘突（图6.3A）。

一侧螺旋线跨过棘突顶部，在身体对侧同一连续的筋膜平面可搭载大菱形肌和小菱形肌（见图1.16和2.7）。［还有一个较小的力学连接是从头夹肌到较薄的上后锯肌，其位于菱形肌下，附着到竖脊肌外侧的肋骨上（图6.3B）］。菱形肌带着我们沿同样的路线到达肩胛骨内侧缘，这样就可以将左侧颅骨与右侧肩胛骨连接起来（图6.4）。

在肩胛骨内侧缘有一条筋膜线直接连接到肩袖肌群中的冈下肌和肩胛下肌，我们将在下一章手臂

表 6.1　螺旋线：肌筋膜"轨道"与骨骼"车站"（图 6.2）

骨骼"车站"		肌筋膜"轨道"
枕骨嵴／乳突 寰椎／枢椎	1	
	2	头夹肌和颈夹肌
下颈椎／上胸椎	3	
	4	大、小菱形肌
肩胛骨内侧缘	5	
	6	前锯肌
外侧肋	7	
	8	腹外斜肌
	9	腹腱膜、白线
	10	腹内斜肌
髂嵴／髂前上棘	11	
	12	髂胫束、阔筋膜张肌
胫骨外上髁	13	
	14	胫骨前肌
第 1 跖骨底	15	
	16	腓骨长肌
腓骨小头	17	
	18	股二头肌
坐骨结节	19	
	20	骶结节韧带
骶骨	21	
	22	骶腰筋膜、竖脊肌
枕骨嵴	23	

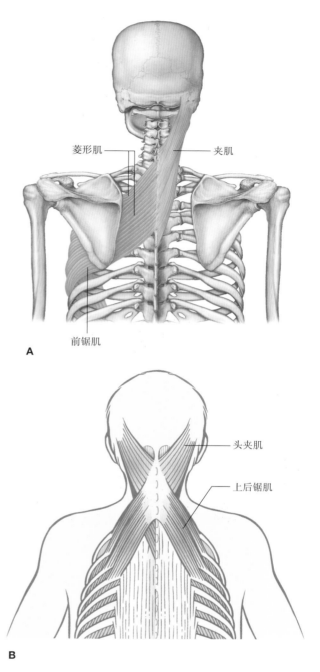

A

B

图 6.3　从夹肌跨越棘突走向对侧肩胛骨的菱形肌（A）是一个开放、连续的肌筋膜。还有一个支线走到上后锯肌（B），它在菱形肌之下、竖脊肌筋膜之上和肋骨相连

线中探讨。然而，螺旋线与肩胛骨深面的前锯肌之间的筋膜连接虽不太明显却非常牢固（图 6.5）。在解剖中，菱形肌和前锯肌之间的连接比这两块肌肉中任何一块和肩胛骨之间的联系都更牢固、更厚实。

　　菱形肌与锯肌的大部分相连，后者是一块纤维走行方向很多的复杂肌肉。如上所述，螺旋线的轨道主要通过前锯肌的下部。前锯肌起于肩胛骨内侧的深面，延伸附着到上 9 根肋骨，而其中连接到第 5 到第 9 肋的部分是我们接下来要讨论的螺旋线轨道（见讨论 6.2 螺旋线和头前移姿势，讲了前锯

肌的另一个方向）。在解剖中，菱形肌的筋膜连续性显而易见。如果我们能把肩胛骨的关节盂向后折，暴露前锯肌，就可以清楚地看到该处只有 1 块肌肉：菱形肌–前锯肌，也就是说在从上胸椎棘突到外侧肋骨的途中，肩胛骨被粘到了大约中间的位置（图 6.6）。即使把肩胛骨从其下面的组织切除，

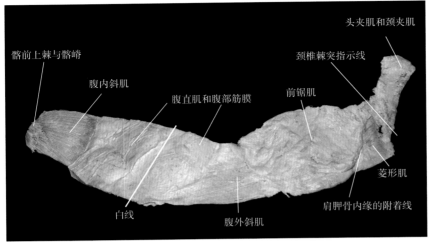

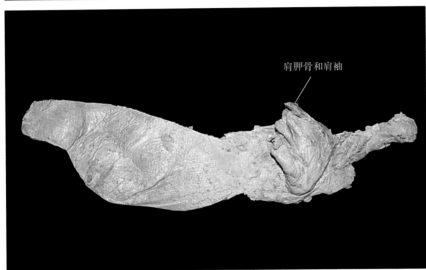

图6.4 A.上段螺旋线解剖图，从颅骨到髋部，夹肌、菱形肌、前锯肌和（内含腹斜肌的）腹部筋膜的肌筋膜连接十分清晰。肩胛骨已经从标本上移除，留下一条明显的线，但菱形肌和前锯肌的连接面并没有断开。较长、较粗的指示线代表的是正中矢状线，左侧是前正中线，右侧是后正中线。B.同一个解剖图，但是肩胛骨（和肩袖肌肉）还附着在"菱形肌－前锯肌"的悬吊带上（见图2.1和2.7）

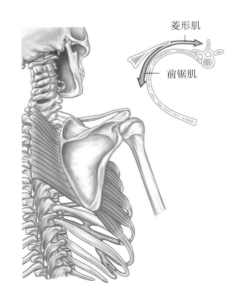

图6.5 菱形肌和前锯肌合为一体，构成螺旋线的下一段，形成了肩胛骨的肌筋膜悬吊带。这样，肩胛骨就被悬挂在这两块肌肉之间，其位置取决于这两块肌肉的相对张力

菱形肌与前锯肌之间的连接也是相当牢固的（见图6.4和6.7）。

❖ 菱形肌－前锯肌

菱形肌－前锯肌（菱形肌－前锯肌悬吊带）经常会内外失衡或左右失衡，可用手法矫正。内外失衡常见的模式是菱形肌的闭锁延长（过度牵拉，离心负荷）、前锯肌的闭锁缩短（向心负荷），会牵拉着肩胛骨远离脊柱。这种模式通常发生在健美运动员及有驼背倾向（胸椎段过度向前弯）的人身上。对于这种病例，治疗师应该延展前锯肌，同时让患者收缩菱形肌。

让客户坐在矮床或矮凳上，双脚踏地且膝关节低于髋部，胸部中段轻度向前屈，治疗师站在客户

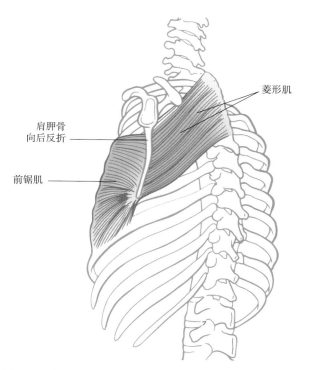

菱形肌

肩胛骨
向后反折

前锯肌

图 6.6　如果将肩胛骨向后反折，我们将看到一块真正的"菱形肌－前锯肌"，肩胛骨的内侧缘实际上是"粘"在这个片状筋膜的中间

的背后，将胸部贴在客户背部（若感到不妥可以利用枕头间隔，但就此技术而言，治疗师必须贴紧客户后背，起到支撑作用以利于操作）。治疗师的双手呈松拳状放于客户胸廓外侧就肩胛骨外侧缘或偏外一点和在背阔肌的外侧缘，手指屈曲将近节指骨放到周围软组织肋骨上，肘部尽可能向前伸展，找一个感觉舒适的位置。将胸廓周围软组织向治疗师胸部（客户背部）贴着骨面推，把客户背阔肌和肩胛骨推向后正中线。注意不是在胸廓里面"挖"，而是带动肋骨周围整个肩部结构。同时让客户挺起胸腔，吸气。这个练习可以牵伸其前锯肌的肌筋膜，调整菱形肌的张力。

若两个肩胛骨左右不平衡，则用同样的姿势，在保持客户和操作者相对稳定的前提下，仅仅对一侧施力。

相反的模式不多，但也经常遇到，即菱形肌闭锁缩短，前锯肌闭锁延长。在这种模式中，肩胛骨倾向于被拉高并靠近棘突，通常伴有胸椎曲度变平（后伸）。

如果要调整这种模式，可以让客户坐位，身体稍微前屈（但不要达到肘关节够到膝关节的程度），暴露出胸椎和肩胛骨内侧缘之间的区域。治疗师站在客户后面，利用指骨间关节或肘关节从中心线向客户肩胛骨施力，把两侧向远离脊柱中线的方向延展。客户可以有两种方式来帮忙：双脚用力踩地以对抗治疗师的施力；保持背部稳定并把后背拱成圆形（屈曲）。而为了有更多的菱形肌延展，可让客户双臂前交叉，像给别人一个大大的拥抱一样。

如果想强调其中一侧，只需要对缩短的一侧多用一些力就可以。或者先把你的手交叉，一只手推住客户胸椎棘突，另一只手紧贴客户椎体边缘，通过两手的分离，拉伸菱形肌（当然也拉伸了斜方肌中部）。

❀◆◆ 腹内外斜肌复合体

从锯肌的下方附着点来看，我们前进的道路很清楚，因为前锯肌与腹外斜肌的锯齿状附着点之间有很强韧的筋膜连接（图 6.7 和 6.8）。腹外斜肌的纤维融入腹部腱膜的浅层，并跨越白线，与对侧腹内斜肌的纤维相啮合（图 6.7）。这将我们带到了下一个车站：髂前上棘。在这里有机会做一个中转，或者说进入了机车库。

在腹部，一个腹内外斜肌（腹肋到对侧骨盆）复合体可能明显短于对侧（图 6.9）。评估这种不平衡，需要从腹直肌外缘穿过肋软骨的位置开始，测量其到对侧髂前上棘的距离，并将其与对侧比较。如果差异显著，可以将指尖插入腹部筋膜浅层，向肋骨方向斜向上提升筋膜。尽管多数复杂的平衡模式与腰肌及其旋转运动有关（见第九章），但这种操作经常被用于矫正这种失衡。

◆◆❀❀ 机车库：髂前上棘

螺旋线去往下肢之前要经过髂前上棘（anterior superior iliac spine, ASIS），并在此处形成一个机车库。髂前上棘对于一般的结构分析，尤其是肌筋膜连续性理论，具有非常重要的核心意义。所以我们

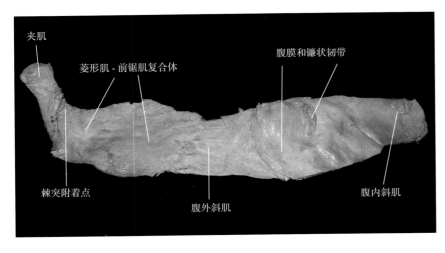

夹肌

菱形肌 - 前锯肌复合体

腹膜和镰状韧带

棘突附着点

腹外斜肌

腹内斜肌

图 6.7　是图 6.4 标本的深面观。在标本的下部（右侧）可以看到腹膜、腹横筋膜及镰状韧带的残留部分。还可以看到前锯肌和腹外斜肌在肋骨上的锯齿状附着点，另外还有一个明显的事实：这两块肌肉之间的连接比任何一块肌肉与肋骨之间的连接更紧密

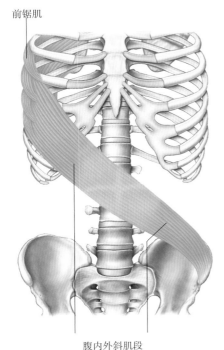

前锯肌

腹内外斜肌段

图 6.8　螺旋线的下段一轨道是从前锯肌到腹外斜肌，穿过腹白线，经对侧腹内斜肌到达髂前上棘

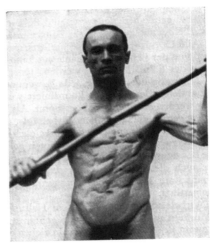

图 6.9　运动中的腹部螺旋线。注意是左侧螺旋线（从此男子的右侧肋骨到骨盆左侧）处于一个更短的位置，而右侧螺旋线明显更长，处于拉长的位置。长期呈现这个姿势（一侧肋部靠近对侧髋部）是螺旋线出问题的信号（经许可引自 Hoepke 1936）

必须在这里停下来，研究从这一点出发的各种机械牵拉力。也可以用时钟或指南针比喻，但由于我们在本书使用了列车的比喻，所以将其称为"机车库"（见图 2.12B）。

腹内斜肌向内上方牵拉髂前上棘（见图 2.12A）。其他腹内斜肌纤维和腹横肌纤维，则直着向内侧牵拉。扇形腹内斜肌的其他纤维，加上腹股沟韧带，向内下方牵拉。缝匠肌附着在髂前上棘，走向膝关节内侧，主要是向下并轻微向内牵

拉。髂肌紧贴髂前上棘的内侧缘，朝着股骨中段直行向足部牵拉。

我们在讨论前表线时提及的股直肌，在大多数人身体中并不与髂前上棘直接相连。然而，它在髂前下棘下方的附着点上对髋部前方施加了向下的拉力。阔筋膜张肌则带来向下走向到膝关节外侧的拉力。臀中肌向后下方的大转子牵拉，腹横肌以接近水平的方向沿髂嵴向后牵拉，腹外斜肌则朝胸廓下缘的后上方牵拉。

要想让这些肌肉力量在站立和行走时平衡地分布到髋前面，需要专注的观察、渐进的处理及更多的耐心。此处维持平衡至少涉及 3 条解剖列车的经

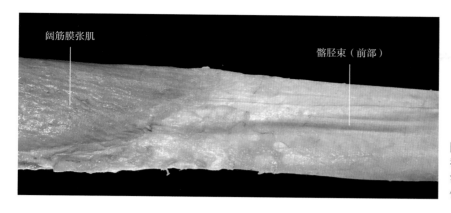

阔筋膜张肌

髂胫束（前部）

图 6.10　当肌肉和筋膜混合的时候，我们称之为阔筋膜张肌，当肌肉减少到没有的时候，它就成为髂胫束。但它整体上是从髂嵴到胫骨髁的一层筋膜

线：螺旋线、体侧线、前深线，另外还有通过力学连接的前表线。全面的评估应该考虑到每侧的骨盆都是半独立的，骨盆上的肌筋膜单元在不断变换着舞姿和拉力。

由于许多拉力和轨道竞争性地附着在髂前上棘，螺旋线在连通自己的上段（前面讲过的从颅骨到肋骨再到髋的部分）和下段（我们即将讨论的环绕足弓的"跳绳"）时并非总能胜出。因此，我们通常把螺旋线的上、下两段分别进行评估和考量。

螺旋线下段

螺旋线下段是一条从髋到足弓然后又回到髋的复杂悬索。

从髂前上棘继续行进，按解剖列车规则我们必须沿同一方向继续，而不是骤然改变方向。我们从髂前上棘下方和髂嵴唇开始行进，穿过腹内斜肌纤维连接到阔筋膜张肌上。图 6.10 显示了阔筋膜张肌如何与髂胫束的前缘融合，它们向下有力地附着在胫骨外髁上。

然而这次螺旋线没有像在体侧线那样跑到腓骨肌去，而是直行，借由一条比较明显的筋膜（特别是髂胫束前缘）到达胫骨前肌（图 6.11 和 6.12）。这个连接很容易在解剖过程中看到（图 6.13）。

髂胫束"小提琴"

在下肢，螺旋线从髂前上棘延续到膝关节外侧，只是向上或向下敲打髂胫束的前缘就可以对其进行放松并延展。客户侧卧位时，治疗师通常会用

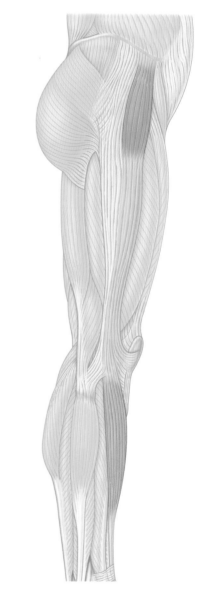

图 6.11　螺旋线从髂前上棘沿髂胫束的前缘下行，直行抵达胫骨前肌

到自己的尺骨平面对客户进行手法操作。在这个体位下，髂胫束像小提琴的琴弦一样绷在大腿表面，治疗师尺骨则像琴弓，通过改变手臂的角度，可侧重于客户臀大肌到髂胫束后部的连线（多为体侧线或功能线的一部分），也可侧重于阔筋膜张肌到膝下胫骨前肌的髂胫束前（像此处螺旋线介绍的）。在膝关节附近，很容易摸到髂胫束前缘；靠近髋部时，髂胫束走行路线则是髂前上棘到膝关节外侧的中点。

第一次治疗这个部位时可能会有明显疼痛，用温和的方式重复几次效果通常会更好。

🌸 小腿

胫骨前肌向内下走行，穿过胫骨下段，附着到内侧楔骨和第1跖骨之间的关节囊。在标准解剖学中，这似乎是螺旋线的止点；但从关节囊的另一侧看，它与腓骨长肌的筋膜直接相连，而且这两条肌腱有连接到相同的骨骼和关节囊上的分叉（图6.14）。换句话说，胫骨前肌与腓骨长肌之间既有筋膜连接又有力学连接。同样可以很容易地将这个"吊带"解剖出来而且保持其筋膜的连续性（图6.15）。这种联系之前已经提到过，但现在可以理解为更大的整体图景的一部分（图6.16；见讨论6.3中关于螺旋线和足弓的论述）。

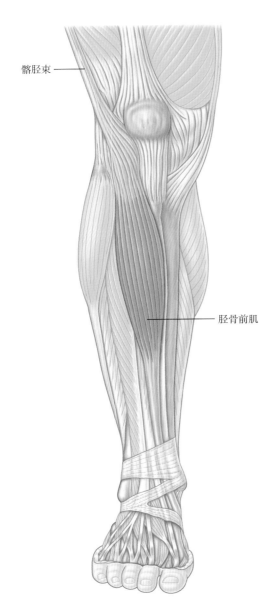

图6.12　螺旋线中的胫骨前肌从膝关节外侧穿过胫骨到达踝关节内侧

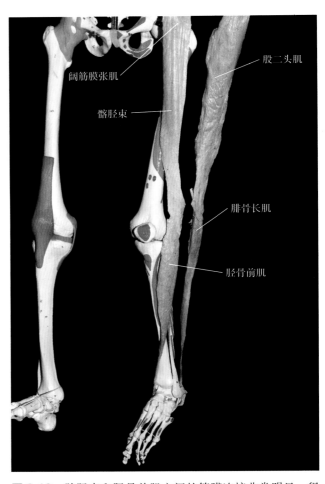

图6.13　髂胫束和胫骨前肌之间的筋膜连接非常明显，很容易解剖出来。螺旋线的下段像一根跳绳一样从骨盆的前方绕过足弓返回到骨盆的后方

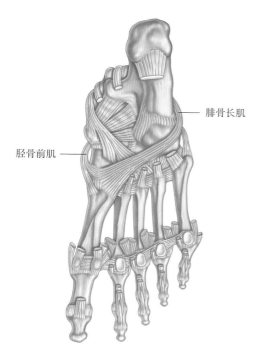

图 6.14　足底面观。该图显示了在传统解剖中，胫骨前肌与腓骨长肌在内侧楔骨和第 1 跖骨关节处的生物力学连接

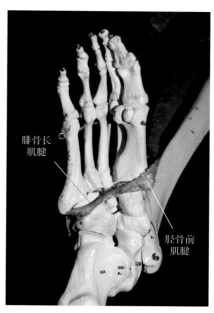

图 6.15　胫骨前肌腱与腓骨长肌腱之间的连接可以被完整解剖出来。他们都连接到第 1 跖骨与内侧楔骨的骨膜，同时也彼此连接。当代解剖书或解剖学中很少展示这种连接。此处是把图 6.19 的标本放在骨骼模型上

❖❖❖❀ 足弓和"马镫"

"马镫"在足弓下是难以触摸到的，最好从小腿进行操作。奇怪的是，吊带的两侧绳索（胫骨前肌和腓骨长肌）彼此紧挨着，位于小腿的前外侧（见图 6.12）。在前面的体侧线（参见第五章）中，我们已经注意到这两块肌肉间有隔膜把它们分开（见图5.7）。因此，这两块肌肉可以被看作是足底的吊带或"马镫"，并且这两块肌肉至少部分起源于肌间隔。

很多人会发现旋前足（pronated foot）的人其胫骨前肌处于闭锁延长状态（或离心收缩），而腓骨长肌处于闭锁缩短状态。因此，治疗这些病例时，胫骨前肌的筋膜需要向上提升，腓骨长肌的筋膜需要向下延长，胫骨前肌需要额外的强化训练。旋后足（supinated foot）的人的治疗方案则相反：应向下延长胫骨前肌，同时提升、释放，最后强化腓骨长肌。

❀ 腿部后侧

列车一旦进入腓骨肌，就很容易像体侧线那样

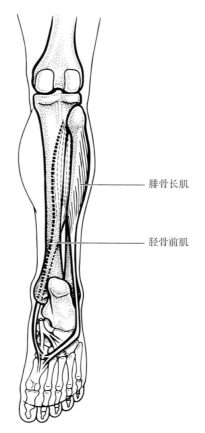

图 6.16　胫骨前肌与腓骨长肌的吊带（有时称作"马镫"）把内侧纵弓和小腿上部连接起来（改编自 Clemente 1987[1]）

沿着它到达腓骨头。但这次我们要走更明显的路径，从腓骨头进入股二头肌，即外侧的腘绳肌（图6.17）。股二头肌的长头带我们到达坐骨粗隆。阔筋膜张肌－髂胫束－胫骨前肌－腓骨长肌－股二头肌的复合体，这可以看作是一个连续的"跳绳"。它从髋部沿着下肢的前外侧下到足弓，再从足弓沿下肢的后外侧上到髋（见图6.13；图6.18和6.19）。

◆◆◆◆◆ 第4腘绳肌

股二头肌长头是一列跨过髋、膝的特快列车，在其深层，藏着两列虽然重要却不十分突出的普通列车。这种隐藏的连接有时可以解决顽固性的腘绳肌短缩、髋关节屈曲受限和髋－膝关节整合的问题。其中一列是股二头肌短头，它和长头一样起于附着在腓骨头的肌腱，到达股骨上1/3的股骨粗线（图6.19和6.20）。另一列为大收肌的中间部分，向上延伸到股二头肌长头的下面，并附着在坐骨支（恰好位于腘绳肌附着点的前方）的下表面。

股二头肌短头的过度激活可能会导致慢性膝关节屈曲或胫骨相对于股骨外旋，而大收肌则与骨盆后倾、髋关节不能正常屈曲或不能跳"快滑舞步（sashay）"有关。

触诊"第4腘绳肌"需要精准进入浅层腘绳肌的下面。从膝关节后外侧，沿着腓骨头向上，找到唯一的股二头肌腱。从这根肌腱的外侧和内侧入手，都能找到肱二头肌短头。由于解剖学上的个体差异，从内侧或外侧也许能更容易摸到股二头肌的肌腹。让客户俯卧，膝关节屈曲，治疗师将肌肉（而不是肌腱）按压在股骨背面，让客户缓慢地放下小腿，使膝关节完全伸直，这样会牵伸股二头肌，使之延长。如果要牵伸股二头肌的短头，也可以让客户侧卧，把膝放在治疗床的边缘，同样借助膝关节的屈伸来拉伸它。

处理大收肌（在第九章中会再次讨论）时，可以让客户侧卧，要求其上方腿的膝关节和髋关节屈曲（在上方大腿的下面垫一个枕头，避免骨盆旋转，理想状态是一侧髋关节在另一侧的正上方）。

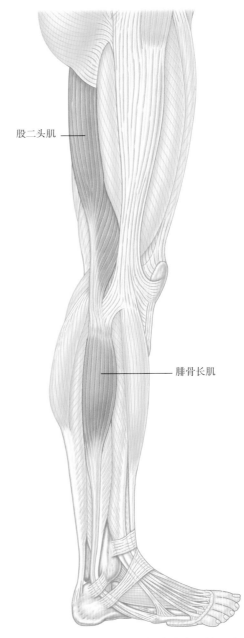

股二头肌

腓骨长肌

图6.17　腓骨长肌与股二头肌在腓骨头上的一个直接而清晰的筋膜连接

这样，需要治疗的下方腿的内侧面就暴露出来了。

在坐骨粗隆的后面找到腘绳肌的附着点，沿着坐骨粗隆的下缘向前1英寸（约2.5 cm）可以摸到强韧的大收肌附着点。指示客户向上抬起膝关节，这条肌腱就和腘绳肌分开了。一旦找到，就从这个附着点向股骨中段的方向发力，来对大收肌施行手法。要知道，这是一块很大、很厚实的肌筋膜，可能需要多次推按才能达到足够的深度。

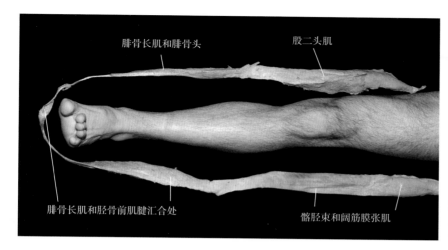

腓骨长肌和腓骨头　　　股二头肌

腓骨长肌和胫骨前肌腱汇合处　　髂胫束和阔筋膜张肌

图 6.18　将解剖标本绕在活体的下肢上，我们可以看到弧形的"马镫"是如何连接腿和骨盆的

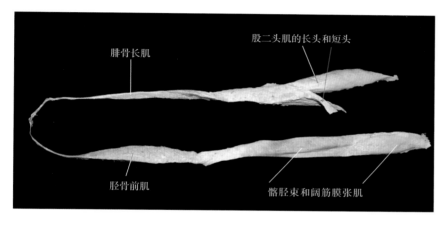

腓骨长肌　　　股二头肌的长头和短头

胫骨前肌　　　髂胫束和阔筋膜张肌

图 6.19　螺旋线下段的跳绳样结构，其中股二头肌短头翻向后方

运动教练可以让学生在屈髋且微屈膝的体位下，牵伸大收肌的这部分。比起常用的直腿体前屈的牵伸方法，这个牵身的感觉会出现在大腿后侧比较深的部位。

螺旋线的后背段

从外侧腘绳肌开始，我们可以沿着后表线的轨道到达骶结节韧带，穿过骶筋膜向上到达对侧骶髂后韧带（它是整个韧带"床"的一部分）和对侧竖脊肌。但是，根据体态和优势腿的不同，从腿向上的力量也可以沿着后表线的轨道，把张力从骶结节韧带传到同侧的骶筋膜、同侧骶髂后韧带和同侧竖脊肌（见图 6.2A）。这些模式取决于长短腿、骨盆倾斜、腿的承重等情况，并且在一些体育运动（如足球）中更是瞬息万变。

竖脊肌的最后一条轨道从菱形肌、头夹肌、颈夹肌的下面穿过，附着到枕骨上，非常靠近螺旋线的起点（图 6.21）。因此，螺旋线再次回到枕骨后面，回到起始点附近。

螺旋线（双侧都有）在颈部后方将颅骨的一侧连到对侧肩部，从前面环绕腹部，回到起始侧的髋部。从髋部开始，一路沿大腿和膝关节的外侧向下，然后跨过胫骨前面，在内侧足弓下形成一个吊带，接着上升到身体的后部，重新连接到颅骨，附着在其出发点的内侧。

围绕身体的螺旋形轨道并不仅仅是这里描述的螺旋线。要拓宽视野，请参阅第八章和第十章的讨论。

运动治疗总则：相互作用

显而易见的是，旋转和扭转运动会用到螺旋线，并且可以拉伸它。最近流行的卷腹运动（上半身仰卧起坐），以一侧手肘接触对侧膝关节，就动

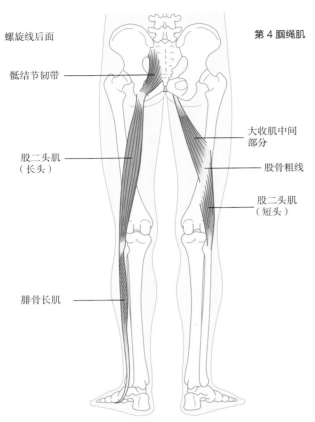

螺旋线后面　　　　　　　　　　　　　　　第 4 腘绳肌

骶结节韧带

股二头肌
（长头）

腓骨长肌

大收肌中间
部分

股骨粗线

股二头肌
（短头）

图 6.20　在股二头肌长头特快列车（左侧）下方有两列被称为"第 4 腘绳肌"的普通列车（右侧）。一列为股二头肌短头，它从腓骨向上到股骨粗线；另一列为大收肌的中间部分，从股骨粗线的相同位置向上到达腘绳肌正前方的坐骨支

员了螺旋线的上段。瑜伽"扭转式（twist）"可牵伸螺旋线的上段，三角式及其变种姿势则动员了整条螺旋线（图 6.22）。两侧螺旋线之间有明显的相互作用，坐着（固定骨盆）扭转整个上半身，从右肩上看，可以牵伸左侧螺旋线的上段，同时使右侧螺旋线的上段向心收缩。要观察这种运动是否协调，即观察收缩的一侧这条线是否均匀地收缩，而延长的那一侧是否均匀地延长。在第九章，当我们把核心的旋转模式也加进来的时候，更彰显了人类旋转运动的复杂性。

◆◆◆　螺旋线触诊

　　虽然螺旋线起于颅骨后外侧筋膜，但其第一个真正意义上的"车站"是横向延伸到乳突的枕骨嵴。第一条轨道是头夹肌和颈夹肌。我们第一次遇

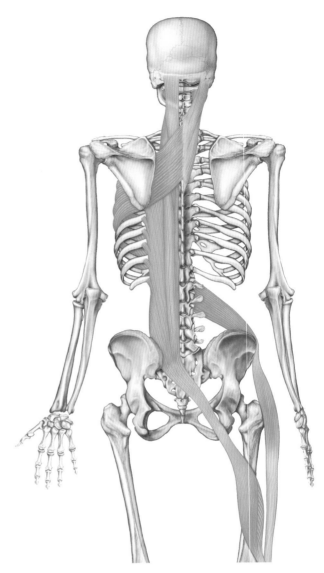

图 6.21　从外侧腘绳肌开始，螺旋线与后表线平行，连接到骶结节韧带，然后穿行至对侧继续沿竖脊肌向上到达颅骨后方，恰好紧邻螺旋线的起点

到它们是在体侧线里（图 6.3A）。我们可以在枕骨嵴下面清楚地摸到它们在浅层的斜方肌下方向颈椎棘突斜行。当头部向同侧抗阻旋转时，我们的指下会明显感觉到它们"蹦"出来。触诊夹肌时，让客户仰卧，将头放在治疗师的手上，治疗师的拇指放在头的侧面，其他手指从中线稍偏外处轻轻深入到客户枕下的软组织中。当抵抗治疗师的拇指转头时，在同侧较薄的斜方肌深处，可明显触及向下斜行去往上胸椎的夹肌纤维。

　　螺旋线的下一段轨道是菱形肌，在他人身上更

但肉眼无法观察到肩胛骨下的大片肌肉。在体形较瘦的人中，当菱形肌收缩（如做俯卧撑或平板支撑）时，在背阔肌外侧缘可看到前锯肌的下 4 或 5 条肌束（这是我们要讨论的部分）。

众所周知，前锯肌下部的前面连接到腹外斜肌，并跨越白线进入对侧腹内斜肌。这很容易触诊到或观察到，如图 6.9。这就带领我们到了腹内斜肌与髂嵴前部和髂前上棘的连接处。

从这个连接处继续向下，将手指置于髂嵴前缘的下方，然后外展和内旋髋关节（见图 6.11）。阔筋膜张肌会跳到我们手指下。从这里，就能摸到髂胫束，但在大腿上端并不明显，越向下靠近膝关节越清晰。髋关节外展，足离地并背屈，可以明显感觉到髂胫束穿过膝关节到胫骨前肌的连接（见图 6.12 和 6.13）。

沿着胫骨前肌向下到胫骨前方，在踝关节前部的内侧、支持带下方可以摸到强劲的肌腱。把足用力背屈、内翻，向下触诊这条肌腱，直到抵达位于第 1 跖骨和内侧楔骨之间的车站（见图 6.14）。

腓骨长肌从这个车站的另一侧开始，通过关节囊的筋膜延续。但由于足底部覆盖着肌筋膜与筋膜垫，所以它很难被触诊到（见图 6.15）。腓骨长肌腱在足底深处延伸到几乎所有的部位，穿过骰骨的通道（同样难以触诊）于外踝下方再次出现在我们的手指下（见图 6.17）。在这里可以摸到两个肌腱，但腓骨短肌的肌腱（是体侧线的一部分，不属于螺旋线）在腓骨长肌的肌腱上面，明显朝向并附着于第 5 跖骨底部。

腓骨长肌的肌筋膜穿过小腿外侧到达腓骨头，此处有一个非常清晰、容易触及、通过解剖可以看到的连接通往外侧腘绳肌——股二头肌。追随着腘绳肌的肌腱，我们可以到达坐骨结节。从这里开始，螺旋线连接到了骶结节韧带、骶筋膜和竖脊肌（这些结构的触诊已经在第三章中讨论过，这里不再重复）。

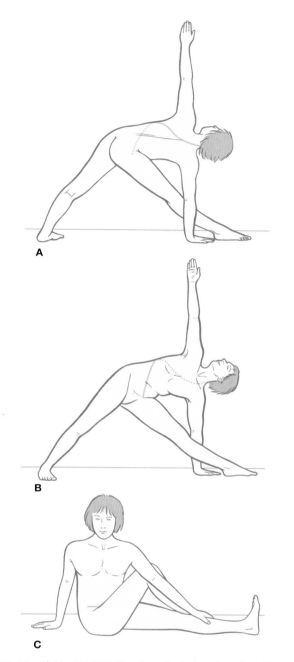

图 6.22　脊柱扭转的姿势，如三角式或坐姿扭脊式等，是专门用来拉伸一侧螺旋线上段，同时锻炼另一侧螺旋线的

容易看到并触及。由于在背部，所以这一区域痒时自己很难挠到。让受试者将肩胛骨向上并拢，在大多数人身上，我们会看到斜方肌覆盖下的菱形肌凸显出的形状。

如果我们的手指能够迂回潜入到受试者的肩胛骨内侧缘，就能感觉到菱形肌延续到了前锯肌上。

讨论 6.1

◆◆◆◆❀ 上段螺旋线与躯干的姿势性旋转

由于螺旋线在骨盆的髂前上棘处是力学连接，而不是直接连接，并且"机车库"上各个方向的力都会影响髂前上棘的位置，所以螺旋线的上、下两段经常（但不总是）独立工作。把螺旋线上、下两段分开讨论也是比较容易的。当然，这两部分仍然是连接的，能够协同工作，但也可以唱"对台戏"。

螺旋线上段从枕骨绕至对侧肩带，然后绕回同侧髂前上棘（见图 6.7），占据了最好的位置以调控上半身的旋转（图 6.23）。螺旋线有时会引起姿势性的旋转或扭转，但更多时候是为更深的脊柱扭转做代偿。而后者是为数众多的结构或功能问题的来源（参见第九章）。

因此，螺旋线的肌筋膜复合体在日常生活或者一些特殊运动可以使躯干扭转，而对于更深的脊柱侧屈或者是中轴的旋转，它还能够起到表层的"绷带"作用。核心的任何旋转都会影响表层的线，特别是螺旋线，它更容易被锁定在代偿模式下。如果脊柱核心右旋，那么套在外面的螺旋线经常会出现左侧螺旋线的代偿性缩短以保持平衡。最终，身体看起来是直的。但实际上是既受限又短缩（拿一条毛巾扭一下，会看到它的长度变短了——任何扭过的织物都会变短，筋膜组织也不例外）。

一旦认识到这种模式，就意味着在放松核心肌肉之前，必须先放松外周肌肉。这也是在这些模式中处理螺旋线的目的。请注意：当外周代偿模式被解除后，核心旋转模式会越明显。这时，当事人会觉得（或者看起来）躯体更加扭转。教育他们认识到"正在打开什么"非常重要——只有解除了螺旋线的"袖套式"旋转，才能有效地处理前深线或深层脊柱肌肉的核心扭转。反过来说，在表层"袖套式"旋转被解除之前，想要解决核心的旋转模式是徒劳的，会让治疗者和被治疗者都很失望。

由于深层模式和表层模式之间的相互作用，使

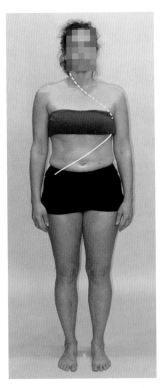

图 6.23　这是常见的单侧螺旋线上段缩短的姿势。此例中，从头的右侧，到左侧的肩和肋骨，再到右髋的右侧螺旋线整体变短。头部偏移和（或）侧倾，双侧肩胛骨位置不同，胸廓移位或旋转——这些特征都表现在这个模特身上，其中的任意一项都提示可能存在螺旋线的不平衡模式

用螺旋线来调整旋转问题的特殊的、个性化的方法不计其数。从髂前上棘到颅骨的螺旋线缩短，会产生一种特征性姿势，任何一名操作者都可以从图 6.23 中辨识出来。

当拉力线从髋经腹内、外斜肌通过腹部筋膜到达对侧前锯肌时，对侧胸廓也会被拉动，肩亦随之移动。这通常会将上背部和（或）下颈部拉向对侧肩部，因此头也会向肩部侧移（有时向对侧倾），所有这些在图 6.23 中都可以看到。在没有其他力量或与其他力量竞争的情况下，这种模式是清晰可见的。单块肌肉（如冈下肌）紧张或有其他线上的竞争性拉力（如也缩短了的同侧体侧线），这种螺旋线上段的短缩模式就会发生改变，甚至被掩盖，但不会被消除。

由于骨盆的自身重力和竞争力，螺旋线几乎不能从上方（肩、肋等）拉动髂前上棘。这条线上的局部紧张比较多见，但不会把张力传导到整条线。

表现为部分螺旋线缩短，而其他部分却正常。有时，从颅骨到前锯肌的一段紧张，而腹部是放松的；或者腹部被拉向颈部，而不会影响肩部。也正是这个原因，我们经常从髂前上棘向头部方向评估螺旋线，而不是从上向下评估。

勤加练习才能识别这种特殊模式。但是，有4个"红旗征"提示我们螺旋线可能存在失衡：①头部相对于胸廓侧移或者侧倾；②一侧肩部比对侧前移；③胸廓相对于骨盆向侧移；④胸骨与耻骨方向不同，这也可以理解为一侧肋弓（腹直肌外缘连接肋软骨的位置）到对侧髂前上棘的距离有显著差异。如图6.9中，从左肋弓到右髋的长度明显大于从右肋弓到左髋的长度。在图6.23中，从左肋弓到右髋的距离比对侧短，但这在小照片中不太容易看出来。这不需要精确的测量。如果需要一个千分尺才能判断哪条线更短，那就说明螺旋线可能没有显著的问题。

图6.24展示了其他不平衡的模式，主要表现在绕过左肩和肋骨的右侧螺旋线上。

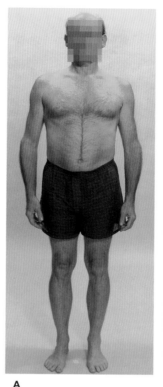
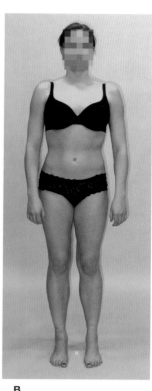

A　　　　　　**B**

图6.24　站姿下常见的螺旋线模式。A. 右侧螺旋线一路被拉向右踝。B. 左侧螺旋线将上半身拉向左腿

讨论 6.2

◆◆◆ 螺旋线和头前伸姿势

正如我们前面提到的，前锯肌是一个复杂的肌肉，由方形和三角形的肌肉组合而成，它既可以稳定肩胛骨，也可以控制肩胛骨的位置。在人类进化史的早期，锯肌主要负责在直立的肩胛骨制造一个"吊带"来支撑胸腔（参见第七章）。

前锯肌的下部纤维属于螺旋线，但其中部纤维却穿过胸大肌下面，在胸骨下部越过中线，于"胸罩线"的位置互相连接（见附录二，这与Schultz描述的"胸带"一致）。这使螺旋线产生一条支线，形成随处可见的头前伸姿势。

如果我们从胸骨剑突上方的中线开始，沿着前锯肌的中部纤维到菱形肌的中部纤维，再到头夹肌，最终我们将抵达颅骨的对侧（图6.25）。亲身体验一下：拿一条6~8英尺（1.8~2.4 m）的瑜伽带或

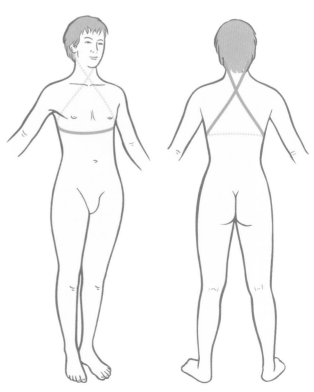

图6.25　在胸肌的下方，两侧前锯肌之间的连接横跨胸骨底部，继续沿螺旋线向上。这与头前伸姿势和呼吸受限有关

纱布条，站在受试者背后，把布条的中段放在其胸骨剑突前面"胸罩线"的位置，并将两端绕至背后，在两肩之间交叉，连接到对侧颅骨，并用两手固定住（自己也可以这么做，但很难避免被缠在一起）。

现在，让受试者把头向前伸（头部比身体其他部位更向前），可以感觉到带子变紧，并有胸骨向后拉的感觉。很多头前伸姿势的人的胸带都存在紧张，这是力学上传递代偿的主要途径。它已经箍住了受试者的呼吸，如果想放松这个胸带，可让受试者将头部逐渐后移到身体正上方，同时逐步放松两侧前锯肌之间的筋膜。这有助于胸部在呼吸时能够充分运动。

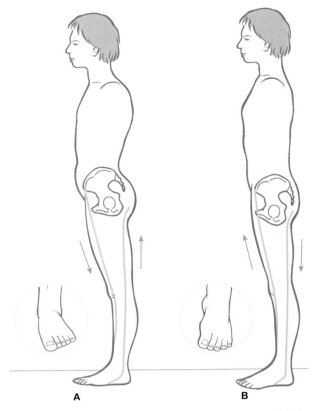

图 6.26　足底"吊带"可向上延伸，影响骨盆的倾斜角度

讨论 6.3

◆◆◆◆✿ 足弓和骨盆倾斜

人们很早就认识到，胫骨前肌和腓骨长肌在足弓下形成了一个"马镫"。了解这个模式有助于做出高度特异性、逻辑性和有效性的软组织干预。胫骨肌将足的内侧纵弓的薄弱部位向上牵拉，腓骨肌腱则支撑了外侧足弓的基石——骰骨，它们共同作用，以防止横弓近端的塌陷（见图6.15）。

此外，这两条肌肉有着你松我紧的相互关系：松弛（或闭锁延长）的胫骨肌伴随着缩紧（或闭锁缩短）的腓骨肌，共同形成外翻（旋前）足。此时，内侧足弓有下降的趋势（见图6.16）。相反，一条短缩的胫骨肌和一条松弛的腓骨肌会形成内翻（旋后）足。此时，足弓明显升高，重心偏于足部外侧。

从螺旋线的整体来看，我们可以将这一概念延伸到整个下肢。胫骨肌连接到股直肌（前表线）、缝匠肌（前表线支线）、髂胫束和阔筋膜张肌（螺旋线）。这条线最终走到髋骨的最前端：髂前上棘或髂前下棘。腓骨肌则经过股二头肌长头连接坐骨结节，也就是髋骨的最后方（见图6.19）。

这样，由胫骨肌和腓骨肌形成的"马镫"或"吊带"将从下肢向上延伸到骨盆，并与骨盆的位置有关（图6.26）。骨盆前倾会使髂前上棘靠近足部，这样使得胫骨肌上方的张力去除，导致内侧足弓有降低的趋势（但并非绝对）（图6.26A）。相反，骨盆后倾将会向上牵拉胫骨肌，松弛腓骨肌，导致足弓有上抬的趋势（图6.26B）。

请注意其潜在的含义：下肢后面缩短的螺旋线将对抗前面的螺旋线，使骨盆后倾和足外翻（图6.27A）。当我们看到这种模式时，就知道在背面螺旋线下段必然有一些显著缩短的地方（图6.27B）。足内翻伴随骨盆前倾，说明前面螺旋线下段（胫骨前肌-髂胫束前缘）缩短。尽管这一模式也与前深线（参见第九章）的缩短有关。

讨论 6.4

◆◆✿✿ 螺旋线下段和膝关节移动轨迹

螺旋线能影响膝关节的移动轨迹（步行中，膝关节在前、后方向上的移动是平直的，或多或少与髋和踝的移动方向相同）。

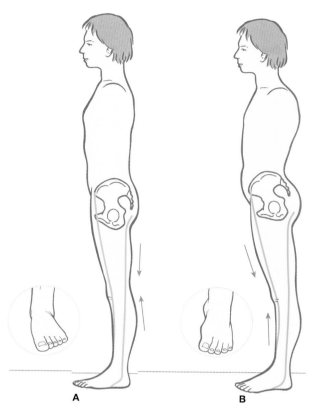

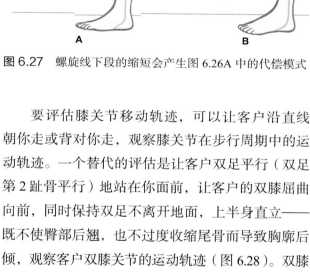

图 6.27　螺旋线下段的缩短会产生图 6.26A 中的代偿模式

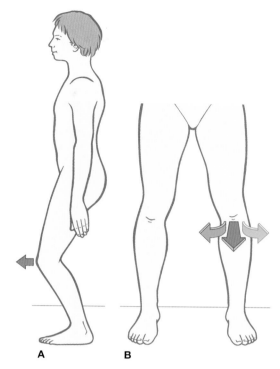

图 6.28　评估膝关节的运动轨迹时，足跟着地，双膝屈曲向前，骨盆前倾，观察髌骨的运动轨迹，看它在向前、向后运动时是否向内或者向外偏移

　　要评估膝关节移动轨迹，可以让客户沿直线朝你走或背对你走，观察膝关节在步行周期中的运动轨迹。一个替代的评估是让客户双足平行（双足第 2 趾骨平行）地站在你面前，让客户的双膝屈曲向前，同时保持双足不离开地面，上半身直立——既不使臀部后翘，也不过度收缩尾骨而导致胸廓后倾，观察客户双膝关节的运动轨迹（图 6.28）。双膝屈曲向前时，如果一侧或双侧膝关节向内运动（内扣），则该侧的整个螺旋线下段可能处于紧张状态。

　　当我们知道螺旋线如何从骨盆前面的髂前上棘走行至膝关节的外侧，然后下行至踝内侧时，就能清楚地看到它绷紧后对膝关节方向的影响。它把膝关节外侧推向靠近髂前上棘到内踝的这条线上（图 6.29）。在做局部软组织手法之前，或安排矫正训练以恢复膝关节的运动轨迹之前，先从上或下松解这条线将会极大地提高疗效。如果做站立屈膝时，膝关节是向外侧"跑"的，增强站立时螺旋线下段前面部分的张力将有助于稳定膝关节。

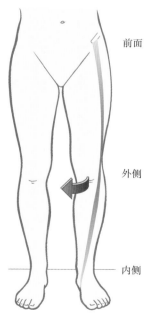

图 6.29　因为螺旋线从髋关节前方经过膝关节外侧再到踝关节内侧，这段螺旋线收紧可能会导致膝内旋

讨论 6.5

❀ "跟足"与骶髂关节

众所周知，足部的骨骼被整齐地分隔成纵向两列，构成内侧足弓和外侧足弓（图 6.30）。

借用舞蹈术语，可称为"跟足（heel foot）"和"趾足（toe foot）"。"趾足"是用来承受主要重量的：若你站立时让负荷在几个足趾之间转移，你会感觉到前 3 个跖骨头向上至距骨的压力。如果看到距骨与小腿的主要承重骨（胫骨）是如何对齐的，会更有说服力。尝试把重心从足跟上向前移，把体重放在外侧的 2 个足趾上，你会发现这么做十分困难，几乎不可能维持，除非你对此十分习惯。

在站立和行走时，足跟确实会承受重量，但是外侧 2 个足趾及其相关骨（第 4、第 5 跖骨以及骰骨）实际上被设计为平衡器，是足的"独木舟"支架（图 6.31）。

从"跟足"向上看，我们可以发现腓骨比较特殊，被安放在胫骨髁下方（图 6.32）。对于承重来说，这个位置很差；事实上，它被放在这个位置看起来是要抵抗向上的拉力，而不是向下的重力。虽然足部有 8 块肌肉将腓骨向下拉，但有一条非常强大肌肉——股二头肌，直接将它向上、向内拉。

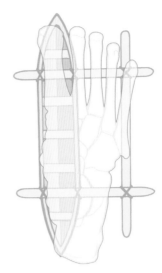

图 6.31　从功能上看，内侧足弓是主要承重的"独木舟"，而外侧足弓则像一个支架，起平衡和稳定作用，并不承担太多的重量

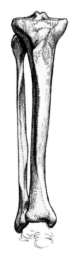

图 6.32　外侧足弓的上方是腓骨，其位置显然不能将重量向下转移。然而，腓骨缩在胫骨髁下，暗示它需要抵抗向上的拉力（经许可引自 Grundy 1982）

如果我们沿着完整的链条追寻，可以把"跟足"（也就是外侧足弓）经由腓骨肌、股二头肌和骶结节韧带连接到骶髂关节（见图 6.20）。根据我们的临床经验，处理好足跟、腓骨肌、腓骨头和腘绳肌的软组织平衡，将使整脊（chiropractic）和正骨（osteopathic）治疗师针对骶髂关节的手法的成功率、有效率明显提高。换而言之，足跟的位置和外侧足弓通过背面螺旋线的下段影响骶髂关节的稳定。

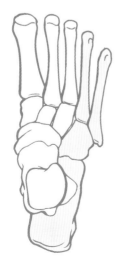

图 6.30　足部内侧足弓和外侧足弓排列非常整齐。一些舞者将其分别称为"趾足"和"跟足"

讨论 6.6

❖❖❖❖❖ 螺旋线在骶骨中线的交叉在行走中的作用

认为螺旋线在中线上存在第 3 个交叉是基于对骨盆稳定性的观察。关于步行中骶骨的复合运动以及其他两个未命名的运动已经在他处做了详细介绍[2]，在这里我们关注的是，螺旋线在这些运动中的调整作用，以及如何让骶骨在稳定的约束中活动。

左足推离地面时，右足在前，处于足跟着地和承受重量之间，右侧的骶结节韧带通过牵拉和绷紧的筋膜连接到右足跟，防止骶骨的过度"点头"运动（章动，nutation）。同时，当左侧骨盆前面被拉入屈曲状态时，左侧的骶髂后长韧带可以防止骶骨的过度"仰头"运动（反章动，counternutation）。

这两个相互协调的韧带通过螺旋线的筋膜组织跨越骶骨。因此，从右侧坐骨结节穿过中线向上至左侧髂后上棘有一筋膜连接（图 6.33）。在步行周期的摆动相，两组韧带松弛，允许骶髂关节一侧从"点头"变为"仰头"，对侧则从"仰头"变为"点头"运动。当右足推离地面的时候，右侧的骶髂关节闭锁为"仰头"状态，而左侧是"点头"状态。当左侧足跟着地承重时，左侧骶结节韧带和右侧骶髂后长韧带形成的连接从左侧坐骨结节横跨骶骨，向上抵达右侧髂后上棘。

该复合体的张力由下面的腘绳肌和上面的骶多裂肌和腰髂肋肌动态调节（见图 6.21）。从而将整个背面螺旋线与步态中的骨盆稳定联系起来。如果这个系统不能正常工作（多见于运动的明显不对称，还经常伴有疼痛），就需要从整体来分析。

将这些韧带结构的软组织调节平衡，做一些肌肉的拉伸，使步态中通过骶骨的力平顺，这些工作将对一些关注骨盆内部力学的技术（正骨和整脊）有所帮助。只有多学科的团队或多才多艺的实践者才能驾驭以下全部要素，即关节运动、韧带网络、肌筋膜张力和募集协调。

参考文献

1. Clemente C. *Anatomy, a Regional Atlas of the Human Body*. 3rd ed. Philadelphia: Lea and Febiger; 1987. Fig. 506.
2. Vleeming A, ed. *Movement, Stability, and Lumbopelvic Pain*. 2nd ed. Edinburgh: Elsevier; 2007.

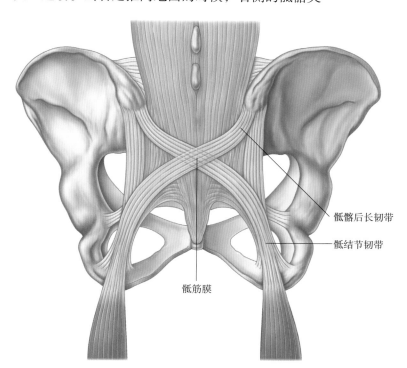

骶髂后长韧带

骶结节韧带

骶筋膜

图 6.33　当右脚向前迈步时，右侧骶结节韧带和左侧骶髂后长韧带的斜行部分共同限制了骶髂关节在骨盆内移动，而与它们正好相反的那部分却被放松。当左腿向前，右腿向后蹬的时候，则相反

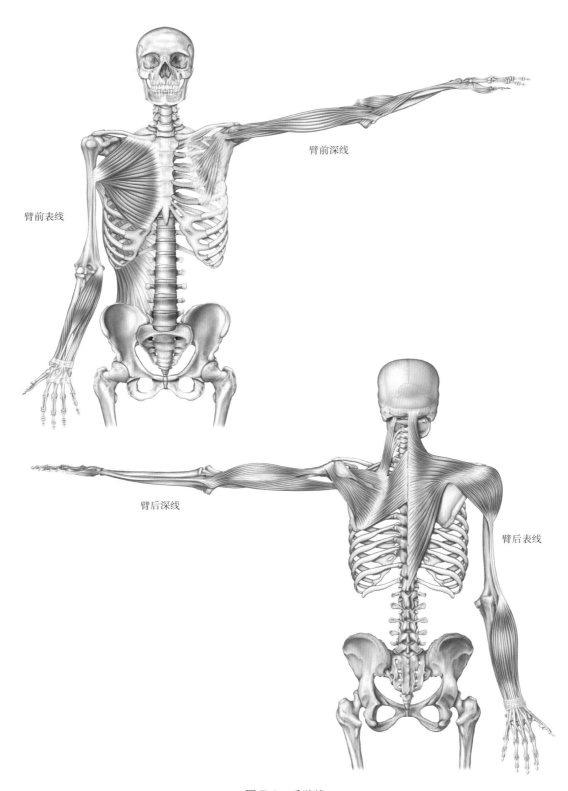

臂前深线

臂前表线

臂后深线

臂后表线

图 7.1 手臂线

第七章

手臂线

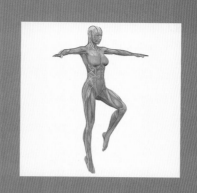

概述

在本章中，我们将要认识 4 条独特的肌筋膜经线。他们起于中轴骨，穿过肩部的 4 个层面，止于手臂的 4 个象限和手的 4 个"边"（拇指、小指、手掌和手背）。与下肢的相应经线相比，臂线（图7.1）不仅表现出更明显的、整齐的对称性，其纵向连接中还有很多肌筋膜经线的"交叉"（参见讨论 7.2）。相对于更稳定的下肢，人类的肩和手臂是专门用于自由活动的，而这些多角度的自由活动需要更多样化的经线来执行控制与稳定，同时线和线之间也需要更多的连接。

手臂线的排列非常符合逻辑。手臂的前面和后面各有一条深线和浅线排列（图 7.2，表 7.1）。手臂线是根据它们跨过的肩部的位置来命名的（图7.3）。（在第八章中，我们可以看到这些路线从肩部连接到对侧的骨盆带。）

姿势功能

人体在直立姿势下，手臂是从躯干骨骼的上面悬挂下来的，并非结构性"圆柱体"的一部分。所以我们把下肢纳入前面的线中去讨论，而把手臂线作为单独的章节来介绍。鉴于手臂的重量，以及与我们在日常生活活动（如驾驶和各种电子屏幕操作）时的多重联系，手臂线确实具有姿势方面的功能：肩关节的位置不正会对肋部、颈部、呼吸功能、腰部及以下部位形成明显的牵拉。本章详细介绍了在放松时这些线如何从手臂牵拉中轴骨；在运动和工作中用到手臂时，这些张力线又是如何运作的（例如，俯卧撑或瑜伽倒立时可以支撑身体；引体向上或爬树时又可以悬吊身体）。

运动功能

在我们的各种日常活动，如检查、手法操作、表达和移动中，手、臂与眼睛必须密切配合，通过张力的连续性来执行这些动作。手臂线大约跨越10 个关节杠杆，才能把东西拿过来或者推开。手可以推、拉以及稳定我们的身体，或者握住东西使其静止，以便仔细观察和修饰。手臂线和其他线是无缝连接的，特别是与旋线（体侧线、螺旋线和功能线）（第五、六、八章）关系很密切。

手臂线详述

手臂线常见的姿势性代偿会导致各种肩、臂和手的问题，通常涉及肩部前移、后缩、上提或"圆肩"（肩胛骨内旋及前倾）等。胸廓如果缺乏支撑就会出现这些代偿。这就促使我们在螺旋线及前深线等主干线中寻求解决方法。随着时间的推移，还会出现腕管、肘问题和肩关节撞击问题，以及慢性肌肉痛或触发点疼痛，这显然都是由于错误的姿势导致。

手臂线的走行是从中轴骨向外到手部。这种顺序没有特别的意义。

◆◆ 手臂线的定位

表 7.1 中，手臂线的解剖结构非常复杂，需要一个简单的方法来定位，以便读者更好地理解，不至于在错综复杂的旅途中迷路。我们可以通过镜子观察自己或者观察受试者，来学习下面的内容。如图 7.2A 所示，将手臂向侧面伸出，掌心朝前，肘关节的鹰嘴指向地面。臂前表线（见图 7.2B）此时沿着手臂前面排列——掌肌群、腕管、前臂屈肌群、肌间隔和胸大肌。转身，臂后表线（见图 7.2D）沿着臂后面排列——斜方肌、三角肌、外侧肌间隔和伸肌群。洗澡时用毛巾从肩部一直擦到手背，擦的就是这条线。

在肩关节处向内旋转手臂（桡尺关节处不要旋前），使手掌朝向地面，肘关节鹰嘴向后，如图 7.2C。在这个姿势中，臂前深线（见图 7.2A）沿

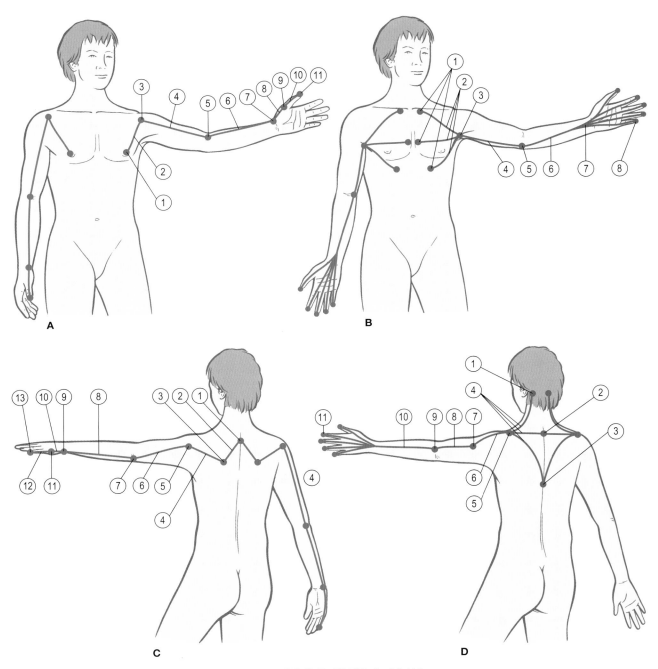

图 7.2　手臂线的"轨道"和"车站"

| 表7.1 | 手臂线：肌筋膜"轨道"与骨骼"车站"（图7.2） |

骨骼"车站"		肌筋膜"轨道"	骨骼"车站"		肌筋膜"轨道"
A. 臂前深线			**C. 臂后深线**		
第3~5肋，锁骨下缘	1		下段颈椎和上段胸椎的棘突、C1~C4横突	1	
	2	胸小肌、锁骨下肌、锁胸筋膜		2	菱形肌和肩胛提肌
喙突	3		肩胛骨内侧缘	3	
	4	肱二头肌、喙肱肌、肱肌		4	肩袖肌群
桡骨粗隆	5		肱骨头	5	
	6	旋前圆肌、旋后肌、桡骨骨膜		6	肱三头肌
桡骨茎突	7		尺骨鹰嘴	7	
	8	桡侧副韧带		8	沿尺骨膜的筋膜
手舟骨、大多角骨	9		尺骨茎突	9	
	10	大鱼际肌群		10	尺侧副韧带
拇指外侧	11		三角骨、钩骨	11	
B. 臂前表线				12	小鱼际肌群
锁骨内侧1/3、肋软骨、下部肋骨、胸腰筋膜、髂嵴	1		小指外侧	13	
			D. 臂后表线		
	2	胸大肌、背阔肌	枕骨嵴、项韧带、胸椎棘突	1, 2, 3	
内侧肱骨线	3			4	斜方肌
	4	内侧肌间隔	肩胛冈、肩峰、锁骨外侧1/3	5	
肱骨内上髁	5			6	三角肌
	6	屈肌群	肱骨三角肌结节	7	
	7	腕管		8	掌外侧肌间隔
手和第2~4指掌面	8		肱骨外上髁	9	
				10	伸肌群
			第4~5指背面	11	

着前面排列——拇指、大鱼际肌群、桡骨、肱二头肌和胸大肌下面延伸至胸小肌。臂后深线（见图7.2C）沿着手臂后面排列——小鱼际肌群、尺骨、肱三头肌、肩袖肌群，以及菱形肌（在斜方肌下）和肩胛提肌。

做动作分析时（尤其是在手臂起支撑作用的动作中）需记住这些"标准线"，将帮助我们辨识哪条经线参与（也许是过度参与）或参与不够。过度使用"下游"（远端）的特定结构通常会引起经线"上游"（近端）的拉伤。

臂前深线

臂前深线（deep front arm line，DFAL）（图7.4）的起点为第3~5肋前面的胸小肌（图7.5）。这块肌肉实际上是嵌在锁胸筋膜里的（图7.6A）。锁胸筋膜位于锁骨至腋区的胸大肌之下，包绕胸小肌和锁骨下肌，并与该区域的神经血管束和淋巴组织相连（图7.6B）。整个锁胸筋膜的大小与胸大肌接近，形成这条经线的起始轨道。胸小肌的收缩，从结构上提供了连接的悬索，而较小的锁骨下肌负责稳定锁骨[1]。

胸小肌远端的"车站"是喙突，是肩胛骨的一个突起，从锁骨下方向前伸出，像一个拇指或一个"鸟喙"（因此得名）。另外两块肌肉从喙突向手臂外延伸，即肱二头肌短头和喙肱肌（见图7.5）。胸小肌和这些远端肌肉间有明显的肌筋膜连续（图7.7），但是依据解剖列车规则，这个连接似乎是违规的：在放松的站姿下，手臂经线的肌肉从胸小肌开始，运行方向发生了根本性的改变（见图7.2A）。然而，当手臂外展于水平或更高的位置（如网球正手击球），特别在悬吊姿势（如树上摆荡的猴子或做引体向上时），这些肌筋膜单元就会连接成一条线（见图2.2）。在标准的"手臂下垂"姿势中，如果臂前深线的近端短缩，将喙突向下拉，就会造成肩胛骨前倾，形成所谓的"圆肩"。

臂前深线主要是一条保持稳定的经线（与下肢的前深线相对应），从拇指延伸到胸部的前侧。在

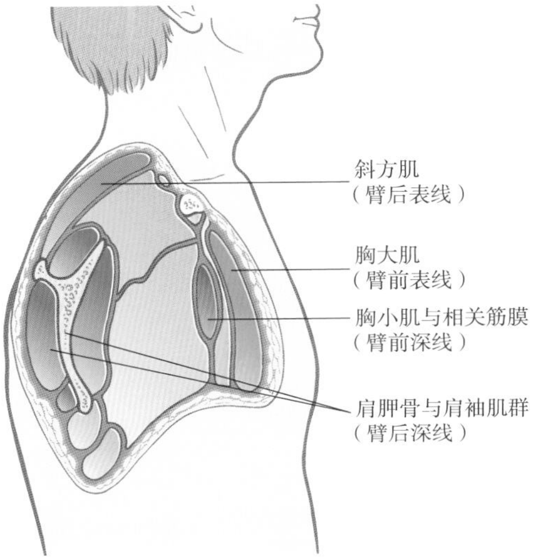

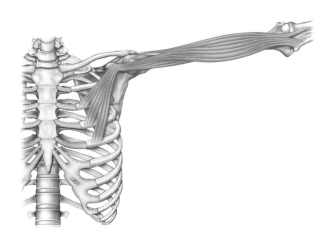

图7.3　手臂线的命名来源于它们在肩部层次中的相对位置。在肩部的手臂线起始处，可以清楚地分辨出4个平行的面

图中标注：
斜方肌（臂后表线）
胸大肌（臂前表线）
胸小肌与相关筋膜（臂前深线）
肩胛骨与肩袖肌群（臂后深线）

图7.5　在喙突处，胸小肌与肱二头肌短头及喙肱肌之间有明显的筋膜连接，但只有当手臂水平外展或上举时，它们才会以解剖列车的模式起作用

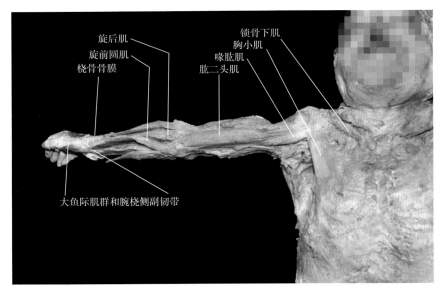

图中标注：
旋后肌
旋前圆肌
桡骨骨膜
锁骨下肌
胸小肌
喙肱肌
肱二头肌
大鱼际肌群和腕桡侧副韧带

图7.4　臂前深线的原位解剖。胸大肌已被移除，以显示胸小肌与拇指间的筋膜力学传导

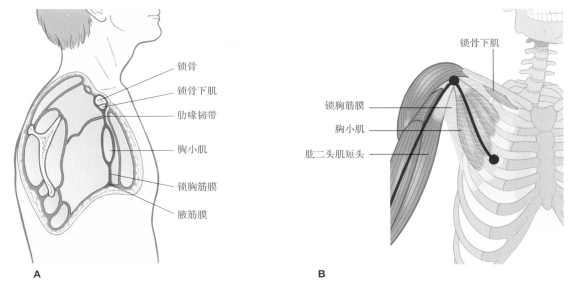

图 7.6　A. 臂前深线的起始处不仅包括胸小肌，也包括从锁骨向下到腋区下缘之间的同一筋膜平面中的其他结构。B. 这块锁胸筋膜形成臂前表线的近端，约与覆盖在其上的胸大肌一样大

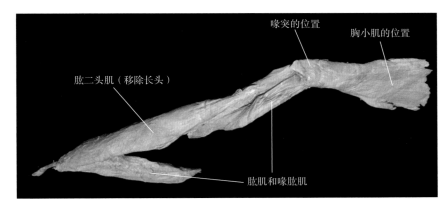

图 7.7　胸小肌和肱二头肌之间的筋膜"交织"很明显，即使从喙突中移除

四足动物中，或在橄榄球比赛或瑜伽平板支撑动作中，这条线可以控制（限制或允许）上身左右移动。在手臂的开链运动中，臂前深线主要通过拇指来控制手部的角度及抓握能力。

◆◆◆❀ 胸小肌

胸小肌和锁胸筋膜覆盖在胸大肌的下面，很难进行触诊并单独拉伸。此肌筋膜单元过短，会对呼吸、颈部和头部姿势产生负面影响，也会影响肩关节和手臂的顺畅活动，尤其是在向上伸展时。悬挂在树枝上或将手臂过度屈曲（如瑜伽中下伏较深的"下犬式"，或是在墙边呈跪姿并将手沿着墙面尽量上举，可能会拉伸到这些组织。在这些动作中，人们很容易把胸廓向后倾斜以提升上部的肋骨，从而

避免了对胸小肌的拉伸，治疗师很难从外观上辨别这种代偿。下面提供了一种可靠的方法来触诊这个重要而又经常受限的臂前深线的近端结构。

胸小肌和锁胸筋膜的功能性短缩有 3 个指征：①吸气时上部肋骨活动受限，肩关节和肋骨只能在狭小的空间内运动；②患者屈臂抬肩去够壁橱的上层时出现困难；③肩胛骨呈前倾或"圆肩"（见图 7.35 和讨论 7.1）。要判断最后一项，需从患者侧面观察：肩胛骨内侧缘应该像峭壁一样垂直悬挂。如呈现某个角度，像屋顶一样，有可能是短缩的胸小肌把喙突向下拉，使肩胛骨倾斜。此模式与连接到第 4 和第 5 肋的胸小肌较长的外侧束有关。若肩膀呈"圆肩"（肩胛骨内旋或过度前伸——客户仰卧时可见肩部抬离床面），则要对连接至第 2 肋

（有时被称为肋喙韧带）和第 3 肋较短的内侧束进行牵伸。

　　胸小肌的肌肉比较明显，尤其是外侧较垂直的肌束，可以透过覆盖在它上方的比较水平的胸大肌触摸到，但从腋下着手比透过胸大肌更容易。让患者仰卧，手臂上举，肘部屈曲，手背放在治疗床上靠近耳的位置。若此动作有困难，可用枕头支撑手臂或将患者手臂放于其体侧使之置于你的手腕上。

　　将指尖放在患者腋窝，置于胸大肌与背阔肌腱之间的肋骨上。治疗师采用跪在治疗床旁的姿势，此时进入的角度会更好。开始时，将掌根部放在治疗床上，调整合适的角度，在胸大肌下朝着胸锁关节的方向缓慢向上滑动，确保指腹与肋骨的前表面接触。此处的关键是顺着肋骨滑动，既不深入也不远离肋骨。初次使用此手法的常见错误是手指进入覆盖肋骨的组织中。因为肋骨的骨膜高度敏感，施加压力会产生剧烈但毫无用处的疼痛。而在患者放松、角度正确和手指柔软的情况下，在胸大肌底部可深入得比较远。需要多进行一些练习，以弄清这个动作会带动多少皮肤。毕竟牵拉皮肤不是我们的目标。

　　从喙突到腹直肌外上方的附着点画一条向下、略向内的假想线。你必须在胸大肌下面向前探寻得足够远才能到达这条线，然后才能触到胸小肌外缘。触诊时，手下的感觉会有所变化。先是触到肋骨壁上少量的膜状肌束，然后会摸到完整的、独立的、可辨识的肌肉（这是理想的情况，其实此时它可能处于肌肉或筋膜的短缩状态）。在大多数情况下，从胸小肌边缘的下方将肌肉向上挑起，使之离开胸廓，或向喙突附着点拉伸，都不会对客户造成任何伤害（而且对肩部的活动性有很大好处）。此时客户可辅以缓慢深长的吸气或将手臂举过头顶（图 7.8）。

　　因为胸小肌嵌在锁胸筋膜内，所以即使没有触到胸小肌的肌束，打开胸大肌下方组织也是有益的。当你触诊这块肌肉时，首先触到的是连接到第 5 肋的肌束。把它释放或"软化"后，下一个触

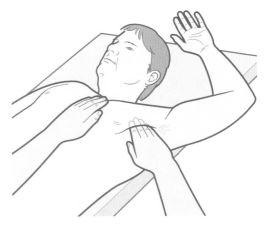

图 7.8　手从腋窝进入胸小肌，手指在胸大肌下方，朝向胸锁关节

到的就是连接到第 4 肋的肌束。在柔韧性好的身体上，有时候可以触到连接于第 3 肋的肌束（大多数人在第 2 肋上也会有一个额外的筋膜束，有些还含有肌肉）。外侧肌束把肩胛骨拉向前倾，内侧的肌束把肩胛骨（不是肱骨）拉向内旋。

　　在我们的文化中，胸前区处一般很少允许碰触，因此要在客户能接受的范围里操作。如有必要，可分次进行。如患者为女性，需注意淋巴组织，它们连接着胸肌边缘的乳房和腋区。在胸大肌下方沿着肋骨轻轻"游移"手指，可以避免过度牵拉淋巴组织。也可以让客户侧卧，这样重力可使乳房组织下垂以便触摸，但是这个姿势会使得肩关节不稳，对侧肩部也可能摆位不正，对部分客户而言并不是很合适。

　　少数客户（特别是乳房切除术或放疗过的患者）的胸小肌会紧贴在胸大肌后面。如果用上述方法没有找到胸小肌，可以把手翻转，指腹朝上，沿着胸大肌背面仔细拨动。胸小肌与胸大肌纤维呈斜向走行。遇到这种情况，有时可以弯曲手指，小心缓慢地在筋膜平面之间拨动，使胸大肌和胸小肌分离。

　　对于运动治疗师，可以让客户在墙壁前跪位，双手沿着墙壁尽量向上伸展，同时保持背部挺直，或是让客户的胸骨柄（而非剑突）靠近墙壁。治疗师跪在客户身后，用手在客户胸大肌下的肋骨周围

处探寻，找到上面提及的肌束。当摸到短缩的组织时，让客户的手臂沿着墙壁向下移动，然后再向上，以帮助和控制拉伸。

在居家运动时，客户可以双手在背后手指交叉置于腰下方，并向腿的方向拉伸，这样肩胛骨会下拉胸廓，同时向脊柱靠近（图 7.9）。这个动作会牵伸胸小肌及其周围组织（并强化有对抗作用的斜方肌下部），但要注意的是，做这个动作时腰部不要反弓，否则会改变胸廓的运动而抵消掉拉伸作用。

❖ 肱二头肌"特快列车"

肱二头肌的短头起于喙突，止于桡骨粗隆，从而影响了 3 个关节：盂肱关节、肱尺关节与桡尺关节（即肩关节、肘关节和前臂旋转关节）（图 7.10）。肱二头肌收缩会产生前臂旋后、肘部屈曲和上臂斜向弯曲运动（这些动作均依赖于肌肉生理状态及其周围肌肉、辅动肌或拮抗肌的收缩）。

肱二头肌"特快列车"（见第二章的定义）的下方有一系列"普通慢车"辅助其不同功能。喙肱肌位于肱二头肌深面，起于喙突，止于肱骨，使肱骨内收。肱肌起于肱骨，紧邻喙肱肌的附着点，向下止于尺骨，作用是屈肘。最后，旋后肌起于尺骨，止于桡骨，作用是使前臂旋后。

此典型范例说明一列"特快列车"会覆盖一系列功能不同的"普通慢车"。所有这些肌肉都包含在臂前深线中。

这种区分的实际作用是：姿势通常是由深部的"普通慢车"决定的，而非浅层的"特快列车"。虽然在极端情况下，肱二头肌也参与了慢性的肱骨内收或肘屈曲，但治疗师处理这种问题时更需要解决下面的"普通慢车"，而非"特快列车"。

肱二头肌长头和它的另一个"脚"，即纤维束肌腱或肱二头肌腱膜，是交叉的范例，将在本章末尾的讨论中提到。

❀❀ 前臂

肱二头肌短头和旋后肌都与桡骨相连。由于前

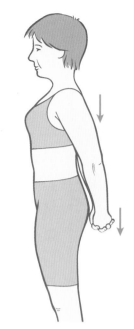

图 7.9　腰部后仰，将双侧肩胛骨夹紧，并向后下方拉，可牵拉并打开胸小肌及其周围组织

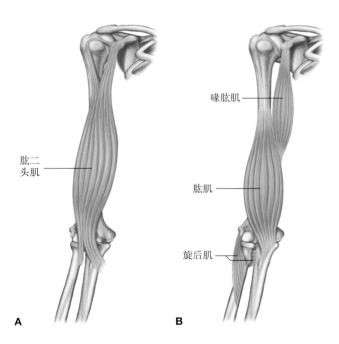

图 7.10　A. 肱二头肌"特快列车"跨越 3 个关节。B. 在肱二头肌下有 3 列"普通慢车"，每一块肌肉都复制了肱二头肌在单个关节上的动作（与第四腘绳肌比较，见图 6.20）

臂的旋前圆肌与旋后肌一起控制桡骨及拇指的旋转角度，所以我们习惯将它们也包括在臂前深线里（见图 7.4；图 7.11，旋后肌和旋前圆肌在桡骨上形

成 V 字形），但严格来说，旋前圆肌是臂后表线交叉过来的。

从这些桡骨上的附着点开始，我们沿着桡骨骨膜到达腕关节拇指侧的桡骨远端茎突。两个旋转肌远端下方的筋膜纤维紧附于桡骨膜上，解剖时很难将其从骨上分离（见图 7.4V 字形远端）。

前臂这个长的"车站"的存在违反了解剖列车的精神：即纵向筋膜是连续的、可以与下方骨骼分开的（见附录一中关于"内袋和外袋"的讨论）。但由于这条线承担着拇指的稳定作用，所以这种固定很符合实际需求。桡骨和尺骨的骨膜与横跨它们之间的骨间膜是连续的，不过这两块骨骼可以互相滑动。要确认这一点，你可以将左手的拇指和示指放在右手腕关节的桡骨和尺骨茎突上，外展和内收腕关节（也可以称这个运动为桡偏和尺偏），感受桡骨在尺骨上的有限滑动。为了使这个运动稳定，这两条线必须固定在这两块骨的骨膜和骨间膜上。

用手和膝关节撑地，将头及肩关节左右摆动，就像一只正在战斗的蜥蜴，你将会感觉到两块骨间筋膜网络的稳定带，它是臂后深线及臂前深线的一部分——是四足动物进化史中传统的稳定装置。

从腕部开始，穿过覆盖在拇指侧的腕骨、手舟骨和大多角骨的腕桡侧副韧带到达拇指（图 7.11）。虽然拇短伸肌和拇长展肌伴随着这些组织，但它们都起自尺骨，是臂后深线的一部分（是本章末讨论的交叉路线之一）。而大鱼际肌群是臂前深线的一部分。

◆◆◆🌸 "拇指线"（Thumb Line）

从事日式指压（shiatsu）或其他需要使用拇指按压工作的人，应注意止于拇指的臂前深线。对于他们而言，如果要有良好的生物力学机制，则要求臂

前深线保持放松和延长，即当拇指施力时，双臂应该呈圆形（肘关节屈曲）（见图 10.53）。虽然这些工作者诉说他们的疼痛源自拇指本身或手指基底部的鞍状关节的压力，但他们的臂前深线都是垮掉的，问题经常出自上臂—喙突或喙突—肋骨之间的区域，且多伴随着肘关节的伸直（见上文胸小肌部分）。

🌸 臂前表线

在肩部，臂前表线（superficial front arm line，SFAL）跨在臂前深线之上，其起点呈扇形，包含两块很宽的肌肉：胸大肌，是臂前表线的起点，从锁骨向下延伸到中段肋骨，有一系列宽大的附着点（图 7.12）；背阔肌（源自胚胎期的"latissimus ventri"，紧挨着胸肌并且牢固地附着在肱骨前表面，在发育后期迁移到背部，因此勉强称之为臂前表线的一部分），从下段胸椎的棘突、腰骶筋膜、髂嵴和下肋侧散开。在胸大肌和背阔肌之间，臂前表线有几乎一整圈的连接点，对上臂在身体前侧和两侧的运动可以多角度控制（图 7.13）。

背阔肌从肩胛骨外侧缘搭载了大圆肌（还有另一块交叉肌肉——见讨论 7.2），这 3 块肌肉缠绕并汇集成肌腱束，并排附着于肱骨的前下方（图 7.14）。这些肌束环绕并且连接到内侧肌间隔（即上臂屈肌和伸肌群的筋膜间隔）的近端，从那里把我们带到下一个骨骼车站，即肱骨内上髁（图 7.15）。

屈肌总腱的轨道从内上髁向下延伸，在前臂下方与多层纵向肌群相连（图 7.16A）。这些肌群中，较短的肌肉走向腕骨，浅屈肌群延伸到手指中部，而深层肌群则走向指尖。在这里需要注意的是，这打破了"越短的肌肉越深"的模式（图 7.16B）。这些走向手指的肌群于屈肌支持带下方穿过腕管，分散到手腕掌侧和指腹（图 7.17）。

我们在上文已经提到，臂前表线控制着手臂在身体的前侧与两侧的大范围动作。大块胸肌和背阔肌为肩关节内收和外展等大幅度的动作（如游泳划水或网球、板球等运动的击球动作）提供动力。通过控制关节和手指，臂前表线和臂前深线都可以参

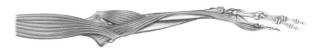

图 7.11　臂前深线沿着桡骨骨膜向下穿过腕关节内侧，连接到拇指及相关的鱼际肌

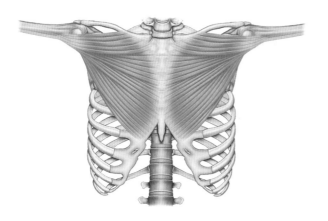

图 7.12　胸大肌是臂前表线起始的主要部位

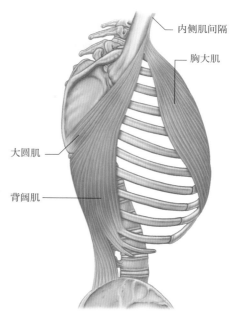

图 7.14　尽管背阔肌和大圆肌来自背部，但它们与胸大肌连接在同一个功能性肌筋膜平面上

内侧肌间隔

胸大肌

大圆肌

背阔肌

❖❖❖ 臂前表线与臂前深线的拉伸评估

为了区别臂前表线与臂前深线，让客户仰卧于治疗床或硬板床的边缘，将手臂下垂，掌心向上，肩关节外展离开床面。这时拉伸的是臂前表线，胸大肌或臂前表线上的一些部位会有牵拉感。腕关节和手指过伸可加大拉伸程度。如果要拉伸臂前深线，可以将拇指向上（肩内旋就可以做到），然后将拇指沿着其他手指的方向，向远处延伸，远离肩关节，此时客户的手臂离开床面悬空。这时客户将感受到臂前深线（一直到胸小肌）的牵拉感。

或者，你站在客户背后，并握住其手腕，让客户像跳水前的准备姿势一样从足踝开始将身体向前倾，你来控制重心平衡，确保可以很轻松地扶着他，使你和他都不会有跌倒的风险。他这时是悬挂在两条臂前线上，靠它们拉住倾斜的身体。让客户肱骨外旋（拇指向上），你仍然握住其腕关节，使其继续保持向前倾斜，并向你报告拉伸到什么位置了。他可能会说在臂前表线的某个部位（从胸大肌到手部屈肌）有拉伸的感觉，你就可以据此知道什么部位可能有短缩或受限。

让客户接着肱骨内旋（拇指向下），然后抓住

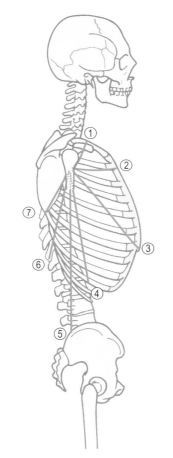

图 7.13　在胸大肌和背阔肌这两块三角形肌肉之间，臂前表线在躯干的起点很广，从锁骨①、绕着肋骨到达骨盆⑤再到胸椎⑦

与抓握功能。虽然笔者对鸟类解剖不熟悉，但在大部分鸟类中，臂前表线既提供展翅的推动力，也提供副翼－外羽的控制力。在四足动物中，臂前表线提供前腿向前的推动力，也提供足趾的控制力。

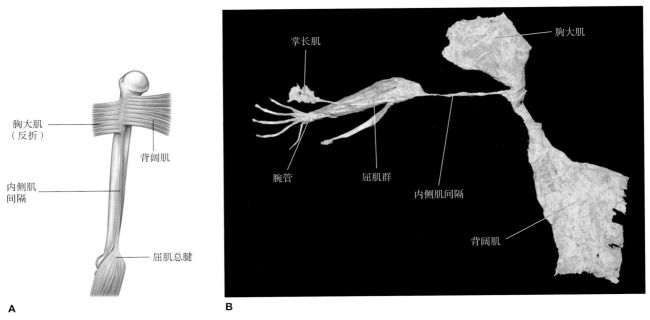

图 7.15   A. 臂前表线从肱骨内侧向下至内侧肌间隔，再连接至肘内侧的肱骨内上髁。B. 将整个臂前表线解剖成一条完整的肌筋膜经线

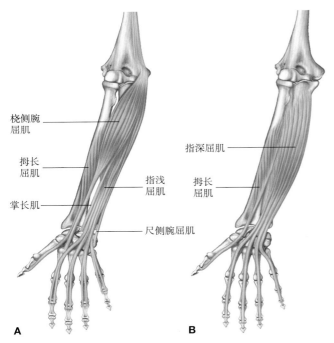

图 7.16   许多手和腕的屈肌起自内上髁（A），但有些不起自内上髁的屈肌也属于同一筋膜复合体，因此是臂前表线的一部分（B）

其腕关节，让他向前倾身体。此时，拉伸的感觉很可能在臂前深线的某些部位——从胸小肌、肱二头肌到拇指，这可以提示治疗部位。由于人类手臂动作的多样性，手臂线有大量交叉的肌肉，所以这两种说法不能一概而论。

🌸 臂后深线

臂后深线（deep back arm line，DBAL）起自第 7 颈椎和胸椎上部的棘突，与菱形肌一起向下并向外延伸至肩胛骨内侧缘（图 7.18）。菱形肌不仅参与了螺旋线（参见第六章），也是臂后深线的一部分（图 7.19）。筋膜轨道在肩胛骨内侧缘分叉并出现转折：螺旋线继续进入内侧肩胛骨深处，并连接前锯肌，臂后深线则继续围绕肩胛骨和肩袖，从菱形肌到冈下肌，途中搭载小圆肌。冈下肌和小圆肌"钉在"下一个"车站"——肱骨大结节的后面，与关节囊相连。

臂后深线的另一条支线起于枕骨下方偏外侧的头外直肌，和肩胛提肌一起从上 4 节颈椎横突的后结节继续向下（图 7.20）。这条路线的远端"车站"是肩胛骨上角，在菱形肌附着点的上方，但这些筋膜纤维与冈上肌相连，在冈上窝内沿肩胛骨顶端走行到达肱骨头的顶端。肩袖肌群中的 3 块肌肉都汇聚在肱骨大结节上。

肩袖肌群中的第 4 块肌肉——肩胛下肌，覆盖在肩胛骨的前表面，止于肱骨头前侧的小结节（图 7.21）。肩袖肌群形成了"肩胛骨三明治"，肩胛骨

就像夹在其中的黄瓜片。菱形肌筋膜拉动肩胛下肌筋膜和冈下肌筋膜，使肩胛骨移动。这个完整的肌

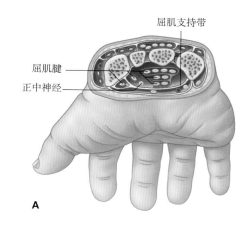

A

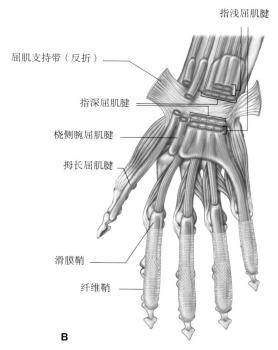

B

图 7.17　臂前表线穿过腕管，并向外到达手掌和手指的掌面

筋膜复合体包绕肩胛骨这个籽骨。肩胛下肌作为臂后深线复合体的一部分，在肩部平衡中扮演着重要角色。

肩袖肌群的 4 块肌肉控制肱骨头，和眼周肌肉控制眼球运动的模式一样（图 7.22）。*The Hand* [2] 的作者 Frank Wilson 认为：

> "大脑指挥手臂和手指，就像指挥眼睛一样准确。肱骨在肩部就像眼睛在眼眶内一样，可以前后左右地自由转动（或摆动），也可以绕其长轴转动。这两者都有精准的肌肉排列，并可以有效控制这些动作。"

肱骨干上，靠近肩袖肌群在肱骨头上的附着点处，以及盂肱底部接近小圆肌止点的部位，是肱三头肌的长头的起点。这是臂后深线的下一段"轨道"

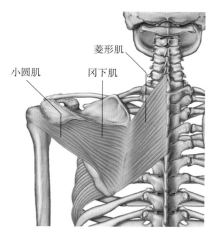

图 7.19　臂后深线起自菱形肌，其浅层筋膜穿过冈下肌。此处又有一个"道岔"，正如我们所见，菱形肌也在肩胛骨下方连接到螺旋线中的前锯肌（见图 6.4）

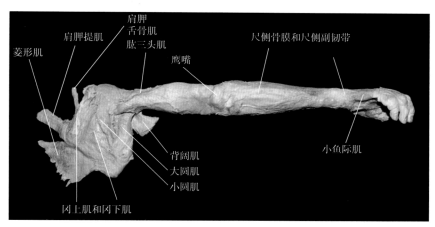

图 7.18　臂后深线的原位解剖。展示了从菱形肌和肩胛骨到小指的连接

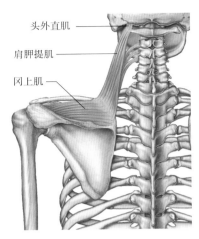

头外直肌

肩胛提肌

冈上肌

图 7.20　臂后深线的另一条替代支线，由头外直肌向下到肩胛提肌。这两块肌肉越过肩胛骨顶端，一起将头部、颈部连接到冈上肌

（图 7.23）。当手臂垂下来时，臂后深线和臂前深线类似，肩袖肌群到肱三头肌的走行方向彻底改变。但当肩关节外展时，如网球中反手击球或手臂举过头顶动作，臂前、后深线就形成了筋膜连接和力学连接。肱三头肌向下（沿途搭载了肘肌）走行到达肘尖的尺骨鹰嘴。从这里继续直线前进，若要寻找肌肉连接点可能会遇到困难，但若寻找筋膜连接则容易很多：尺骨的骨膜及其毗邻的筋膜层向下穿过整个的前臂外侧。就像臂前深线一样，为了维持稳定性，臂后深线也牢牢地固定在尺骨的下半段。

　　当到达腕关节外侧的茎突后，可以继续走行至腕关节的韧带囊，特别是位于三角骨和钩骨外侧的腕尺侧副韧带，延伸到小指侧的骨膜和韧带（图7.23）。小鱼际肌群也是该路线的一部分。

　　臂后深线大致等同于下肢的体侧线，与臂前深

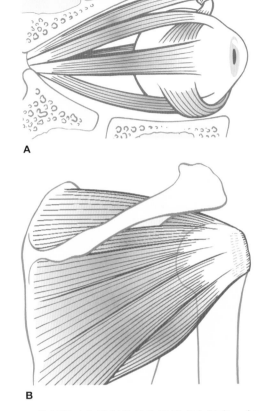

A

B

图 7.22　控制眼球和控制肱骨头的肌肉之间有一个有趣的对应

线共同调整肘关节的角度，以限制或促使四肢爬行时身体上半身的侧向运动，并且提供从手外侧到肩部后方的稳定性。这条线在普拉提训练中是必须被激活的。

❖ 柔道翻滚

　　合气道或柔道的翻滚动作过程是沿着臂后深线

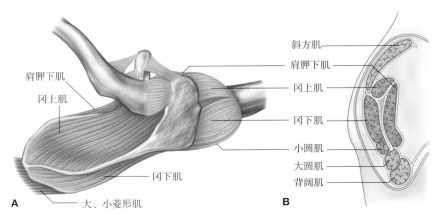

肩胛下肌

冈上肌

冈下肌

大、小菱形肌

A

斜方肌

肩胛下肌

冈上肌

冈下肌

小圆肌

大圆肌

背阔肌

B

图 7.21　臂后深线的第 2 段 "轨道"是夹住肩胛骨的整个肩袖肌群复合体，包括肩胛下肌

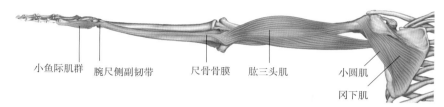

小鱼际肌群　　腕尺侧副韧带　　尺骨骨膜　　肱三头肌　　小圆肌

冈下肌

图 7.23　臂后深线的肩袖肌群"轨道"与肱三头肌相连，但前提是手臂须抬起至接近或高于水平，此连接点才能激活。臂后深线从肱三头肌在肘部鹰嘴的附着点向下到尺骨骨膜，穿过腕关节外侧到达小鱼际肌群与小指。对比图 7.18

完成的。动作过程从小手指侧与地垫的接触开始，沿着腕关节外侧、尺骨干、肱三头肌到达肩部背面（图 7.24）（一个完整的翻滚动作过程会沿着后功能线继续进行。参见第八章和第十章）。保持这条线完整、有力、呈圆弧状，对于成功地完成翻滚动作很重要。在翻滚的过程中，这条路线上任何位置的坍塌都会导致受伤。

🌸 臂后表线

臂后表线（superficial back arm line，SBAL）起于斜方肌附着的中轴线上的大片区域，从枕骨嵴一直到 T12 的棘突。其纤维聚集到肩胛冈、肩胛骨的肩峰及锁骨外 1/3 处（图 7.25）。

实际上，此处的连接很有趣：斜方肌的胸段纤维大致与三角肌后部纤维连接；斜方肌颈段纤维大致与三角肌中部纤维连接；斜方肌枕部纤维与三角肌的前部纤维连接。从图 7.26 的骨架上可以看出，臂后表线从颅骨后方分散开，走行到肩的前方，再转到手臂后方。如果肩部丧失平衡（人类肩部经常会出现），此处的三角肌前部及其下方的组织经常会出现障碍、紧绷和失用。打开三角肌前部对于缓解头前伸的姿势非常重要，却经常被忽视。

所有这些斜方肌－三角肌的线都会汇聚到三角

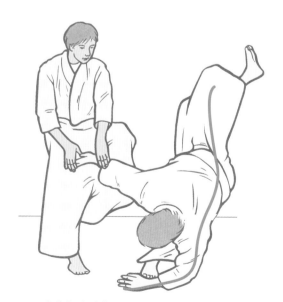

图 7.24　柔道翻滚动作过程是沿着臂后深线从小指外侧到肩袖肌群，然后继续沿着后功能线进行的（见第八章）

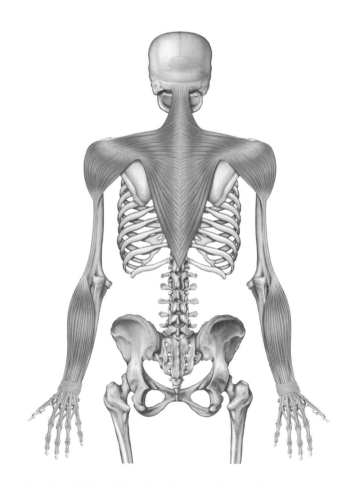

图 7.25　臂后表线起于斜方肌－三角肌复合体

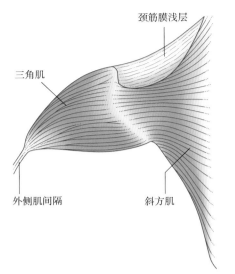

图 7.26　斜方肌－三角肌复合体可视为一大块三角形肌肉，从整个脊柱上段的宽广附着点向肩部集中于肱骨外侧

肌粗隆上，在此处，筋膜穿过肱肌下方融入外侧肌间隔的纤维中（图 7.27）。

　　肌间隔向下延伸到肱骨外上髁下端的附着点，并将屈肌及伸肌（手臂的前侧和后侧）分隔开来。从这个车站开始，此线路直接延续到伸肌总腱上，并搭载了许多桡尺骨间膜背侧的纵向肌肉，最后穿过伸肌支持带向下到达腕骨与手指（图 7.28）。

　　除了直接连接于上臂肌间隔的筋膜，伸肌总腱本身从肱骨外上髁发出后就会排列形成一连串的筋膜叶片或条带，附着在肱骨内、外上髁的伸肌实际上是附着在这些叶片上，这意味着这些肌肉在其近端是不能完全分开的。这些浅层短伸肌悬吊在长伸肌腱和起始筋膜叶片之间（像其他所有肌肉一样，但在此处比大部分肌肉更多）[3]。

　　与臂前表线类似，臂后表线的肌肉与一般情况下的肌肉排列相反，浅层肌肉控制腕骨，而深层肌肉可到达指尖。

　　臂后表线是从脊柱到指尖背侧的单一筋膜联合体（图 7.29A 和 7.29B）。这条线控制手臂在身体外侧中线后方有限地活动，如网球反手击球动作一样。臂后表线还平衡了臂前表线在上肢的屈曲动作。臂后表线也控制着肩与手臂的上举（外展），在日常活动中有时需要手臂举起一段时间，因此如

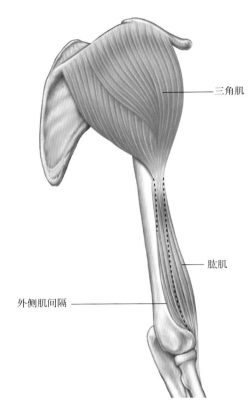

图 7.27　三角肌连接至肱肌下方的外侧肌间隔，再向下至肱骨外上髁

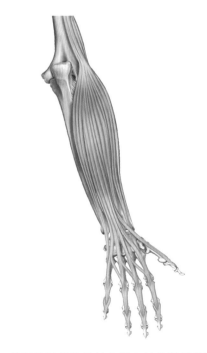

图 7.28　伸肌总腱从肱骨外上髁和其他深层伸肌群一起将臂后表线向下带至手背

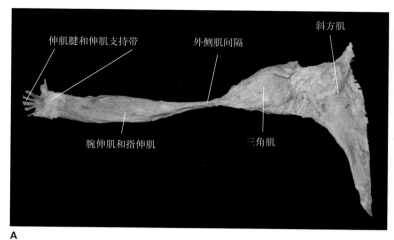

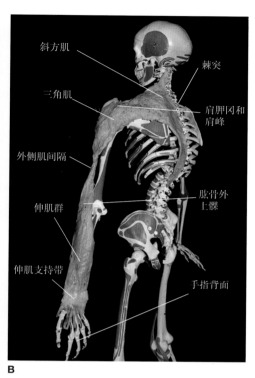

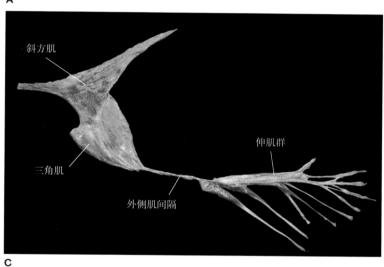

图 7.29 臂后表线的解剖。A. 斜方肌已从棘突和与枕骨上非常小的连接点（右上方）处被切断。保留了覆盖在肩胛冈上的肌筋膜纤维。从三角肌至外侧肌间隔有牢固的筋膜连接，从肱骨外上髁表面进入到伸肌群内。可以看到伸肌支持带仍然覆盖着这些伸肌腱，它们在手指附近被切断。B. 这件标本被放在教学使用的骨架上。C. 一个臂后表线的新鲜组织解剖，显示了同样清晰的连接，但为了显示清楚，将前臂肌群切除了

果存在胸廓和脊柱塌陷或者肩带无力，臂后表线往往会被过度使用或使用不当。

◆◆◆ 臂后表线和臂后深线的拉伸评估

与客户面对面站立，握住客户手腕，给予客户支撑，同时让客户身体向后仰（从踝关节开始）并通过治疗师握着的手臂"悬吊"身体。此时他依靠两条臂后线的悬吊倾斜身体，就像滑水运动中的动作一样。若客户将她的腕和手臂外旋（掌心朝上），客户通常可感觉到臂后表线从斜方肌向外侧再到伸肌群的牵拉感（或受限）。若使用中等力度内旋手

腕和手臂（拇指朝下），客户通常会感觉到臂后深线上的牵拉感，包括菱形肌和肩袖肌群及这条线的其他部位。

由于手臂上有大量的肌群交叉，这个练习充满了"通常"或"可能"的描述（见后文讨论 7.2，交叉点）。如果客户在上述区域没有牵拉感，那就要注意他们有牵拉感觉的区域。通常来讲，牵拉这些区域会帮助客户回归到上述的"正常"模式（我又一次说了"通常"，因为职业或反复的运动模式会让手臂维持在高张力状态下）——这类客户应属于上述"正常"模式。

🌸 总结回顾 1：鸟类的翅膀

为便于理解，我们将这 4 条手臂线比喻为鸟类的翅膀（图 7.30）。斜方肌和三角肌所在的臂后表线位于翅膀的顶部（展翅，必要的时候上举翅膀），翱翔时不断地进行等长收缩，而在拍动翅膀时，是反复做向心收缩。胸大肌所在的臂前表线位于翅膀的底部——是飞行时的动力肌，在鸭或鹅中是"深色肉"，富含耐力纤维；但鸡或火鸡中是"白肉"，富含磷，能快速收缩。鸡或火鸡很少飞，只是偶尔短暂的爆发振翅一下。

臂前深线位于翅膀的前缘，控制着姿势——也可以说，控制着"拇指"的角度。臂后深线位于鸟翅膀的后缘，为纤细羽毛组成的副翼提供精细的运动控制。相当于我们在高尔夫球和网球运动中，使用小指的精细调整来获得良好的精度。

🌸 总结回顾 2：筋膜 / 肌肉转换

这 4 条手臂线是沿着手臂的几个面排列的。在肩部，这些线在胸廓的前、后表面清晰地被分成浅层和深层，并根据所处横截面的位置衍生出名称（见图 7.3）。

在上臂，4 条线围绕在肱骨周围形成 4 个分区，2 条浅层线以筋膜形态呈现，另外 2 条深层线则以肌肉形态呈现（图 7.31A）。

在前臂和手部，这种排列仍然是分区的，但呈现方式正好相反：2 条浅层线包含许多肌肉，而 2 条深层线几乎全为筋膜（图 7.31B）。在手部，2 条浅层线的肌群演变成肌腱（虽然也包括一些手内在肌），2 条深层线则包括覆盖屈肌支持带的大鱼际肌和小鱼际肌（图 7.31C）

这种主要组织类型的交替是一种比喻，虽然这个比喻脆弱得经不起仔细推敲，但也还是值得注意。2 条浅层线（臂前表线和臂后表线）都是以肌肉形式呈现（肱三头肌、背阔肌、胸肌、三角肌），在上臂则转换为筋膜间隔，到了下臂又恢复成屈肌和伸肌，而在腕部与手部则又再次成为筋膜性的肌腱。

在肩部的 2 条深层线，比起它的浅层同伴更接近筋膜状态（尽管也有一些稳定肌群，如肩袖肌群、肩胛提肌、菱形肌、胸小肌和锁骨下肌等）。在上臂，这些深层线是发达的肱三头肌和肱二头肌。到了前臂，这些深层线路又沿着骨骼缩窄成稳定的筋膜状态，但是在手部，它们又在掌根处展开，转换为大鱼际肌和小鱼际肌这样的发达肌肉。

这种转换是与手臂关节的不同的灵活性相对应的。例如，肩关节和桡尺关节，是具有多个自由度的关节，而肘关节和腕关节的活动性更小，只能做铰链式运动。再次强调的是，手臂如此设计的目的是灵活性而非稳定性，因此，我们的描述中会有很多的修饰语和例外。

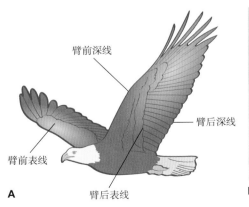

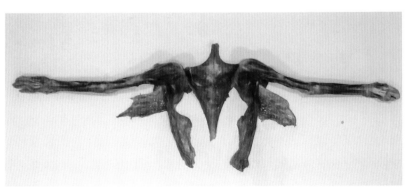

A

B

图 7.30　A. 臂线可以被比作鸟类翅膀的 4 个面。B. 沿躯干中轴解剖下来的整个人类"翅膀"——上肢带骨和上肢骨，以及其上的所有肌肉，包含全部的 4 条手臂线（见图 5.3）（照片由作者提供）

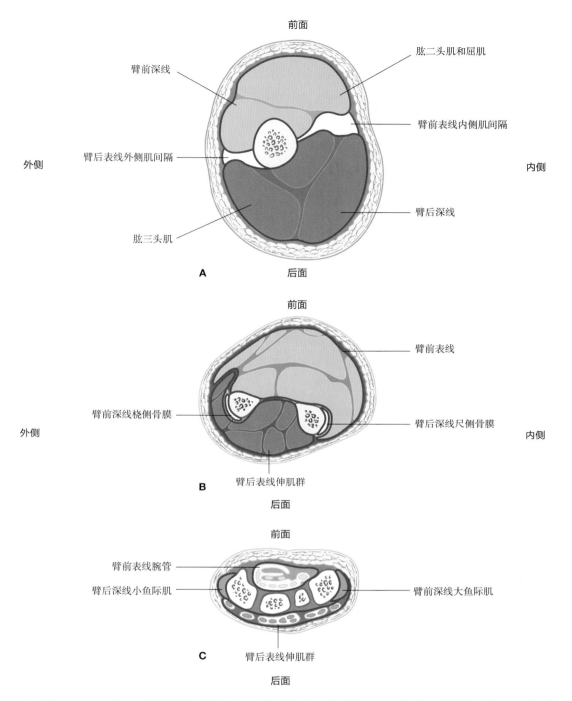

前面

臂前深线

肱二头肌和屈肌

外侧

臂后表线外侧肌间隔

臂前表线内侧肌间隔

内侧

臂后深线

肱三头肌

A

后面

前面

臂前表线

臂前深线桡侧骨膜

臂后深线尺侧骨膜

外侧

内侧

臂后表线伸肌群

B

后面

前面

臂前表线腕管

臂后深线小鱼际肌

臂前深线大鱼际肌

臂后表线伸肌群

C

后面

图 7.31　A. 在上臂，2 条深层线是肌肉状态而浅层线完全是筋膜。B. 在前臂，浅层线是肌肉，而 2 条深层线完全是筋膜。C. 在手部，深层线更多呈现肌肉状态，而浅层线完全是肌腱

讨论 7.1

肩胛骨的位置与姿势平衡

　　肩胛骨的活动性（相对于比较固定的髋骨）对于上肢的功能起着至关重要的作用。锁骨的活动范围是有限的，其主要功能是在胸廓前方让手臂远离肋骨（这是灵长类动物的特殊需求，大多数四足动物倾向于让肩关节更靠近胸骨，将其置于相对狭窄的胸廓下方）。

　　人体的锁骨是一个相当稳定的支架，确保肱骨球形头能有最大范围的活动性。肩胛骨需要移动保

持两者平衡，并且在保持中轴骨一定稳定性的同时还要控制手臂的姿势转换。肩胛骨的稳定性其实由其类似张拉整体结构的设计决定，因此软组织平衡是至关重要的。手法治疗和运动治疗的目标是，为肩胛骨找到一个合适的位置，使其在中立位时可以最大限度地根据客户意愿移动上肢。

肩胛骨"机车库"周围有一系列的肌肉，把握它们之间的平衡，将有助于治疗。特别要关注肩胛骨上的 X 形力线。从后面看人类的肩胛骨，可以看到几乎每个方向上都有力线拉着它（图 7.32）。

在这些肌肉中，有 4 块肌肉对于维持肩胛骨的稳定性和决定肩胛骨的位置至关重要。它们形成一个 X 形。X 的一条线由菱形肌 – 前锯肌构成，我们第一次见到它是在螺旋线中（参见第六章）。虽然，菱形肌和前锯肌在螺旋线中是一起工作的，但是在手臂线中，它们对肩胛骨的位置的作用是相反的（图 7.33）。前锯肌使肩胛骨向前伸，菱形肌使肩胛骨向上提。长期短缩（闭锁缩短状态）的前锯肌从胸廓的后侧将肩胛骨向外侧牵拉，导致菱形肌被拉紧（闭锁延长状态）。这个模式通常会伴随脊柱胸段向后凸。当菱形肌处于闭锁缩短状态时，一般会伴随脊柱胸段弧度变平（平背），前锯肌将处于闭锁延长状态，肩胛骨将会更靠近棘突而不是靠近肋角。

X 的另一条线是由斜方肌下束和胸小肌构成（图 7.34）。斜方肌将肩胛冈向内、向下拉，胸小肌则在喙突将肩胛骨向下、向内拉。这种拮抗关系通常表现为，胸小肌处于闭锁缩短状态和斜方肌下部处于闭锁延长状态，造成肩胛骨在肋骨上向前倾斜。请注意，肩胛骨前倾通常会被胸廓后倾所掩盖，而表现出肩胛骨仍呈垂直状态。但二者潜在的模式是相同的，如图 7.35 所示需要对胸小肌进行牵伸处理。

讨论 7.2

交叉

虽然我们描述的这些线十分符合逻辑，且在实践中也运用良好，但是肩、前臂和手独特的旋转能力需要大量"道岔"来交叉完成，虽然它们会对描述手臂线的整齐精确性有所干扰，却为这些运动提供了更多的活动性和更好的稳定性。

肱二头肌的两个头给了我们一个交叉连接的例子。到目前为止，我们仅阐明了肱二头肌短头从喙突到桡骨肌腱的连接，这个连接符合我们描述的臂前深线的走行。而肱二头肌长头经过结节间沟到达肩胛骨关节盂部的顶点，与肩袖肌群的冈上肌形成力学连接并延伸到肩胛提肌，换而言之，就是将臂

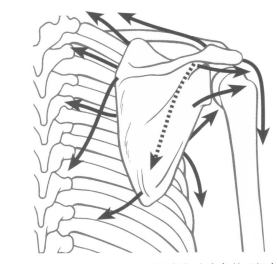

图 7.32　肩胛骨类似一个被多方拉锯力竞争的"机车库"

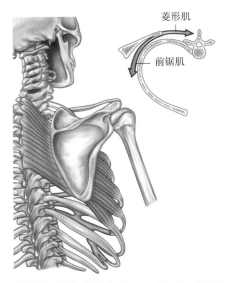

图 7.33　前锯肌和菱形肌交织在一起，形成肩胛骨 X 形力线中的一条线，对维持肩胛骨的姿势和位置起至关重要的作用

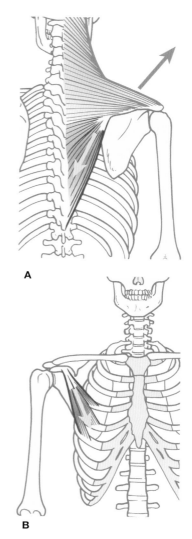

A

B

图 7.34　肩胛骨 X 的另一条线由背部斜方肌下束和前面的胸小肌通过力学连接组成

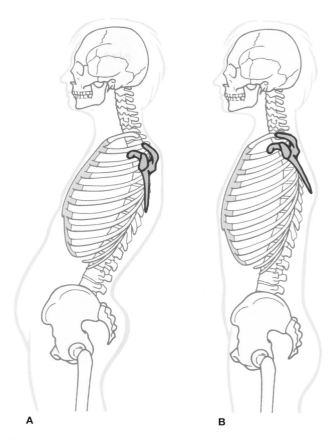

A　　　　　　　　　　　　　**B**

图 7.35　肩胛骨相对于胸廓的倾斜，比相对于重力线更好评估。如果胸廓向后倾斜（西方人常见的姿势），肩胛骨可能会与地面垂直，但实际上相对于胸廓来说是前倾的，这与胸小肌短缩有关。（Ａ）与（Ｂ）都提示肩胛骨相对胸廓前倾，两者都需要牵伸胸小肌

前深线连接到臂后深线上（图 7.36）。

　　肱二头肌除了两个头，还有两个"脚"，这两个"脚"提供了另一个交叉。除了附着在桡骨上的肌腱外，肱二头肌的远端还有一个肌腱膜散射到前臂屈肌群中，将臂前深线和臂前表线连接起来（图 7.37）。此结构和尺骨、桡骨之间的斜索一起，使我们能通过肩胛骨和手指之间肌筋膜连接将物品提起，而不会对脆弱的肘关节和桡尺关节造成不适当的拉伤。

　　另一个交叉的范例：为了增强提重物能力，当我们从体侧提起一个类似行李箱之类的物品时，重量会首先通过手指屈曲来承担，并由臂前表线的

屈肌群维持（通过臂前深线的拇指抓握来协助稳固）。其提拉力量并不会传送到肱骨内上髁或臂前表线的其他部位；而是被肱二头肌腱膜转载后再传送到肱二头肌，使力量从容易受伤的肘部转移到臂前深线上。在肱二头肌短头的顶部，这个力量从喙突向上转移至喙锁韧带，从而到达锁骨。之后拉力被斜方肌的锁骨部分（从而转移到臂后表线上）继续传递到枕骨（图 7.38）——对于那些外出探险时常用一侧提拉重物的人来说，这是头痛的常见部位。[对另一侧来说，为平衡这股力量，对侧颈部或腰部会过度用力而导致拉伤和疼痛，那些平时缺乏锻炼的人更容易受伤。而对单侧负重有经验的人（如邮递员），可以通过搬抬技巧或多或少地将负重分配给整个结构。]

　　因此，松解臂前深线的上部结构是缓解头前伸

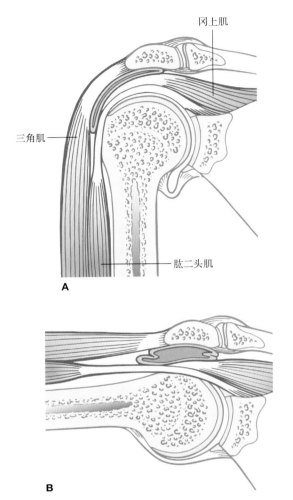

图 7.36　当手臂外展时，在冈上肌与肱二头肌长头之间有一个力学连接，形成了一个由臂前深线到臂后深线的交叉连接

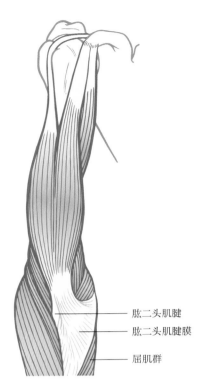

图 7.37　肱二头肌的第 2 条肌腱连接到前臂屈肌群的筋膜内，形成了臂前深线和臂前表线间的交叉连接

或上颈部过伸的步骤之一，对于那些经常提重物的人来说更是如此。

　　还有一种交叉的范例：三角肌远端连接，它正对着肱肌。如果我们用这个"道岔"来代替标准的臂后表线上的三角肌－外侧肌间隔的连接，那么臂后表线和臂前深线就连在一起了（图 7.39）。

　　大圆肌，我们曾把它和背阔肌一起纳入臂前表线上，但它实际上是一个从肩胛骨（因而属于臂后深线）进入臂前表线的交叉，其远端连接在肱骨的前面（见图 7.14）。大圆肌的远端附着在肱三头肌和肱骨上。

　　肱桡肌起自外侧肌间隔并延伸至桡骨，形成了从臂后表线到臂前深线的又一个连接（图 7.40）。

　　旋前圆肌也在臂前深线到臂前表线之间建立了同样的连接。

　　最后，拇长肌、拇展肌和拇长伸肌、拇短伸肌从尺骨骨膜发出到拇指的上半个指面，可以说是臂后深线和臂后表线间的连接。

　　这些线之间的其他连接是为了使手臂能时刻适应肩臂组合上的各种运动和扭力，如端着装满菜的托盘、挥舞着铲子干活或者试图把双手放在背后。但是这些手臂线的交叉并不能降低我们已经详细介绍过的 4 条正式的纵向肌筋膜经线的价值。

讨论 7.3

手臂线与下肢线的比较

　　细心的读者会发现手臂的 4 条线与下肢的几条线——后表线、前表线、体侧线、前深线的相互作用有些类似（尚未发现有临床价值的、与螺旋线相对应的上肢结构）。虽然下肢与上肢的功能不同，但在结构上有惊人的相似。

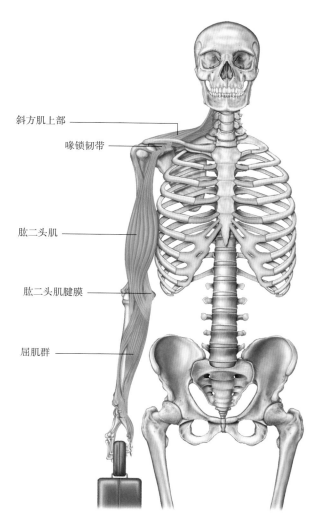

斜方肌上部

喙锁韧带

肱二头肌

肱二头肌腱膜

屈肌群

图 7.38　当手臂下垂提物时，肌筋膜连接从手指向上延伸到肱二头肌短头，通过腱膜将拉力传送到喙锁韧带，再到斜方肌，终止于枕骨

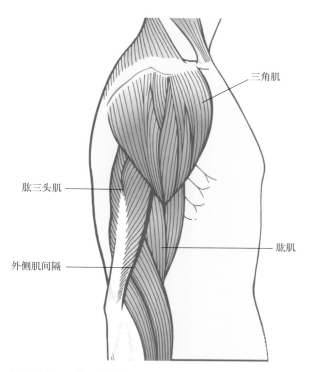

三角肌

肱三头肌

外侧肌间隔

肱肌

图 7.39　三角肌的筋膜与一部分肱肌相连，形成臂后表线和臂前深线之间的连接

　　上肢与下肢在骨骼结构上有明确的对应：两者都通过"带（girdle）"与中轴主体紧密连接（如髋骨和肩胛骨），接着是 1 个球窝关节，1 块近端肢体骨，1 个铰链关节，2 块远端肢体骨；肢体再远端第 1 列都有 3 块骨，第 2 列都有 4 块骨，最末端是 14 块骨构成的 5 个指（趾）。

　　除了骨骼构成的相似性（这种相似性确实很奇特，因为上肢与下肢进化的进程和目的都不同），肌肉也表现出了有趣的对应关系，如腘绳肌与肱二头肌相对应，而髋外展肌群通常被称为"髋部三角肌"[4]。

　　尽管有这么多明显的对应性，但是上肢与下肢的肌筋膜经线却不平行。一方面与发育有关：所有的肢体是从胚胎侧面直接向外发育的，随着进一步的发育，下肢在躯干上向内旋转，而肩部则向外旋转。因此，当我们回归婴儿蜷缩式姿势的时候，手部和膝关节往往会碰到一起。你自己可以试试用手和脚掌着地，然后屈曲肘关节和膝关节。会发现膝关节总是向前，朝向手臂方向，尽管根据体位不同，膝关节会有一点向外或向内。肘关节则相反，屈曲方向总是朝向膝关节，当然根据个人习惯，也许有点朝外。把手撑在地面上，试着把肘关节转向前，当它和膝关节的方向一样时，你会发现想让下肢和上肢平行是不可能的。

　　在另一方面，缺乏对应证明了身体筋膜连接的延展性和可塑性。骨骼的平行仍然存在，肌肉的平行也存在，但是经过长时间的演变，筋膜的纵向连接改变了。与狗或熊适合大步走的前掌和后腿相比，蝾螈脊柱侧面的伸肌有不同的肌筋膜经线，与人类独有的上肢经线也截然不同。

　　人类的下肢和四足动物的后肢非常相似，虽然脊椎和髋关节的姿势有所不同，但我们的前线、后线的结构和运动功能是相似的，内线、外线的结构

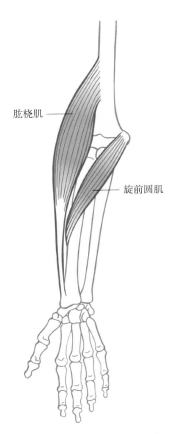

肱桡肌

旋前圆肌

图7.40　肱桡肌和旋前圆肌连接到桡骨膜，形成臂后表线、臂前表线到臂后深线之间的交叉连接

和稳定功能是相似的。然而，灵长类的前肢经历了一些决定性的变化，可能我们的祖先栖息在树上时出现了独特的纵向连接。因此，探寻上、下肢各个部位间的差异是一项有价值的练习（尽管可能只有我们这些解剖学迷才会这么做）。

首先，比较手和足，可以轻易地看到两侧的"深"线是平行相对的，但前后线是相反的（图7.41A）。臂前深线连接拇指的内侧，如同下肢的前深线（参见第九章）连接到内侧的足弓与踇趾。臂后深线连接至小指，如同体侧线连接到外侧足弓与第5跖骨。

下肢的前表线包含足趾和踝的伸肌群，与之相对应的是包含手指和腕伸肌群的臂后表线。下肢的后表线可以屈曲趾和踝，相对应的是臂前表线可以屈曲手指。

在前臂，这种平行关系继续存在。但小腿的体侧线是经过腓骨肌与腓骨相连的，而臂后深线则连

接到与胫骨对应的尺骨上（图7.41B）。腿部，前深线连接至承重的胫骨，而前臂的臂前深线则紧密连接到了活动度更大的桡骨。我们还可以看到：小腿上只有腓肠肌、腘肌、跖肌是跨过膝关节的，其余的运动肌肉都仅限于小腿。臂前表线和臂后表线上的许多肌肉都是交叉于肘关节的，但这种设计对肘关节的运动并没有多大的影响。

在上臂和大腿，绝大多数的平行线在此时都像失控似的发生了旋转（图7.41C）。我们发现，下肢的前表线（主要是股四头肌）此时与臂后深线（肱三头肌）相对应。下肢的后表线（股二头肌和其他腘绳肌）等同于臂前深线（肱二头肌及其以下伴行的结构），下肢的体侧线（髂胫束）现在与臂后表线（外侧肌间隔）相对应，而前深线（内收肌群和相关的肌间隔）与臂前表线（内侧肌间隔）类似。

在肩和髋水平，对应关系有些模糊，只有体侧线（髋外展肌群）与臂后表线（三角肌）对应。奇怪的是，下肢的前深线（腰肌与其他屈肌）似乎可以对应臂前表线（胸大肌与背阔肌）。与腰肌类似，胸大肌与背阔肌也是从中轴骨向外穿过球窝关节到达附近的肢骨，但是仔细看的话，这种平行并不明显。

上肢的臂后深线（菱形肌到肩袖肌群）可以与腰方肌到髂肌的连接对应——髂肌对应肩胛下肌，臀小肌对应冈下肌。但是有人认为，肩袖肌群类似下肢的深层外旋肌（技术上是属于前深线的一部分，但实际上是根本不存在的"后深线"的一部分）。

上肢的臂前深线（肱二头肌–胸小肌）大致可以对应下肢的后表线（股二头肌–骶结节韧带），不过臂前深线也有前深线的元素（靠近神经血管束，且大收肌和喙肱肌是明显对应的）。

人类进化的历程漫长而曲折，胎儿在发育过程中，其手臂和腿都发生了扭转，使得手臂线和下肢线的动作连接各有不同，其一一对应也有些模糊。即便如此，体侧线在肘关节上方与臂后表线相对应，而在肘关节下方与臂后深线相对应。前深线在肘关节上方与臂前深线和臂前表线的联合相对应，

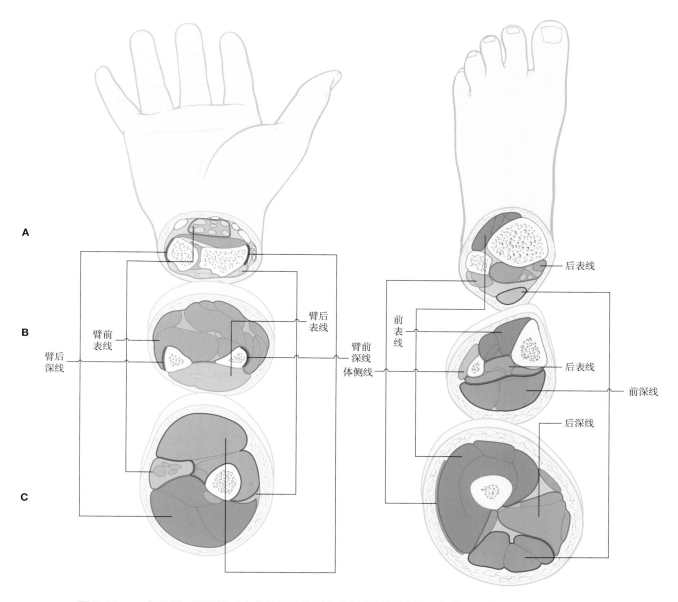

图 7.41　A. 在手部，臂深线对应着足部的外侧和内侧（前深线）线，但前、后线是相反的。B. 在前臂，前后反转仍然延续着，但内侧线走行到前臂的"腓骨"（桡骨），而外侧线走向前臂的"胫骨"（尺骨）。C. 在上臂，深层和浅层交换位置——大腿前侧、后侧的股四头肌与腘绳肌（前表线和后表线），对应于手臂的深层线路——臂前深线的肱二头肌与臂后深线的肱三头肌

而在肘关节下方则与臂前深线相对应。前表线在肘关节上方与臂后深线相对应，而在肘关节下方则与臂后表线相对应。后表线在肘关节上方与臂前深线相对应，在肘关节下方则与臂前表线相对应。

　　鉴于上、下肢骨骼结构和肌肉结构的相似性，这些纵向筋膜连接的变化产生的差别确实非常大，也相当复杂。最后，祝贺那些克服重重困难读到本章结尾的读者。在接下来的章节中，我们将介绍那些比较简单的从躯干延伸到手臂的肌筋膜经线。

参考文献

1. Myers T. Treatment approaches for three shoulder 'tethers'. *J Bodyw Mov Ther*. 2007; 11 (1): 3–8.
2. Wilson FR. *The Hand*. New York: Vintage Books/Pantheon Books; 1998.
3. Van der Wal J. Architecture of the connective tissue in the musculoskeletal system. *Int J Ther Massage Bodywork*. 2009; 2 (4): 9–23.
4. Myers T. *Hanging around the shoulder*. Massage Magazine 2000 (April–May). *Also available in* Body[3], *self-published in 2004 and available via www.anatomytrains.com*.

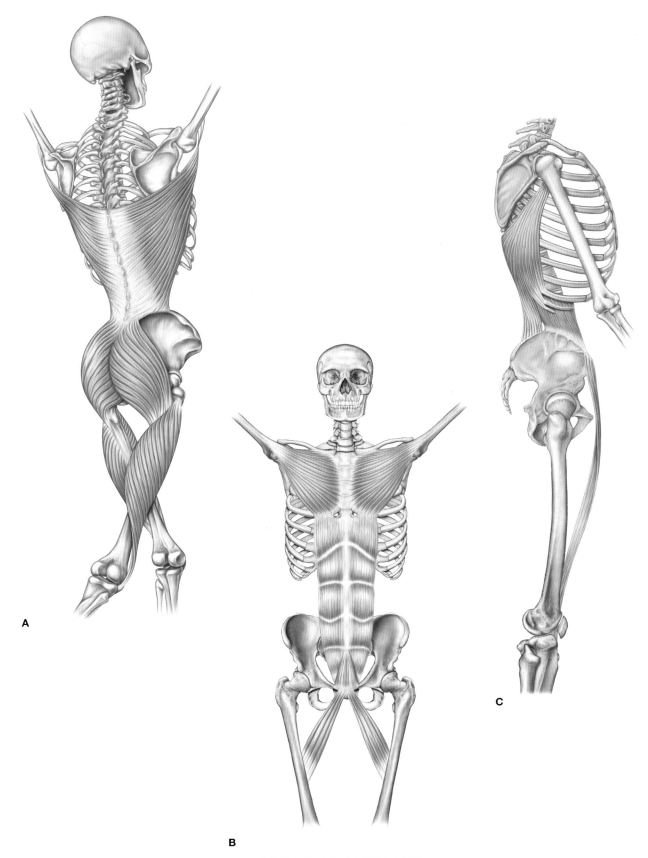

图 8.1　后功能线、前功能线和同侧功能线

第八章
功能线

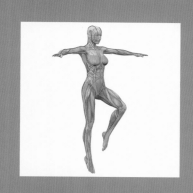

概述

功能线（图 8.1）始于手臂线，越过躯干表面，延伸到对侧骨盆和下肢（因经线是向两端走行的，所以也可以说是从下肢向上到骨盆，并跨到对侧的胸廓、肩和上肢）。其中一条线在身体的前面，一条线在身体的后面。这样，左、右两条线跨过躯干呈 X 形交叉（图 8.2，表 8.1）。第 3 条线被称为"同侧功能线"，从肩延伸到同侧膝关节的内侧。与其他经线不同，功能线很少发挥调控站姿的作用，故称为功能线。在体育运动或其他活动时，当一侧肢体需要稳定、平衡或者有需要借助对侧的力量时，功能线会立即发挥作用。例如，投掷标枪或棒球时，运动员将左下肢和髋部的力上传至右手，为投掷的物体提供一个附加的速度（图 8.3）。

姿势功能

功能线形成稳定的 X 交叉，前面的交叉在耻骨联合处，后面的交叉在骶腰连结处。如前所述，与本书讨论的其他经线相比，功能线与站立姿势的关系较少。这是因为在大多数情况下，功能线涉及的是浅层组织，在日常生活活动中会被大量使用，使其硬化或筋膜短缩而形成固定姿势的机会微乎其微。如果说它们能从整体上改变姿势，那也是使一侧的肩从前侧或背侧更加靠近对侧髋。这种模式很常见，尤其是使身体前侧靠近髋，但其原因通常来自螺旋线及第九章介绍的前深线（或颅筋膜，或内

脏筋膜）。一旦这两条经线的肌筋膜结构达到平衡，功能线通常不需要特殊处理就能形成新的模式。

但是，除了静止的站姿外，功能线确实对其他姿势也有很强的稳定作用。在几乎所有的负重上举或瑜伽倒立中，都需要将肩带稳定在躯干上（如那些经常需要将手臂举过头顶工作的电工和油漆工）。功能线通过向下分配压力或向上提供稳定力来固定上肢的基座——从骨盆到肋骨到肩关节。

还有一些不太常见的情况，如在踢球的运动中，功能线还能以类似的方式为下肢的运动提供稳定或平衡。

有一种常见的与功能线相关的姿势代偿模式，即与惯用手或特定非对称性活动相关的旋转倾向有关，如一侧肩反复向对侧髋拉近。此动作会影响到 6 条功能线的张力与协调性，但螺旋线、体侧线及前深线对这一代偿姿势模式起到更显著的限制作用。

运动功能

功能线跨越身体与对侧肢体连接，使力臂得到延长。这样，肢体运动就能获得更多的驱动力和精准度。因此，手臂的重量可以给下肢踢蹬提供额外的动力，而骨盆的运动则有助于完成网球中的反手击球。这些线在运动中有很多应用，一个平凡但重要的例子是步行，功能线在每一次跨步中都要调节肩与对侧髋之间的平衡。

功能线在身体上呈螺旋状，并且总是以螺旋的模式工作。因此，可以将功能线看成螺旋线的补

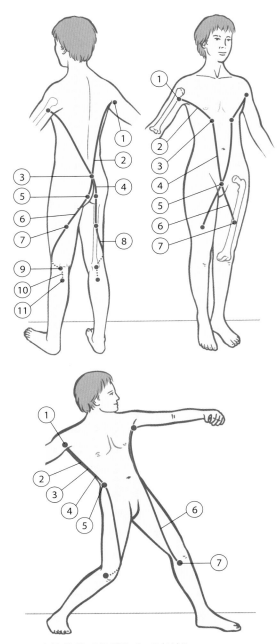

图 8.2 功能线的"轨道"和"车站"

表8.1	功能线：肌筋膜"轨道"和骨骼"车站"	
骨骼"车站"		肌筋膜"轨道"
后功能线		
肱骨干	1	
	2	背阔肌
	3	腰背筋膜
	4	骶筋膜
骶骨	5	
	6	臀大肌
股骨干	7	
	8	股外侧肌
髌骨	9	
	10	髌下肌腱
胫骨粗隆	11	
前功能线		
肱骨干	1	
	2	胸大肌下缘
第5肋和第6肋关节软骨	3	
	4	腹直肌外侧鞘，半月线
耻骨结节和耻骨联合	5	
	6	长收肌
股骨粗线	7	
同侧功能线		
肱骨干	1	
	2	背阔肌，前缘
第10~12肋	3	
	4	腹外斜肌
髂前上棘	5	
	6	缝匠肌，鹅足
胫骨内侧髁	7	

充，或者如上所述，看成手臂线在躯干的延续。在现实生活中，功能线的拉力是不断变化的。下面对功能线进行的详细而精准的描述只是对扇形力线在中央那一瞬间的概括（见讨论 8.1）。

功能线详述

后功能线

后功能线（back functional line，BFL）起于

背阔肌远端的附着点（见图 8.1A）（这是为了便于分析，事实上，后功能线与前表线或臂后深线相连，取决于特定的动作）。后功能线向下到达背阔

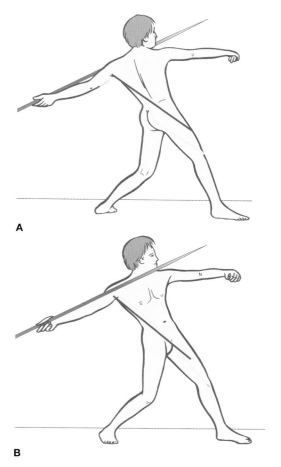

图 8.3 功能线将躯干的推动力、筋膜的弹力和肌肉的力加到肢体上，以增加助力，稳定性则由对侧肢带提供。在图中的动作瞬间，当手臂后伸准备投掷标枪时，右后功能线是收缩的（或至少是被动缩短的）；右前功能线则延长，并准备下一刻的收缩。当非优势肩接近对侧髋关节时，左前功能线轻度缩短。在这个动作中，左侧的后功能线稍微延长。当标枪被投掷出去时就全部反转了：即右侧前功能线收缩，右侧后功能线延长，而左侧功能线转而提供稳定作用

肌中心部位稍下方，它的腱膜附着在胸腰筋膜的浅层上。

后功能线大约在骶腰连结处跨越中线，穿过骶筋膜，与对侧臀大肌下（在骶骨和骶结节处）纤维相连接。

臀大肌下部纤维深入到髂胫束的后缘，因此位于体侧线下方。它附着在股骨的后外缘，大约位于股骨干的下 1/3 处。如果我们继续在同一方向行进，会发现有筋膜纤维连接了股骨粗线顶部的臀大肌和股外侧肌的起点，然后通过股四头肌腱连接到髌骨，通过髌下肌腱连接到胫骨粗隆，在此结束这

条线（尽管到达胫骨粗隆后，我们还可以通过胫骨前肌和胫骨前筋膜继续将这条线延伸到内侧足弓，就像前表线那样）。

从筋膜角度看，臀肌的另一个"附着点"沿着股二头肌和股外侧肌之间的外侧肌间隔向下延伸。此肌间隔在表面与髂胫束相连，但实际是附着在股骨粗线上。其最低处的附着点在胫外侧髁和腓骨头。在沉重的上半身的扭转运动（手持球拍或壶铃还会增强其重力）中，通过这条线稳定到脊柱、骨盆、股骨，甚至到小腿——所有这些都提供了一个良好的基础，将压力分配到许多可承受的结构上。

前功能线

前功能线（front functional line，FFL）的起点与它的姊妹线大致相同，位于胸大肌远端的肱骨附着点，沿着胸大肌最下部纤维到达第 5 肋和第 6 肋（见图 8.1B）。由于包裹胸小肌的锁胸筋膜也与第 5 肋相连，因此可以说，前功能线是臂前表线和臂前深线的延续。

这些胸肌的纤维与腹部腱膜连接，腹部腱膜又连接腹外斜肌及腹直肌。前功能线主要沿着腹直肌外缘或腹斜肌筋膜的内缘到达耻骨的半月线，穿过耻骨结节和耻骨联合的纤维软骨，从对侧长收肌厚实的肌腱出来，继续向下、向外、向后附着到后方股骨粗线的内侧。

从股骨粗线假想一条线连接到股二头肌短头，这样就到达了小腿外侧间隔及腓骨（螺旋线，参见第六章）。但是，这条假想的连线要穿过中间的大收肌，这不符合解剖列车的原则。因此，前功能线到达股骨粗线长内收肌末端就终止了（见图 2.6）。

同侧功能线

同侧功能线沿着背阔肌的最外侧纤维走行。背阔肌附着在较低的 3 根肋骨的外侧（图 8.4），与腹外斜肌后部纤维有一个牢固的筋膜纤维连接，体侧线中也涉及相同的纤维。如果我们沿着腹外斜肌走行，就会到达髂嵴前侧，在此处，筋膜连接越过

髂前上棘到达缝匠肌。从缝匠肌继续向下到达胫骨内上髁的鹅足。

当通过背阔肌支撑身体进行开链运动（如吊环、高空杂技的悬吊表演，或者在自由泳时用手向下划水）时，你可以感觉到这条线。悬挂在单杠或树枝上，扭转骨盆和腿部，你会觉察到同侧功能线的存在。

◆◆◆ 功能线触诊

前功能线与后功能线几乎起于同一部位，即在肱骨下方的腋窝中，胸大肌与背阔肌肌腱的汇合处。让你的客户站立，手臂向外伸直，压在你的肩膀上，你很容易看到这两个肌腱从客户的腋窝的两边延伸到肱骨的前下方。

首先触诊后功能线。我们可以从其附着点穿过背阔肌的下 1/3 直接到达腰骶连结的中线。让客户用肘部做抗阻向下按压的动作，触诊背阔肌的外侧部分，尽管该经线本身在背阔肌外侧缘稍向内侧行走。大部分肌纤维从背部向下进入腰背筋膜。骶筋膜由许多层组成；后功能线通过最浅层，这些层可能无法辨别。如果你站在客户后面，将一只手放在客户的骶骨上，同时让他抬起肘部，向后推你的另一只手，你会感觉到客户的骶筋膜为了保持稳定而收紧。

穿过骶骨，从臀大肌的下缘继续走行，臀大肌附着在尾骨上方的骶骨处。后功能线包括臀大肌下部约 2 英寸（5 cm）的肌肉。沿着臀纹（不是肌肉，而是浅筋膜层）下方的肌肉走到下一站，即股骨干背侧的臀大肌附着点，位于股骨大转子与膝关节连线的上 1/3 处，该处有明显可见的结缔组织隆起。

在此处，可以触及股外侧肌，它是形成大腿外侧轮廓的肌肉。接着后功能线潜入外侧线的髂胫束下，在髌骨处与股四头肌的其他部分汇合，通过髌下肌腱连接到胫骨粗隆，在胫骨干前面的顶端可以清楚地触摸到它。

在自己身上更容易触摸到前功能线。胸大肌构成腋窝前壁，前功能线沿胸大肌下缘向下进入肋骨附着部位。深层的胸小肌也在第 5 肋处与这条线相连。接下来的"轨道"沿着腹直肌的外缘向下延

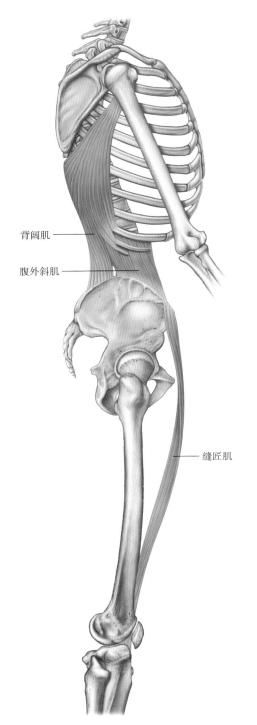

图 8.4　同侧功能线是第 3 条稳定线，沿着背阔肌最外侧纤维到达下肋的外侧，然后到腹外斜肌后方，跨过髂前上棘到缝匠肌，再到膝关节内侧的胫骨内上髁。该经线在吊环运动时为运动员提供稳定性，或者在自由泳的划水动作时稳定躯干

背阔肌

腹外斜肌

缝匠肌

伸，大多数人可以通过主动收紧腹直肌来感受其边缘。然后随着半月线（几层腹肌之间的密封缝）向下逐渐变窄，并到达耻骨联合上缘的外侧。

　　细小的锥体肌（如果存在）从耻骨斜向上延伸，因此可以作为这条线的一部分。该经线穿越耻骨（有些患者可能不接受该部位的触诊），重新出现在对侧长内收肌腱部位。当一个人穿着泳衣或内衣盘腿而坐时，这种肌腱很容易触摸到，通常也很明显。沿长收肌腱进入大腿就接近"终点站"，但不是到达"终点站"。此处，后功能线进入大腿下半部到达股骨后方的粗线。尽管根据世界各地的解剖学图谱，这里都是肌肉的解剖末端，但功能线的筋膜附着点很清楚地连接到股骨内上髁，在膝关节内侧上方几厘米处很容易触摸到。让患者站立，从上面触摸股骨内上髁，让他反复用力转身，这个动作会让你相信内收肌的所有功能都基于在膝关节上方这个强大的腱性附着点。

讨论 8.1

❖ 运动中的力量

　　我们对这些线的描述只是大概。不仅因为个体差异，也因为通过这些线的力量经常是大片"扫过"肌肉和筋膜。换句话说，拿起标枪准备投掷时，因为力是从背阔肌的外侧缘"扫"向内上缘，所以只会在瞬间通过后功能线。1秒钟后投出标枪，同样也会引起一股力量扇形"扫过"胸肌、腹斜肌和大腿内侧肌肉（见图8.3）。

　　我们用一个网球截击来说明这些线的多功能性。发球时，运动员会直接沿前功能线用力拉动球拍，主要涉及胸大肌，也可能涉及与腹肌相连的胸小肌。腹肌的剧烈收缩增加了发球时的力量，使球快速在空中划过并发出声音。最后涉及内侧内长收肌或它的邻居，它们的作用是阻止腹部肌肉把耻骨拉上来（图8.5）。

　　稍后的回击可能是一个直接的正手击球，此时手臂从肩部水平向外伸出。这种情况下，从握球拍

的手掌开始，力沿臂前表线向上穿过胸肌，跨过胸部到达对侧胸肌和臂前表线（图8.6）。在这样的击球过程中，可以在胸部感觉到这种连接，或者当对侧手臂向前运动以协助稳定击球的肩关节并辅助将动量传递到网球时，也能觉察到。

　　片刻之后，反手击球的力量可能从一侧背阔肌传递到对侧背阔肌上缘（图8.7）。对角正手击球的力量可能越过整个身体，主要沿螺旋线到达对侧髋嵴侧前，或者经过如图8.8所示的另一条路线从螺旋线走到前功能线。一个高反手击球可能需要整个背阔肌参与。其余截击动作可能会沿着对角线向下越过后功能线，而在网前得分的快攻时，力则呈竖直向下走到前表线。

　　再举个例子，想象一个撑竿跳运动员在竿上的瞬间，力量快速穿过胸肌或背阔肌的整个三角形区域，连接、锚定到这3条线路上的不同"轨道"和

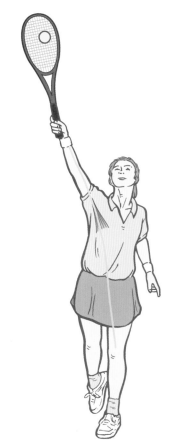

图8.5　网球正面上手发球中的前功能线。发球越用力或手臂上举越垂直，前表线就越多地参与击球

"车站"，瞬息万变。在这个例子中，稳定－灵活的关系正好相反。肩关节稳定住撑竿上的身体，而臀部和腿部提供了越过横竿的动量。如果我们将臂后表线的三角肌－斜方肌复合体和胸大肌－背阔肌的环状附着点连起来，就可以在肩关节四周构成完整的稳定环，在撑竿跳时，稳定环的一部分或全部都可能参与其中（见图7.13）。

功能线的下端也一样。跨栏运动员在跨越栏杆

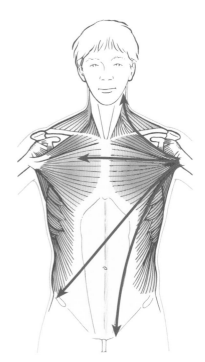

图 8.6　正手击球会将臂前表线与对侧的臂前表线连接起来——通过其中的一个角度，手臂可以将力量传递到躯干前侧

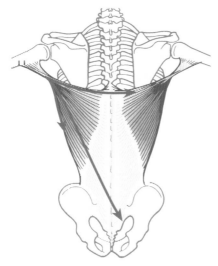

图 8.7　反手击球时，一侧背阔肌与对侧背阔肌连接起来，力还可以沿着躯干向下直至骨盆甚至更远

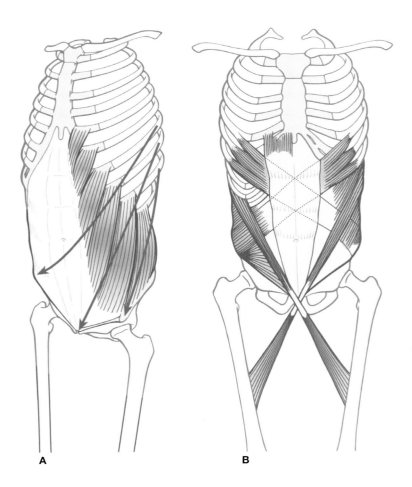

A   B

图 8.8　腹外斜肌（A）的上部纤维起于肋骨，但下部附着点较多。外侧纤维走向同侧髂骨（是体侧线和同侧功能线的一部分），中部纤维走向耻骨（然后进入对侧内收肌），是功能线的一个重要分支（B）。上部纤维穿过对侧腹内斜肌连接到对侧髂骨（螺旋线）。这样，两条功能线、螺旋线及体侧线的躯干部分共用腹外斜肌，它们都可以归类为"旋线"。另一类是前表线、后表线及体侧线，它们共同组成身体的"主线"

时，从腹肌向下传递呈扇形的力和从内收肌群向上传递呈扇形的力，进入耻骨附近的"机车库"[1]。

根据运动员与栏的相对位置、跨栏时腿屈曲的程度，在每一次跨越时，从耻骨到腿的力线可能穿过耻骨肌或内收肌群的某个部分，也可能会扫过以上全部或大部分肌肉。在图 8.9 中，对侧肩前部通过前功能线给前侧跨栏腿增加了辅助动力。

通过以上讲解，希望读者能够明白，虽然功能线呈现的是理想化的线条，但现实中瞬息万变的动作使各个运动单元之间的连接结合了功能线、螺旋线和体侧线等，形成了多重连接。

❖ 功能线的作用

完成投掷棒球或板球的动作需要充分利用功能线。挥臂时优势侧的后功能线缩短，前功能线延长。投球过程中则相反，前功能线缩短，后功能线延长（图 8.10），图 8.3 中标枪运动员也是如此。在动作的最后，后功能线起到刹车作用，拉住前功能线及手臂，以免动作过大导致关节损伤。棒球运动员常常发生肩袖肌腱损伤（尤其是冈上肌腱和冈下肌腱），或者是 SLAP（superior labrum from anterior to posterior，上盂唇从前向后）撕裂。治疗这些肌肉或其拮抗肌可能对缓解损伤有帮助，然而要长期缓解，则依赖于增强后功能线的肌力和精确的运动控制，使其在向前投球时适时给全身刹车，而不是完全靠肩关节周围的少量肌肉来完成。这种损伤可以通过增加非优势侧髋关节的内旋训练来预防[2]。

为了改善协调性，需要进行精确的、个体化的训练，但首先需要指导客户将功能线当成一个整体来运动。让客户俯卧在地板上或治疗床上，同时抬高一侧手臂及另一侧下肢，这一动作将牵扯到后功能线。然而，多数客户会使一侧肢体比另一侧稍早抬起。将手轻轻地放在他的肱骨和对侧股骨上，就可以精确地触知哪一组肌肉先启动。使用语言或手势提示来诱导客户肌肉的协调性收缩。一旦协调性

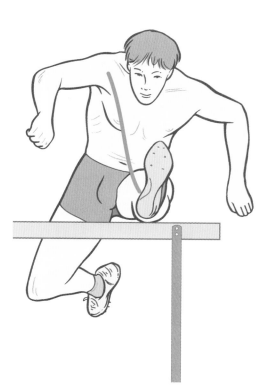

图 8.9　在跨栏时，力量通过前功能线穿过运动员的身体，但是前侧腿和对侧肩在运动中始终保持连接

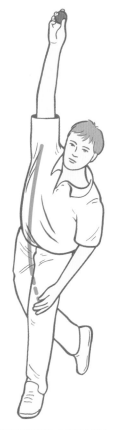

图 8.10　板球投球手利用前功能线增加手臂冲力。更深入的讨论见第十章

建立起来，你可以用双手施加同等的压力让客户抗阻来增强他的力量。为了达到最好的效果，优势侧和劣势侧要同时进行强化。

也可以将前功能线当作一个整体来处理。让客户仰卧，用你的手放在他们向上抬起的手臂和大腿上，帮助他们协调对侧的肢带肌功能。

瑜伽的三角式或倒三角式都会拉伸到着地手的那一侧的后功能线（见图6.22）。跪姿下，向上及向后伸手臂，并让伸直的手臂轻轻旋转，则很容易拉伸到前功能线（见图1.24）。

皮划艇或独木舟的划水动作涉及这两条经线的稳定功能（图8.11）。划桨的手臂通过臂后深线连接后功能线拉到小指的侧面，同时稳定通过对侧下肢。上肢的推动力经臂前深线到达拇指，并通过前功能线稳定对侧大腿。如果膝部没有固定到皮划艇的船体，就会感觉推力是从一只脚传到另一只脚的，就像步行中一样。

运动和张力沿着这些线轻松而均匀地传递。如果线的某一"轨道"或"车站"上有过度的拉力或活动受限，就会导致线上其他部位逐步累积很多问题。我们发现，最好是能跟着这些体育爱好者外出，无论是跑步、爬山、划船还是训练，仔细观察他们的动作，这样才可以确定哪条线的哪些部位有

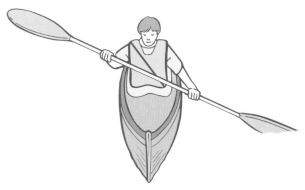

图8.11 皮划艇运动员用对侧髋部稳定后功能线，让下方手臂回拉，通过前功能线让上方手臂前推

"沉默的"受限，而导致其他部位产生了"哭闹"的问题。让客户了解这些线，体验这些经线上流畅的动作，以便他们也能在运动时进行自我评估。在实践中，当客户感到疲劳或在长时间训练快结束时，能明显地看出这种受限。

参考文献

1. Myers T. Fans of the hip joint. *Massage Magazine* No. 75; 1998. *Also available in* Body³, *self-published in 2003 and available via: www.anatomytrains.com.*
2. Wolf Chuck. *Insights Into Functional Training.* Aptos, California: On Target Publications; 2017.

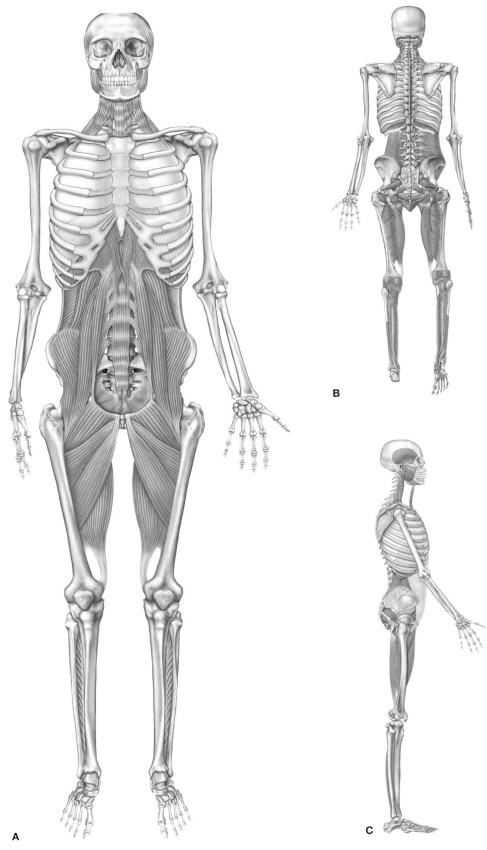

A

B

C

图 9.1　前深线

第九章

前深线

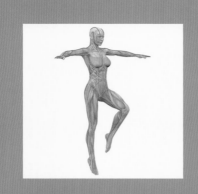

概述

前深线（deep front line，DFL）位于冠状面的左、右两条体侧线之间；矢状面上，则如同三明治般地夹在前表线和后表线之间；其外层由螺旋线及功能线包绕着（图 9.1），构成了身体的肌筋膜"核心"。前深线始于足底的深层，从足底出发，沿着小腿的后侧上行，从膝后方到达大腿内侧。从这里开始，它的主要"轨道"走行于髋、骨盆及腰椎前侧；同时，另一条"轨道"则走行于大腿后侧，向上通过骨盆底部，在腰椎与上一"轨道"汇合。从腰肌－膈肌界面开始，它分为数条支线围绕胸廓并经过胸腔的脏器，向上终止于脑颅和面颅的底部（图 9.2，表 9.1）。

与前面章节中的其他线相比，这条线需要定义为三维空间，而不是一条线。当然，其他的线也都是立体的，但它们更容易用拉力线来表示。前深线非常明显地占据了三维空间。虽然前深线本质是筋膜，但在腿部，前深线包括许多较深和较不明显的支撑肌（图 9.3）。经过骨盆时，前深线与髋关节有着紧密的联系，将行走节奏与呼吸波动联系在一起。在躯干，前深线和自主神经节在神经运动系统的"底盘"和更早存在的器官（这些器官在腹腔中支撑着我们的 70 万亿个细胞）之间保持平衡。在颈部，它的提升力平衡了前表线与后表线的下拉力。对前深线的三维理解几乎是所有手法治疗或运动治疗成功应用的关键。

姿势功能

前深线在身体支撑方面发挥着重要作用：

- 提升和管理内侧足弓的反应度
- 稳定包括髋关节在内的下肢各段结构
- 从前方支撑腰椎
- 环绕并维系腹腔、盆腔的"球囊"形结构
- 稳定胸部，同时允许有节奏的扩张和释放
- 呼吸活动中稳定胸廓
- 平衡脆弱的颈部和沉重的头部

如果没有前深线的支撑、平衡和适当的张力（常见的模式如前深线的肌筋膜短缩导致髋关节无法完全伸展），身体将会出现整体短缩，进而促使骨盆－腰部核心的坍塌，同时引起前述其他经线出现负面的代偿性调节。

运动功能

严格讲，除了髋关节内收和膈肌的呼吸波动，其他任何运动都不属于前深线，但也没有任何运动不受其影响。几乎整个前深线都被其他肌筋膜环绕或覆盖着，这些肌筋膜复制着前深线肌肉的角色。前深线内注入了更致密的筋膜和更多慢速收缩的耐力型肌纤维，这反映出前深线的作用在于核心结构的稳定及身体姿势的微妙调节，从而使表浅结构和浅层经线能够与骨骼系统更顺畅、更高效地协同运作（这同样适用于前深线的近亲——臂深线，参见

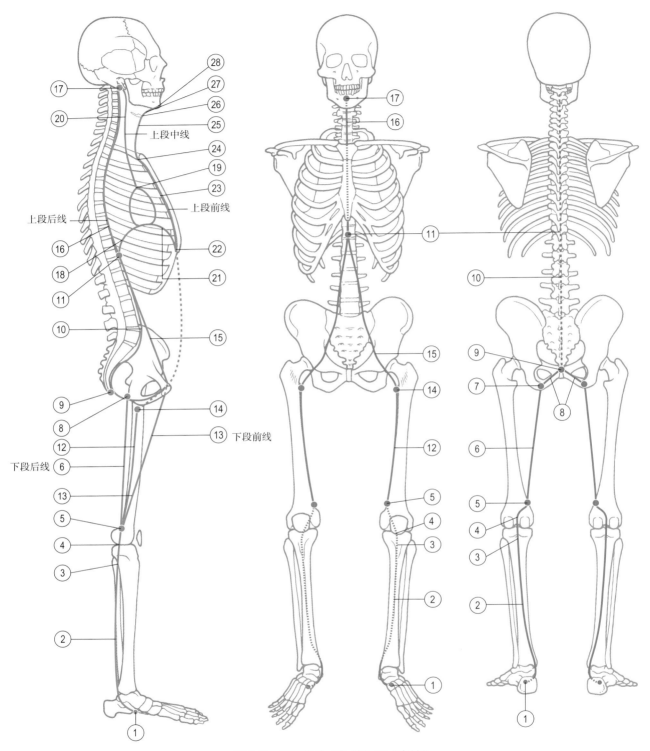

图 9.2　前深线的"轨道"和"车站"

第七章）。

因此，前深线的失能不会立刻、明显地表现出功能丧失，未受过训练的或感觉不敏锐的观察者常常看不出来。它的功能障碍会转移到外层的肌筋膜

经线上，但只是动作不够优雅、不够自然，关节及其周围组织有些紧张——这是日后损伤和退变的基础。因此，许多难以修复的损伤都是早期前深线功能缺陷导致的，而这只有在突发事件出现后才会显

| 表 9.1 | 前深线的肌筋膜"轨道"和骨骼"车站"（图 9.2） |

骨骼"车站"		肌筋膜"轨道"
最下段共用		
足底跖骨，足趾底面	1	
	2	胫骨后面，趾长屈肌
胫骨 / 腓骨的表面 / 后面	3	
	4	腘肌筋膜，膝关节囊
股骨内上髁	5	
下段后线		
股骨内上髁	5	
	6	后侧肌间隔，大收肌，小收肌
坐骨支	7	
	8	盆底筋膜，肛提肌，闭孔内肌筋膜
尾椎	9	
	10	骶前筋膜，前纵韧带
腰椎体	11	
下段前线		
股骨内上髁	5	
股骨粗线	12	
	13	内侧肌间隔，短收肌，长收肌
股骨小转子	14	
	15	腰肌，髂肌，耻骨肌，股三角
腰椎体和横突	11	
上段后线		
腰椎体	11	
	16	前纵韧带，头长肌，颈长肌
枕骨基底	17	
上段中线		
腰椎体	11	
	18	膈肌后部，膈脚，中央腱
	19	心包，纵隔，胸膜壁层
	20	椎前筋膜，咽缝，斜角肌，中斜角肌筋膜
枕骨基底，颈部横突	17	
上段前线		
腰椎体	11	
	21	膈肌前部
下肋后表面，肋软骨，剑突	22	

（续表）

骨骼"车站"		肌筋膜"轨道"
	23	胸内筋膜、胸横肌
胸骨柄后侧	24	
	25	舌骨下肌群，气管前筋膜
舌骨	26	
	27	舌骨上肌群
下颌骨	28	

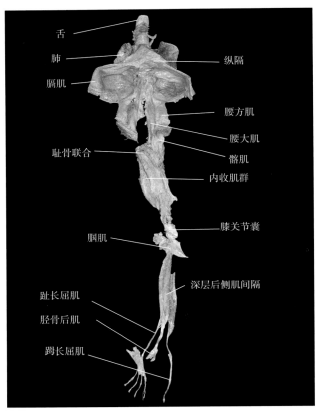

图 9.3　前深线的早期解剖，显示了从足趾经过腰大肌延伸至舌的连续性软组织

示出来，并暴露出核心缺陷。

"丝绸帐篷"

下面这首由 Robert Frost 所作的十四行诗清楚地总结了前深线的作用，以及它与其他解剖列车肌筋膜经线的关系，体现了肌筋膜经线构成的张拉整体结构的理想平衡状态。

她就像在原野上的丝绸帐篷，
夏日正午晴空下的微风，
吹干了绳索上的露珠，
温柔的丝线在轻柔地摆动，
支撑中心的雪松树顶，
是它通往天空的顶峰，
也是它灵魂的坚定。
似有似无的孤独索绳，
无须牵绊，惬意，放松，
无数丝线是爱与思念，
连接环绕世间万物，
在这多变的夏日空气中
只需一个轻巧的牵拉，
便可唤醒那最隐秘的牵动。

（《丝绸帐篷》(*The Silken Tent*) 引自由 Edward Connery Lathem 编辑的 Robert Frost 的诗歌集。Copyright © 1969 by henry holt and company, Copyright © 1942 by Robert Frost, Copyright © by Lesley Frost Ballantine。经 Henry Holt and Company, llc. 许可引用）

前深线详述

足和腿部：最下方的共同轨道

有必要提醒一下，无论哪条线的正常功能和异常功能，都可以沿着轨道向上、向下或从中间延伸，尤其是前深线。我们再一次从足底向上，开始我们的旅程。

前深线的起点位于足底的深部，小腿后方深部间隔中的 3 块肌肉（胫骨后肌、踇长屈肌和趾长屈肌）的远端附着点（图 9.4）。

跖骨之间的组织（骨间背侧肌及其附属筋膜）也包含在前深线范围内。如果从筋膜水平判断这种连接，会有些困难，但可以从胫骨后肌的肌腱和足底韧带床间的连接来分辨。蚓状肌在筋膜上和功能上都明显与前表线相连，但骨间肌及跖骨之间的空隙在感觉上和治疗的反应上都是足部"核心"结构的一部分。

胫骨后肌有多个可变的肌腱附着点，这取决于如何使用解剖刀。它的肌腱分布在除距骨外的几乎每块足跗骨上，此外还有中间 3 块跖骨的底部（图 9.5）。这个肌腱就像一只有许多手指的手，伸到足底，支撑足弓并将足跗骨固定在一起。

这 3 条主要肌腱从踝的内后方向上延伸（见图 3.13，其中蓝色的是具有滑液的腱鞘）。踇屈肌的肌腱（肌腱始于踇趾）比另外两条肌腱靠后，走行于跟骨载距突的下方和距骨后方。此肌肉－肌腱复合体在步行周期中的蹬离期为内侧足弓提供额外的

弹性回缩（elastic recoil）（图 9.6）。两条趾屈肌腱在足部交叉，确保足趾屈曲时表现为抓握样的内收动作。

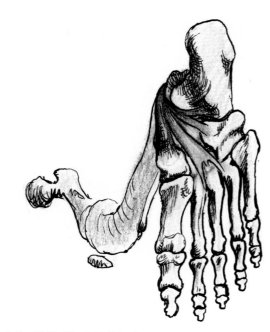

图 9.5　胫骨后肌也是前深线的一部分，其附着点较复杂，位于趾长屈肌的深面（经许可转载自 Grundy 1982）

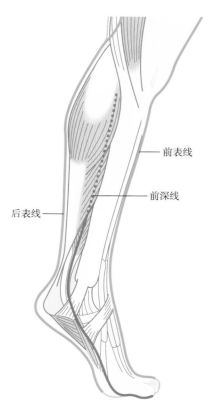

前表线

前深线

后表线

图 9.6　前深线走行于后表线和前表线之间，在步行周期的蹬离期收缩，以支撑内侧足弓

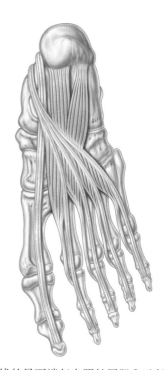

图 9.4　前深线的最下端起自踇长屈肌和趾长屈肌的肌腱

这三者一起位于小腿后侧的深层间室，填充在腓骨和胫骨之间的骨间膜后方（图9.7）。

这条肌筋膜经线利用了小腿最后一个可用的腔（图9.8）。小腿前间室属于前表线（参见第四章），腓骨侧的间室是体侧线的一部分（参见第五章）。

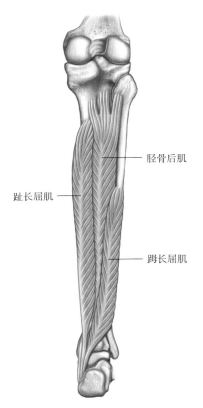

胫骨后肌

趾长屈肌

踇长屈肌

图9.7　小腿后侧深层间室的3块肌肉位于比目鱼肌深处，构成前深线

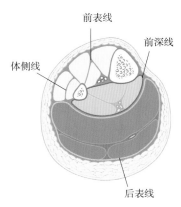

前表线

前深线

体侧线

后表线

图9.8　小腿后侧深层间室位于胫骨、腓骨之间的骨间膜后方。注意小腿的每一个筋膜间室中都走行着一条解剖列车经线

在踝关节上方，深层的后侧间室完全被后表线的比目鱼肌和腓肠肌所覆盖（参见第三章）（图9.9）下面讨论如何对这个深层间室进行手法治疗和运动治疗。

手法治疗总则

对前深线肌筋膜做零碎的处理可能产生好坏参半的结果。前深线的肌筋膜结构自内脏向四肢延伸（即神经血管束），因此，布满了危险的部位和难以触及的区域。熟悉这些结构的从业者将能够建立联系，以整体的方式进行治疗。如果不熟悉，建议去参加相关培训，学习相关知识，由专业指导者确认你的手的摆放位置、操作方法及目的。考虑到这一点，我们在此仅提供了一个前深线结构的触诊指南，没有描述具体的技术细节。如果有需要，可以参考一些解剖列车技术的视频（www.anatomytrains.com）。

与前深线相关的常见姿势性代偿模式包括，慢性跖屈（或背屈受限）、高足弓或扁平足、足旋前或旋后、膝内翻或外翻、骨盆前倾或后倾、盆底功能不全、腰椎对位对线不良、胸腰椎旋转、呼吸受限、颈椎屈曲或过伸、颞下颌关节紊乱、吞咽和语言困难，以及常见的伴随抑郁或沮丧的核心坍塌姿势。

◆◆◆ 触诊指导1：后侧深层肌间隔

虽然我们在足底几乎感觉不到趾长屈肌或胫骨后肌的肌腱，但可以清楚地感觉到手的拇长屈肌。伸展（抬起）你的踇趾，收紧跖骨头周围的肌腱，便可以在内侧足弓处沿着足底筋膜的内侧缘摸到踇长屈肌（见图9.4）。

在足内侧和足踝处更容易触摸到这些肌腱，它们和足外侧的腓骨肌腱的走行方式大致相同。将一根手指置于内踝正下方，足跖屈并内翻，在你手指下跳出来的大的肌腱是胫骨后肌的肌腱。在胫骨后肌后方约1指处是趾屈肌的肌腱，动一动其他足趾可以感受到。

蹬屈肌在这两条肌肉的后方和深处。要触诊足踝处的蹬屈肌，可以将拇指或任一手指插入跟腱内侧的前方，并按压踝关节的后内侧（注意不要压在神经束上），让客户反复屈曲、伸展蹬趾，这时就能感觉到蹬长屈肌的肌腱会在手指下滑动。

当这3块肌肉向上进入小腿后侧深层肌间隔时，它们在内踝上方约3英寸（7~8 cm）处被比目鱼肌完全覆盖（见图9.9），恰好位于腓骨和胫骨的骨间膜后方（图9.10）。要用手触到这部分筋膜间室很困难，可以使足部用力背屈并外翻来牵拉到这些肌肉，如下犬式，或是让客户用前脚掌踩在台阶上，使足跟悬空。然而，无论操作者还是客户，分辨牵拉到的是比目鱼肌（后表线）还是更深层的肌肉（前深线）都是比较困难的。

一般来说，可以通过比目鱼肌来触诊该间室的

状态，但前提是比目鱼肌要足够放松。以我们的经验，试图经比目鱼肌处理这些深层的肌肉既不容易成功，还容易因手法过度使比目鱼肌受伤——这几乎就是在上面戳洞。另一种到达这一隐藏层的方法是，用手指沿着胫骨内侧后缘将比目鱼肌与胫骨分开，以到达后间室的深层肌肉（通常非常紧张且酸痛）（图9.11）。

另一只手可以从外侧进入这个间室，找到腓骨后的隔膜，然后用手指在腓骨和比目鱼肌外侧之间的"山谷"中"游动"。你的目标是腓骨的外侧缘，它在某些部位（如最靠近踝部的部位）比其他部位更容易触摸到。在此处，你的两个手之间"钳住"的就是后间室中的筋膜层。保持"钳住"，并让客户做几个踝跖屈和背屈动作，可以帮助这些深层组织活动起来。当小腿肌肉进一步变软，容易进入，浅层与深层间隔的相对运动更加明显时，还要多重复几次这个过程。

松解这些较低的前深线组织对于缓解顽固的足弓形态不良非常有用，不论是低足弓还是高足弓，此外，对蹬囊炎也很有帮助。更主观地说，这些肌肉与焦虑模式有关——这是长期"随时准备战斗"的躯体–情绪模式的结果。

🌸 大腿——下段后方轨道

在后侧深层间室的顶部，前深线通过膝关节后方的筋膜继续上行。这些筋膜包括腘肌的前膜和肌腱、胫神经和腘动脉的神经血管束，以及包绕膝关节的、强韧的筋膜囊外层（见图9.10和9.11）。这条线的下一站是膝关节上方的内侧，股骨内上髁的内收肌结节。

围绕内收肌的筋膜是一个整体"口袋"，把所有的内收肌都捆绑在股骨粗线的深处。在靠近大腿内侧浅表的部位，继续向上会遇到一个"岔道"或是选择点：因为内收肌前层和后层的厚重的筋膜壁开始向不同方向延伸，所以直到腰椎才再次汇合（图9.12）。我们将这两条分开的筋膜经线称为前深线的"下段后方轨道"和"下段前方轨道"。

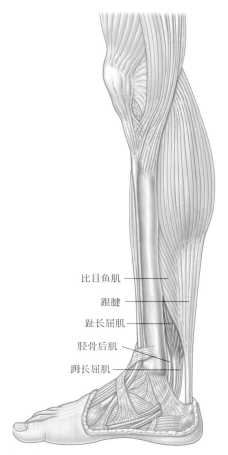

比目鱼肌

跟腱

趾长屈肌

胫骨后肌

蹬长屈肌

图9.9　小腿前深线结构的内侧视图。只能在踝关节上方直接触诊到它们

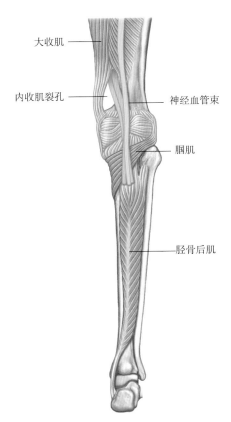

图 9.10 前深线穿过膝关节后方，位于后表线的深层，和腘肌、神经血管束和膝关节囊后面的筋膜在一起

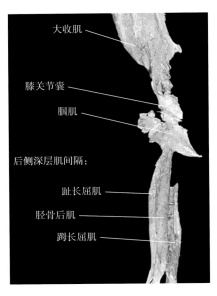

图 9.11 腘窝周围的筋膜和膝关节囊的后表面将胫骨后肌与股骨内上髁处的大收肌远端连接起来

下段后方轨道由大收肌及其伴行的筋膜（后者位于腘绳肌和内收肌群之间）构成（图 9.13）。如果我们从股骨内上髁出发，在内收肌群的后方走行，就会沿着股后侧肌间隔上行到大腿，再到坐骨结节附近的坐骨支后方，即大收肌后侧头的附着点（图 9.14）。

从坐骨开始，有一个清晰的筋膜向上连接到臀部，在臀大肌深层连接到"深层外旋肌群"（图 9.15）。如果我们将深层外旋肌群纳入解剖列车系统，并将它归到"下段后方轨道"，会感觉奇怪（参见第三章）。因为，尽管后侧内收肌群、股方肌及其他外旋肌群间存在筋膜连接，但这些肌纤维的走行方向几乎与我们一直追踪的大腿肌群方向成直角。所以根据我们自己定的规则，这种连接不能被称为肌筋膜经线，尽管它们明显与大腿后方的筋膜平面相连。由于它们根本不符合我们描述的纵向经

线，所以最好将这些重要的肌肉当作髋关节周围扇形肌的一部分。

如果我们在骨盆下面，从大收肌和它的间隔向上到髂胫束－坐骨支的内侧，会更容易找到肌筋膜连接（图 9.16）。我们沿着一个强大的筋膜连接越过骨到达致密的闭孔内肌外膜，它通过弓状线连接到盆底的肛提肌（图 9.17）。这条线对从躯干向下到腿后侧的稳定起到重要作用。

盆底有一套复杂的结构——一个由筋膜和内脏韧带包围的肌肉漏斗，本身就可以写几本书[2]。就我们的目的而言，它构成了前深线躯干部分的底，在腹腔周围有多个连接。可以参照表 9.1 来追踪"下段后方轨道"的走行。这条轨道借肛提肌中的尾骨肌和髂尾肌部分连接到尾骨，筋膜到达骶骨的前方，汇合了前纵韧带，继续沿脊柱向上，在腰肌及膈肌脚的连接处与下段前方轨道汇合（图 9.18）。

这里的复杂连接很难用线表示。例如，我们注意到，盆底肌（至少是中央耻尾肌）也与从上方下来的腹直肌后层相连（本章后文还会论及，见图 9.31）。

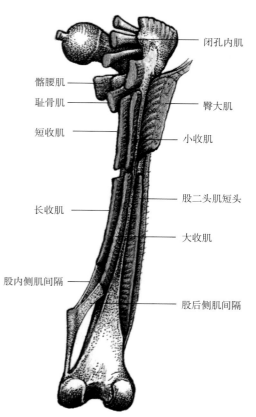

闭孔内肌

髂腰肌

耻骨肌

短收肌

长收肌

股内侧肌间隔

臀大肌

小收肌

股二头肌短头

大收肌

股后侧肌间隔

图 9.12　从股骨内上髁发出两个筋膜平面：一个搭载了长收肌和短收肌（前深线的"下段前方轨道"）向前上方走行；另一个则搭载了大收肌和小收肌（前深线的"下段后方轨道"）。两者都环绕着内收肌，都从阔筋膜表面连接到粗线，但在上端都分别连接到不同的结构（经许可转载自 Grundy 1982）

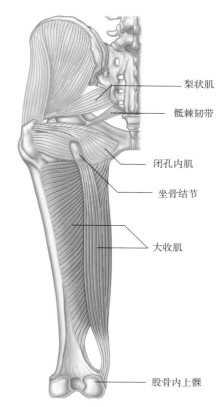

梨状肌

骶棘韧带

闭孔内肌

坐骨结节

大收肌

股骨内上髁

图 9.14　从后方看内收肌群，显示出前深线下段的后方轨道向上连接到坐骨结节。它和深层的外旋肌群在同一个筋膜平面上。但横向的肌纤维阻止这条线继续向上进入臀部

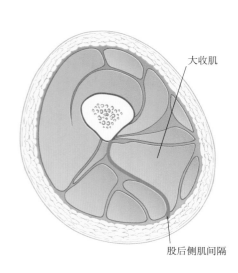

大收肌

股后侧肌间隔

图 9.13　前深肌的下段后方轨道沿着股后侧肌间隔向上走行至大收肌后方

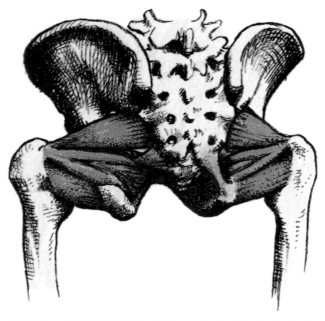

图 9.15　尽管深层外旋肌群对理解和优化人体的跖行姿势至关重要，但并不能纳入解剖列车模式（经许可转载自 Grundy 1982）

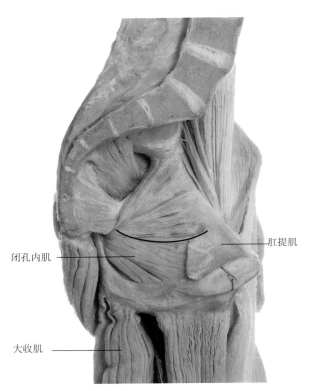

闭孔内肌

肛提肌

大收肌

图 9.16　虽然解剖时已经切除了所有覆盖的筋膜，但仍可看到一个连接从大收肌（和后侧肌间隔——图中显示为黑色的缝隙）穿过坐骨结节和闭孔内肌筋膜的下部到达弓状线（图中为黑线），肛提肌和真骨盆的外侧壁也在此处相连（©Ralph T. Hutchings，经许可引自 Abrahams，et al. 1998）

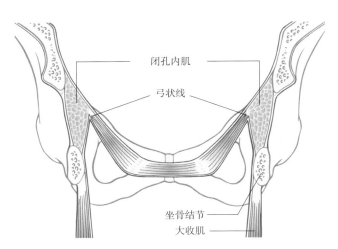

闭孔内肌

弓状线

坐骨结节

大收肌

图 9.17　这段筋膜轨道从后侧肌间隔和大收肌开始，向上到达坐骨结节内侧，进入闭孔内肌筋膜，连接到盆底肌（肛提肌）

◆ 触诊指导 2：下段后方轨道

　　由于神经血管束和脂肪垫在前深线组织的浅层，所以膝关节后方的前深线区域并不容易被摸到，也不好做手法干预。下一站，股骨内上髁，位于膝关节上方，如果用拇指沿着大腿内侧按压，很容易发现在膝关节上方几英寸（约 5 cm）处有一个隆起。

　　这个"车站"是前、后隔膜分开的标志。后侧间隔走行在内收肌群后方，将其与腘绳肌腱隔开；前侧肌间隔（内侧肌间隔）则将内收肌群与股四头肌群分隔开。我们先触诊后侧肌间隔：让客户侧卧，先找到股骨内上髁（见图 9.14）。在股骨内上髁和膝关节后方的腘绳肌内侧肌腱之间，可以触摸到一指或者更宽的空间。这个"山谷"就是后侧肌

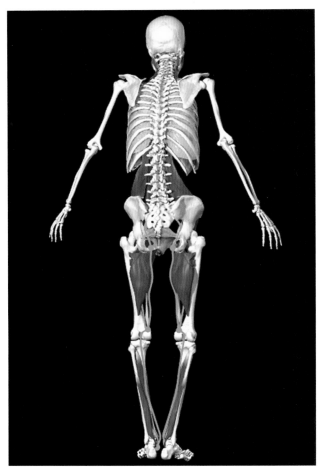

图 9.18　前深线的下段后方"轨道"及"车站"（由 Primal Pictures 提供，www.primalpictures.com）

间隔的下缘。

　　沿着这个"山谷"尽可能地朝坐骨结节方向走。有些人很容易摸到。你可以深入进去，沿着这个间隔的 S 形轨迹上行，直到到达股骨粗线（见图 9.13）。但是，对于大收肌和腘绳肌"结合"过紧的人，此隔膜和周围组织可能会捆绑得比较紧，从而无法在大腿上段找到任何"山谷"。实际上，此间隔感觉像是肌肉之间的一根带子或者是一个串珠状结构，这可能是乳酸钙晶体。我们要使这些肌群之间打开并能自由活动。把手指插入这个区域，让客户反复屈、伸膝关节，使腘绳肌群和后侧内收肌群之间滑动自如——这对任何运动员都很重要，对任何鸭子步的人也非常重要。

　　该"山谷"的顶端位于坐骨结节的后下方。让客户侧卧，你的手指放在他坐骨结节的后下角，卡住这个点。让客户做内收动作（整条腿向着天花板抬起）。在运动的过程中，附着在坐骨结节的大收肌会突出，并碰到你的手指。

　　为了将腘绳肌分离出来，需要交替进行这个动作和屈膝（嘱客户将腿放松，置于治疗床上，用另一只手或大腿外侧给足跟施加一些阻力）。腘绳肌附着在坐骨结节的后方，抗阻屈膝的时候，你可以感觉该附着点变紧（见图 9.16）。将手指放在这两个结构间，此时就位于内收肌后侧肌间隔的顶端。此间隔从这个顶端到股骨内髁之间呈直线。有些人的"山谷"无法进入，可以将筋膜组织横向延伸，放松周围肌肉，就能将"山谷"暴露出来。更确切地说，我们需要区分骨盆和股骨、腘绳肌和大收肌间的运动差异。

　　内收肌本身比较喜欢沿着它的纵线做延展的通用手法。但也可以在靠近坐骨支的髋关节内侧向上进行特殊手法，尤其是要矫正功能性短腿时。

　　从大收肌起，有一个连续的筋膜从坐骨结节沿着它的内侧面至闭孔内肌，这个筋膜层通过弓状线连接到盆底肌（见图 9.18）。对该部位的触诊不适合内心敏感的人，建议先找朋友或宽容的同事进行练习。但这个触诊对盆底肌是有益的，且侵入性不

大，尤其是对女性来说。让客户侧卧，将你的手指放在坐骨结节内侧的后缘。以示指为导向，顺着骶结节韧带移动，不要太往前触碰到坐骨支，开始向上、向前、向脐部方向滑动，保持指腹轻柔且直接地接触骨骼。稍加练习，就会知道皮肤是怎样拉伸的——但是拉伸皮肤不是我们的目标（图 9.19）。

　　越过坐骨结节 / 坐骨支，你的指尖可以感觉到闭孔内肌筋膜处较柔软的组织。必须小心避开肛门周围，此时给予一些语言的安慰是有帮助的。沿着闭孔内肌筋膜持续往上，你的手指前方会碰到一堵"墙"，这便是盆底的肛提肌。

　　评估盆底的状态时，没有文字能够代替临床经验。我们发现很多人的骨盆底（尤其是男性）又高又紧，这意味着你的手指需要深入骨盆才能遇到这堵坚硬的"墙"。然而在少数人身上（特别是产后的女性）会出现盆底肌松弛，你在比较低的位置就会遇到它，而且有摸到海绵的感觉。只有极个别的时候，你才会碰到相反的模式——又低又紧或又高又松的盆底。

　　对于那些常见的肛提肌又高又紧的客户，可以将手指钩入盆底下方的闭孔内肌筋膜，在向坐骨结节退回时将其往回带（图 9.19）。这样通常可以降低并放松盆底肌。对于那些盆底肌张力低并且下垂的患者，将指腹对着盆底肌向上推，同时要求其收缩及放松这些肌肉，可帮助患者感受到并强化这个重要的区域。这是一个简单的触诊介绍，涉及复杂的解剖学、神经学和心理学领域，在此领域里，需要谨慎、敏感、经验和技巧来解决这个特殊部位所带来的众多问题。

❀ 大腿——下段前方轨道

　　回到大腿内侧，膝关节上方处，沿着前深线在大腿内侧的另一条轨道——下段前方轨道走，这是我们的肌筋膜经线中前深线里最重要的一条线。这条筋膜线和血管神经束一起，贯穿了大收肌。它穿过内收肌裂隙，出现在大收肌前侧，位于内收肌群及股四头肌群的肌间隔内（图 9.20）。

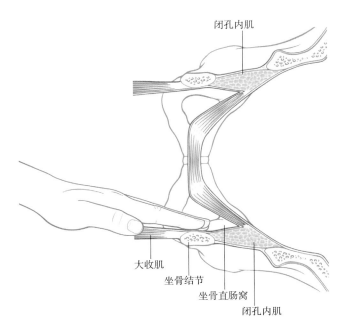

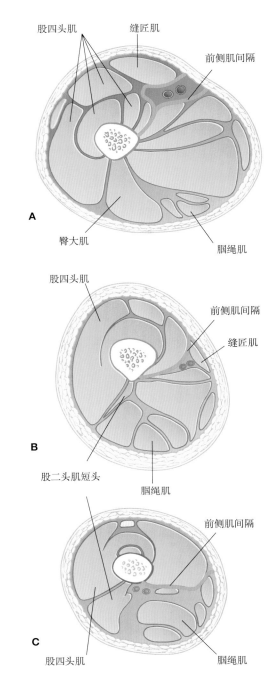

图9.19 一个虽有难度但非常有效的接触盆底后三角的方法：沿着坐骨结节向脐部的方向滑入坐骨直肠窝，直至触及盆底肌并进行评估。根据情况，可以用手法降低盆底肌的位置和张力，或增加张力

图9.20 前深线的"下段前方轨道"沿着内收肌和腘绳肌群之间的前侧肌间隔走行。A.靠近髋关节。B、C.靠近膝关节

　　这个间隔就在缝匠肌下面的"沟"中。尽管按照传统解剖学观点，我们一直将它描述成一条线，但在这里，我们应扩大视野，将前深线视为走行于三维筋膜面中的复杂曲线。它以"帆"的形状向上布散：在前面，它的"起帆索"（外缘）从膝关节内侧的正上方顺着缝匠肌的下方延伸，到达髋部前侧及股三角（缝匠肌就像起帆索——调节着此筋膜与阔筋膜交界处的松紧度）。帆的前缘（内缘）牢固地附着在股骨这根"桅杆"的粗线上，从膝关节的内后侧向上沿着股骨后面直到到达小转子（图9.21）。帆的"脚"系在坐骨耻骨支的"帆桁"上。

　　从这里开始，前深线的主干从小转子向前、向上走行，走到腰肌复合体及其筋膜上。腰大肌直接从髋关节前方穿过，绕过髂耻嵴，向后潜至器官及其包裹的腹膜袋后方，与腰椎相连（图9.22）。它的近端附着在全部腰椎的椎体及横突上，通常也包含第12胸椎。腰肌填满了椎体及横突前方的槽沟，就像横突棘肌填满了脊柱后侧的横突及棘突之间的椎板沟一样（图9.23）。

　　在腹股沟，前侧肌间隔开口于股三角或腿窝（leg pit），内侧与长收肌接壤，外侧与缝匠肌相连，上方与腹股沟韧带相接（图9.24）。在股三角中我们会看到神经血管束、1组淋巴结，以及前深线筋膜的延续结构——外侧为髂腰肌，内侧为耻骨肌，两者均覆盖在髋关节及股骨头前面，附着于小

转子上。

　　耻骨肌被限制在股三角中，而腰肌及髂肌则延伸到腹股沟韧带上方，进入躯干。髂肌是髋关节的一个单关节屈肌，在某些方面相当于肩关节的肩胛下肌。髂肌无疑是一块髋关节屈肌，但关于它是髋关节的内旋肌还是外旋肌还存在一些争议（见 *The Psoas Pseries*[3]）。

　　腰肌显然也是一块髋关节屈肌，有时被描述为具有髋内旋或外旋功能（有时如笔者意见，没有此功能），其对脊柱的作用争议更大（图 9.25）[4]。根据临床经验，笔者确信腰肌是一个三角形结构的肌肉，腰肌的上部可以起到腰椎屈肌的作用，下部则明显起到腰椎伸肌的作用。如果这种功能区分是有效的，那么腰椎完全可通过腰大肌这种多变的滑动与脊柱后方多裂肌的平衡而得到支撑，无须考虑腹部肌肉的张力（见 *The Psoas Pseries*[3]）。理解了这种差异，就可以把腰肌看作至少 4 块独立的肌肉。如果我们研究腰椎某个节段的旋转和脊椎前

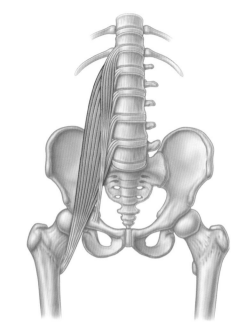

图 9.22　腰大肌是脊柱和腿部之间的主要支撑索，它连接了身体的上部与下部，影响着呼吸与行走，并与其他局部肌肉以复杂的方式互动，来稳定各种运动

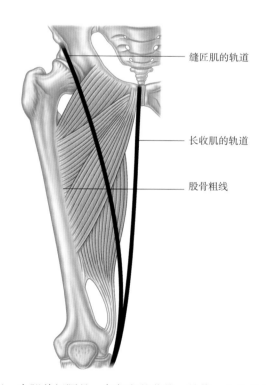

图 9.21　大腿前间隔是一条复杂的曲线，就像一个从股骨粗线延伸到缝匠肌的船帆

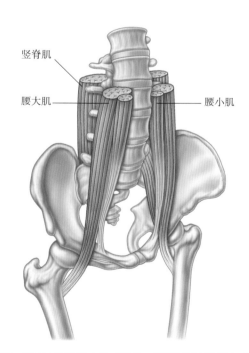

图 9.23　脊柱周围有 4 条"沟"。背侧的竖脊肌和前侧的腰大肌填满了这些"沟"并且支撑着腰椎

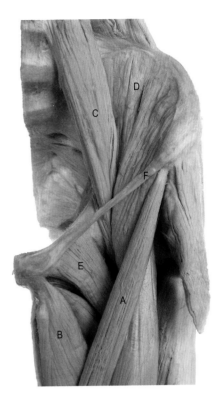

图 9.24　股三角，相当于大腿的腋窝，开口于缝匠肌（A）和长收肌（B）之间的前侧肌间隔。前深线和腰肌（C）、髂肌（D）、耻骨肌（E），以及神经血管束（图中未显示）一起穿过腹股沟韧带（F）进入腹腔。腰肌、髂肌和耻骨肌形成一个扇形，从小转子向上延伸至髂骨和腰椎。这个复合体的长度和张力平衡对于结构的健康和运动的自由至关重要。无论是在 1 岁还是 30 岁，髋关节的开放能力都取决于这些组织的延展能力（©Ralph T Hutchings，引自 Abrahams et al. 1998）

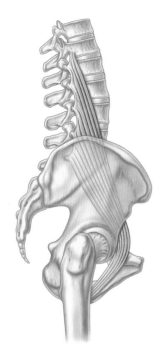

图 9.25　人类的腰肌在骨盆前方有一个独特走行——从股骨小转子向前、向上走行到髂耻嵴，然后再向后、向上到腰椎。没有其他动物的腰肌是这样的。在大多数四足动物中，腰肌甚至不接触骨盆，除非股骨伸展到极限，而此时动物会反射性地缩回它们的腿

移，就必须处理脊柱两侧腰肌里的 10 个神经运动单元。从腰肌的力量，以及它与骶骨、骨盆和腿的关系上看，两侧腰肌不仅是构成纺锤形的"弦"，更是一架完整的腰椎"竖琴"。

❖❖❖❖🍀 腰肌特快列车及普通列车

前文已经提及，跨过多关节的"特快列车"通常在其他单关节的"普通列车"上面驶过。对于腰肌而言，它也有两组普通列车为同一个区域服务，但它们位于特快列车的两旁而不是下方（图 9.26）。尽管对腰肌的精确功能仍存在争论[2, 4-8]，但对于它所覆盖的区域是没有争论的：从股骨小转子到所有腰椎的椎体及横突，通常也包括第 12 胸椎。

还有另外两种路线跨过这个区域：一种是从腰大肌的内侧，另一种是从腰大肌的外侧。在内侧，跟随耻骨肌从小转子（还有其下方的股骨粗线）跨过髂耻嵴（图 9.27），通过腔隙韧带下端宽泛的筋膜连接和方向上的轻微改变，搭载上腰小肌（大约有 51% 的人的腰小肌是以肌肉形式存在，但在更高比例中是以筋膜连接的形式存在）[9]。腰小肌在腰大肌筋膜的上端走行，止于它的上方"车站"，第 12 胸椎。

在外侧，我们从髂肌开始，从小转子向上、向外扩展，到达髂窝的上部（图 9.28）。覆盖着髂肌的筋膜与腰方肌前表面的筋膜相连，把我们带到了腰椎的横突。此处，腰方肌的筋膜恰好位于腰肌附着点的后面，同时也附着在第 12 肋上。

因此，当下段腰椎的椎体或胸腰连结（thoracolumbar junction，TLJ）被向前下方拉向骨盆时，可能涉及 3 条路线中的任何一条或者全部。

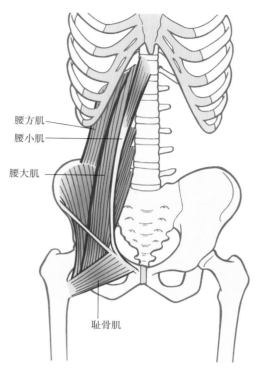

图 9.26　前深线将股骨内侧连接到脊柱前方和肋骨下部的核心结构上，包括了膈肌和肠系膜（图中未显示）。这些连接的中心是腰大肌"特快列车"，两侧是两组"普通列车"

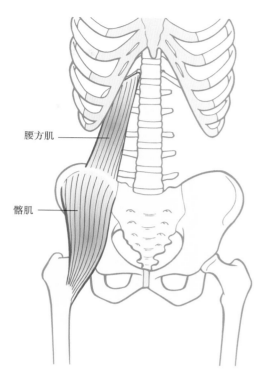

图 9.28　髋 – 脊柱外侧的"普通列车"包括髂肌，它与腰方肌连接在一起

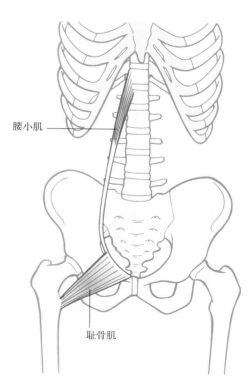

图 9.27　髋 – 脊柱内侧的"普通列车"包括耻骨肌，它通过腔隙韧带连接到腰小肌

在处理腰椎前凸、腰椎挤压、骨盆前倾甚至后倾时，这 3 条轨道都要考虑到。

过去，笔者刚开始教授手法治疗时，大部分从业者对腰肌知之甚少，更不知道如何找到并治疗它。在过去的 20 年里，它的作用被广泛认识到。同样，那些或多或少对腹股沟区的模式发挥着作用、却在考虑范围之外的单关节肌群，也应该引起临床工作者的重视。

弓步、托马斯试验或瑜伽中的"勇士式"，是常见的拉伸腰肌的动作。但是在弓步中应避免腰椎前伸，要使骨盆与前方腿保持直角（见图 4.17A）。可以在拉伸的体位上探索这两个局部的"普通列车"复合体（图 9.29）。要处理外侧的髂肌 – 腰方肌复合体，可以将伸展腿的膝关节向内侧转动，足跟朝外。要强化这种拉伸，可以使胸廓一侧肋骨远离同侧髋部。要处理内侧的耻骨肌 – 腰小肌复合体，可使伸展的腿向外翻，使足跟朝内，用踇趾内侧承重。将髋部向地面倾斜一点，穿过腹股沟的内

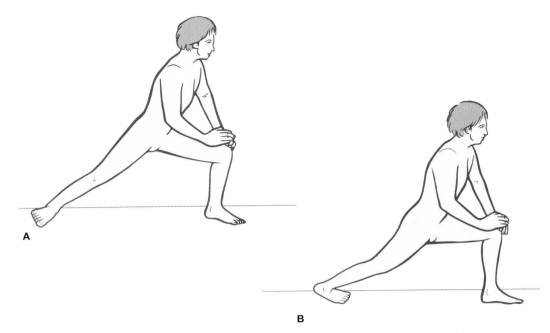

图9.29   拉伸的体位。A. 强调内侧的"普通列车"。B. 强调外侧的"普通列车"

侧线将会感到更明显的放松。

胸腰连结

腰肌上端的筋膜与膈肌脚及膈肌后侧相连接，特别是与胸壁和第12胸椎横突之间的弓形线融合，它们都与前纵韧带汇合，并沿着脊柱和椎间盘前方上行。

腰肌和膈肌之间的连接恰好在肾、肾上腺和腹腔神经丛的后方，在脊柱胸腰连结（T12～L1）的前方。这是人体支撑和功能活动的临界部位（图9.30）。它连接身体的"上部"和"下部"，影响着呼吸和行走、吸收和排泄。它是通过腹腔神经丛起作用的。腹腔神经丛是仅次于大脑的第二大神经丛，也是"肠道反应"的中心。

触诊指导3：下段前方轨道

内收肌的前侧肌间隔（或内侧肌间隔）在缝匠肌下方，通常可以在缝匠肌的内侧进入这个"山谷"（见图9.20）。与缝匠肌一样，该间隔下端在大腿的内侧，上端则位于大腿前侧。与后侧肌间隔

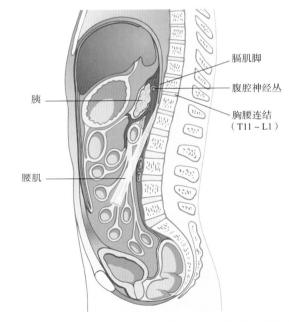

图9.30   前深线的上、下段轨道交汇处在腰椎上段的前部，腰肌的上端和膈肌的下端在这里交汇，行走与呼吸在这里相遇。该部位与脊柱过渡区（T12～L1）及肾上腺、腹腔神经丛（我们的"腹脑"）的位置密切相关

一样，不同的客户可触及的深度不同。大多数人的这个"山谷"都比后侧肌间隔明显，如果是体型较瘦的人，则只需将整条腿保持外旋，抬离治疗床

面，就可明显观察到。当你触诊这个间隔的深度和自由度时，让客户交替做髋关节内收及伸膝动作（这将激活你手指下的股四头肌），可以帮助你分辨出哪里是分隔线。

这个间隔的顶部变宽，进入股三角。股三角的外侧以和髂前上棘相连的缝匠肌为界，内侧为突出的长收肌腱，上方边界为腹股沟韧带（见图9.24）。在股三角中，从内侧到外侧分别是耻骨肌、腰肌及髂肌。股神经血管束和淋巴结也在这里，治疗时要非常小心，不能忽视这个区域。此处对完全打开髋关节至关重要。

让客户仰卧位，膝关节向上。你坐在客户的一侧，面向其头部，让客户用一侧大腿抵着你的身体。一只手越过膝关节，用你的手和身体固定住他的腿，并将整个手掌平放在大腿内侧，手指朝下。将手指缓慢而轻柔地向下滑进股三角，环指或小指在长收肌腱处作为指引，其余手指置于它的前侧和外侧。要注意，手指进入股三角时会牵拉到皮肤。因此，在大腿内侧的触诊手接触腹股沟前，用外侧的另一只手先将大腿内侧的皮肤提起，有助于使客户的皮肤和你的手指同时落在股三角上。

一旦进入这个空间，伸展手指，指甲的一侧会接触耻骨的外侧。让客户将其的膝关节抬向对侧肩部（结合屈曲和内收），如果触诊手放置正确，你会感觉到客户耻骨肌突然跳进你的手指——在耻骨支附近的一个 1 英寸（约 2.5 cm）或更宽的束带。手法最好能够配合肌肉的离心收缩：让客户将足跟向远端滑动，使腿部完全伸直，或是把客户的脚向下推，使骨盆后倾。

把手指移到客户耻骨肌的前面和外侧一点，就可以摸到腰肌。注意避免在股动脉上施加任何压力或横向牵拉。在动脉外侧（通常采用外侧；也可以根据动脉哪一侧更容易进入而改变），你可在髋关节的球状结构前发现一个又硬又光滑的结构。让客户把脚抬离治疗床面，此时腰肌的肌腱会直接跳到你的手里，感觉像是滑滑的晾衣绳。对大多数人来说，我们在这里能做的手法很少，因为它是一个紧

密的腱性结构，但这里却是腰肌离体表最近的地方。此处有用的做法是，放松腰肌在小转子附着点周围的一些条索（如果能触摸到它），因为这些条索将腰肌的肌腱黏附到了周围的结构上。这在骨盆前后倾和脊柱侧凸的患者身上比较常见。

在股三角中，髂肌与腰肌毗邻，位于其外侧，两者主要和最常见的区别是，髂肌比腰肌更软一些（因为在这个水平，髂肌比肌腱状的腰肌有更多的肌肉）。追随髂肌向上（跳过腹股沟韧带）可以到达髂嵴前唇的内侧面，这是它的前方附着点。

髂肌和腰肌还可以到达腹股沟韧带以上的腹部区域。让客户平躺，使其屈膝直至双脚直立，足跟靠近臀部。你站在床旁，将手指置于髂前上棘上缘。将你的手指沉入客户的身体，让指尖与髂肌保持接触。保持手指柔软，如果因牵拉到客户的腹膜而引起疼痛（或客户感到胀气、灼热、发热或锐痛），就要立刻停止。你可在髂肌"斜坡"的底部用指尖触摸到腰肌。若腰肌仍然难以找到，则请客户轻轻地把脚抬离治疗床面，这可能会使腰肌立即收紧，让你更明显感觉到它。在此处，你摸到的是腰肌的外缘，这些纤维来自腰肌的上部——T12 ~ L1 部分。

虽然你可以沿着这些外侧的纤维继续向上，但如果你对肾脏的附着位置和血液供应没有详尽的认识，建议你不要在脐上部位处理腰肌。

找到腰肌外缘后，与腰肌的肌腹保持温和接触（客户需要保持脚悬在空中），手要保持在两侧髂前上棘的水平连线与脐水平线之间。向上移动，越过肌肉的隆起，直到你感觉手指正在进入一个斜面的内侧。重要的是，不要失去与肌肉的接触（记住，如果你不确定，可以让客户将脚抬离治疗床面），也不要按压任何搏动处。你的手指现在位于腰肌的内侧缘，接触到了 L4 ~ L5 处的纤维。（因此，当腰肌在此处缩短时，更容易引起腰椎前凸。）

对于腰小肌而言，只有一半的人拥有肌肉状态的腰小肌，而且笔者感觉很难将其从腰大肌中分离出来，只能在腰大肌的前表面摸到一条紧绷的条

索。让客户仰卧屈膝，嘱其做一个将耻骨向上靠近胸部的微小动作，有时你可以感觉到腰大肌表面的腰小肌腱束。但问题是，这个动作可能会引起腰大肌的收缩，也可能会引起腹肌的收缩，从而导致辨认不出腰小肌。

腰肌复合体的最后一个部分是腰方肌，最好在侧卧位触诊。像大部分手法教学中教的那样从后方接触这块肌肉几乎是不可能的。后方入路可能对颈腰筋膜或髂肋肌有奇效，但腰方肌太深，无法从背侧触摸到。相反，用你的手指沿着髂嵴内侧从髂前上棘向背部移动，你会遇到一条向后上延伸到第12肋末端的筋膜线，这就是腰方肌筋膜的外缘，有时也称为外侧筋膜缝。进入这个外缘，或者进入它的前表面，就可以延展这个重要结构。通过深呼吸也有助于它的放松。

🌸🌸 支线：前深线的"尾巴"

从内侧足弓到腰肌，前深线按照传统在左、右两侧腿上各有一条独立的筋膜线，从足部内侧上行至腰椎。这两条线大致相同（但由于损伤、姿势偏移或是少数因惯用手和惯用脚，它们很少完全相同）。在腰椎，前深线或多或少连接到中线，当从这里开始向上探究前深线时，我们会把它分为从前到后独立的3条线，而不是左、右2条线。

然而值得注意的是，我们可能会在前深线上发现有第3条"腿"，更确切地说，是"尾巴"。在继续前进之前，我们要先对它进行描述。如果我们从颅骨沿着前纵韧带向下追踪前深线，不是沿着左右分离的腰肌走行，只是在脊柱前面保持直行向下（图9.31），那么我们将在两侧腰肌复合体（它们是腿部运动的原动肌）之间，从脊柱下行到达骶骨前部和尾骨的前表面。

从这里开始，筋膜通过耻尾肌继续向前延伸至耻骨结节的后上表面和耻骨联合，靠近膀胱悬韧带（图9.32）。我们已经在解剖中发现了这种连续性。

因为在此处，腹直肌是腹肌的最深层。就筋膜

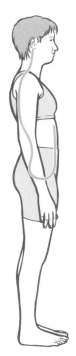

图9.31　前深线走在正中矢状面上，它沿着前纵韧带向下，到达骶骨和尾骨的前方，继续延伸至耻尾肌，这条骨盆底的纵向肌肉构成了脊柱上的肌筋膜"尾巴"

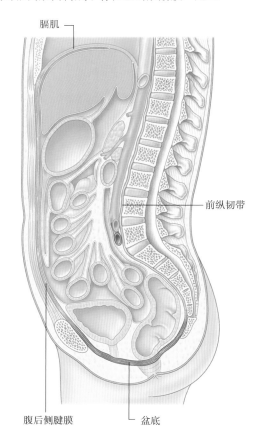

膈肌

前纵韧带

腹后侧腱膜　　　盆底

图9.32　如果从前纵韧带沿着中线向下到尾骨，我们可以继续走到盆底中线的中央，穿过肛提肌到达耻骨的背面，再向上到腹直肌后面的腹后侧腱膜

而言，其从盆底向上延伸到了腹直肌筋膜的后面，所以我们的"尾巴"被带到了肋骨上。在这个行程中，还包括了脐。筋膜从脐部向四周辐射，连接许多肌筋膜和多个内脏。

◆◆◆ 盆底肌

相对于这条支线，第 2 个盆底入路是从耻骨进入（第一个入路见上文"触诊指南 2：下段后方轨道；进入腹腔的技术在本书中未提及）。让客户仰卧屈膝，膀胱排空。通过间接入路到达耻骨的后方。把双手的指尖放在腹部，大约在耻骨顶端和脐部连线的中点。慢慢把手指下沉到腹部，朝着背部的方向。如有疼痛则立即停止。

现在将你的指尖向客户足部方向弯曲，到达耻骨后面。让客户借双足的力，向头部方向推动耻骨，使耻骨越过你的指尖，避免用到腹肌（若用到腹肌，你的手会被往外推开）。然后轻轻向上弯曲指尖，就可以碰触到耻骨的背面（图 9.33）。你的手指此刻已屈曲成一个半圆，就像拿着一个手提箱的把手。如果能正确地找到这个位置，特别是在那些身体足够开放，让你很容易到达那里的人身上，你几乎可以通过这个"把手"把盆骨"手提箱"从治疗床上提起来。

你触到耻骨的背面后，可让客户用力收缩盆底肌，此时你和客户都能感受到盆底肌连接到耻骨后上缘处的收缩活动。在此处，盆底肌与腹直肌间的连接很清楚。这个方法可以放松过紧的盆底肌前部，也可以增加盆底薄弱或者有尿失禁客户盆底肌的张力。

有一点很重要：我们必须从腹部足够高的部位开始才能触摸到正确的部位。直接的触诊方法（从阴毛水平直接进入耻骨后方）是行不通的。对于脂肪层很厚，或腹肌过于发达，或是不习惯腹内触诊的人，要多做几次尝试，或说一些安慰的话，这有助于触诊的顺利进行。

注意： 膀胱炎或任何下腹部感染都是这种触诊方法（更别说治疗了）的禁忌证。

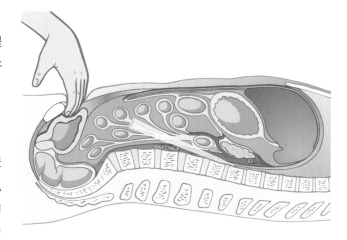

图 9.33　耻骨后面，此处是腹筋膜和盆底筋膜的连接处，是调整结构的一个强有力的点，必须小心谨慎地进入

◆✤ 脐

和筋膜一样，脐带是情感联系的丰富来源，在生命孕育的最初 9 个月，它提供所需的全部营养（图 9.34）。虽然在腹部筋膜的前面很容易触及肚脐，但其支撑和附属结构均位于腹部筋膜后方，所以我们需要找到从腹直肌后侧进入的方法。这层筋膜与腹膜相连，因此与内脏空间有许多连接（包括与结肠系膜、膀胱和分开肝脏的镰状韧带）。

嘱客户仰卧，屈膝，来触诊这些层面。先找到腹直肌的外缘。如果在放松的情况下难以触到腹直肌，则可嘱客户抬起头和上胸部，看向你的手，此时可轻易摸到腹直肌的外缘。双手伸直，肘部打开，掌心朝下，指尖相对地放在腹直肌两侧边缘的下方。手指慢慢地靠拢，确保腹直肌（不仅仅是脂肪组织）在手指上方。（如果你的指甲很短，你可以通过掌心向上的方式做这个触诊，这样比较容易。如果你的指甲较长，则需要注意留在客户腹部组织的指甲压痕需要很长时间才能褪去。）

当你感觉你的指尖互相接触时，在你的手指间的是肚脐内侧的腹横筋膜和腹膜。评估一下手下的压力——即使最小的压力也会让一些客户感到疼痛或者不适。获得客户知情同意并在其可耐受的范围内，向天花板和（或）头部的方向上提脐部。同

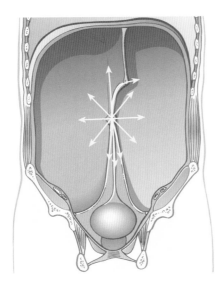

图 9.34　这是从腹壁后方向前看的视图。毫无疑问，由于脐带为孕育生命的最初 9 个月提供全部营养，所以脐在各个方向上有众多的筋膜连接

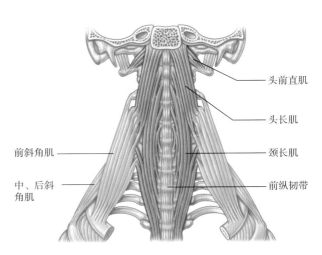

头前直肌

头长肌

颈长肌

前纵韧带

前斜角肌

中、后斜角肌

图 9.35　前深线的上段后方轨道最简单，它沿着前纵韧带向上到达椎体前面，一直走行到枕骨的基底部。此轨道还包括头长肌、颈长肌及头前直肌

样，这种拉伸可能会让人感觉不适，所以动作一定要慢。让组织逐步放松，然后再进行牵拉。在这个动作的过程中，让客户保持好呼吸是非常重要的。这个操作虽然具有挑战性，但结果会改善呼吸，甚至是有如释重负的感觉，这都是值得的。

🌸 上段后方轨道

沿着每侧腰肌和腰方肌，可以走行到它们各自在膈肌下方的形成的"穹顶"，甚至可以继续向上到达每侧肺周围的胸膜，再向上可到达颈部左、右两侧的斜角肌群。我们在第五章的末尾对作为体侧线深部轨道的斜角肌进行了讨论。在本章中，我们将重点关注更接近中线的结构。

到达胸廓后，膈肌为我们提供了 3 条线可以继续向上穿过胸廓的轨道：前线、中线和后线。后侧的线最简单，位置也最深，在解剖学上最容易看到，但不能进行手法操作。它沿着前纵韧带从脊柱前方一直上行到枕骨。这条线包含了两条附着在前纵韧带的肌肉（头长肌和颈长肌）及细小的头前直肌（图 9.35）。

与上段后方轨道有关的还有斜角肌，特别是胸廓入口附近的深侧筋膜。在此之前（参见第五

章），我们研究了斜角肌对肋骨和肺的支持作用。在这里，我们把它们看作是稳定头颈的部分。

中斜角肌和后斜角肌（大多数人是合在一起的）的作用更像"颈方肌"：在侧屈时稳定头部，就像腰方肌对腰椎的作用一样。然而，前斜角肌是向前倾斜的，可以加入"头前伸"俱乐部，将中、下段颈椎的横突拉向第 1 肋，产生或维持下颈椎屈曲/上颈椎过伸（如果单侧收缩，可造成颈部旋转）在处理斜角肌之前或同时，应先放松胸锁乳突肌和枕下肌。

前深线后侧轨道的顶端连接到"最顶端的椎骨"——枕骨，连接点正好位于寰椎椎体和枕骨大孔前方的枕骨底部。

◆◆◆🌸 头长肌、颈长肌和斜角肌

头长肌和颈长肌是颈部仅有的防止颈过伸的肌肉。后表线（显而易见地）和前表线（常见于胸锁乳突肌不正确的运动）都倾向于使上颈部过伸（图 9.36）。虽然舌骨下肌群（见图 9.45）可以抵消这种倾向，但它们太小且更多地参与到言语及吞咽运动中，难以与那些大肌肉的拉力抗衡。因此，这个任务落到了前深线的肩上。尤其是头长肌和颈长肌

（从下方支撑）在维持头部、颈部及上背部的正确排列中发挥着重要作用。因此，对颈段过伸的患者来说，手法治疗师或体能训练师需要激活和增强这些肌肉，对少数军姿颈（military neck）和上颈段过屈的患者则要放松这些肌肉。

头长肌和颈长肌似乎是不可触及的，但仔细遵循下文给出的指示，可能会对它们起作用。让客户仰卧，膝关节向上，你坐在治疗床头，将指尖放在斜方肌前缘与胸锁乳突肌后缘形成的三角形中。用指甲轻轻向前上挑起胸锁乳突肌，便可以触到一个较硬的、类似"发动机气缸"的外周筋膜——斜角肌筋膜。沿着斜角肌筋膜的前面向前、向内滑动指尖，你会到达颈椎的横突（不要按压它）。若臂丛神经有放射感或患者脸色发生变化，就必须停止操作，并寻求更专业的指导。如果患者足够放松舒展，你的手指可以从胸锁乳突肌的后方一直向前向内滑到横突的前方。

对于颈椎曲度过直的军姿颈客户，我们可以从横突的前面放松这些肌肉；对上颈段过度前凸者，我们可以激活这些肌肉。抬起头显然会训练到这些肌肉，但一个更微妙的、姿势性的训练是将双脚抬

离治疗床面。

为了放松过度伸展的颈椎，可以请客户慢慢地将颈部平放在治疗床上，将头顺着床向上滑动，而不是把头抬起。在其足部施加阻力，并将腰椎和颈椎曲线拉直，将会对客户有帮助。将手指顺着客户颈椎向足端并向床面方向滑动，并嘱咐客户去感受这些肌肉和这个区域。可以使用语言鼓励，但不要用手去引导——不建议推颈椎，否则会带来严重后果。需要靠客户自己的努力产生结果，治疗师只是提醒他觉察这个早已被遗忘的区域。

和其他部位一样，要远离所有血管搏动的区域。这个方法是为了进入颈椎前方的筋膜层，它们位于颈动脉、颈静脉及和嵌在翼状筋膜中的迷走神经后方。缓慢而谨慎地移动手指，不要施加压力，将有助于确保不会对客户造成伤害。

通过斜方肌和胸锁乳突肌之间的这个窗口，你可以很容易地看到中斜角肌和后斜角肌。中斜角肌较突出，通常在最外侧，在颈底部的外侧可触摸到，感觉像吉他的弦。后斜角肌在中斜角肌后内侧的凹陷中。任何一个人的斜角肌都很难完全分离，可以把它们看作一块——称为颈部的"腰方肌"。

前斜角肌对姿势很重要——更像位于颈部的"腰肌"。可以将你的指尖靠近客户锁骨，然后再次将胸锁乳突肌的两个头向上抬，将其移开，将指尖滑到下面。再次提醒，由于筋膜互相交织，臂丛神经很有可能出现放射感，所以要缓缓地将动脉外膜从前斜角肌致密的覆盖物中分离出来，不可施加压力。

前斜角肌是一个约半英寸（约 1.2 cm）宽的带状结构，位于胸锁乳突肌锁骨头下方并与之平行。嘱客户适度深吸气，在这个动作开始或结束时（取决于客户的呼吸模式），你可以摸到它的收缩。一旦触到前斜角肌筋膜，随着客户的呼吸可能将其"钩"向枕部，此时可使用前文所述的与头长肌、颈长肌相同的触摸动作。

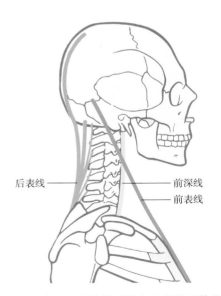

图 9.36　前表线和后表线均可导致上颈段过伸的姿势。前深线则使上颈段屈曲以平衡它们

🌸 上段中间轨道

前深线上段的中间轨道沿着膈肌纤维的中部一直延伸到中央腱，中央腱分散于膈肌两个穹顶的最高点之间（图 9.37），中央腱与心脏周围的心包及其伴随的纵隔组织（包括肺的壁层胸膜）以及食管和肺血管周围的组织相混合（图 9.38）。这些组织就像膈肌本身一样，也一路向后与胸椎前表面的前纵韧带连接，但这些中间的组织形成了一条内脏拉力线，需要单独考虑（图 9.39）。

当包围这些管状结构的筋膜从胸廓顶部的胸腔入口出来时，它们向左、右分开，沿着神经血管束进入两侧的臂前深线（图 9.40）。因此，臂前深线是前深线在手臂的表达，从腋窝进入这些组织可以放松前深线的胸部组织。

源自肺胸膜穹顶的组织向后到达悬挂在下颈椎的横突上，与斜角肌的内侧（小斜角肌或肺的悬吊韧带）相连，从而再次将这条线带到前文所提及的后方轨道——前纵韧带 / 头长肌上（见图 9.35）。

然而，这条中线的主要部分随食管向上进入咽后侧，纳入了咽缩肌。在图 9.41 中可以清楚地看到，咽缩肌悬挂在结缔组织的中缝上。这条线也连接到枕骨（还通过茎突肌连接到颞部，见图 9.37），比"上段后方轨道"略靠前，附着在一个被称为枕骨斜坡或咽喉结节的小突起上。此处有一个被称为翼状筋膜的薄膜状组织将前深线中间轨道的后侧筋膜（颊咽筋膜或内脏筋膜）与后方轨道（前纵韧带及颈筋膜的椎体前层）分隔开，翼状筋膜还将左、右两侧的神经血管鞘连接在一起（图 9.42）。

上段前方轨道

前深线在上半身的第 3 条（也就是最前面的一条）轨道沿着膈肌的弧度延伸到胸骨底部的剑突处（见图 9.2，侧面观，"上段前方轨道"）。这个筋膜连接到胸骨深侧的筋膜，但按照解剖列车原则，它有一个急转弯，从膈肌前内侧近乎水平的方向垂直拐到胸骨后部胸内筋膜。再次强调，穿过胸腔的这 3 条轨道在人体内是一体的，在这里分开说只是为了方便分析。

这层筋膜包括锯齿状的扇形胸横肌，以及延伸至内脏前方、肋软骨后方的整个胸内筋膜平面（图 9.43）。

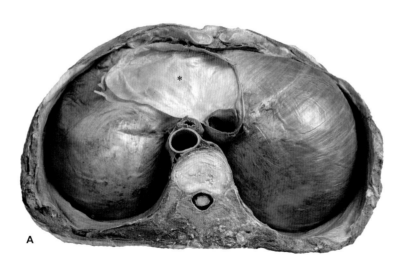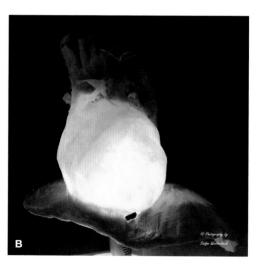

图 9.37　A. 从上方看膈肌，可以看到心包（＊）是牢固地附着在膈肌中央腱上的。食管和腔静脉的"管道"结构也与这条轨道有关（©Ralph T. Hutchings。引自 Abrahams et al. McMinn's Color Atlas of Human Anatomy, 3rd edn. Mosby; 1998）B. 塑化标本显示，心包和膈肌融为一体，两者都起源于胚胎的膈区（Photo courtesy of the Fascial Net Plastination Project/Fascia Research Society, photographer Stefan Westerback）

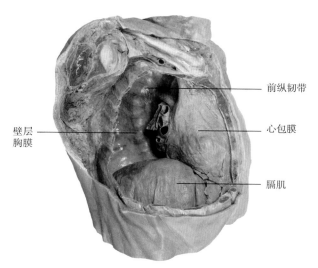

图 9.38 连续的筋膜从膈肌中央腱开始，一路向上到达心包膜及肺的壁层胸膜（本图已将左肺移除），形成各种鞘和支架样的网络，包绕着神经及肺循环和体循环的各种管道（©Ralph T. Hutchings. 引自 Abrahams et al., 1998）

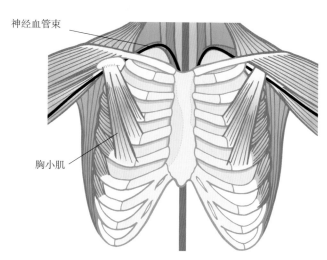

图 9.40 前深线沿着神经血管束的路线连接到臂前深线的肌筋膜

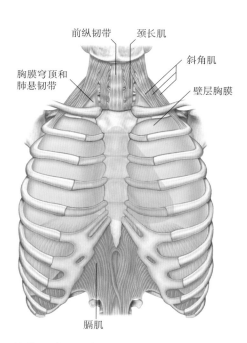

图 9.39 从前面看，心脏和肺之间的纵隔把膈肌和胸腔入口连接起来

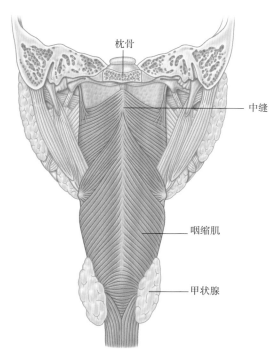

图 9.41 前深线"上段中间轨道"的后面观——咽喉后方，包括了咽缩肌，悬挂于枕骨斜坡的咽部中缝支撑着它

　　这条线从胸骨柄后面的胸腔延伸出来，明显地从这一站延伸至舌骨下肌（胸骨舌骨肌"特快列车"下方覆盖了胸骨甲状肌、环甲肌和环舌肌 3 列"普通列车"），一直延伸到悬吊的舌骨本身（图 9.44）。

　　肩胛舌骨肌也加入这一组肌肉中。肩胛舌骨肌具有发音和吞咽功能。当颈周肌肉强力收缩时，肩胛舌骨肌可以在颈静脉和颈动脉周围形成一个保护罩。

　　茎突舌骨肌从舌骨向后连接到颞骨的茎突。二腹肌向前上延伸到下颌，也向后上连接到乳突内侧。为了不弄脏自己的"手"，二腹肌甚至不接触舌骨——通过 2 条筋膜吊带将舌骨悬吊起来。当吞咽时，允许二腹肌在整个气管上直接向上拉。通过这两块肌肉，前深线的最前支与脑颅的颞骨相连（图 9.45）。

下颌舌骨肌和颏舌骨肌这两块肌肉伴随着二腹肌向前、向上延伸到下颌骨的内侧，恰好在颏下后面。这两块肌肉组成了舌下面的口腔底部（有趣的是，我们注意到口腔底部和骨盆底部的构造是类似

的，其中颏舌骨肌相当于耻尾肌，下颌舌骨肌相当于髂尾肌）。

可以说，这些舌骨肌群通过下颌骨与闭合下颌的肌肉间有着力学连接（尽管有点难以证明它们之间有直接的"同一方向的纤维"连接）（图 9.46）。悬挂在颧弓上的咀嚼肌和挂在蝶骨下方的翼内肌一起构成了下颌角的悬带（图 9.47），从而与口腔底部相连。颞肌和这条线的其余部分只通过下颌骨有一个力学连接，就是向上垂直拉下颌骨的冠突。颞肌在颞骨上有大片的附着点，向上垂直拉住下颌骨

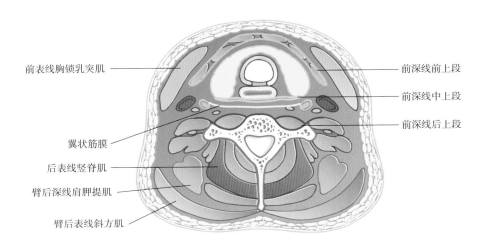

前表线胸锁乳突肌

翼状筋膜

后表线竖脊肌

臂后深线肩胛提肌

臂后表线斜方肌

前深线前上段

前深线中上段

前深线后上段

图 9.42　颈部横截面显示了既相关而又各自独立的前深线前、中、后段轨道

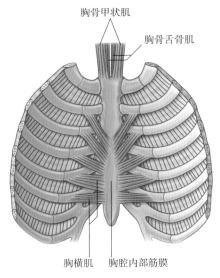

胸骨甲状肌

胸骨舌骨肌

胸横肌　胸腔内部筋膜

图 9.43　"上段前侧轨道"包括了胸横肌。它位于前方肋骨的内侧，支撑着肋软骨，这块肌肉神奇可变，寒冷时可以收缩胸部

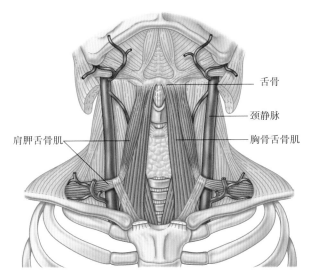

舌骨

颈静脉

肩胛舌骨肌

胸骨舌骨肌

图 9.44　舌骨下肌群起自胸骨后方，把肋骨的内侧、咽喉的前部和舌骨连接起来

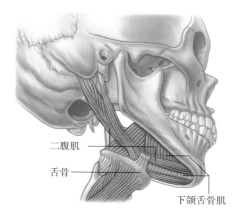

图9.45 从舌骨开始，筋膜轨道向前连接到下颌骨，向后连接到颞骨

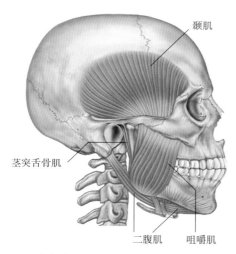

图9.46 虽然很难证明纤弱的舌骨上肌和强壮的腭肌之间存在直接联系，但从口腔底部到下颌肌，再到面部和颅骨之间肯定存在力学连接

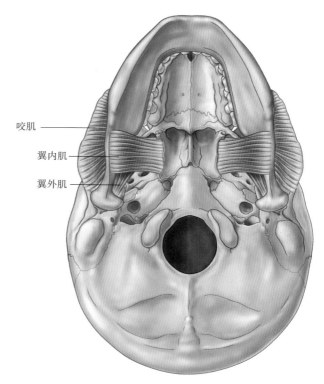

图9.47 从下向上看，下颌骨支的主要悬带明显是由两侧咬肌和两侧翼内肌共同构成的

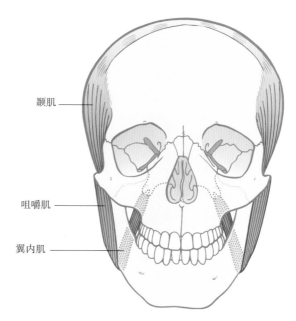

图9.48 前深线的上部包括下颌外侧的咬肌和内侧的翼内肌形成的悬带，以及在后表线的帽状腱膜下方环绕头部的颞肌筋膜

的冠突。颞筋膜在帽状腱膜下沿冠状面穿过颅骨，其内包含了前表线、后表线、体侧线与螺旋线（图9.48）。

　　至此，我们学习了人体肌筋膜的复杂核心，从下肢内侧"隐藏"的地方蜿蜒向上，穿过腹股沟进入躯干，与脊柱前面的组织连接。从这里，我们看到它被分成了（至少为了分析）3条主要的路线：走在内脏后面、脊柱前面的；向上穿过内脏本身的；向上走在内脏的前面到达咽喉和面部的。

◆◆◆◆ 前深线与下肢的稳定

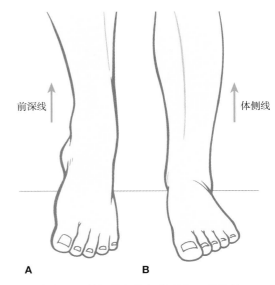

在下肢姿势中，前深线结构倾向于平衡体侧线（图 9.49）。腓骨肌在闭锁缩短状态时，往往会造成踝关节外翻或旋前，或前足外旋。在螺旋线上，胫骨前肌可以平衡腓骨长肌；在前深线中，胫骨后肌也可以。如果后侧深层肌间隔的肌肉过度缩短，往往会造成踝关节内翻或旋后，或前足内旋。这些肌筋膜一起协助稳定踝关节上方的胫骨、腓骨，并维持足内侧内弓。

在膝关节，前深线与体侧线如弓弦般在腿的两侧相互平衡（图 9.50）。当下肢呈弓形（O 形腿、膝外移、膝内翻）时，会看到前深线在小腿及大腿部缩短，而体侧线的髂胫束及腓骨肌受牵拉，筋膜处于闭锁延长状态。当膝关节相互碰撞（X 形腿、膝内移、膝外翻）时则相反：体侧线处于闭锁短缩的状态，前深线的结构则被拉紧，处于闭锁延长的状态。疼痛往往发生在绷紧的一侧，但需要治疗的是缩短的那侧。简而言之，对于 X 形腿来说，要治疗外侧的筋膜；对 O 形腿来说，要打开内侧的筋膜线。

在大腿，被前侧及后侧肌间隔围绕的内收肌群与体侧线的外展肌群之间也是互相平衡的。可以通过检查膝关节内外侧组织（包括膝关节上方的大腿组织）的相对位置，来判断是否存在失衡（图 9.51）。就方向性而言，在 X 形腿中，内收肌筋膜倾向于朝着膝关节向下拉；而在 O 形腿中，前深线则倾向于沿着裤缝向上拉——但这些都是就一般情况而言，并不是硬性规定，所以必须仔细观察。

关于骨盆的位置，将肌间隔考虑进去是很有帮助的（图 9.52）。骨盆前倾时，前侧肌间隔通常缩短，并黏在相邻的肌肉群上，需要延展长收肌和短收肌。此时，后侧肌间隔被拉紧和抬升，应将其筋膜平面向足端推移。骨盆后倾时则相反，前侧肌间

图 9.49　在小腿，前深线与体侧线是相互拮抗的。A. 如果前深线太短，足会倾向于旋后、内翻。B. 体侧线长期过短，足会倾向旋前、外翻

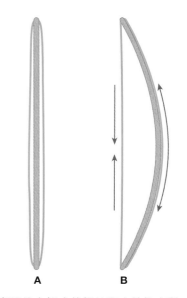

图 9.50　当腿的内侧或外侧的张力结构变紧时，腿的骨骼结构就会像弓身一样，在挛缩处弯曲，并对凸面的组织形成拉力。前深线和体侧线的相互拮抗作用失衡见于 X 形腿和 O 形腿（膝外翻和膝内翻）

隔通常需要向下拉；后侧肌间隔需要从盆底释放，同时还要放松深部外旋肌群和其他邻近的肌群。这样，前侧肌间隔可被视为是腰肌的延伸，后侧肌间隔则被视为深层外旋肌（特别是梨状肌）和盆底肌（与大收肌有关）的延伸。

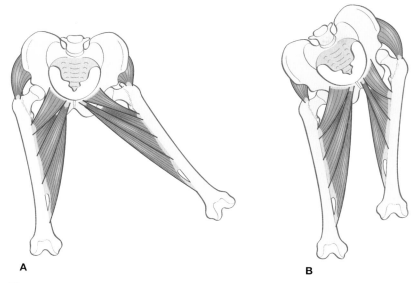

图 9.51　内收肌群平衡着大腿和臀部两侧的外展肌群。在此图中，请注意髂嵴较低的那侧外展肌较短。与直觉相反的是，前深线的内收肌在髋部比较高的那侧较短

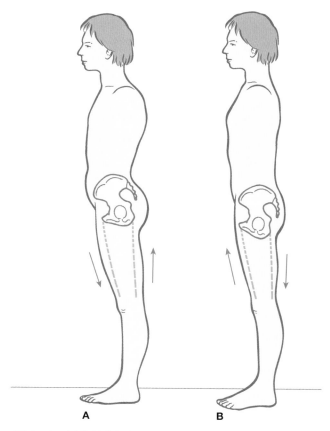

图 9.52　评估骨盆倾斜时，要考虑到大腿前（内）侧肌间隔与后侧肌间隔就像绳索一样可以限制骨盆的屈伸

讨论 9.2

❖◆❖❖ 前深线的中段和内脏手法

手法无法直接作用到膈肌脚到胸廓入口的前深线的胸段组织。整个胸廓会形成一个内部有负压的"盒子"，这个负压把组织向外拉以顶住肋骨，试图把肋骨拉进去。然而，这些区域可以通过上方的斜角肌和颈筋膜，或下方的腹膜、胸腔下缘或腰肌进行间接治疗。

也可以用内脏手法来处理这些组织。这些技术在一些亚洲腹部疗法中有所体现，内脏疗法的开发者、法国整骨医师让－皮埃尔·巴拉尔（Jean-Pierre Barral）在几本书中也巧妙地阐述了这一点 [10, 11]。

讨论 9.3

❖ 前深线的上顶点与外、中、内胚层的关系

前深线的最上端是一个迷人的生理"十字路

口"。前纵韧带的"后方轨道"恰好位于枕骨大孔前方，咽部的"中间轨道"位于其前方，而喉–舌骨复合体的"前方轨道"和其他附着点则通过翼内肌连接至蝶骨的下翼。

很容易注意到的是，这些点与从胚胎外胚层、中胚层和内胚层发育出来的中心结构很接近。下丘脑–垂体轴位于蝶鞍上，"循环身体"及"神经身体"的中心"结合箱"主要由外胚层发育而来（图9.53A）。这个被称为"主导腺体"的组织在颅底动脉环的下方，扮演着体液系统的侍酒师的角色，品尝来自心脏的新鲜血液，并加入其强大的激素香料和自主运动反应。

在它的后下方是蝶底软骨联合，它是颅骶节律的中心支点，本身具有纤维身体、中胚层身体的核心特征——胶原网和产生流体波的血管脉冲（图9.53B 和 9.54）[12-14]。

蝶底软骨联合的后下方（但是都在几厘米之内）是咽的顶端，存在内胚管的中心和原始食管，也是咽缝连接枕骨基底的部位（见图9.53C）。人

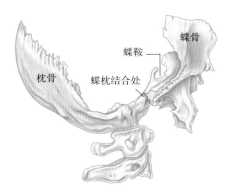

图9.54　蝶底结合处是颅骶节律性脉冲的关键枢纽，枕骨"体"与蝶骨的"椎体"在这里交汇

类是唯一的消化道方向（基本上是垂直地从口到肛门）与自由运动方向（基本为水平向前）不一致的动物。在人类的面部，"咬"已经从属于"视觉"，内脏悬挂在颅骨底部的这个核心位置。很少有其他动物能如此彻底地将视线和运动的方向从脊椎和肠道的方向中脱离开来。这可能是人类不同于其他动物，将身心分离出来的一个原因[15]。

人们很想探究这些"结合箱"之间的通信。为了接受一个吻或吃一个草莓而撅起嘴唇，或"恶心"时的舌头紧绷，能在蝶颅底连接处感受到吗？或者能被垂体感受到吗？我们至少可以想象，这3个主要系统之间的相互调节是从这个最靠近的点开始，沿着整个生物体，经由中枢神经系统、黏膜下神经丛、颅脉冲，或者本章所述的从面、舌到内踝的肌筋膜链来完成的。

参考文献

1. Myers T. Fans of the hip joint. *Massage Magazine*. 1998; 75:38–43. *Or in* Body³, *privately published 2003 and available* at: www.anatomytrains.com.
2. Schleip R. *Lecture Notes on the Adductors and Psoas*. Rolf Lines: Rolf Institute; 1988:14–17. www.somatics.de. 11/88.
3. Myers T. The psoas pseries. *Massage and Bodywork*. 1993. Mar–Nov. *Also in* Anatomist' s Corner, *self-published in 2007 and available via*: www.anatomytrains.com.
4. Morrison M. *Further Thoughts on Femur Rotation and the Psoas*. Rolf Lines: Rolf Institute; 2002:8–11. www.anatomytrains.net. M 4/01.
5. Bogduk N. *Clinical Anatomy of the Lumbar Spine and Sacrum*. 3rd ed. Edinburgh: Churchill Livingstone; 1997: 102.

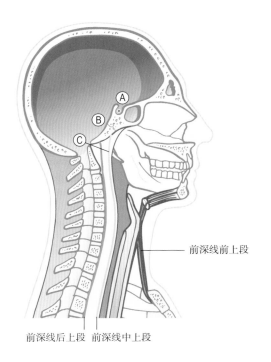

前深线前上段

前深线后上段　前深线中上段

图9.53　在前深线上端的顶点，可以看到从3个胚层衍生出来的重要结构十分邻近

6. Rolf I. *Rolfing*. Rochester, VT: Healing Arts Press; 1989:170.

7. Murphy M. *Notes for a Workshop on the Psoas*. 1992. Unpublished.

8. Myers T. Poise: psoas-piriformis balance. *Massage Magazine*. 1998. (Mar/Apr). *Or in* Body 3, *privately published 2003 and available at*: www.anatomytrains.com.

9. Simons D, Travell J, Simons L. *Myofascial Pain and Dysfunction*: *The Trigger Point Manual*. Vol. 1. 2nd ed. upper half of body. Baltimore: William & Wilkins; 1998.

10. Barral JP, Mercier P. *Urogenital Manipulation*. Seattle: Eastland Press; 1988.

11. Schwind P. *Fascial and Membrane Technique*. Edinburgh: Churchill Livingstone; 2006.

12. Upledger J, Vredevoogd J. *Craniosacral Therapy*. Chicago: Eastland Press; 1983.

13. Milne H. *The Heart of Listening*. Berkeley: North Atlantic Books; 1995.

14. Meert G. *Venolymphatic Drainage Therapy*. Edinburgh: Churchill Livingstone; 2012.

15. Kass L. *The Hungry Soul*. New York: Macmillan; 1994.

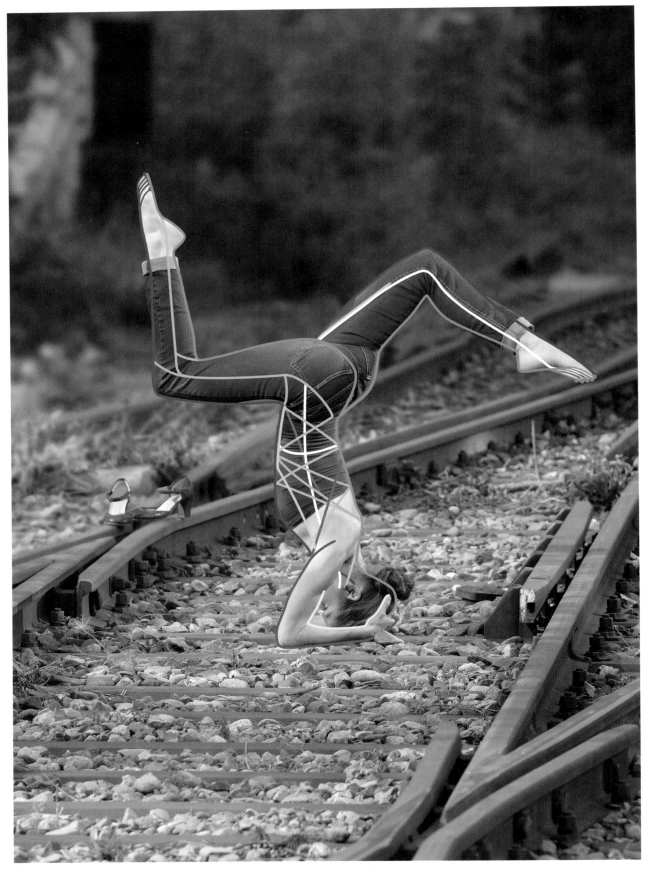

图 10.1　运动中的解剖列车

第十章

运动中的解剖列车

与 James Earls 和 Karin Gurtner 合作完成

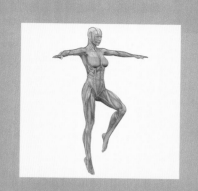

本章将利用完整的 12 条肌筋膜经线图来概括解剖列车在运动疗法和运动训练中的作用和潜在的意义。

鉴于运动现在已经被当作一种治疗方法，甚至是一种有助于我们更加健康的基本"营养"元素，运动教育主要影响了以下 3 个社会领域[1]。

- 儿童、青少年和学校的体育教育。
- 广义的康复（也就是把不正常转为正常的任何方法）。
- 运动表现的提升包含两部分：
  - 一部分是运动和竞技；
  - 另一部分是艺术表达（如舞蹈、戏剧、音乐）（图 10.1）。

其中每个部分都有助于民众的健康。由于全球各国都普遍缺乏运动教育，所以每个领域的改进对民众健康长寿都有至关重要的意义[2]。世界各地的人们普遍忽视了身体的使用、运动整合和姿势错误等问题。而在现有的体制下，稍加改变就会有巨大作用。

现在大多数教育体系都集中在视觉与听觉的学习上，几乎没有资源留给"动觉能力"的培养[3]。我们对构建和测试智商很熟悉，也越来越熟悉情商——情绪智商。但我们还需要对"动商"——运动智商做出同样的努力。什么是运动技能的拓扑结构？哪些是长寿和成功的人生所必需的？我们的学生、患者需要哪些基本运动素养来应对他们的内部和外部环境？如今，一个可能但不幸的事实是，我们从教育系统中获得的知识增长都是关于外部世界的，并不是关于离我们最近的、无处不在的、最亲密的工具——运动中的身体。

投入少量经费给每个孩子来做体育教育，将会带来巨大收益——显著节省医疗开销，提高儿童健康水平和体能素质。花几十块钱给每个患者做运动教育，可以促进各种身体损伤或术后恢复期的患者早日康复，减少复发。如果我们加强多学科的交流，促进信息沟通，那么，在竞技体育领域投入的巨额经费所获得的核心理念就可以广泛运用于运动教育和康复领域。

从骨科医师到更"谨慎"的预防型医者，各种运动相关的专业人员的彼此合作让我们可以从中受益。

由于太多的从业者只依赖一种观点，要么盲目地相信广泛传播的口头知识，要么坚持"循证医学"而非临床经验。不同的专业对不同的事物使用相同的术语，或者对相同的事物使用相反的术语——例如，可以试试让不同的专业团体来定义一下"拉伸（stretch）"这个词[4]。因此，在运动疗法中构建一个"统一的平台"（一个贯通的理论基础）对各种治疗形式都会很有帮助。

解剖列车的目的就是要搭建这样一个平台，以便大家对话，在结构和功能评估中提供一套通用的语言。

尽管解剖列车的概念来自笔者绘制姿势代偿模式图的实践经验（参见第十一章和附录，更侧重结构为主导的手法治疗），但许多以运动为基础的治疗和训练方法，如物理治疗、康复训练、普拉提、瑜伽和基于运动表现的个人和团队训练，都发现了解剖列车导图对于揭示维持人体内部稳定性或灵活性的重要价值。

因此，在这里我们将探讨一些解剖列车在基础运动模式中的简单应用。本章还包括我们具有开创性的同事 James Earls 写的关于步行的一部分内容 [5]。另一部分是来自 Karin Gurtner 的"当代运动"（contemporary movement）。

此外，运动专业人员将在附录一中找到一些有用的研究信息，特别是关于健身训练中的筋膜特性、技能习得中的感觉神经，以及干预或损伤后的重塑反应。

解剖列车在运动中的应用

虽然运动疗法和手法治疗的应用已经在前面的章节中有所提及，但软组织释放的具体顺序或运动教育的具体策略仍需要现场培训 [6]。本书主要用来帮助读者观察全身的肌筋膜模式，这样，读者可以将目前的技能和治疗方案按照新的观点来做整体应用。

接下来我们并不打算详尽介绍任何治疗方法，只是引导读者了解不同方法的各种可能用途，便于自我治疗以及做出专业的治疗、改善功能和康复。

根据静止的照片做运动评估效果很差，但它对图书呈现来说是必需的。站姿评估将于下一章中进一步探讨。

《解剖列车》的主要内容不是讲运动理论，而是提供一张简明的导图，讲述人体在运动中是如何保持稳定以及张力是如何传导的。需要一整条肌筋膜经线参与的动作很少，但许多动作要求整条肌筋膜经线保持稳定。

例如，当你坐着时，将一只脚放在另一只脚上，试着向上抬膝，把被压着的脚抬起来。虽然此时下方腿一侧的股直肌和腰大肌是主动肌，但整个前表线和前深线（这些肌肉本身就是其中一部分）上的一些肌肉会收紧，给从脚趾到髋的筋膜施

加"预应力"，这一点你能在腹部、胸部及颈部感受到。这种通过等长收缩来创造稳定及张力分配大部分不受意识支配，但它对于一个部分的有效"锚定"是至关重要的，这是另一部分成功运动的基础。

同样，站立时，将你的重心慢慢移向前足，在这个动作中无论哪块肌肉在真正收缩，你感受到的都是整个后表线的肌筋膜紧张。然后，再将重心完全移到一只足，去感受体侧线与前深线之间的相互影响——这两条线立刻变得紧张，在髋关节或髋关节以上可以摸到。当身体重量在内、外侧足弓之间一点点移动时，它们负责维持下肢内外侧的平衡。

你可以用肌筋膜经线知识来判断代偿是如何发生的；了解不良姿势如何限制了动作的整合，或降低了力量的有效性。

通常，我们想看到的是以下几种情况。

- 每一条经线和经线内的"轨道"都能从静息状态拉长或者缩短。也就是说，经线在静息状态下既无离心负荷也无向心负荷。

- 整条经线的张力要均匀。结构上应该一体化而不是孤立的。所以，张力过高或过低的部位应当通过牵伸、手法推按（bodywork）、肌力训练来矫正。

- 在做动作时，每条线都应该能够将身体的节段保持在一个稳定的中立位。例如，足球侧踢时，两侧腹部的体侧线要有足够的张力来维持胸廓的稳定，以避免因胸廓的旋转或侧移而降低踢球的力量。

为了使我们的眼睛习惯这样观察，我们先来简单地分析一些古典雕像，然后再去学习更多的功能性应用。

古典雕像

❖❖❖❖❀ 库罗斯（Kouros）（图 10.2）

除了现代及具有非凡功能的 Fred Astairer 的例子，在笔者看来，这个前古典主义雕塑是解剖列车各经线间优雅平衡的最佳范例，甚至胜于作为

解剖学培训"品牌"使用多年的 Albinus 图（见图1.1A）。库罗斯（这是前古典时期的众多雕塑之一）呈现了在骨骼和肌筋膜结构之间平衡的张拉整体结构，这在今天已经很少见了。事实上，在这一时期之后的艺术中也很少见到。就现代的品味来说，他

的肌肉稍显壮硕，但是他的整体神经筋膜网络展现出一种平静轻松的姿态，且显出蓄势待发的样子——换句话说，他的整个神经肌筋膜网络中表现出了自主神经系统的理想平衡状态。

注意前深线的长度和对核心的支撑，该线为腿部和躯干提供了内部的线性支撑。观察膝关节内、外侧软组织的平衡状况，看头部是如何轻松将重量落在颈部之上，而保持双肩是在竖直的胸廓上垂挂着的。肌肉的界限分明，沿着肌筋膜线的连接并没有太弱或过强。作为一种文化，应该创造一种身体教育体系以使身体达到这样理想的功能状态，这方面我们还做得不够。

青铜宙斯（图 10.3）

此雕像表现出了战斗动作的美感，尽管让宙斯屈尊作为模特来进行一经线分析有些亵渎，但我们

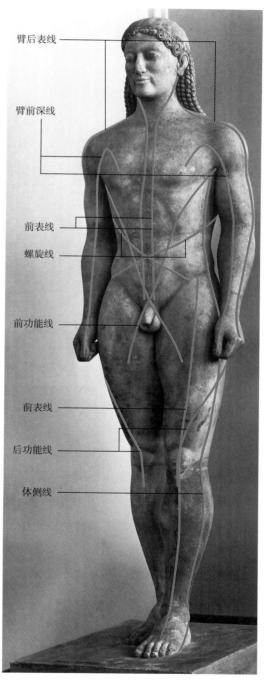

图 10.2　库罗斯。前古典时期的库罗斯一类的雕塑展示了接近理想的"协调的肌筋膜张拉整体结构"——解剖列车经线平衡且位置合适（经许可转载自 Hirmer Fotoarkiv）

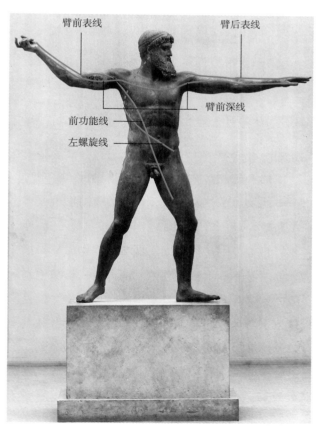

图 10.3　宙斯。大多数战斗或体育动作都涉及将手臂与对侧的腿连起来，以增加杠杆的长度（经许可转载自 Hirmer Fotoarkiv）

冒着被他投出的霹雳砸中的危险，来看看他是如何稳定身体以获得最大限度的投掷效果的。他那较正常身体比例偏长的左臂沿着视线方向伸出，被"臂后表线"悬挂起来，并平衡身后右臂的重量。右手拇指和其他四指握住霹雳或长矛，运用了臂前表线和臂前深线，这两条线连接到胸大肌和胸小肌，穿过胸前到达对侧。这个连接平衡了前方伸出的手臂，并为投掷提供了基础。在投掷过程中，双臂将交换位置，但仍然保持着连接。

右腿沿着后表线收缩，右前足向前推，伸髋，使身体开始向前移动，把体重推向支撑的左腿。左腿站得很稳，膝关节微屈曲，沿着4条肌筋膜经线保持稳定的张力。因此，扎根于左腿的左螺旋线和右功能线就可以协助前面的2条手臂线将向前的动力传递到右肩和手臂。

他显然是沿着水平面抛出武器的，2条体侧线之间十分平衡。由此可以推测，手中的霹雳会被精准地掷向近距离的目标（对比图8.3 Hail Mary 的投掷方式，其中螺旋线和功能线也极大地辅助了手臂线）。如果投掷方向是要从天堂落到地面，则左侧线必定缩短，其他经线也要调整角度以向下投掷。

赫拉克勒斯（Heracles）（图10.4）

图中可见疲惫的赫拉克勒斯靠在他的大棒上休息。用他来做严格的肌筋膜线分析也许不公平。但这个经典的古典艺术作品，与前古典时期的库罗斯和宙斯雕像对比鲜明。

尽管传说中赫拉克勒斯拥有一身力量，但请注意，他的身体显示出典型的髋部上抬、偏离中心的姿势，这是大多数古典艺术中的常见姿势。这种模式从以下几个方面显示出来。左下段体侧线和右上段体侧线缩短，同时核心或前深线缩短或塌陷。支撑下胸椎的核心发生扭转，即双侧腰肌复合体缩短以适应它。厚实的胸膛似乎有轻微塌陷，倾向于呼气模式。缺乏内在长度也使"阿多尼斯环带"（girdle of Adonis）溢出骨盆上缘（并非由于肥胖而是核心缩短的结果）。这种缩短向下延伸到双腿，

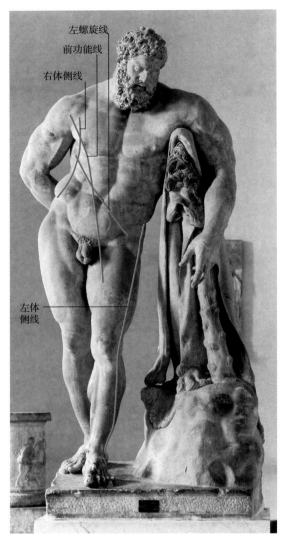

图10.4　赫拉克勒斯。古典时期的赫拉克勒斯雕像表现出核心区域的缩短和线条之间的不对称、不平衡（经许可转载自 Hirmer Fotoarkiv）

其前深线的内收肌群与小腿深层后侧肌隔间的短缩拉高了内侧足弓，因此将重心移到脚外侧。这种塌陷也可从膝关节组织中看出来，膝内侧组织（前深线）比外侧（体侧线）低。我们可以拿他和本章的任何范例来比较核心支撑，甚至和不对称的、非运动形态的维纳斯对比。

维纳斯（Aphrodite de Melos）（图10.5）

我们无法评论维纳斯的手臂线，但她左螺旋线和右前功能线的缩短使其姿势更加迷人。

站得笔直的人并不会像维纳斯一样有魅力（将这一姿势与象征正义或自由的雅典娜女神雕像相比——大部分雅典娜的雕像站姿端正，虽然令人尊重但没有亲和力）。笔直的站姿要求前、后、体侧和核心（前深）线等主线处于最大稳定状态。任何类似雅典娜的姿势或时尚杂志中展示曲线的姿势，都与旋线（体侧线、螺旋线和功能线）的不对称有关。

注意左螺旋线的缩短使她的头向右侧偏移，拉长了右肩，胸廓相对于骨盆向左旋转。而右前功能线的进一步缩短使这些现象更明显，也使其更显谦和。此时左侧长收肌和右前功能线下段使左髋内收。

为了使足够的重量回到右腿上，需要进一步缩短右体侧线的长度。即使如此，我们面对雕像时仍然能体会出一种动态美，因为她的右腿似乎没有很稳地平衡站住。有人猜测原作中她右手抱着小爱神厄洛斯，这有助于平衡她的体重，或许，她正要踏进池中，这样的举动也表现了她的圣洁。

掷铁饼者（图 10.6）

Praxiteles 创作的《掷铁饼者》完美地呈现了运动中的肌筋膜经线。那个身材匀称的年轻人握着铁饼，从屈曲的手指到胸大肌，运用的正是右侧臂前表线；拇指施压使其抓握更稳定，这就运用到了臂前深线，其通过肱二头肌连接到胸小肌上。左侧两条前臂线张力均衡，参与度相似，两者都通过胸部

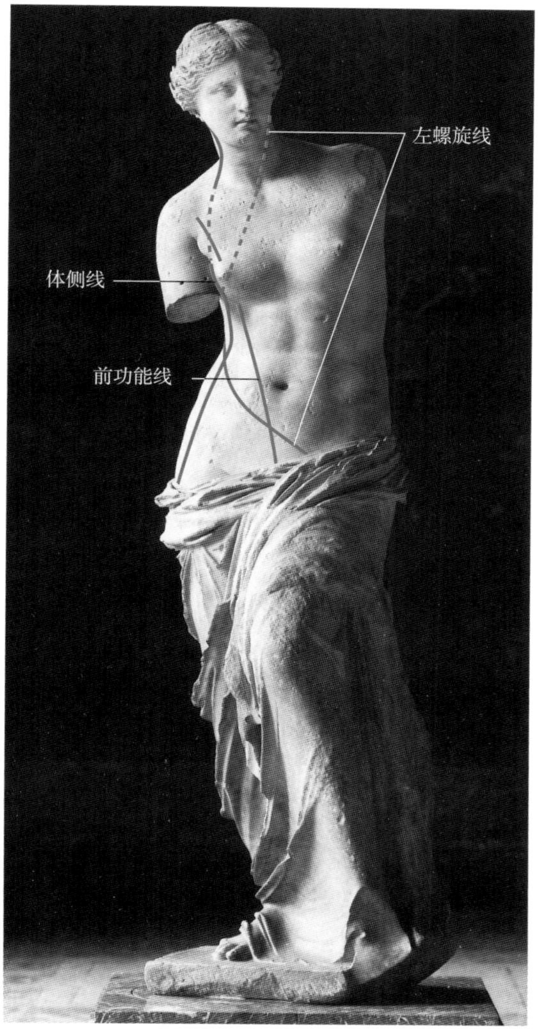

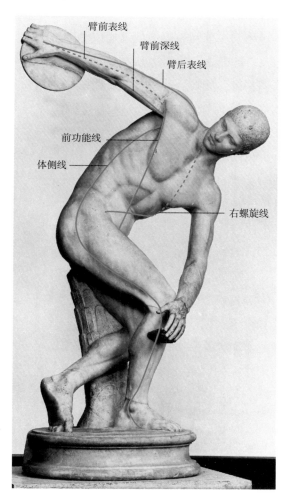

图 10.5　维纳斯。任何有魅力的姿势都会涉及螺旋线的不对称缩短（经许可转载自 Hirmer Fotoarkiv）

图 10.6　掷铁饼者。这个运动健儿运用了所有的肌筋膜经线，把张力均匀地分布到全身（经许可转载自 Hirmer Fotoarkiv）

肌肉顺着手臂向下到达左手指，一起参与投掷动作。

他的右螺旋线缩短，像弹簧一样旋紧身体，右螺旋线从头的右侧（头夹肌）环绕左肩（菱形肌及前锯肌），并越过腹部（左腹外斜肌和右腹内斜肌）到达右髋。张力越过髋部到达阔筋膜张肌、髂胫束，下至小腿前侧，并经胫骨前肌到达起支撑作用的右脚内侧足弓。从左肩到右侧股骨的前功能线也变短，左功能线比伸展的右侧短。

他保持这个姿势超过两千年了，像是随时会站起来抛出铁饼。很显然，他的力量源自右臂前表线，将把铁饼越过身体投向前方，而与其他线的配合将真正影响铁饼扔出去的距离。在准备伸展左螺旋线并赋予其力量时，右螺旋线先缩短。他马上就要强烈缩短左螺旋线，同时将眼睛和头部移向左侧，右肩向前，远离左侧髋部。当他转身时，重心将会转移到左腿和左脚，使它们成为完成剩余动作的支点。同时，也将缩短从左肩到右大腿的后功能线，将左肩向后拉，使整个躯干向左侧旋转。缩短右体侧线有助于稳定肩膀，并为投掷增加一点动力。最后，后表线的竖脊肌将身体挺直，使背部伸展，头抬高，注视铁饼的飞行。从右肩到左大腿的右后功能线在动作结束时将收缩，以防止右侧肩袖肌群被过度牵拉，确保他能健康地参与未来的赛事。

◆◆◆❀ 运动员

由于篇幅所限，这里只能列举几个体育运动中动作和稳定的例子。前两个是肌筋膜经线在空中动作中的应用，大部分在矢状面。后两个展示了不同旋转动作中的应用。

网球运动员（图 10.7）

可以想象到这个网球运动员个子较矮，所以要跳起以获得发球优势。在空中接发球或短距离回传，需要从两端缩短前表线，给右侧赋予力量。击打的力量明显来自右臂前表线和臂前深线（它们位于图中右臂我们可以看到的那部分），使网球运动员可以抓握并用力挥拍。注意左臂前线如何向着身体收缩，提供稳定性，使右侧能伸得更高。

躯干的力量通过 3 条线传递。首先，前功能线从胸大肌和腹直肌开始，通过耻骨联合到左侧长收肌，在这个开链运动中，它将左侧大腿向前拉以平衡右臂。第二，右螺旋线缩短将头转向右侧，左肩拉向胸廓，缩短了左肋到右髋的距离。左螺旋线则被相应延展或拉长，这是击球前的预延展。第三，这两条线由体侧线协助，左体侧线缩短以提供稳定性，右体侧线充分拉长以便手臂前伸。在击球和跟进的过程中，右体侧线、左螺旋线缩短与右前功能线一起提供更大的动力。

人在空中时，只能依靠身体自身的惯性对抗球拍和球的重量，我们已经看到手臂重量是如何对抗左腿的惯性，同时它也在对抗着核心的惯性，即骨盆和下肢的重量。此图的核心稳定性（以前深线为代表）可见于：双脚旋后，大腿内收，沿着腿内侧的线将前深线拉向骨盆底部。这种核心区域的"募集"会让跳起来击拍更有力、更精准。

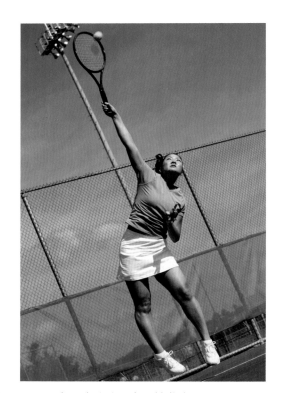

图 10.7 网球运动员（经许可转载自 ©iStockphoto.com。摄影：Michael Krinke）

篮球运动员（图 10.8）

我们再次从"筋膜网络"来看空中动作。这是一个开链运动，篮球运动员期望将球向上投入篮筐，而不是向下拍，因此需要打开前表线，收缩后表线，使身体微微反弓，眼睛盯着目标。同时，注意左腿活跃——肌肉隆起，足背屈，在瞄准及引导身体迎向篮筐动作中，左腿如同右手一样重要。

右臂前表线由胸大肌到手指向下行进，像翅膀一样抬升身体并平衡左臂的投掷动作。左臂前表线提供力量，而左臂前深线（看到拇指了吗？）则负责控制精准投球的细节。

左前功能线在扣篮前被拉长，而右前功能线从屈曲的左髋关节到伸长的右手臂是稳定的。左后功能线正处于收缩期，一两秒后就会放松。右后功能线沿着躯干从右肩到左髋被拉长，左螺旋线明显缩短以便把头固定到躯干上，右螺旋线则被拉得更长。

最后，我们注意一下运动员左、右腿前深线的区别，右前深线完全开放并伸展，而左腿内收肌的轮廓明显显示该经线是多么重要，即使脚不在地面上，右前深线依然为身体平衡提供核心支撑。就像前面的网球运动员一样。

高尔夫球手（图 10.9）

这名高尔夫球手在球道击球的最后一刻被抓拍，他的螺旋线在运动中整合得非常好。高尔夫球手流畅地运用了整个螺旋线和功能线，但头部是反向旋转的，以便看向球的方向。右螺旋线得到完全运用，而左螺旋线反向收缩，向下一直到旋后的左脚。这些线和挥杆起始时的状态正好相反。

我们唯一可能有争议的是关于右肩的高度。由于臂后深线的肩袖肌群受限（图上无法看见），在挥杆期造成肩关节稍微提高。

在挥杆后续的动作中，前表线大部分是开放和延展的，尤其是右侧。同时，后表线缩短使身体呈弓形，沿着这个弓形产生螺旋动作。挥杆开始时，前表线缩短，后表线拉长；挥杆后期，后表线收

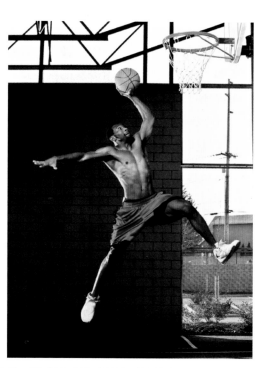

图 10.8　篮球运动员（经许可转载自 ©iStockphoto.com。摄影：Jelani Memory）

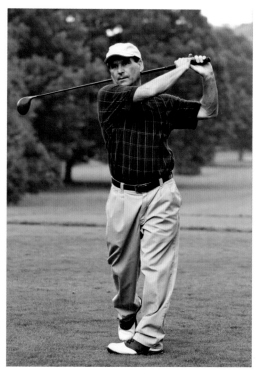

图 10.9　高尔夫球手挥杆结束时（经许可转载自 ©iStockphoto.com。摄影：Denise Kappa）

缩，将头及胸廓拉高。

挥杆后期，体重移到右脚内侧（在此图的前一瞬间）和左脚外侧，这包含了左腿前深线的收缩（除了上面提到的螺旋线收缩外）及左腿体侧线的伸展。当螺旋线将体重拉向跟随脚的内侧和主动脚的外侧时，腿内侧的前深线及外侧的体侧线之间的平衡就至关重要了。如果肌筋膜无法维持这些线之间的张力协调，上部的经线就不容易做出协调的、精确的挥杆动作。

右前功能线（由右肩到左髋）完全收缩，对应左前功能线（由右髋到左臂）的完全伸展。左后功能线收缩将左肩拉向后时，其对应线（从右肩跨过背部沿着左腿外缘到达膝关节）完全伸展。在由向后挥杆到最后照片中的定格动作的过程中，这些线也会交换角色。

足球运动员（图 10.10）

在这张学校体育活动的图片中，我们可以看到运动员的旋转伴伸展动作，与高尔夫击球的闭链牵拉动作形成对比。在这里我们讨论 23 号和 9 号运动员，9 号运动员即便会摔倒也可以成功盗走对方的球，蓝衣女孩的左体侧线显示均匀的伸展，亦有极漂亮的交互动作：右螺旋线的闭合扭转，伴随着左螺旋线的伸展。

与前述的大部分体育动作一样，功能线被全部运用。虽然在这里手臂的运动是为腿部的协调服

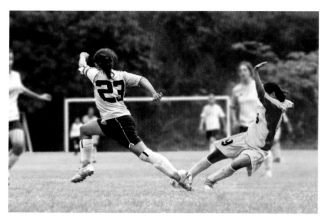

图 10.10　足球运动员（经许可转载自 ©iStockphoto. com。摄影：Alberto Pomares）

务，但反之则不然。左前功能线和右后功能线与螺旋线一起使躯干扭转，而两条互补的线被拉伸成稳定的绳索。注意她的手臂是如何试图稳定腿部的，左臂在前，向上、向外举；而右臂在后，屈曲的手腕和肘部把手臂连接到胸部。

穿黄色衣服的防守队员左腕伸直，以帮助其收紧背部，同时右腿抵抗身体惯性并用右脚去勾球，即便她马上就要摔倒了。尽管不需要再重复讲螺旋线及功能线的螺旋状特征，但应注意她腿部体侧线与前深线之间的相互作用：她右腿外侧的体侧线必须放松和伸展，让内侧的前深线把球勾过来。相反，左腿的前功能线是延长的，使脚支撑地面直到最后一刻。这样的相互作用可见于滑雪、滑板运动或需要左右摇摆的运动，这些原来起稳定作用的线就成为运动的一部分，并相互作用。

❖❖❖❀ 音乐家

全世界的音乐家都强烈地专注于一种无法改变形状的物体——乐器。在所有类型的音乐中，身体都很容易围绕固定的乐器而塑形。这种塑形的倾向非常明显，以至于当我与伦敦管弦乐团的音乐家们在一起时，我能仅根据他们身体的静态姿势判断其所用的乐器。从身体上可以很清楚地看到长笛、小提琴（或吉他，或萨克斯管）对音乐家身体姿势的潜移默化的影响，即使音乐家并未拿起乐器。因此，本章对那些固定在工作环境中的人们——陶工、珠宝匠、自行车手及邮递员等也有所帮助。

目前学科交叉越来越多，如舞蹈界开始关注身体运用、亚历山大技巧的影响力也与日俱增，还有很多其他形式的自我重建，使音乐家们越来越意识到姿势和动作的问题。关注身体的使用，肯定会提高演奏质量，也会延长乐手的表演寿命。

这里仅列举了几个古典音乐演奏家，但是同样的问题和原则也适用于摇滚、爵士及传统音乐演奏家。下页图所示都是右利手，若是左利手则评估相反。

大提琴手（图 10.11）

虽然这位乐手身体运用还算良好，但仍可看到前表线明显缩短，将头拉向耻骨方向，这将对演奏时的呼吸有不利影响，也会对腰部产生长期的应力。

左侧的体侧线缩短，将头拉向左侧，缩短了左腋下至左髋之间的距离。随着时间的推移，这种模式可能会继续牵拉核心线（前深线），从而造成其他部位的代偿（如肾脏后方的腰方肌筋膜缩短），时间久了会对结构甚至生理上产生负面影响。

此外，拉弓的手臂线与按弦的手臂线作用不同。双侧臂表线和臂后深线可以将双臂保持在外展姿势；而演奏需要拇指和其余手指的对合，这属于臂表线和臂前深线的功能。拉弓的手臂向前、向外远离身体，这往往由左侧的体侧线的缩短来达到平衡。演奏时右肘稍微下沉一些、左肘稍微高一些，就可以帮助平衡体侧线。左脚向下踩住地面的力稍大一些也可

以帮助身体回归中立位，并与椅子和提琴相协调。

小提琴手（图 10.12）

由于需要把小提琴夹在左肩和左下颌之间，所以大提琴手的姿势问题在小提琴手身上被放大了。虽然照片中的演奏家表现得训练有素，但左体侧线缩短的情况仍十分明显，尤其在颈部更明显。这种慢性缩短有时会导致臂丛周围软组织卡压或颈椎的椎管狭窄，两者都会影响左手手指的功能。如果无法解决这个问题，可以通过加长腮托使颈部两侧的长度更为相等来改善。

除此之外，演奏小型弦乐时往往会加上旋转动作，右前功能线将右肩拉向对侧。而与直觉相反的是，右螺旋线会将左侧肩膀和肋骨带向右髋。这两种动作的结合通常导致躯干前方的前表线缩短，而后表线组织则变宽、变弱。

身体能够围绕着乐器弯曲变形，而乐器不会因

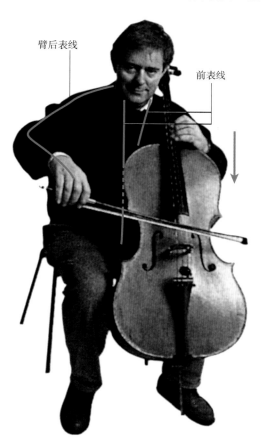

图 10.11　大提琴手（经许可引自 ©Phil Starling http://www.philstarling.co.uk）

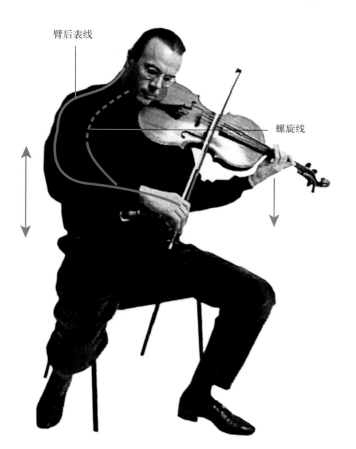

图 10.12　小提琴手（经许可引自 ©Phil Starling http://www.philstarling.co.uk）

人而调整。但琴弦的迷人之美吸引许多音乐家心甘情愿为之忍受身体结构的问题。这位演奏家的前表线缩短，造成坐在椅子上的骨盆后倾，使尾骨危险地靠近座位。注意，这位演奏者将他的右腿向后弯折以加宽支撑面，尽管姿势不良，但这种方式确保了更多动作能通过其骨盆。良好的坐姿将有助于发挥更好的演奏水平，获得更长的演奏生涯。虽然穿着厚重的裤子很难看清腿部的肌肉，但在这个姿势下，右腿前下部的螺旋线会拉紧。腿向后弯折有时会导致内侧副韧带及髂腰韧带的问题。

长笛手（图 10.13）

和提琴手一样，长笛和许多木管乐器的演奏者也需要用非常不对称的姿势去演奏乐器，只是方向不同。长笛演奏时，右体侧线、右前功能线及左螺旋线都缩短，前表线通常也缩短。但有趣的是，由于头转向左侧，从耻骨向上通过胸锁乳突肌的右前表线受影响的程度通常重于左前表线。

抬起的右臂（臂后表线）与头向左旋转之间的矛盾会使许多长笛手的右肩及颈部成为棘手区域。当左手伸出在身体前方弹奏时，通常会对左肩上方的肌肉形成离心拉力，尤其是臂后深线的肩胛提肌和冈上肌。

典型的头部翘起，胸廓向左偏移，肩带随之向右倾斜，这些都是长笛演奏者的特征。

小号手（图 10.14）

前面所举的例子都涉及身体适应乐器演奏时形成的不对称性。当然，也有一类乐器在演奏时演奏者的身体或多或少是对称的，如小号、单簧管、双簧管等。

这些演奏者的螺旋线、体侧线及功能线的不平

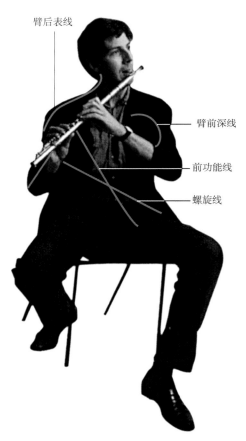

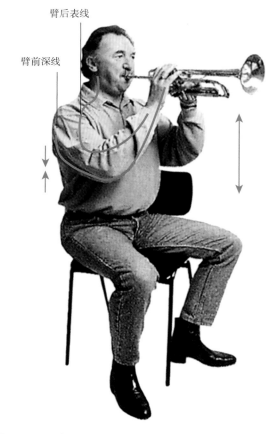

图 10.13　长笛手（经许可引自 ©Phil Starling http://www.philstarling.co.uk）

图 10.14　小 号 手（经 ©Phil Starling http://www. philstarling. co. uk 授权使用）

衡很少是由乐器引起。但他们有一项常见的不平衡：由于手臂及乐器必须保持在身体前方，后表线组织，尤其是脊柱的深层肌肉往往会变短。由于铜管或木管演奏者更依赖呼吸，背部组织缩短迫使演奏者将呼吸动作集中到肺部的前部和身体的前面。图中的小号手显示出的正是这个常见后果：后表线变短、前表线拉长，因此前方的胸部和腹部凸起较多。

　　尽管他的牛仔裤不太合身，还是可以看得出骨盆位置相当好，但仍有缓慢形成的腰椎过伸问题，他应该学会平衡小号和手臂的重量，以避免伤到后背。

　　由于 60% 的肺叶位于身体冠状面的后 1/2，对这些演奏者来说，对骨盆位置进行矫正是非常有益的。注意观察不同的支撑位置是否能放松背部的某些肌肉，使呼吸运动更多达到胸腔后侧和膈肌后部。

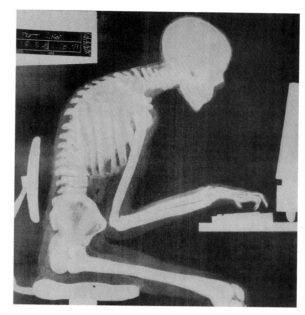

图 10.15　静坐时的严重脊柱损害（经授权引自 ©BackCare. www. backcare. org. uk）

◆◆◆ 坐姿

　　坐姿虽然很常见，但也是个让人担心而又危险的活动（图 10.15）。在坐姿下很少能保持肌筋膜经线的平衡（图 10.16）。这里讲的内容适用于开车、坐飞机、久坐办公室、长期伏案工作等需要长时间坐着的人。

　　坐着或多或少消减了双腿的支撑作用，改由骨盆来担任脊柱的主要支撑底座。在坐姿下，可看到单纯的躯干肌筋膜经线间的相互作用。我们需要在前表线、前深线和后表线之间从前到后找到平衡。不对称的坐姿与体侧线或螺旋线有关，后文也会谈到这些问题。但目前主要考虑的是矢状面的屈 – 伸平衡（因为它是普遍存在的姿势问题）及沿矢状面排列的 3 条线，即胸廓前的前表线、脊柱前的前深线和脊柱后的后表线。

　　坐着时的脊柱平衡和站着时差不多，即脊柱是放松且完全伸展的，头、胸、骨盆的主要重量，一个接一个平稳地叠加在坐骨结节前部，或多或少地落于髋臼顶端的冠状面上。在坐姿下，脊柱的平衡和前面几个章节提到的身体平衡相似。前表线通常

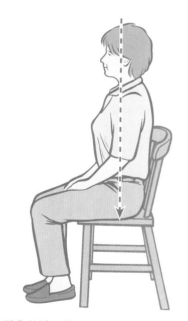

图 10.16　平衡的端坐位

使躯干屈曲（上颈部除外），后表线使身体伸展，而前深线会在不同的脊柱水平做一些调节。放松的坐姿排列需要这 3 条线的平衡，这就需要通过改变神经肌肉和结缔组织的习惯去进行调整，所以，一开始可能不那么容易达到平衡。

　　事实上，很容易养成一种坐姿习惯，出现以下一种或多种情况。

（1）颈椎下段屈曲而使头前伸。

（2）颈椎上段过伸。

（3）胸廓前部下降。

（4）腰椎上段后移并屈曲。

（5）骨盆后倾，使体重落于坐骨结节的后部（即骨盆倾向尾骨）。

这必然涉及前表线和部分前深线的缩短。在这些坐姿下，想让身体坐直通常需要延伸和提升躯干的前表线组织（如与腹直肌相连的筋膜平面）。如果前面的组织向下拉，后表线（竖脊肌及其筋膜）通常会在离心负荷下变宽。坐直会更容易将身体带回支持性坐姿，随之使后表线居中并使拉宽，从而得到矫正（图 10.17）。

让客户动员前深线（增加垂直向张力）也是必需的。具体来说，腰肌需要从前面稳定腰椎，撑起胸部，颈椎前方深层的头长肌和颈长肌必须对抗前表线及后表线组织所造成的上颈部过伸和前移。重建脊柱前面和喉后面的这些肌群的垂直向张力，不亚于强化腹横肌对提高"核心"能力的作用。

下一节将介绍坐姿的脊柱整合练习，它有助于同时实现这些理想的目标（当然，通常还需要为个人量身定制更详细的计划）。一旦达到了平衡坐姿，就需要刻苦地练习几天或几周，直到神经和肌肉都适应了这种变化。过了初期的、有意识的注意阶段，就能够几乎不费力地维持这种坐姿数小时，而不用减少呼吸或注意力，也不会造成结构性疼痛（然而，也有研究指出，还是经常变换姿势为好[7]）。

❖❖ 坐位的脊柱整合

［笔者非常感谢 Judith Aston（www.astonenter-prises.com）对整合运动所做的基础贡献，以下内容是笔者 1975 年从她那儿学来的，可能无法精确描述她目前使用的方法，并且由于记忆的偏差可能会增加或遗漏了某些内容，但她首创的构思仍值得称赞。］

几乎每个人的学生时代都经历过为适应课桌而调整姿势的过程，笔者的经历引发了很多人的共鸣：我们蜷曲在书桌前听老师点名，胸椎向书桌弯曲，当被叫到时，只能在弯曲的脊柱上把颈椎过伸，来抬起头部，如图 10.15。可调式的课桌和人

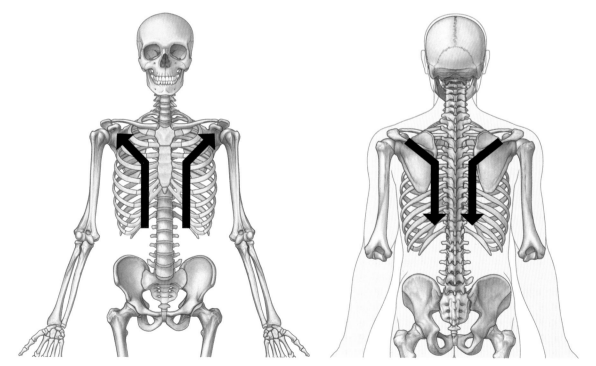

图 10.17　采用类似图 10.15 的坐姿模式，将身体前部的组织抬高并伸展，同时使后部组织下降并向中线汇聚（结合手法治疗、意象促动法或训练），是加强核心的必要前奏，也是一个应对久坐问题的简单但可靠的方法

体工学椅很好，但由于学校经费有限，不大可能尽快普及。这里可以快速地教会你如何调整自己去适合课桌椅：找出最舒适的坐姿，在椅子上将脊柱作为一个整体来运动。这是一个廉价的替代方法，可以改变可能贯穿一生的坏习惯，改善注意力，减少慢性疼痛。

在这样一个与电脑和汽车密不可分的久坐文化环境中，缺乏对久坐的普遍训练是一种愚蠢又罪恶的行为。以下训练的基础是：坐姿的调整最好是整个脊柱的调整，而不是身体任何单一节段的运动。该训练旨在唤起脊柱的弹簧式综合运动，以调整坐姿，纠正"课桌姿势"问题。

首先，坐在凳子上或椅子的前端，注意在练习过程中不要碰触或靠在椅背上。使用一个硬的或较薄的椅垫更好，以便准确地觉察自己在坐骨结节的哪个位置上。接下来坐直，将骨盆在身体中线的前后稍做摆动，使自己处于最高的坐姿，并有一个舒适的腰部曲线。

让自己非常缓慢地在坐骨结节上向后滚动，让身体随着骨盆姿势的变化做出反应。这时，尾骨会慢慢朝向椅子，而腰椎曲度逐渐减少，甚至反转方向。动作要慢，范围要小，对身体的反应要保持敏感。如果让身体其他部位随之反应而不是僵硬地保持姿势，就会发现随着骨盆向后倾斜，胸骨的前面开始降低。

缓慢且小范围地前后移动，注意这两个位置间的关联性：骨盆向后倾斜，胸部就轻微下降或弯曲；骨盆向前倾斜，胸部会再次轻松地抬起。

继续运动，把注意力转向颈部。如果不刻意保持头部的水平位置，而让它随着脊柱的其他部分一起运动，那么，当颈部开始自然弯曲时，头部将开始前倾，使视线落向地板。我们习惯于将头部与身体其他部分分开，所以大部分人很难找到这种联系；我们习惯于让头部处于垂直于房间的水平方向上，而不让它回应脊柱其余部分的活动。坚持做下去，将会感觉到这种关联。

由端直坐位变为脊柱完全弯曲，在完全弯曲

时，尾骨靠近椅子，胸骨靠近耻骨，你看向大腿（图 10.18）。然后，确保从骨盆开始，反向运动，从骨盆引发一个波动，移动腰部，然后移动胸部，进而伸展颈部，抬起头。这样做几次，直到整个脊柱弹簧在动作中感到非常轻松。

在做这个动作时，不要让胸廓落在骨盆后方（图10.19），这一点很重要。即使在完全屈曲时，胸廓和

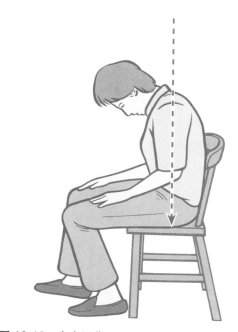

图 10.18　完全屈曲

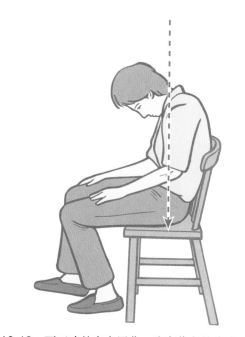

图 10.19　不正确的完全屈曲，胸廓落在骨盆后面

头的重心都要保持在骨盆上方。在屈曲身体时，呼吸及器官感到空间的挤压，也许是因为上半身的重量移到了骨盆后侧。在镜子旁做练习以检查动作应该更简单，做到完全屈曲在生理学上是很可能的。

现在，还是从骨盆开始，继续从屈曲到直立，然后从直立到过伸。将耻骨移向椅垫，使腰椎曲度加大而抬起胸骨。注意，头的活动角度要跟随脊柱其他部分的运动，而不是让头来引领脊柱运动（图10.20）。如果动作正确，让头部和颈部与脊柱的其余部分协调，在这个动作中颈部不会达到完全过伸，还是会保留一些过伸"余量"（图10.21）。

让身体回到直立位，经过中立姿势再到屈曲，使脊柱可以在屈曲和过伸之间的全范围进行活动。然后再回来，直到整个动作都非常熟练。每一次运动都是由骨盆开始，感觉重心由坐骨结节后方移到前方，如果头部反抗并试图接管运动控制，就停止动作或放慢速度，然后试着再掌控动作。为了更加有效，要全程保持对脊柱的感知。把脊柱培养成一个弹簧，从完全屈曲到完全伸展，轻松而均匀地运动，中间有一个静止的中立点。虽然儿童及无耐心的成人都想很快地做完整个动作，但较慢的动作更有利于获得脊柱运动最初的完整性并将其整合到日常活动中。

熟悉了整合运动后，在动作结尾头过伸时将眼睛睁开，当眼睛回到平视时停止（见图10.16）。感觉身体的其他部分所处的位置，以及呼吸中的轻松。也许你已经为自己找到了一个新的坐姿模式。检查一下，脊柱向下屈曲然后再返回，直到眼睛向前平视，注意眼睛是被动运动的，且动作是从骨盆起始的。练习这个动作越多，就越容易将这个新姿势变为你自己的，而不是强加于你的"好姿势"。

通过以上练习，我们希望从现在开始，你头部的任何位置变化都是通过脊柱的"整合弹簧"来保持在新的位置的。向下看书桌、看书或织毛衣，让骨盆自动后倾一些，自动将胸部及眼睛带向目标；向上看时，让骨盆稍微前倾，靠生物力学支撑身体和眼睛上抬；看头顶上的飞鸟，骨盆就会更加前

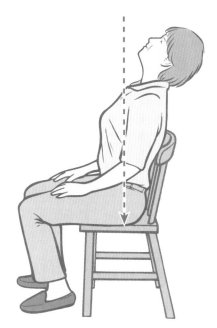

图10.20　不正确的过伸。头部向后过伸过多，超过脊柱

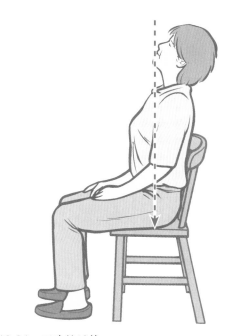

图10.21　正确的过伸

倾，这样脊柱就会像一个协调的整体一样运动，而不是一个部分移动太多，另一个部分根本不动。

在单纯的前屈或伸展中加入旋转也很容易。只要一只脚推地并让身体跟随即可。向左上看时，让骨盆前倾滚动，同时在右脚上增加蹬地。向左下看时，让骨盆后倾滚动，左脚稍微抬一点（并让髋部做出回应）。重复练习，它就会变成本能反应，你

将会获得一个良好的姿势习惯，对脊柱来说会终身受益。

在这个概念下，像维多利亚时代的人一样坐直并低下头阅读，就像弯曲背部，过度伸长脖子看老师或屏幕一样都是不明智的模式。脊柱本来是被设计成类似一个整体弹簧，而以上动作都破坏了脊柱的整体性。

由于这样端坐的坐姿会表现出一种自然的权威和轻松，你可能会发现一群人很自然地转向你，看你是否愿意发言。如果这样感觉不舒服或不是你想要的，可以背靠着椅子并以坐骨结节做支撑，而不是让胸部移至骨盆的后面。否则，会坐在尾骨上，呈现出一种卑微的坐姿。

引导客户做这些动作时，一定要从骨盆开始。将手放在客户的腰部通常可以知道动作是由何处开始的，有时候也有必要把另一只手放在客户头顶，保持头部与脊柱其他部位的配合。在训练结束前，一定要让客户独自做几次完整的动作，并通过几个疗程来强化这个印象。这种投入是必要的，一个整合的脊柱就是对你（和他们）的最好回报。

◆◆◆◆❀ 步行

第二章讲过，用解剖列车来分析整体运动并不是特别有用。对步行做一个简化的分析却被证明是有用的，尽管步行并不简单[8]。

向前跨出一步，无论是从前深线的髋屈肌（如腰肌和髂肌）启动，还是通过髋伸肌和脊柱肌群的放松启动，都包括了髋关节屈曲、膝关节伸展、踝关节与跖趾关节（足部踇趾基底部的球状突起）的背屈，这些都是由前表线肌筋膜缩短产生的。肌肉也许是依序收缩或加入，但前表线的下肢部分在摆动相的"前伸"是作为筋膜整体参与的。

当腿向前行进时，整个下肢肌筋膜就准备好了承受身体的重量及地面反作用力。筋膜网中的运动单元开始紧张，以精准应对预期的力量。假如在黑暗中由一个房间走进另一个房间，虽然地面只有几

英寸（约 5 cm）落差，但你就会明白多小的改变都会扰乱这种准备，也会知道没准备好的肌肉骨骼系统对意外的反应有多大。

一旦足跟着地，前足开始滚动，后表线的肌筋膜就接管了稳定的功能，因为支撑侧开始向后伸髋同时跖屈。此外，无论肌肉按照什么顺序收缩，整个后表线的下段从腰到足趾都会一起参与。在这些阶段中，运动应该沿着腿的 4 个"铰链关节"或多或少向上沿直线进行。当然，有时髋关节在步行周期中会旋转，重量由外到内经过跖趾关节。但总的来说，这些关节之间的力学方向若有矛盾，会导致关节磨损、韧带过度劳损和肌筋膜失衡（图10.22）。

体侧线（外展肌、髂胫束及小腿外侧肌间隔）保证了髋关节的稳定，对抗髋关节内陷（内收）。而内收肌群及前深线的其他组织协助屈伸运动，它们从内侧足弓向上，顺着腿的内侧，再到髋关节内侧提供稳定，防止髋关节过度旋转。

我们要知道的是，腿的摆动不是从髋关节开始的，而是从第 12 肋和第 12 胸椎（即腰肌和腰方肌的上端）开始的（见图9.26）。有了这个概念，就

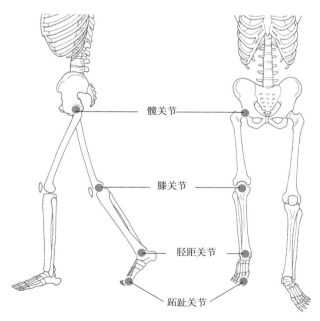

图 10.22　每个跨步动作都需要腿的 4 个"铰链关节"协同运动。为了延长关节寿命，并提高行走的效率，关节周围的软组织必须平衡

可以理解步行时髋骨的运动了。骨盆于水平面上沿垂直轴旋转，同时每侧髋骨于冠状面上围绕前后轴有一个提升（侧移或侧倾），也会围绕左右轴在矢状面倾斜，这些运动是同步的。此时，步行中髋骨在髋关节屈伸运动中的活动反映了股骨的运动（图10.23）。考虑到这一点，我们可以看到，对于骨盆来说，步行的正确启动基于前深线的协调，而活动范围最大、发挥最多调节、提供更多稳定性的是体侧线。

所有的步态都含有 3 种轴向运动，只是量的区别。1 个轴向的运动减少通常需要增加 1 个或多个其他动作来代偿。学会如何从客户的步态中分析出这些动作，将会提高工作效率。

对上半身来说，两侧的体侧线在支撑侧变换中交替收缩，防止了躯干偏离支撑侧的腿。步行中的常见"对侧模式"运用了功能线和螺旋线，它们将右肩及胸廓向前带以平衡左腿的向前摆动，反之亦然（图 10.24）。

在外部的、四肢的运动之下，躯干像钟表发条一样拧紧，抵消双下肢带动骨盆做节律运动时产生的扭力。这种旋转的能量通过肋间肌和腹斜肌的肌筋膜在每一次跨步中储存、释放。倘若这种微小的肋骨向内旋转因为某种原因停止了，运动就会变得夸张，在步行时可以看到手臂的过度运动或上半身的左右移动。

这些组织缺乏协调或肌筋膜捆绑过紧会形成特殊的步态，其中有些步态单纯是个人的特色，而有些则是完全低效的，并可能导致关节或肌筋膜僵硬。

James Earls 将肌筋膜经线与当代步态理论结合起来，改进了这个简化的平面分析，参见《行走的天性：运动中的肌筋膜和身体》。

步态中的解剖列车（James Earls）[9]

如果你曾花时间教过儿童投垒球或是板球，就会发现他们的动作在逐渐改变，从 α 运动神经元支配下的"单块"肌肉动作模式，到较多 γ 运动神

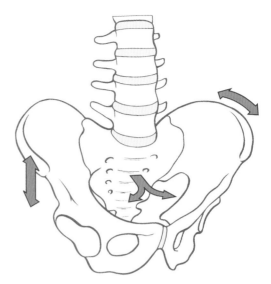

图 10.23 在正确的步行中，骨盆会在 3 个几何平面上运动。前后轴上的左右侧摆，垂直轴上的旋转运动和每块髋骨在左右轴上不完全的矢状面倾斜。其中 1 个平面的运动不足会造成其他 2 个平面的过度运动

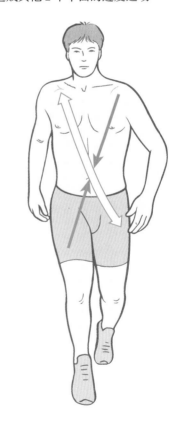

图 10.24 步行时躯干的"拧紧"和"解旋"涉及功能线（如图）、螺旋线和体侧线的交替收缩

经元支配下的长动力链协同动作模式。当执行复杂的动作时，如投掷、跑步或跳跃，只依赖单块肌肉发力会导致动力不足，降低动作的准确性和可重复

性。如果整个身体都参与到运动中，即使是马虎的旁观者也能看出差异——即 Fred Astaire（美国电影明星）的优雅舞蹈和笨拙的大叔们在舞厅跳舞的区别。

你有过这样的体验吗？当在林间小路或城市街道中轻快地行走时，感觉"好像可以永远走下去"；而在博物馆里漫步看展品时，可能会把一个愉快的下午变成痛苦劳累的体验。两种情况虽然都叫"走路"，但所涉及的力学机制完全不同。第一种行走能够运用肌筋膜经线储存的弹力，而后者走走停停的步行方式却用不上，只能孤立地动用身体"单块肌肉"的模式。

非洲某些部落的女性可以头顶相当于体重的20%的重物悠然地散步，且几乎没有消耗更多的热量[10]。物理学家、身体治疗师 Zorn 及一些同行都在琢磨，实际做功增加了，为什么消耗的成本却没有同比增加，她们是如何做到的呢？[11]

拉长 – 缩短循环

要回答这个复杂的问题，必须首先探究肌筋膜在运动系统中的基本特征及作用，如缓冲震荡、储存与释放能量。利用肌筋膜组织储存的能量来运动比利用肌肉收缩更有效。因为肌肉收缩需要肌动蛋白和肌球蛋白之间呈齿轮样平行移动，会增加热量的消耗（从进化的角度来看，热量是很宝贵的。成本/收益必须倾向在收益这一边，在寻找食物时所消耗的热量不能超过从食物中获得的热量）。如果想要达到非洲朋友的效率，我们的身体必须寻找一种更加节能的推进方式。

步行常常被描述为"控制摔倒"：每一步都要防止身体摔向地面。为了在空中停留并继续前进，我们利用了骨架有限的稳定性（韧带"内层袋"的功能，见附录一）来对抗向下的重力。当足跟着地时，重力和地面的反作用力之间的交互作用几乎在每个运动平面上和每个连续关节上都产生了大量的"折叠"（图 10.25）[12]。关节的这种适应将力量引导到身体的软组织中，从而使我们的"坠落"速度

减慢。

传统的解剖学理论告诉我们，力的吸收是通过相关肌肉的离心收缩来实现的，然后再通过向心收缩恢复动作[13, 14]。最近的研究表明，在重复性动作（如步行）中，某些肌肉在等长收缩时更喜欢把松弛的肌筋膜拉紧，甚至当肌肉被拉长时，其肌腱也能吸收能量[12, 15, 16]。合理利用筋膜的弹性特征对运动有许多益处（参见附录一中关于筋膜训练的部分）。

肌筋膜的黏弹性（预应力，在负荷下变硬，见附录一中关于张拉整体结构特征的部分）是拉长 – 缩短循环（stretch shortening cycle，SSC）的第一个环节。两位资深的研究人员 Komi 和 Blazevich 分别将这种组合机制描述为"人类喜爱的运动方式"[17, 18]。我们的身体喜欢它，大概是因为它效

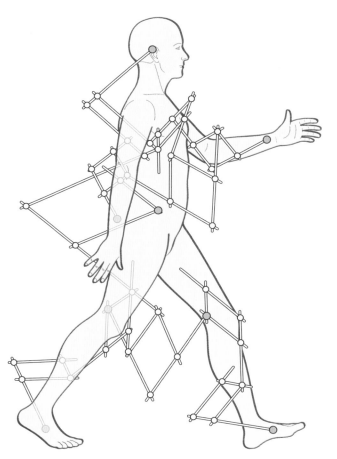

图 10.25　这个简化的侧视图显示了关节天然的不稳定性，它把力量传导给周围的软组织。关节的排列是有意地将这些力量引导到适当的方向，即让肌筋膜来处理和减缓身体潜在的塌陷（感谢 Max Planck Institute 供图）

率高。这种效率是由于利用了筋膜组织吸收的弹性能量，增加了肌肉的力量输出。

在跨步时，关节要适应，组织被拉长。被延长的组织中的细胞外基质（extracelluar matrix，ECM）的黏性和弹性能吸收能量，减缓延长。组织的拉长还会激活本体感受器，给肌肉发出信号引起等长收缩。力的传递就这样从运动的关节传到软组织，然后从那里通过肌筋膜经线传遍全身。

拉长－缩短循环在神经方面的常见解释是，牵张或肌松反射，拉长的肌梭信号通过脊髓，刺激肌肉自动收缩[12]。虽然有可能，但这个解释也过于简单化：此牵张反射弧实在太慢了（它在牵拉之后的大约 40 毫秒启动[12]），以至于在跑步、跳跃等快速运动中不能引起必要的反应。所以，根据以往的经验，反射性的肌肉收缩很可能依赖局部本体感觉的信息交换，或依赖于筋膜网的直接连接——但这一点还没有被完全证实[19]。

肌纤维的等长收缩阻止了肌肉的变形，进一步将向下的减速运动传递给周围的弹性筋膜组织。就像在蹦床上弹跳一样，向下的推力终将与弹性组织积累的向上的拉力相遇，并达到一个平衡点。当减速停止，动作开始转向时，使动因素是弹性反冲力，而不是肌肉的向心收缩。但如果此时向心收缩是紧随这个准备好的、反向的拉长－缩短循环，那么收缩的力将会更有效地转化为定向运动，因为此时弹性组织已经在收缩的方向拉伸了，不能再随意吸收其他的力（这种配合可见附录一）。

因此，身体将动能（向下"摔"）转化为势能（储存在弹性筋膜组织中的能量），并在相反的方向转化为动能（弹性回缩）——这就是拉长－缩短循环的全过程。

步行的动态解剖

动态解剖必须建立在功能上，而不是建立在"解剖位置"上。身体是用来运动的，而不是静止站立的。狩猎、攀爬、搬运、俯冲等复杂的运动都需要截然不同的身体运动学。重力、地面反作用力、冲力及关节的结构都存在相互作用，在身体中产生无数个方向的力。人体要去适应和缓冲这些力，还要尽可能地节省能量的消耗。拉长－缩短循环具有的 3 个特性（黏弹性、等长收缩、弹性势能储存）给我们提供了一个高级能效系统，以行走和奔跑。为了方便分析，我们假设在平坦的道路上重复相同的节律行走。如果速度、路面的坡度或曲度发生变化，就需要肌肉额外做功。然而，在很多情况下我们仍然使用下面介绍的许多基本动力学知识。

在上述对运动的 4 种影响中，重力是最可预测的常数。地面反作用力和冲力将随着任务、地形、鞋、下肢长度等不同因素而有所差异；虽然有个别解剖结构不同，但关节的整体活动是在一定范围内。这样，我们就能够预测这 4 个主要因素之间的相互作用。

足底着地时，跟骨接触地面的一刹那有一个突然的减速运动。虽然足跟着地的角度不同（同样，地面对足跟反作用力的角度也不同），但跟骨的突然停止会使足踝到脊柱产生一串连锁反应。这将由骨性关节的自然倾斜度决定，并受到相对坚强的韧带所限制。

这个链上第一个环节是距骨，由于它是歪斜地"站立"在载距突上。当足跟着地时，距骨继续向地面运动。足跟着地的时候，跟骨本身的形状导致跟骨内翻、内旋，距骨也会随之发生一个内翻、内旋运动，直至向下的力被足底的软组织及从小腿向下延伸而来的肌腱所吸收。

距骨被固定在胫骨和腓骨之间的榫卯关节中，这种设计允许足背屈和跖屈，但限制了旋转。因此，在足跟着地时，距骨的旋转会导致胫骨的内旋，就像螺丝刀在窄缝里转动一样（图10.26）；胫骨的旋转通过韧带传递给股骨，从而形成从膝关节至髋关节的内旋。

在足跟着地的瞬间和稍后不久，髋关节正在屈曲（需要髋伸肌群来对抗进一步的屈髋运动），支撑侧的髋关节也正在内收，以带动身体重心越过前面的足。由于前侧腿的髋关节是内收的，对侧（伸展的）腿即将外展，产生骨盆倾斜。这时脊柱会进行适应性的侧屈，在倾斜到达头部之前，控制住身体在冠状面上的偏离。

现在我们再次回到足上，来看距骨远端。距骨与跟骨的相互作用解锁了跗骨间关节，允许足部远端关节通过改变形状来适应不同的地面形式，将足跟的冲击力分散到肌筋膜组织[20]。随后，我们还必须在足趾离地之前，将足从旋前重新回到旋后状态，以便骨骼和关节重新接合，在接下来的蹬离期和即将来临的能量释放中形成一个更稳定的支撑[12, 20]。如果足不能充分旋后，就不能有效地利用骨骼关节闭锁后的稳定性，只能靠增加足底软组织拉力来代偿。

当身体的"连锁减速运动"继续向上传递时，身体会进一步利用肌筋膜组织的许多固有特性。因为细胞外基质中的黏多糖具有天然的非牛顿流体的黏弹性，所以每个关节初始的减速都能被部分吸收。但现在还不能对这种黏弹性的特质进行量化，我们只知道它确实发生了，而且硬化的程度可能会

因人而异，甚至在个体内部因部位而异。

在我们开始行走的最初 1 ~ 2 年里，过了最初的步行学习阶段后，身体内部就形成了重力、地面反作用力、冲力及关节角度之间的特征性的适应模式。关节将机械力传递到软组织网，影响肌筋膜的张力和位置，进而刺激嵌入其中的机械感受器（参见附录一）。

筋膜系统中的拉伸、负荷、压力和剪切力会在机械感受器中被记录下来，然后在中枢神经系统中进行衡量，并将其转化为神经元信号，传递给肌肉组织中的运动单元，调整组织的刚度以适应情况的需要。这是一个递归的过程——力学、感知、评估、发送运动信号，然后再矫正力学机制，不断循环重复，一遍又一遍、一步又一步、一天又一天，形成了每个人具有个人特点的运动模式，使我们在很远的距离就能够辨别出熟人来。随着时间的推移，肌肉的相对力量、神经传导通路、筋膜的张力，甚至是骨骼和关节的形状也会"嵌入"这个模式中[21]。

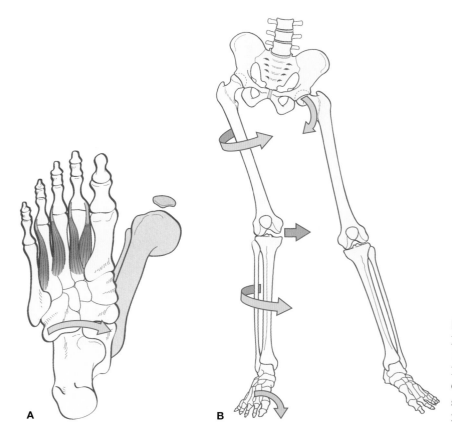

图 10.26 足跟着地时，跟骨、距骨内旋，像用螺丝刀拧螺丝（A），胫距关节的内旋会上传到腿，再到髋（B）（图 B 经 Götz-Neumann K. GehenVerstehen: Ganganalyse in der physiotherapie. Düsseldorf, Germany: Thieme-Verlag, Inc; 2002 允许复制）

动态解剖导图

解剖列车肌筋膜经线为分析运动模式的功能（或缺少功能）提供了一张导图。

虽然所有经线都会参与行走，但螺旋线在步行的动态解剖中尤为重要，因为步行在很大程度上是一种源于旋转力的运动。需要减缓足跖屈及足旋前、下肢内旋和进一步的髋屈。在第六章（见讨论6.3~6.6）我们了解了足与骨盆位置之间的关系，髋关节屈曲/骨盆前倾会导致足旋前，髋关节伸展/骨盆后倾会导致足旋后。不过，这是在解剖学姿势中立位上进行分析的，换句话说，它是关于站立姿势的。从动态角度看，当足跟着地时，就已经有屈髋和下肢内旋，因此，沿着下肢螺旋线前部增加的力会加载到大转子后方的髂胫束上，直达臀大肌上部（图10.27）。臀肌可以给下肢内旋和髋关节屈曲"刹车"。

正如我们在体侧线中看到的（参见第五章），阔筋膜张肌和臀大肌都被包裹在同一层筋膜中，所以这条"变异"的螺旋线也符合解剖列车的规则（参见第二章）。在足跟触地时，通过臀大肌和胸腰筋膜及对侧背阔肌的筋膜连接，将后功能线也"邀请"了进来。这种关系已被 Vleeming 记载（后斜悬带），这也是 Zorn 研究的"摇摆步态（swing walker）"机制的一部分，因为它在骨盆后侧建立了一个悬带[12, 22]。这种下肢和对侧上肢的交叉连接使用的是浅层肌筋膜，使躯干的内层旋转和外层不同。

一旦足跟触地，就开始承受重量，最终足趾离地，完成下肢的推进。支撑侧腿的外旋（因对侧腿的摆动而产生）会帮助足重返旋后状态，提供一个稳定的支撑。此处并不能完整描述各个关节和韧带的功能作用，但如果跟踪力在软组织中的传导就会看出，张力是在髋外展肌上移动的：从足跟触地时的臀大肌到单支撑期的臀中肌，再到伸髋时的阔筋膜张肌（图10.28）。行进过程中，扇形的外展肌/骨盆稳定肌使我们从减缓足旋前的后功能线（臀大

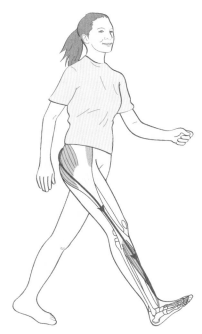

图 10.27 足跟着地时的一系列旋转是由于距骨在跟骨上的偏移（见图 10.25 和 5.5）。伴随着足内旋、屈膝和屈髋而发生的内旋，必须减速才能控制住足和膝（见图10.26）。重力和地面反作用力的相互作用及正常的关节排列需要合适的软组织来缓冲。在此图中，胫骨前肌向上的作用力会传递到髂胫束，并沿髂胫束传递到臀大肌上部纤维，再到腰部筋膜内。在这种模式下，关节就像河岸一样，将力引导到这些肌筋膜组织上

肌）走到辅助足旋后的螺旋线前部（阔筋膜张肌）。

身体向前的冲力，如重力，也会因为足跟的撞地而减速，因此当身体重心超过支撑脚的位置，髋关节开始伸展时，前方组织被牵拉（见专栏10.1）。当足部与地面接触时，身体被留在了后面，弹性势能将被储存在前表线、前深线和螺旋线前部，通过足的"摇杆（rockers）"，在足趾蹬地时被释放出来（图10.29）。

本书的大多数读者会意识到贯穿全身的张力之间的关系。一旦头前伸（一种常见的不良姿势），就会改变前述下肢的运动能力，从而使前表线和前深线更多地负荷弹性势能。

如上所述，当下肢体开始伸展时，张力线转移到髋屈肌，包括螺旋线中的阔筋膜张肌（见图10.28C）。因此，前进时产生的张力可以通过下肢螺旋线的前段（即髂胫束和胫骨前肌）帮助足在足趾蹬离地面前变为旋后。对侧手臂的摆动也会对这

个过程有所帮助。从前面看，对侧的肩部、正从伸展的腿的这一侧旋转、远离，使前锯肌、腹外斜肌、腹内斜肌的经线紧张，为足趾离地推进提供更多支持性的张力（图 10.30）。

手臂的摆动给上螺旋线制造了一个明显的"矛盾"：夹肌、菱形肌、前锯肌不能一起被缩短，即同侧前锯肌与菱形肌不能同时保持一个状态，总是一个被缩短而另一个被拉长（图 10.31）。当手臂

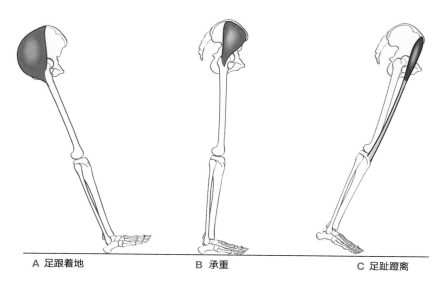

A 足跟着地　　　　　**B** 承重　　　　　**C** 足趾蹬离

图 10.28　在身体行进过程中，从足跟着地（A）到承重（B），再到最后的足趾蹬离地面（C），张力会沿着髋外展肌的"扇形"前进。足趾离地之前的伸髋运动会使前侧所有的髋屈肌群张力增大，从而影响到多条肌筋膜经线。当跨过多关节的肌筋膜"特快列车"（见第二章）参与工作，这一具有弹性的组织就利用拉长－缩短循环模式的动力学作用，尽量减少单块"普通列车"肌肉的工作

专栏 10.1

练习一

身体直立，双足舒适地站立。一腿保持直立状态，另一足轻轻地向后伸出。当足趾触到身后地面时，腿放松然后收回。在不同距离上试一下（不要伸得过远）。

什么力量让我们的腿收回到原位呢？有人会说是重力，也有人会说是髋屈肌群的力量。那好，再次重复这个动作，但这一次请将你的头部稍稍向前探出。你能感觉到与上一次的区别吗？大多数人都会感到左腿拉回的力量变小了。但重力一直存在着，也没有对髋屈肌群做什么改变。只是改变了前表线与前深线的张力，使它们丢失了部分回弹的作用。只要一个小的调整，就可以大大改变远端的回弹效率。

练习二

从一腿后伸，姆趾与脚球（跖趾关节）着地。撤离后侧脚与地面的接触，释放这条腿，体会屈曲的力。然后，将胸椎和颈椎变换不同的伸展角度，再去感受撤离足趾时腿的自动回弹的力是否存在不同。

练习三

采取练习一的姿势，一腿支撑身体，另一腿向后伸出，足趾点地。但这一次是先让胸部前倾，然后再将腿向后伸出，并达到一个较为舒适的最大位置。接下来，缓慢地将胸部收回，并保持脚球的位置不变，去感受张力在身体前侧经线（前表线、前深线、前功能线）的蔓延。

试着让胸部在不同程度的伸展状态下再次放松脚，请感受上身的位置与髋关节前部的弹力之间的关系。

在这些练习中我们会慢慢体会到，当足趾接触后方的地面，就会形成闭链，此时上身向前运动牵动组织伸展从而带动下肢伸展。整个链条中任何一部分的伸展受限（如髋或胸，但也可起因于其他部位的受限——如伸膝、踝背屈、足趾伸展的受限，都会限制髋活动），都将降低弹性负载能力，也就降低了前表线、前深线和前螺旋线前部的回弹能力。

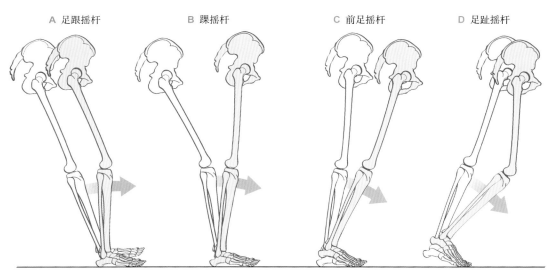

A 足跟摇杆　　B 踝摇杆　　C 前足摇杆　　D 足趾摇杆

图 10.29　身体在下肢上的前进使用了足的 4 个所谓的"摇杆（rockers）"。A. 跟骨的滚动。B. 踝关节在距骨上方的背屈。C. 跖骨头的滚动。D. 足趾伸展。在这个过程中，后表线、体侧线、前深线的跖屈肌加载了能量，然后像弹弓发射一样，把人体带入下一个跨步（详细讨论可参考 *Born to walk*，Earls 2013）（经 Slack Incorporated 允许使用，引自 Gait analysis: Normal and Pathological Function, Perry J.Burnfield JM, 2nd edition，2010；经 Copyright Clearance Center, Inc 允许转载）

向前摆动时，前锯肌被动变短（或者至少是较低的张力状态），相邻的菱形肌会被拉长（或保持较高的张力状态）。这在我们观察足趾离地之前的躯干和头部就可以看得出来。在图 10.30 中，我们可以看到骨盆向右旋转，将带动脊柱和头部也向右旋转。右臂和胸廓向前的摆动可以拮抗这个趋势，拉紧右侧菱形肌与左侧夹肌，从而产生反向旋转。

我们讨论步行中身体的旋转力时，可以将解剖列车地图铺在人体上，来看各条经线是如何协作以帮助整体稳定和轻松前行。外展和内收的倾向由体侧线处理，它能通过腹外斜肌来控制骨盆与胸廓之间的旋转关系（图 10.32）。

把前深线覆盖在身体上，可以看到前深线在足趾蹬离地面之前全线处于理想的张力状态。理想情况下，当髋关节伸展、内旋和外展时，踝关节可以背屈，而足趾和膝关节完全伸展，同时胸部也保持伸展。如果这一切都很协调，那么整个前深线的筋膜连接会很顺畅，力会从头到足顺利传递，这种力也能够帮助足旋后与髋屈曲，为下一个跨步做准备（图 10.33）。

关节运动学和肌筋膜组织的回弹特性，可以使

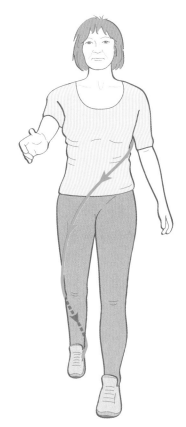

图 10.30　当下肢开始伸展，从骨盆到胸廓再到对侧肩部发生相对旋转，螺旋线的前部将被拉紧，先是在足趾离地前帮助足旋后，然后在足趾离地后进入摆动相时辅助屈髋，并辅助骨盆旋转

我们更深入地了解如何纠正这一复合体的功能障碍。我们可以通过肌电图测量出电活动，但不能过分依赖它，因为这些测量只能告诉我们肌腹－肌腱单元的电活动，并不能告诉我们它的长度或该单元胶原部分储存的弹性张力的量[12]。

如果想了解整个身体的运动，就需要抛弃对"单一肌肉"的分析，把身体分成"运输者"和"乘客"两部分。我们需要理解肌筋膜系统中根深蒂固的模式的整体性质，并理解它们存在的原因（有时相当遥远）。肌筋膜连接的作用是传递力，向机械感受器传递必要的信息，但也可以控制和吸收机械力，使反向运动的工作效率达到最高[18, 23-24]。

我们需要拓宽视野，关注这些相互协作的组织长链，这是人体的优先传输线路。当我们的身体在时间和空间上协同工作时，可以更有效地使用我们的身体。作为治疗师，我们可以使用这些连接来确保我们客户的身体在每个关节上都有正确的活动范围。与本书的其他例子一样，某一节段排列紊乱或启动时间不当就会导致该部位的上下部分发生问题。在评估和治疗步态异常时，我们需要观察整个系统。解剖列车提供了一张导图，对评估全身模式有实际意义。（到这里，James Earls 的内容就结束了。）

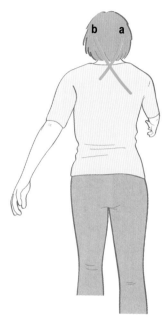

图 10.31　当一侧足趾离地，对侧的肩与手臂向后摆动，将拉紧身体前侧的整条螺旋线，让身体后侧上部的螺旋线放松（a）。而另一侧手臂向前摆动，相应的后侧上部的螺旋线被拉紧（b）。这使得眼睛能向前看

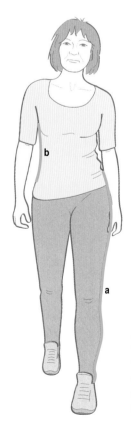

图 10.32　步行时，体侧线的首要功能是减轻身体左右摇摆的幅度。身体的左右摆动会引起髋内收、外展（a），一侧髋内收时，另一侧的髂骨向下移位，远离上方肋骨，其骨盆上方的体侧线会延长（b）。体侧线的"X"模式（参见第五章）也有助于身体在各种旋转动作中保持稳定

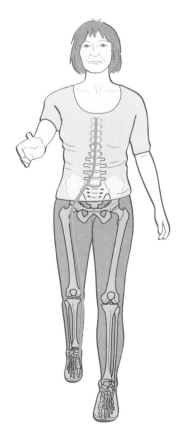

图 10.33　在足趾蹬离地面之前，下肢的位置应该是调动整个前深线的理想位置。足趾伸展，踝背屈，膝关节伸展，髋关节伸展、内旋、外展协同产生前深线的力学传递（前提是关节能够成功地移动到这些位置）

❖❖❀ 一节 "动中觉察"课程

下一节的简短动作练习（翻滚）的灵感来自 Moshe Feldenkrais 博士[25]，他设计了数百种运动拓展，将其称为"动中觉察"（Awareness Through Movement，ATM）课程（参见《动中觉察》一书）。课程的细节和与课程相关的肌筋膜经线的分析是笔者的解释，但一般方法和原则是来自 Feldenkrais 的工作。

选择这一课是因为它简单，并且对许多常见的躯体障碍有治疗效果。也许更重要的是，它是原始运动的一个例子，是运动发育的代表（见下文内容），是我们日常动作的基本组成部分。许多运动治疗师的观点是，错过或忽略任何一个发育阶段的运动，在最好的情况下会使主体形成特有的结构或动作，最差的情况是会给主体带来结构不良或动作障碍。虽然这种说法很难得到证实，但临床经验显示，了解发育过程中的初级运动对于发现潜在功能紊乱模式非常有用，这些往往是一些表面困难或特定损伤倾向的原因。

❖ 翻滚

下面的课程纯粹是为了体验而设计的，仅仅把它读一遍是不能传达它的本质的。

你可以先阅读，然后在地板上练习，或请其他人念给你听或将内容录音，边听边做动作。每个动作都应该一遍又一遍地重复，轻柔而缓慢地探索它们在身体的每个部分所创造的感觉。

这些课程（及其更精深的内容）的相关内容都有音频或印刷品，可从 Feldenkrais ATM 的教师们那里获得（www.feldenkraisresources.com，www.feldenkrais.com，www.feldenkraisinstitute.org）。

你可以仰卧屈膝，将脚平放在地上（图10.34），开始时将双膝向右侧地板倾斜，然后再回到原位。这样做几次，保持轻松的范围，不要试图牵伸。让膝关节互相滑动，这样双脚就能保持在地板上，尽管在活动末端时左脚不得不离开地板。当

你移动时，会感到重心转移到右侧臀部，当膝部直立时，重心又会回到中心。

你的上半身有什么反应？是否感到左侧肋骨离开地面，或者肩带有些反应？休息片刻。

将手臂放在头的两侧或上方，掌心向上，找到最放松的位置，不要有紧张感或牵拉感。如果这样有困难或紧张，就将手放在胸前，然后进行下一步。再次将你的双膝倾向右侧，这次增加一个动作：双膝向右倾的时候，将右手或右肘向上伸展，越过头部。但不必伸得很远，重点在于与双膝运动协调配合。当双膝向右倾，手臂伸展；当膝部回到直立，手臂回落。

重复这个动作，伸展开始时，肋骨和头部可以跟随双膝移动。让手臂延伸更远一些，你会发现最终转变成了侧卧姿势。重复几次，由仰卧到侧卧，再转回仰卧，注意手臂与膝部的配合。如果感到舒适，当你开始侧卧时，把头转到右臂上。做这个动作时，可以把左臂交叉到右侧，或者举过胸部或头。不管怎样，要让左臂落在你面前的地板上。现在你侧躺着，屈髋，左臂置于体前（图10.35）。现在开始让膝与肘远离，再靠近。大多数人的身体会有以下的反应：当膝和肘远离时，会倾向于由侧卧变为俯卧；当膝与肘靠近时，身体则会再次倾向于侧卧，最终成为仰卧位。多试试这个动作，把背部的完全屈曲转换为腹部的放松伸展（图10.36）。

慢一点，运动中不要把自己"摔出去"。当你向腹面移动的时候，要防止"摔"的倾向；试着充分放松躯干的肌肉，这样就能轻松地转向地板而不是"摔到地面"。你能在任何时候逆转运动，改变

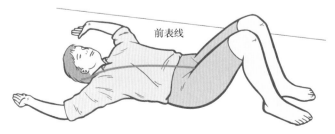
前表线

图 10.34　首先舒适地仰卧，让膝部向右侧倾倒。右前功能线是原动力，但所有的线都将很快参与到运动中

主意，回到另一边吗？你能通过移动你的手臂和膝关节使身体由背部转到侧面又转到腹面吗？

现在你处于俯卧位，把脸转向右边。把双脚抬起来，膝关节屈面90°，然后开始把脚倒向左侧，相当于把左脚的外缘向着地面移动。和之前一样，使双腿彼此滑动，因此右膝仅在活动末端时才会离开地板。舒适地重复几次，直到动作变得轻松，甚至变得优雅。

做这个动作的时候你可能会发现，你的整个身体再次跟随着这个动作运动，右侧肋骨开始跟随臀部上抬，头可能会很舒服地滚到伸开的左臂上。当向左侧翻身时，再次将双膝和双肘靠近，你会发现可以轻松翻回至仰卧姿势。同样，做这个动作（由俯卧位转到左侧卧位）几次，直到感觉轻松和协调。

此时，你已经完成了身体360°翻滚。如果有空间，你可以继续按原方向进行。如果没有，可以原路返回。注意，一个方向是否比另一个方向更容易。练习两侧翻滚，直至两侧都感到轻松且不费力。动作一定要放慢，而不是加快——动作快并不

代表掌握了动作。如果你能慢慢地做，没有漏掉或者跳过任何一个步骤，也没有通过惯性使自己"摔"着完成，那就说明你已经掌握了这个动作。

当你以一种协调的方式做这个动作时，可以感觉到肌筋膜经线像手风琴一样折叠和展开。

动中觉察课程的经线分析

从解剖列车的视角来观察这个课程，最明显的部分是在滚动所必需的螺旋运动。由于运动从肢体开始，所以螺旋形的功能线（参见第八章）是运动启动的关键。当我们仰卧，将膝部向左侧倾时，左侧的后功能线启动，左侧的体侧线及右侧的后功能线被拉长，直至能够拉动身体，就像一根绳子绕着顶端旋转一样。当右髋开始转向右侧时，右侧螺旋线及左侧前功能线也开始拉动左侧的胸廓一起运动，但主要工作还是由后功能线完成的（图10.37）。左侧前功能线牵拉身体由侧卧位变成俯卧位，而右侧后功能线再牵拉身体由侧卧位变为仰卧位，它们都是和螺旋线配合的。

再仔细观察就会发现，在动作的每个阶段，主经线都是向着地板打开的。仰卧时后表线打开而前表线轻微闭锁或缩短（见图10.34）。无论你是否同意，当我们向右侧翻滚的时候，右侧的体侧线整体更开放，而左侧的体侧线更闭合（不一定是收缩，也可以是被动缩短，见图10.35）。

当我们从右侧翻滚成俯卧位时，腹部的前表线会向着地面打开，而背部的后表线闭合（见图10.36）。当我们观察婴儿时可以看到，他们趴在地上，摇晃着抬起头，强化了后表线。即使在成人身上不那么明显，我们也可以感知到最靠近天花板的线是闭合的。为了继续向左侧翻滚，必须打开左侧的体侧线而闭锁右侧的体侧线。一旦掌握了动作，我们就可以自由地翻滚。向着地板翻滚时，会感到经线是向着地板打开的。我们能感到（作为学生或客户）或看到（作为老师或执业者）身体哪个部位不能打开，从而限制了其他部位的移动。肌筋膜经线"向着地板打开"是轻松完成该基本动作的关

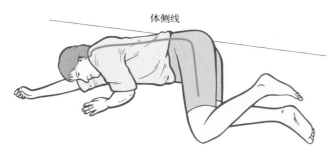

图 10.35 当你到达侧卧位时，感觉哪一侧体侧线更长和更弱？你可以把肘与膝分离，继续滚动

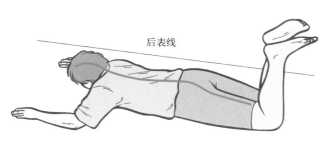

图 10.36 当你到达俯卧位后，可以通过多种方式激活后表线：主要是将眼睛和其他感觉器官抬起。你可以继续旋转，把膝部倒向左边，让身体的其他部分跟着滚动

键，而不是靠螺旋形的牵拉去启动（在不同的情况下螺旋线的启动点变化非常大）。找到主经线在哪个位置被阻滞并消除这种限制，比处理功能线或螺旋线更容易使动作顺畅。

这里的重点是，在整个经线中微妙而潜在的神经调节是适应性运动的关键。这些潜在的运动调节是最基本的，在出生后早期已经建立，早于语言的发育。它们比我们在本章前面提到的那些明显的运动更难觉察，但它们常常是解决运动模式问题的关键钥匙。

◆◆◆✿ 动作发展阶段

上部分内容讨论了翻身，这是婴儿靠自己做的第一个姿势改变，但不是最后一个。在本部分内容中，我们将扩展视野，关注从卧位到站位的整个发展过程。如果想成功地站起来，在这个世界上行走，我们每个人都必须做到或找到一种方法。让你自己或你的客户做下面这套动作是一个极佳的自我训练，它可以通过深入回忆这些原始的、基本的运动来平复心情，组织身体。

几乎所有人，甚至是婴儿或最虚弱的人，都可以轻松地仰卧，因为身体重量（头、胸、骨盆，如果需要的话，还有双臂和双腿）都是由地板支撑的（图10.38）。如上一部分内容所述，仰卧位时后表线在地面上是放松的，而前表线则向上开放着，由于面对可能的危险，倾向于带有更多保护性的张力。

婴儿出生后经过几个月的肌骨构建，凭借不断的尝试（主要是试图用眼睛跟随着妈妈），最终学

会由仰卧位转向侧卧位，再到俯卧位，就像上文讲到的，最终使后表线获得更多的张力而前表线依偎在地板上（图10.39）。在这个姿势中，为了使眼睛有更大的观察范围，爬行更加自由，婴儿已经支撑了一个大的重量——位于空中的头。后表线的肌肉在抬起头部时得到强化，次生颈椎曲线得到加强并就位。

当婴儿从肩向后看时（从翘起的腿的那侧，婴儿几乎总是一腿弯曲，另一腿伸直），婴儿使用了旋线（螺旋线、功能线及体侧线）扭转由俯卧转移为坐姿（图10.40）。骨盆上的体重由髂前上棘移到坐骨结节，重量从大转子上转移到骨盆底部。坐在地上和前文讲的坐在椅子上一样，需要前表线、后表线和前深线3条矢状面的经线平衡。坐起来的时候，婴儿已经能够将身体的2个重量——头和胸举离地面。婴儿的行动更加自由，手眼所及范围也增加了（而你正忙着在房间里给他增加一些保护措施）。

下一个发育阶段是用手和膝向前爬行，探索周

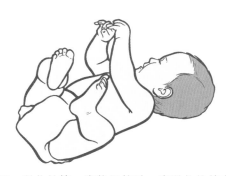

图10.38 婴儿的第一姿势是仰卧，当婴儿的前表线放松时，仰卧可以支撑轴心上3部分（头、胸和骨盆）的重量以及4个肢体（手臂和腿）的重量

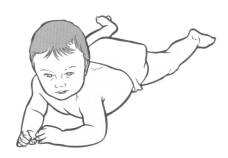

图10.39 俯卧，这是婴儿的第一个真正意义上的姿势转变，由此实现头部支撑，并获得更大的活动范围，为其第一次自主移动——匍匐做好准备

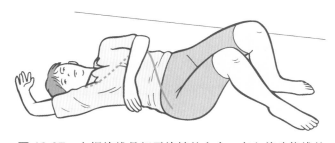

图10.37 右螺旋线是躯干旋转的主力，在左前功能线的帮助下，将左臂拉向右髋

边（图 10.41）。一旦达到这个阶段，就需要主经线具备更大的力量，也需要功能线协调肢体动作。前表线需要更大力量以保持躯干悬空，不让腰椎过度前凸。注意，婴儿现在已经可以完成头、胸和骨盆 3 个部位的悬空。现在的问题是，怎样才能将所有这些集中在双脚这样的小支撑点上？

　　下一阶段，通常需要借助家具或父母的腿，先把一只脚由足背着地转为足底着地（图 10.42）。在这一阶段，所有的腿部经线都要加强并协调发展，才能通过髋部支撑整个体重。以前的匍匐及爬行阶段，主要重量是由肩部承担的，但现在重量必须通过骨盆向下利用髋部来稳定支撑。

　　当双腿足够强壮时，婴幼儿会从跪位较为不稳定的站位，通常表现为蹒跚行走（图 10.43）。尽管有些家长不认同婴幼儿间的发育差异，但发育是可塑的，也因人而异。大多数婴幼儿在稳定的站立之前就能走路了，因为保持运动比保持静止更容易（如骑自行车）。行走或跑步时，身体主要由一只脚支撑，另一只脚的一部分（足跟或前足）则在婴幼儿运动时给一些平衡。

　　真正的站立（达到如图 10.2 中那样的经线平衡）必须先有这些发育中的运动，这些运动增强和对齐了骨骼，促进了关节发育，强化了筋膜的力量和弹性，增加了肌肉的力量和协调，使这些纵向线稳定支撑，所有这些都服务于简单、平衡的站立和惊人的高效行走（图 10.44）。

　　所有复杂的人类活动都起自这个感知和运动的基本序列，这些序列引导婴儿从被动仰卧到主动站立在世界上。因为在出生后第一年里，无法告诉婴儿如何穿衣服、坐汽车等，所以在这个过程中，与婴儿大量的信息交流依靠运动感觉传递。因此建议，所有照护婴儿的人，都应该学习这些基本的技能，以促进婴儿这些模式的形成，减轻他们以后生活中可能遇到的运动问题。

　　所有的父母和治疗师都会得益于熟悉这些序列，应理解此序列被打断或被改变的后果。儿童在发育过程中是有适应力的，所以即使没被照顾好，也能站立和行走，但是缺失的那部分会对运动产生深远的影响，包括生物力学、感知力和对特定情况的反应能力。

　　有个故事是这样的（这是笔者从已故 Moshe Feldenkrais 的口述中得知的，因此无法证明它的准

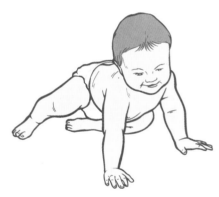

图 10.41　爬，从地板上释放了最后一个轴向重量——骨盆，但需要 4 个或至少 3 个肢体的支撑

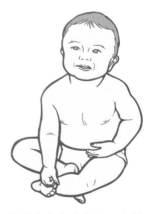

图 10.40　坐，在骨盆上方支撑了 2 个轴向的重量，使婴儿的手有了更多的自由

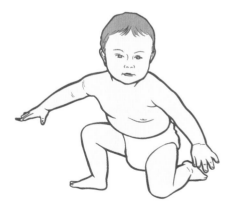

图 10.42　跪姿增加了平衡的精度，这只能在婴儿早期阶段的动作技能建立之后实现

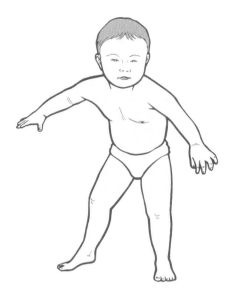

图 10.43 宝宝用另一只脚点地，用 1 个半脚支撑身体而最终站起来。不稳定的行走中带有前进的动能，比不稳定的站立更容易

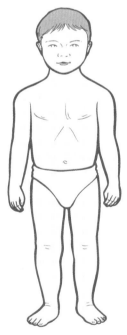

图 10.44 站立行为（人类用双足行走的姿势）是多阶段进化的最终产物，无论是在物种演化还是个体发育上

确性）。Moshe Feldenkrais 曾经和杰出的人类学家 Margaret Mead 坐在一起交流。Mead 说：

"对了，Feldenkrais，您是动作专家，我有个问题想请教您，为什么很多巴厘岛人无法学会单脚跳跃？他们会跳舞、会骑自行车，协调性很好，但我无法教会他们单脚跳。"

Feldenkrais 沉思道："听起来他们好像错过了爬行学习阶段。"

"当然"，Mead 拍着额头说，"巴厘岛人从不让他们的婴儿在第一个'米年'（7 月龄）接触地板，所以他们从来没有匍匐爬行过。"

观察婴儿在 6 个月左右时在地板上爬的初始阶段可以发现，他们是将重量从一只脚转移到另一只脚，而这正潜藏着跳跃运动的雏形。从解剖学上讲，婴儿将一只脚蹬出去，另一只脚收回来，建立了反射运动到协调运动，从而将躯干上部的重量在单腿之间转移。用解剖列车的术语来讲，把躯干的所有经线连接到一条腿的经线上，然后再连接到另一条腿上，交替进行。由于幼年时没有把这个动作过程刻画在大脑中，很多巴厘岛人虽然可以行走、跑步和跳舞，却不能直接、特意从一只脚跳到另一只脚。不论这个小故事或概念的真实性如何，它都说明了潜在的动作模式"缺失"会给运动能力带来微妙而具体的改变。

有经验的人可以通过运动看出哪些经线表现不佳，哪些发展阶段可能缺失或者偏离。熟悉前面所讲的运动姿势改变的模式是进行这种观察的先决条件。

亚洲躯体运动（Somatics）范例

瑜伽体式

我们在前面的章节分别使用了瑜伽体式说明不同肌筋膜经线的牵伸与运用，动作越复杂，动用的肌筋膜经线就越多。使用简单的解剖列车肌筋膜经线（但不能精确到每个特定的瑜伽姿势），可将某些体位或姿势用每条经线归类。这些姿势由于不同的传统有不同的命名，在这里我们采用最常见名称。

在拜日式（Sun Salutation，图 10.45A）开始时，或在武士基本式（Basic Warrior poses）中的新月式（Crescent Moon，图 10.45B）中，可见到前表线的延展（随之有后表线的收缩）。桥式（Bridge pose，图 10.45C）是前表线延展的基本姿势，弓式（图 10.45D）中的伸展会更加充分，而骆驼式（Camel）会强烈拉伸整条前表线（图 10.45E）。轮式（Wheel）或后仰式（Backbend，见图 4.7A）也是强力拉伸前表线的方法。许多瑜伽体式的身体运作几乎是一样的，只不过是重力的方向不同而已。

下犬式（Downward Dog，图 10.46A）及前屈式（Forward Bend poses，图 10.46B）主要拉伸的是后表线。婴儿式（Child's pose，图 10.46C）可以拉伸到后表线的上半部，膝关节屈曲减轻了后表线下半部的拉伸。犁式（Plow pose）对后表线有强烈的拉伸（见图 4.7B）。

尽管船式（Boat pose，图 10.46D）可以明显拉伸后表线（类似将下犬式的姿势反转过来），对腿及躯干前侧的前表线肌力是个挑战；但实际上，

该体式可强化核心力量，用到了前深线的腰肌和其他髋屈肌。

图 10.47 的门式（Gate pose）能够拉伸体侧线（图中是伸展左侧），三角式（Triangle pose，见图 4.17B 或 10.51）也一样。在图 10.47B 的侧平板式（Side Plank pose）中，用一只手将身体撑直可以加强体侧线（这是一个很好的姿势，主要用于稳定体侧线）。这样，地板一侧的体侧线必须锁定，避免足踝到耳的线路的坍塌，半月式（没有图片）则要求朝向天花板的那一侧的体侧线发力。

上段螺旋线可以通过简单的圣人式（Sage pose）和一些复杂的扭转姿势来拉伸（图 10.48A；见图 6.22）。这些姿势在强化一侧螺旋线的同时也挑战了另一侧。当然，这种姿势也对骨盆和脊柱核心，以及更浅层的螺旋形和功能线提出了挑战。

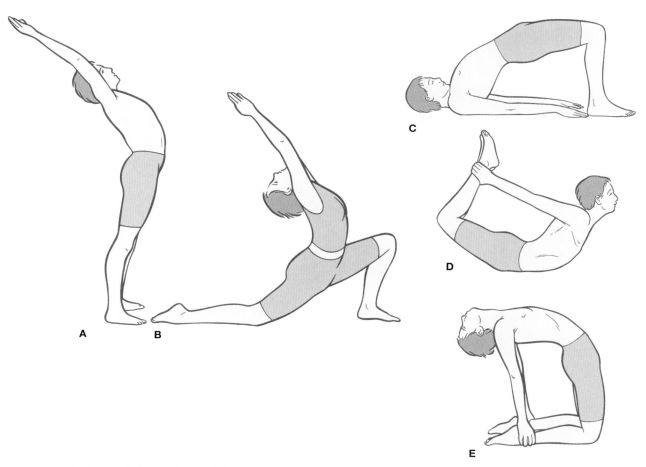

图 10.45　前表线拉伸。每个姿势都可能延展或挑战多块肌肉及肌筋膜经线，或者还有牵伸之外的其他目的。此处只是简单地理解整条连续的肌筋膜经线如何在特定姿势中被牵伸。除图 C 外，上段颈椎过伸通常有潜在的危险

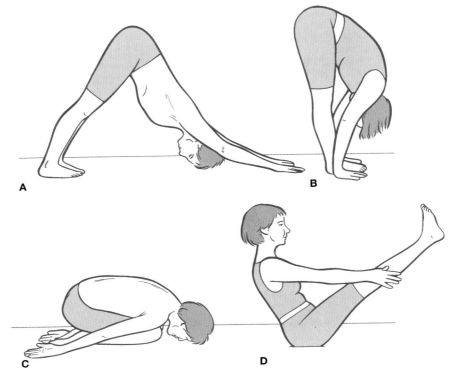

图 10.46　主要的后表线拉伸

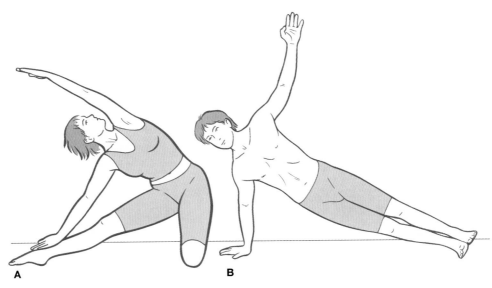

图 10.47　体侧线拉伸和强化训练

鸽子式（pigeon pose）挑战的是深层外旋肌（前深线分支）及下段螺旋线的外侧段（股二头肌和腓骨肌，图 10.48B）。在弓步与低位战士式（lunges and deep warrior poses）中，将伸展的足背转向外侧（腿外旋，见图 9.29），下段螺旋线的前部（阔筋膜张肌及胫骨前肌）将得到拉伸。

在着重于肩及手臂的姿势中，所有的手臂线都会受到挑战。牛式（cow pose）主要运用臂前表线和臂后表线，鹰式（eagle pose）则主要应用臂前深线与臂后深线（图 10.49）。

树式（Tree pose，图 10.50A）类的姿势主要是促进平衡，运用了从躯干上部至一侧腿的所有线路，激发腿外侧的体侧线与腿内侧的前深线之间的张力与神经平衡。倒立式（Headstand pose，图

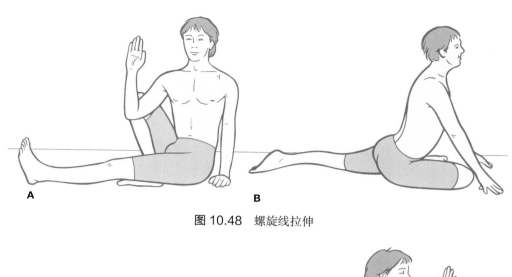

图 10.48 螺旋线拉伸

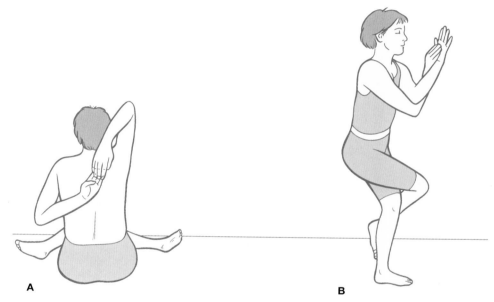

图 10.49 手臂线拉伸

10.50B）使用双臂和双肩作为临时的"腿"，支撑身体其他部分的重量，要求所有躯体线——后表线、前表线、体侧线、螺旋线、前深线和功能线的平衡。

在瑜伽及同类运动中，可以通过观察肌筋膜轨道的长度和曲线的角度来评估练习者的进步程度。图 10.51 和 10.52 展示了分别由有经验的教师、中等水平的学生和初学者做的三角式和三角扭转伸展式（Parivritta Parsvakonasana），可以通过比较肌筋膜经线来判断进步程度。

日式指压、穴位按摩或拇指按压

日式指压（Shiatsu）、穴位按摩和其他形式的指压治疗，如果需要找到并消除扳机点，都要用拇指施加很大的压力。我们知道，拇指是臂前深线的终点，治疗师通过拇指"施加重力"或持续施加压力，需要使用手臂上的许多肌肉——实际上是所有 4 条手臂线，作为稳定肌来稳定肢体。我们已经注意到，肌筋膜经线只能拉不能推。由于压力是通过拇指向下的，人们可能会认为臂前深线是最不重要的。因为臂前深线处于弯曲的位置，相对于手臂的其他稳定线而言，它比较放松。但由于拇指沿着臂前深线连接到肋骨，所以它的作用同样是非常重要的。

比较图 10.51A、10.51B 和 10.51C。图 10.51A 中的女士是一位有经验的、具有教练认证资质的教师，图 10.5 B 中的老年绅士已经练习瑜伽一段时间了，图 10.51C 是个瑜伽新学员。从左向右看，可看出一些肌筋膜经线在不同人身上逐渐无法拉长。虽然这个变化可以用单块肌肉理论来解释（见

www.bandhayoga.com 或 www.yogaanatomy.com），但用肌筋膜经线来考虑会更有用——这种分析更接近瑜伽练习者的经验。

最明显的区别在于模特左侧的体侧线的延展性。在图 10.51A 中，体侧线轻松地从左侧足弓侧面向上经过腿的外侧到达髂嵴，接着穿过腰和肋骨到达颈部。再看另外图 10.51B 和 10.51C。观察左腿外侧的张力，你会发现左侧髋外展肌阻止了骨盆在股骨上的更大的活动，肋骨与骨盆之间的相对运动也更困难。

虽然一个最明显的评估方法是测量躯干和地板之间的角度。但另外一个有趣的方法是看对侧。我们看一下每张照片中右臂和右髋之间的距离。在图 10.51B 和 10.51C 中左侧的体侧线下段的缩短使得右侧的体侧线上段也需要缩短。在图 10.51A 中，躯干的右侧的体侧线伸长，直到几乎和左侧的体侧线一样长。这就为后面的两幅图的观察带来另外的提示：提升左侧肋骨，使其远离髋部——这也会延长右侧的体侧线的上段，从而在这个体式中使身体压得更低。

在这个姿势中，右侧腿动作看似也很重要，它

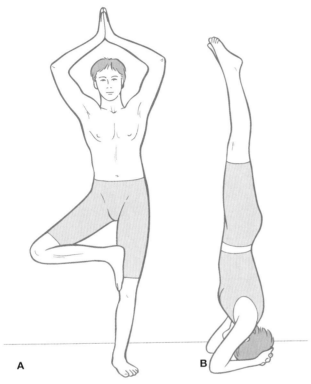

图 10.50　平衡姿势

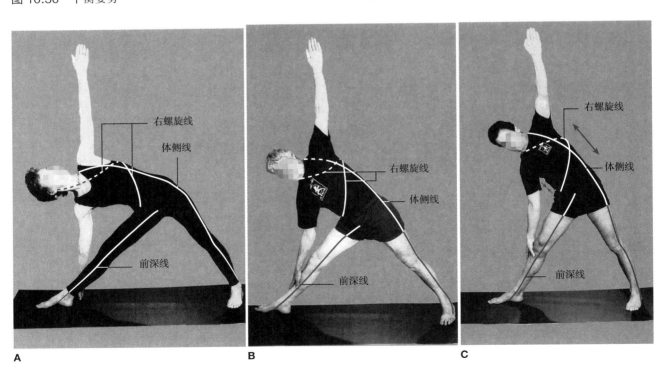

图 10.51　三角式，分别由有经验的教师（A）、有经验的学生（B）、初学者（C）演示

显然拉伸了后表线（腘绳肌和小腿三头肌）。髋部的扭转使坐骨支远离股骨。导致大腿内侧的前深线（特别是内收肌群和相关筋膜）有一个强烈的拉伸。这个姿势要求内收肌群及内收肌和腘绳肌之间的肌间隔有很好的延展能力。在图 10.51C 中，筋膜的牵扯限制导致右腿的内侧不能延长，出现了轻度的内旋和一定的应力。（做这个体式的时候，老师通常会提醒学生要保持双膝稍微外旋以防止塌陷、拉伤内侧副韧带并最终受伤。）在图 10.51B 中，内收肌群的后部得到了更大的拉伸，使坐骨结节远离股骨。然而，内收肌群的前部（髋屈肌）可以保证骨盆不会发生旋转并相对远离股骨。因此，图 10.51B 中的骨盆比图 10.51A 中的盆骨前面更朝向地面，而图 10.51A 的骨盆向左旋转，前面更朝向观察者。

在躯干，右侧的螺旋线，从头的右侧开始，通过左肩到达右侧的髋，正在被拉长。而左侧的对称部分则缩短。这条线的延长能力体现在能否将头转向天花板（图 10.51B 和 10.51C 中的练习者可能只是在拍照时忘记了把头转向天花板）。右侧的螺旋线不能延长的一个更明显的标志是胸骨的角度。图 10.51A 中练习者的胸廓正对着我们；在图 10.51B 和 10.51C 中的练习者，胸骨仍然稍微转向地板，这与骨盆不能从左大腿上向左旋转是一致的。

螺旋线无法延长的情况还可以从左肩和手臂之间的角度看出来（肩膀和手臂都在胸廓上）。可能是左臂前表线（胸大肌到手掌）较短，图 10.51B 和 10.51C 中的模特，手臂角度的差异源自右螺旋线［和（或）脊柱深层的旋转肌］不允许胸廓向左旋转。

综上所述，图 10.51A 展示了肌筋膜经线能够轻松延展，提供支撑身体所需的力量，同时，相反的经线保持平衡，练习者能够完整而优美地完成体式。

如果没有遗传异常或者受伤导致的受限，对于图 10.51B 和 10.51C 来说，通过练习也能获得这样的平衡。

侧向旋转三角式和一般三角式对练习者而言有相同的挑战，也有一些不同的挑战（图 10.52）。

首先，练习者将胸廓相对骨盆的一个较大旋转（图中是向左旋转）。观察从有经验的教师到新学员的区别，可以看到这些肌筋膜经线存在大量的代偿。

骨盆的扭转对前深线的长度有一定要求。图 10.52A 中的练习者是可以完成的，但在图 10.52B 中的练习者身上，由于深层髋屈肌的短缩导致右腿无法完全伸展。在图 10.52C 中，练习者的深层髋外旋肌和腘绳肌的紧张使其左髋关节不能充分屈曲，致使动作中腰部位于骨盆后方（躯干弯曲），头部则像是缩到了躯干里。

在图 10.52A 中，我们可以看到，练习者的前表线从乳突到右侧的小腿被均匀地拉长。而图 10.52B 和 10.52C 中的练习者都显示出躯干前侧的缩短，以及大腿和小腿的排列错位。再一次说明，有经验的教师的躯干两侧的体侧线是平衡的，显示她具备很好的扭转能力。而图 10.52B 中，练习者躯干的右侧有一些缩短；图 10.52C 的新学员则有更明显的缩短。

当然，这 3 位练习者的螺旋线之间的差异是最明显的。骨盆和肩部的扭转体现了螺旋线的长度。教师能否将手臂放在地板上并看着天花板，完全取决于她能否将从右髋绕到左肩延伸到头部右侧的右螺旋线拉长。左螺旋线也需要有相应的能力。

图 10.52B 中的练习者很难拉开左侧肋骨和右髋之间的距离。因此，他的手臂遮住了脸部。图 10.52C 中练习者的髋部旋转不充分，可能是深层髋外旋肌紧张的原因，也可能是右侧后功能线或者是螺旋线的问题。

对于手臂本身，伸出去的左臂的臂前表线、臂前深线和臂后深线必须在体侧线和功能线的基础上拉长。

总之，在这个体式中，肌筋膜经线的可延展性和可强化性，使得会有一些直线像图 10.52A 中所示通过骨骼。经验表明，勤奋练习加上良好的指导可以把图 10.52B 和 10.52C 中的练习者变得像图 10.52A 中的教师那样完美。

这些操作的实践者经常会在肩部或颈部出现问

题。当我们让这些人模拟他们的工作方式时，他们通常会沿着臂前深线的某个部位塌陷，换句话说，采用让力沿着肌筋膜经线从肋骨向外穿过胸小肌和手臂内侧的曲线到拇指的这类操作者经常出现颈肩问题。让这些人演示平时的工作方式时，通常会看到臂前深线某处的塌陷。换句话说，从肋骨到胸小

肌到手臂内侧再到拇指的经线出了问题。当这条线路缩短时，其他线路（通常是臂后线之一）不得不扛起大旗，过度工作（图 10.53A）。要使指压工作者保持关节和软组织的健康和无痛，必须保持臂前深线的开放和延长，使张力和压力均匀分布在手臂的张拉整体结构周围。（图 10.53B）。在这种方式

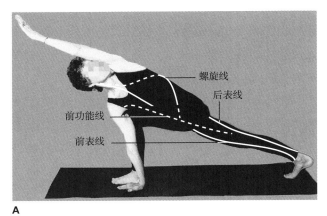

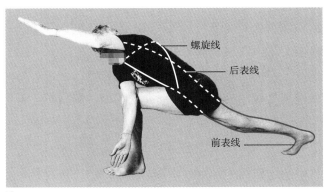

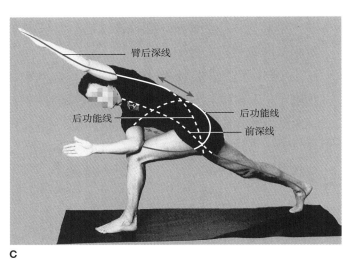

图 10.52　三角扭转伸展式（侧向旋转的三角式），分别由有经验的教师（A）、有经验的学生（B）、初学者（C）演示

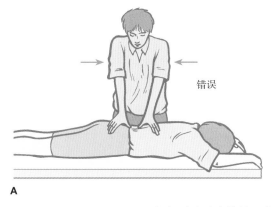

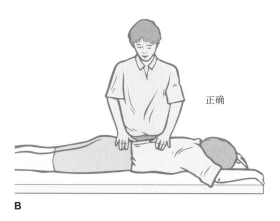

图 10.53　任何手法治疗的从业者都需要保持前深线的放松和圆滑，前深线上部的崩塌会导致手、肘、肩及颈部问题

下，压力通过骨骼从拇指转移到一个平衡的中轴骨复合体，而不是通过手臂线的软组织向侧面分布。

合气道或柔道翻滚

有些武术大师虽然看起来瘦骨嶙峋，但当他们毫不费力地用下肢、手臂及躯干翻滚时，身体看起来像是有弹性的橡胶做的。在亚洲武术里有许多翻滚动作，这里我们讨论合气道及柔道中常见的前滚翻。

以解剖列车的术语来看，向前滚动时，身体最早接触地板或垫子的位置是小指，这将我们的注意力带到臂后深线（图 10.54A）。身体支撑或引导自己在这条线上（尽管在实际的滚动中，只有很少的重量落在手臂上）向上移动，到达尺骨表面和肱三头肌。

当滚动到达肩部后面时，接力棒从肱三头肌传递到背阔肌（解剖学术语），用解剖列车术语是从臂后深线延伸至后功能线。身体沿后功能线的对角线翻滚，此线支撑整个身体的重量，越过背部中线到达对侧髋部（图 10.54B）。从这里起，腿上的体侧线支撑着身体，向下通过髂胫束和腓骨，当另一只脚着地时，开始再次站立的过程（图 10.54C）。

翻滚时，前表线和后表线之间也需要适当平衡。如果后表线过度收缩，就会影响躯干背部，使之无法在腰部形成一个平滑的弧形。在学习的早期阶段，前表线的过度收缩十分常见，会导致上颈段过伸，使头部难以屈曲，也难以协调背部肌肉。

翻滚时，保持这些线的强健、开放，并意识到它们的存在，会使得翻滚更平顺、安全。相反，这些线的缩短、紧张或收缩会导致翻滚不顺畅。

空手道踢腿

图 10.55A 是空手道中的前踢腿动作，通过前表线的收缩启动踢的动作，后表线的延长使踢的动作能够完成，其中任何一条线受限都会影响这个动作的执行。

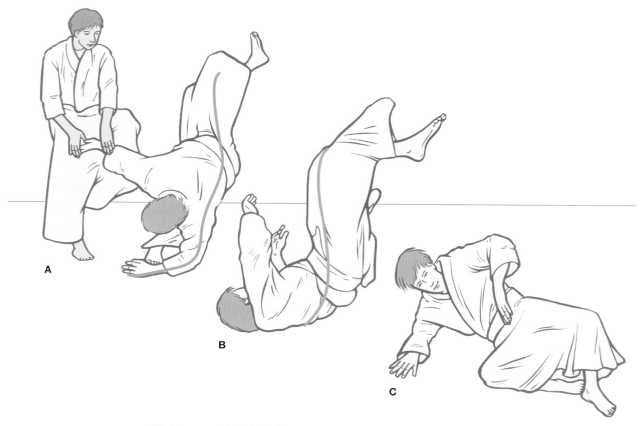

图 10.54 合气道的前滚翻会经过臂后深线、后功能线和体侧线

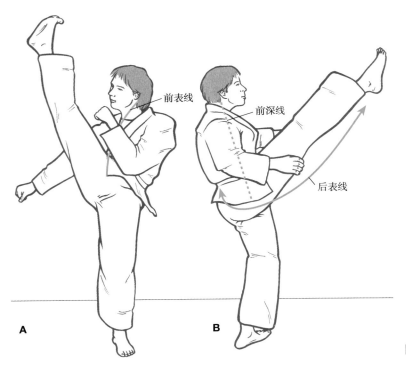

图 10.55 空手道前踢腿

注意观察手臂是如何平衡屈曲的腿。左侧 2 条臂前线由屈臂移到胸前，而右臂 2 条臂后线则将手臂外展并伸直肘关节。左腿及右臂通过功能线在前、后两侧稳定，并为左手和右腿的动作提供基础。前面的功能线加强了踢的力量，同时后功能线必须延长以确保能踢出去，还要保证两者之间的核心得到支撑。

前深线的参与不易察觉，但它却使踢成为身体的整体动作。髋内收肌群后部及后侧肌间隔必须延长，使髋关节充分屈曲而避免骨盆后倾。更重要的是，髂腰肌在屈髋动作中和保持股骨屈曲的过程中是活跃的，这些因素中的任何一个都可以产生向下的拉力压迫脊柱。图 10.55B 中的侧踢与此类似，我们可以看到这种作用。前表线的组织虽然延长了，但核心却被向下拉，脊柱前方（从颈椎前部到骨盆底部）明显缩短。

数年前，我有幸给一位英国的奥运会空手道选手治疗。这位男士肢体修长（且动作很快），本来有希望获得金牌，但有一个问题，踢腿动作会导致他的腰部疼痛越来越剧烈。我最先怀疑的是后表线问题，推测腘绳肌的张力通过骶结节韧带传递到骶骨和腰骶筋膜，从而造成某种神经卡压。当对后表线的处理方法无效时，我再一次观察他的踢腿动作，看到了从一开始就该发现的问题，如同图 10.55B 中所示，当他踢腿时，躯干核心区出现了轻度缩短。检查前深线的结构之后，我确定是腰肌的上外侧纤维使用过度，导致踢腿时腰椎受压（因此出现某种形式的撞击）。通过平衡整个髂腰肌的负荷，减少了压迫并增加了腰椎的弹性——是的，他最终夺得了奖牌。

观察图 10.56 的侧踢腿。在这里，我们可注意到武者上半身倾斜着离开支撑腿的后表线，左侧由头到脚的整条体侧线缩短将身体固定为"Y"形。脚踢出的高度取决于支撑腿后表线的可延长的程度、体侧线的力量及其外展能力，以及踢腿侧的内侧足弓可从坐骨耻骨支及腰椎拉离多远。换句话说，取决于前深线的延展度，这主要涉及内收肌群。这位武者似乎也是以左螺旋线的上部支撑身体，左螺旋线由头部左侧绕过右侧肋骨再到左侧髋部，将身体缠绕起来。注意，踢的力量很少来自体侧线，它主要是起稳定作用的一条线；踢的力量，像马的动作一样，来自矢状面线的组合——前表线

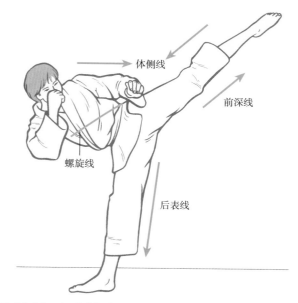

体侧线

前深线

螺旋线

后表线

图 10.56　空手道侧踢腿

作筛查（Functional Movement Screen，FMS）或选择性功能动作评估（Selective Functional Movement Assessment，SFMA），观察、评价某个动作或受限的动作所涉及的特定结构是非常有用的[26]。本章节所举的例子或许能让读者相信，在这个过程中做一个更全面的肌筋膜经线评估更有价值。

观察客户的动作时，最好从稍远的地方看，这样整个身体都在你的中心视野内。从你的周边视野来评估动作，这样也会很有帮助，有时比盯着客户看更能发现问题——毕竟，原始进化中，这个范围就是检测运动的。查看这些经线中的一条或多条是否限制了整体的移动。处理整条线通常会带来更多的自由度，而只处理明显受限的部分就错了。

再强调一次：身体不像我们通常认为的那样，把单块肌肉作为运动的驱动器，而是按照神经运动单元来指挥。神经运动单元由十到数百个肌纤维组成，肌纤维会根据小脑中的记忆模式以协调的方式被募集，而不管它们表面上属于哪块肌肉。现在的一代人还停留在个体肌肉的概念上——即使笔者30年来努力消除这种思维方式，但目前还是从肌肉名称的角度思考问题——但未来的一代人将会以不同的方式看待运动。

解剖列车只是用更全面的方式来描绘运动 / 稳定性的相互作用。以这种方式来评估，可以看到生物体的运动画面，而不仅仅是机器的"零件"，从而拓展我们治疗和训练的选择方向。

作为本章的结尾，我们很高兴地把 Karin Gurtner 的"运动中的解剖列车（Anatomy Trains in Motion）"加进来。这是一个基于筋膜特性和肌筋膜经线原理的运动解析，其内容正在世界各地普及。其实，几乎所有的运动方法都是有价值的，包括本书提到的方法，以及其他我们没有提到的方法。

我们经常被问到最好的运动是什么，由于真正的答案取决于年龄、心理、生理、运动能力和目标等多种因素，所以直截了当又切题的答案是："你真正想做的那个！"任何运动都比不运动好。任何方法都能让我们（尤其是年轻人）从沙发上站起

的伸肌群和后表线的伸肌群。

总结

以上的这些例子只是显示了一些研究方向，说明解剖列车理论可以用于动作分析。显然，这些应用可以扩展并继续填充更多的细节——如在原始运动技能的习得、私人训练、运动训练、康复和提升艺术表现力等方面。在本书中，我们选择了从广度而不是从深度上给大家一个提示。如果想进一步了解各种应用，可以参见解剖列车网站的视频、参加线上或线下的专业课程。

然而，有些原则对所有的应用都是一样的：寻找因筋膜和肌肉短缩而限制运动的区域，然后检查这些特定结构所在的整条线。此外，也要识别找到松弛的、运动过多的或稳定性下降的肌肉和筋膜，并将其强化。通常认为的"臀中肌过弱"应该作为体侧线的协调问题来处理。对一条线进行强化——这样整条线就能以协调的方式做出反应，而不仅仅是一块特定的肌肉，可以提高年轻运动员或资深运动员的功能稳定性。

当对客户或学生进行功能评估时，如功能性动

来，动一下屁股，这比最新潮的运动或我们很少参加的绝对"正确"的课程更好实现。

此处演示的仅是一个概述（完整的拓展版本，请访问 www.art-of-motion.com），是一个用心的、增强的、整合的运动计划，具有很强的适应性。对于运动员来说，可以采用进阶方案；对于不同能力的人来说，还可以退阶，并且可以成为学校体育教育项目的实用基础，如果你喜欢的话，也可以叫作"运动卫生保健"。我们在本章开始时提到过"动商"——动觉能力或运动素养，解剖列车在运动的相互联系上的探索就是对"动商"的一个重要贡献。

运动中的解剖列车——通过运动进行结构整合（Karin Gurtner）

筋膜在力量传递、形态发生、免疫和伤口愈合等方面有诸多作用，它还对运动有多种反应，那么，我们是否能够通过运动使身体走向结构整合呢？

结构整合（structural Integration）（参见附录二）是一种身体的调整，指的是有意识地改变筋膜，纠正习惯，以改善姿势对位对线、功能和活力。如果结构指的是一个系统中各种元件的组合，那么一个整合良好的结构将协调运作，使所有的元件将在统一的目标下共同合作。

当然，筋膜在我们的祖先爬出海洋之前就已经存在了，从人类第一次开始有目的、有动机的活动时就开始发展了。虽然还没有统一的命名，但古代的舞者、运动员、战士、治疗师和瑜伽修行者已经在他们的训练中应用了筋膜的特性。我们现在正通过研究支持（有时也会反驳）它。

如果我们在这些古老的理解中加入最新的科学见解，我们是否能够应用一种更安全、更长期、更全面的方法来进行神经肌筋膜训练？

下面的内容拓展了筋膜训练的概念，讲述如何用筋膜训练来达到结构整合的目标——对位、放松和连贯。

训练筋膜的性能

这不是筋膜是否促进或参与运动的问题，因为所有的随意运动都涉及肌筋膜的力学传递。然而，并非所有的运动都能训练出相同的筋膜特性，或都能以相同的程度或效率来训练筋膜。

在过去几十年以肌肉为目标的训练中，实际的训练顺序因训练目标（力量、耐力、强度、速度、稳定性或灵活性）而异，我们需要了解每一个肌肉组织和神经运动模式的特性和工作方式。即使曾经学习了很多关于运动控制的知识，我们现在也踏上类似的研究和实践之旅：哪些运动或训练能增强筋膜的保护特性？

解剖列车的概念、对筋膜健身®（Fascial Fitness®）的探索及在物理治疗领域的最新应用和研究（这些关于筋膜感知的新信息导致了对自我调节的新理解）是我们绘制筋膜训练导图的早期基础。基于同样筋膜的特性，我们已经绘制了肌肉和关节的导图。下面的解剖列车运动和肌筋膜悬带序列同样贯穿着一个思想：在整体的神经肌筋膜网络中构建和谐一致的连贯性。

有意地进行筋膜训练意味着知道为什么做、做什么和要达到什么目标。在开启运动中的解剖列车之前，让我们先回顾一下基本原则：

- 你的身体、思想和情绪都是你不可分割的一部分；
- 运动（至少）是一种神经 – 肌肉 – 筋膜 – 骨骼 – 心理 – 情绪 – 知觉的协同作用，它受语言和社会影响，其整体性是不可估量的；
- 筋膜是一种全身范围内的胶原结缔组织系统，所有物理组织和系统都嵌入其中、被其维系、与之保持空间关系；
- 筋膜的间质中有大约 1 亿个神经末梢，筋膜可能是最丰富和最具影响力的动觉感受器，包括本体感受末梢和内部感受末梢 [27, 28]。

在解剖学上，肌筋膜经线是肌肉和筋膜的连续部分；在功能上，它们是动觉悬带，具有本体感受和内部感受（心理生物学）功能，以及抗拉强度、主动和被动张力和回弹性。这些线条适应性强，稳定性好。它们串联起来，长距离传递力，促进身体的张拉平衡。换句话说，肌筋膜经线除继承了所有的筋膜特性外，还增加了时刻适应和负荷所需的瞬间的、强大的神经肌肉调整。

在本部分内容中，5 种筋膜特质都有特定的练习。为了使其具有确切的实用价值，在每个论述后面都有 2 个示例（当然，按照示例，练习还可能融入或者强化其他的筋膜特性，而不仅限于它所代表的这个特性）。下面是一个课程计划的指南。这些例子代表了运动中的解剖列车和吊索练习（slings exercise）的一小部分内容。更多内容可以在 www.art-of-motion.com 上找到。

1. 力量传导练习

胶原网络传递力。换句话说，筋膜促进并调节身体所有组织的力学通讯。肌筋膜经线描绘了一连串的张力传递序列。在相邻的肌筋膜结构之间，力的分布也是平行的[29]。

力的传递是通过减少局部的拉力、增加相关肌肉和筋膜之间的沟通来提高运动效率的。为了让力以一种有效和健康的方式传递，筋膜细胞不断重塑网络，以均衡抗拉强度，防止邻近组织产生限制运动的粘连或影响局部细胞的灌注。在实践中，线性运动（利用体重和持续的拉伸做线状排列的动态运动）会更多促进串联的力学传导；而多维度的运动是以一种宽大而相当缓慢的方式进行，会导致更大范围的力学分布。

向下卷动和体前屈拉伸

力量在后表线中传递（图 10.57）。

弓步侧屈

力量在后功能线中传递（图 10.58）。

2. 滑动练习

多层次、多方向的纤维组织搭建了层叠的稳定

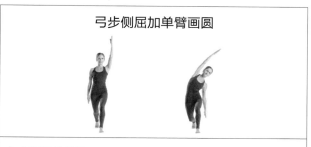

弓步侧屈加单臂画圆

主动延长并强化：

　　肌肉离心强化（主动延长）和向心强化

　　筋膜张拉

　　（力传递视频参见：anatomy–trains–in–motion.com）

图 10.58

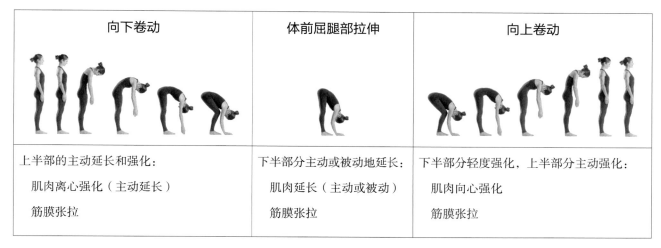

向下卷动	体前屈腿部拉伸	向上卷动
上半部的主动延长和强化： 　肌肉离心强化（主动延长） 　筋膜张拉	下半部分主动或被动地延长： 　肌肉延长（主动或被动） 　筋膜张拉	下半部分轻度强化，上半部分主动强化： 　肌肉向心强化 　筋膜张拉

图 10.57

层，它们之间的筋膜层更偏向液态，使这些层次之间可以相对运动，这是结构整合的基础。结构之间的筋膜外膜（perifascial membranes）和肌束膜在每块肌肉之间滑动，在相邻的筋膜结构中可以实现不同的筋膜激活，带来不同的筋膜张力，这对核心稳定的有效性、运动功能的实现和组织的水化作用至关重要。

滑动强化练习的共同特点是，强度适中、活动范围广泛、相邻层之间的张力变化可感知。这个练习综合运用螺旋、拱形、卷曲和波浪状的动作，以及多米诺骨牌（骨与骨，或肌筋膜的层与层）式的运动从外到内增加滑动。也用到了自我按摩，其中被按摩的身体部分要求放松，慢慢地"滚动"或"拖动"皮肤和浅筋膜以产生剪切力，从而使下层的肌筋膜结构发生水合作用。

侧伸和螺旋

滑动发生于上半身所有肌筋膜经线之间及其内部（图 10.59）。

后坐卷起和弓起

滑动发生于从膝到胸的前表线、体侧线、螺旋线、功能线和前深线之间及其内部（图 10.60）。

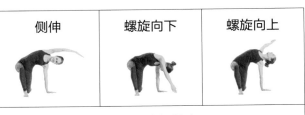

侧伸	螺旋向下	螺旋向上

在胸廓的肌筋膜结构内部和之间滑动：

　肌肉主动延长和轻柔加强

　筋膜滑动

图 10.59

3. 弹性练习

螺旋形的胶原结构给组织赋予弹性。弹性筋膜的主要特征是胶原的双格结构（特别是在肌筋膜中）和卷曲形式（特别是在肌腱部分）。

在节律性或振动性运动中，韧带、肌腱和腱膜等实质筋膜结构会吸收张力，并在回弹中释放张力。这种运动机制有助于提高效率，增加弹性，在行走时给人一种轻盈的感觉，在跑步时增加满足感，在挥杆时让人感到运动的轻松。缺乏弹性的行走有时可以在老年人或残疾人身上看到，但大多数人在逛几个小时博物馆之后，都可以从疲惫的双脚上感觉到什么叫缺乏弹性。

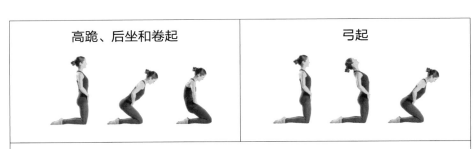

高跪、后坐和卷起	弓起

在大腿的肌筋膜结构内和结构之间、腹部的肌筋膜结构内滑动：

　肌肉离心强化（主动延长）和向心强化

　筋膜滑动

　（滑动视频参见：anatomy-trains-in-motion.com）

图 10.60

回弹仍然需要肌肉收缩来增强或减弱这些能量，但弹性筋膜将肌肉的耗能降到最低[30]。

为了利用筋膜的弹性储存能力，组织需要有节奏地适度加载负荷。好消息是，弹性可以用一种愉快而安全的方式（重新）训练。根据不同的个体以恰当的量逐步增加组织弹性。训练弹性储存能力的练习包括有节奏的弹跳、摇摆动作、脊柱的动态螺旋运动和多米诺骨牌式运动。

动态屈膝和手臂摆动

弹性产生于身体肌筋膜经线的下半部分和后功能线，手臂线增加了推进力（图 10.61）。

动态髋关节放松和螺旋

后表线的最下段赋予螺旋线和前功能线、前深线和后功能线弹性强度（图 10.62）。

4. 可塑性练习

筋膜可塑性指的是组织不断地被塑造成新的形状。这种能力表现在胚胎发育和人体的生长过程中，也发生在伤口愈合的过程中，以及特定手法治疗或运动训练中。

在实践中，我们关注的是行为如何改变形状，特别是长度的持续改变。一些因素既可以导致也可以抑制可塑性的变化，改变胶原密度和基质黏度。

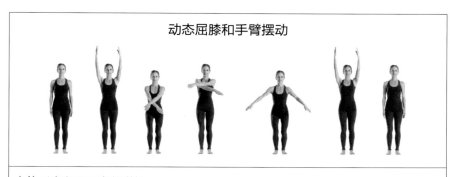

图 10.61

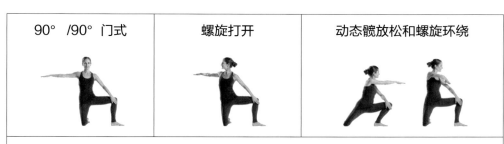

图 10.62

想要有效地延长，需要做一些放松性的拉伸，一般为1～5分钟。试图快速延长筋膜，往往会导致撕裂，然后是瘢痕形成，最后导致缩短而不是延长。

神经可塑性也伴随着筋膜的可塑性。"融化的感觉"和实际的筋膜网络改变对神经和筋膜都是有益的。放松意识，可以促进副交感神经系统的活动。放松（"恢复性"）姿势下，肌肉和筋膜可以逐渐拉长，有助于筋膜的融化。

另一种促进筋膜柔韧性的方法是缓慢的练习（如太极）或持续的自我按摩。不同的筋膜密度所需要的时间差异很大，从10秒到20秒，到几分钟。

在重塑过程中，融化练习或持续拉伸可能会暂时损害组织的完整性，如在足球比赛前进行强力拉伸可能不是最好的策略。在这里，为了确保肌筋膜反应的健康，在长时间的"融化"体式或按摩中应该辅以有活力的运动，在这些运动中，已经延长的肌肉和筋膜柔缓地接合，可以更快地恢复组织的完整性。

融化的鹿式（Melting Deer Pose）

在体侧线和前深线的躯干部分体会融化和延长的感觉（图10.63）。

颈部按摩和点头

在后表线的颈段体会软化和开放感（图10.64）。

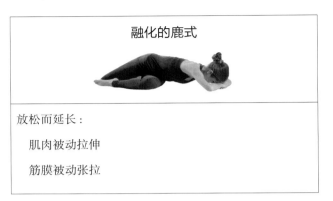

融化的鹿式

放松而延长：

　肌肉被动拉伸

　筋膜被动张拉

图 10.63

5. 动觉：本体感觉和内在感觉（interoception）

解剖列车运动利用了动觉，包括本体感觉和内感觉两方面。

本体感受器让我们感觉到自己在空间中的位置及运动的进程。内感受器（interoceptors）——这个延伸到肌筋膜，此处的生理状况最近才被发现。这些信号像本体感觉一样进入脑岛的前部而不是顶叶皮层，产生了自我平衡的内在驱动，引发具有强烈情感特征的适应性行为，促使我们重新获得并维持平衡。

虽然本体感觉和内在感觉都与我们的动商紧密相连，但区分本体感觉和内在感觉也很重要，即需要训练本体感觉的精细度和内在感觉的清晰度。

本体感觉让我们知道自己在空间中的位置，而不需要进行判断。本体感觉促进关节居中、整体对

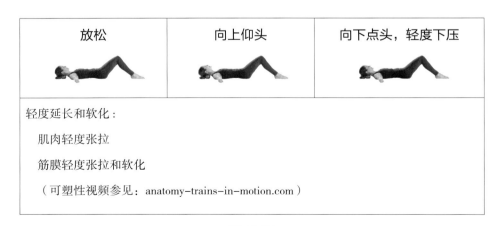

放松	向上仰头	向下点头，轻度下压

轻度延长和软化：

　肌肉轻度张拉

　筋膜轻度张拉和软化

　（可塑性视频参见：anatomy-trains-in-motion.com）

图 10.64

齐，以及平稳协调，及时执行我们重复的动作。

内在感觉是一种无意识（或有意识）的能力，它能感知身体对感觉的感受，即运动对情绪状态的影响，从而激发行为改变，使之朝着健康的方向发展。内在感觉的清晰度是无形的、个体化的、解释性的。在实践中，内在感觉的学习需要对心念进行练习，把意识集中在对身体感觉的觉知，以及对所感受的事物的情绪反应。

在选择运动的时候，可以做一些非常规的变化、用主动或融化的方式使肌筋膜延长、有区别的强化及自我按摩刺激，以正念的方式做这些事，都有利于本体感觉和内在感觉。暗示呼吸是一种强大的工具，可以将消极的内在感觉转化为积极的内在感觉，在运动中培养快乐感。

腿向上飘和骨盆后倾

在前深线、前表线、后表线体会本体感觉的协调性和对内在感觉的觉知（图10.65）。

骨盆卷动

在前深线、前表线、后表线体会本体感觉的协调性和对内在感觉的觉知（图10.66）。

弹性运动策略

即使是简单的、小的运动也会运用所有的肌筋膜经线，至少可以起到稳定作用。想把肌筋膜经线分开就像分离肌肉一样困难。可以做到的（和有实际价值的）是，关注每个经线的评估和治疗，以及它们在动态稳定和协调运动中的作用。

课程计划

不存在"一刀切"的训练顺序。然而，创建一个训练顺序可以促进动态稳定，提高力量，增加敏捷性及整体弹性。实践证明这是很成功的。

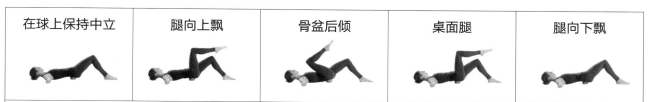

图 10.65

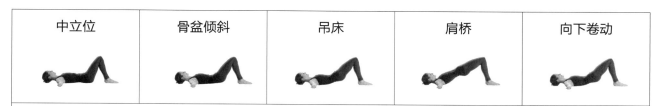

图 10.66

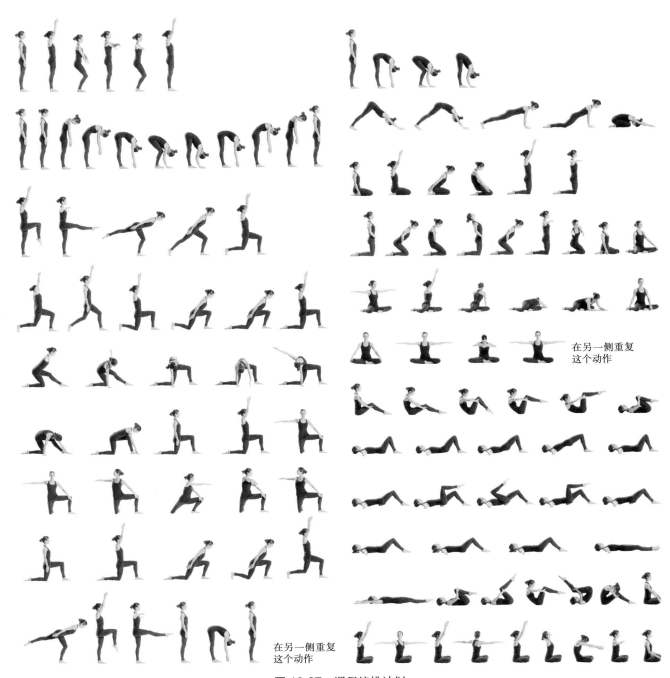

在另一侧重复
这个动作

在另一侧重复
这个动作

图 10.67　课程编排计划

弹性运动课程的编排计划见图 10.67（也见表 10.1）。

弹性运动体验

视频课：anatomy-trains-in-motion.com（注：全英文网页，读者可尝试登录）。

任何运动都比不运动强——但是，多做一些加入意念的、多效能的运动练习，以一种特定的、深入的方式与人体相互关联的整体天性对话，会比普通的练习强很多。通过运动对身体进行结构整合的方法不但可以应用于体育和康复中，还可以提高运动成绩，增强艺术表现力。

我们想要的运动是能够涵盖各种肌筋膜特性，因此采用解剖列车地图来为错综复杂的肌－筋膜－

表 10.1　弹性运动课程规划指南：60 分钟

主题	时间 / 分钟	方向	目标	主要肌筋膜经线	辅助肌筋膜经线	能量质量
1. 到达 开始运动	15 ~ 20	由外向内	感受运动	变化不定	变化不定	唤醒
2. 定心 平衡感		由内向外	感知核心	前深线	后表线	筑基
3. 简单的动作流 热身		由外向内	全身的可适性	后表线	前深线、前表线	轻度参与
				体侧线、手臂线	前深线	
				前表线	前深线、后表线	
4. 对比动作流 课程主体	25 ~ 30	由内向外 由外向内	扩大活动范围，增加运动变化	螺旋线 前深线、体侧线 功能线 后表线、前表线	前深线、手臂线 手臂线 前深线、手臂线 前深线	激励，挑战，满足，筑基
5. 和缓动作流 放松下来	5 ~ 10	由内向外	重新平衡	后表线，前表线 前深线	手臂线	平静
6. 吸收和补充 感觉放松和清醒	5	内 由内向外	安静觉醒	前深线 后表线、前表线 螺旋线 前表线、后表线	前深线 前深线、手臂线 前深线、手臂线	恢复活力，向内关注 轻柔地激发，向外开放

骨骼整体做出目的清晰、指向精准的导航。

结构整合是一种运动过程中保持的状态，而不是那种一旦实现就会让你永远感觉良好的结果。协调的耦合运动可以带来很多直接的好处——从提高稳定性、抵抗损伤到在身体中找到家的感觉。通过运动进行结构整合的过程是对自己一生的承诺，在你的生活中实践它，和花时间进行智力训练一样重要，甚至比后者更重要。

运动会带来愉悦和活力，是最能促进健康、改善情绪的"营养物质"之一。热爱运动吧！它能增强身体弹性和你对身体的信任。运动是地球上最有效、副作用最少的治疗和康复手段。为了保持身体结构的完整性，每天多走一步，微笑着爬楼梯而不是坐电梯，在机场毫无理由地快乐地伸展身体，跳过水坑，或奔向朋友。开始运动吧，仅仅因为它的乐趣！

（续表）

主要运动维度	主要运动类型	主要运动内容
矢状面的身体运动，多维度的手臂运动	松动	身体向心对齐和（或）躯干和腿屈曲 多维度的手臂和肩部运动
静止	核心激活	身体中心对线 扩展呼吸
矢状面的缓慢运动 冠状面的缓慢运动 矢状面的缓慢运动	松动，主动延长，强化	节段性脊柱屈曲 髋关节屈曲 足背屈和足跖屈 脊柱侧屈 大幅度的手臂和肩关节运动 节段性脊柱伸展 髋关节伸展
以不同的节奏和强度在所有平面做多维运动	多种混合的有节奏的动态练习，接地姿势和柔和动作	全身运动，包括三维运动： ● 脊柱，包括螺旋运动 ● 髋关节，包括骨盆在股骨上的旋转（前后倾） ● 肩部，包括稳定的肩胛骨在肱骨上的运动 动态稳定： ● 脊柱 ● 骨盆 ● 肩带和肩关节
矢状面的缓慢运动	轻柔的松动，平衡的拉长和调整，核心稳定	屈曲和伸展： ● 脊柱 ● 髋关节 ● 膝关节 ● 足 动态稳定： ● 脊柱 ● 骨盆
静止 矢状面和水平面的运动	背部按摩后做轻柔的脊柱螺旋运动，然后做上半身屈曲、伸展、向心	最舒适的仰卧姿势 脊柱屈曲 轻柔的、多维度的脊柱运动 脊柱屈曲、伸展和对中

参考文献

1. Bowman K. *Move Your DNA*. Carlsborg, WA: Propriometrics Press; 2017.
2. Young D, Reynolds K, Sidell M, et al. Effects of physical activity and sedentary time on the risk of heart failure. *Circ Heart Fail*. 2014; 7:21–27.
3. Myers T. Kinesthetic dystonia. *J Bodywork Mov Ther*. 1998; 2(2):101–114.
4. Myers T, Frederick C. Stretching and fascia. In: Schleip R, Findley TW, Chaitow L, et al, eds. *Fascia: The Tensional Network of the Human Body*. Edinburgh: Churchill Livingstone; 2012:433–439.
5. Earls J, Myers T. *Fascial Release for Structural Balance*. London: Lotus, Berkeley: North Atlantic; 2010.
6. Anatomy Trains courses. Online. Available: www.anatomytrains.com/courses. Accessed August 31, 2019.
7. Owen N, Healy G, Mathews C, et al. Too much sitting: the population-health science of sedentary behavior. *Exerc Sport Sci Rev*. 2010; 38(3):105–113.
8. Perry J, Burnfield JM. *Gait Analysis*. 2nd ed. Thorofare, NJ: Slack Inc.; 2010.
9. Earls J. *Born to Walk*. Berkeley: North Atlantic; 2014.
10. Alexander RM. Making headway in Africa. *Nature*. 1986; 319:623–624.
11. Zorn A, Hodeck K. Walk with elastic fascia. In: Dalton E, ed. *Dynamic Body*. Oklahoma City: Freedom From Pain Institute; 2011.
12. Perry J, Burnfield JM. *Gait Analysis*. 2nd ed. Thorofare, NJ: Slack Inc.; 2010.
13. Premkumar K. *The Massage Connection: Anatomy and Physiology*. Baltimore: Lippincott, Williams & Wilkins; 2004.
14. Musculino J. *Kinesiology: The Skeletal System and Muscle Function*. St Louis: Mosby; 2006.
15. Fukunaga T, Kawakami Y, Kubo K, et al. Muscle and tendon interaction during human movements. *Exerc Sport Sci Rev*. 2002; 30(3):106–110.
16. Sawicki GS, Lewis CL, Ferris DP. It pays to have a spring in your step. *Exerc Sport Sci Rev*. 2009; 37(3):130–138.
17. Komi P, ed. *Neuromuscular Aspects of Sport Performance*. Chichester: Blackwell Publishing; 2011.
18. Blazevich A. The stretch-shortening cycle. In: Cardinale M, Newton R, Nosaka K, eds. *Strength and Conditioning: Biological Principles and Practical Applications*. Oxford: Wiley-Blackwell; 2011:209–218.
19. Oschman J. *Energy Medicine in Therapeutics and Human Performance*. Edinburgh: Butterworth Heinemann; 2003.
20. Michaud T. *Human Locomotion: The Conservative Management of Gait-Related Disorders*. Newton: Newton Biomechanics; 2011.
21. Wolff J, Wessinghage D. *Das Gesetz Der Transformation Der Knochen*. Berlin: Hirschwald; 1892.
22. Vleeming A, Pool-Goudzwaard AL, Stoeckart R, et al. The posterior layer of the thoracolumbar fascia: its function in load transfer from spine to legs. *Spine*. 1995; 20:753.
23. Kawakami Y, Muraoka T, Ito S, et al. In vivo muscle fiber behavior during countermovement exercise in humans reveals a signifi-cant role for tendon elasticity. *J Physiol*. 2002; 540(2):635–646.
24. Kjaer M, Langberg H, Heinemeier K, et al. From mechanical loading to collagen synthesis, structural changes and function in the human tendon. *Scand J Med Sci Sports*. 2009; 19(4):500–510.
25. Feldenkrais M. *The Potent Self*. Berkeley: Frog Books; 2002.
26. Cook G. *Movement: Functional Movement Systems: Screening, Assessment, and Corrective Strategies*. Aptos, CA: On Target Publications; 2010.
27. Craig AD. *How Do You Feel?: An Interoceptive Moment With Your Neurobiological Self*. Princeton: Princeton University Press; 2015.
28. Grunwald M. *Homo Hapticus*. München: Droemer Verlag; 2017.
29. Huijing PA. Intra-, extra-, and intermuscular myofascial force transmission of synergists and antagonists: eff ects of muscle length as well as relative position. *Int J Mech Med Biol*. 2002; 2:1–15.
30. Reeves ND, Narici MV, Maganaris CN. Myotendinous plasticity in aging and resistance exercise in humans. *Exp Physiol*. 2006; 91(3):483–498.

第十一章

身体解读®——结构分析

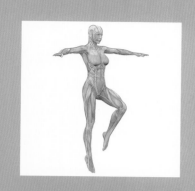

我们能否根据肌筋膜经线理论来阐明姿势与结构的关系呢？这一理论能否衍生出明确的治疗策略来解开并处理全身性代偿模式呢？

由于几乎没有科学的规范，所以试图对整体姿势建立客观的、操作者之间互相认可的视觉分析标准，注定是非常困难的[1, 2]。然而，我们可以从客户的站姿中收集到很多有用的临床信息。本章提出了一种获取这些信息并加以利用的方法。在本章中，我们只分析静态的站立位照片；而在临床上我们还需要认真询问病史并通过触诊、步态分析及其他前面章节详细讲述的动作评估等来验证站姿反映的信息。

我们绘制解剖列车路线图，最初是为了给做结构整合的客户提供一套视觉评估工具（有关结构整合的方法，参见附录三）。本章将会概述"身体解读（Bodyreading®）"的术语和方法，而在我们的培训班上将会全面传授站姿评估方法。尽管面授是轻松掌握这套方法的最佳方式，但是细心的读者也能在其客户、患者或者学生身上使用这套方法，并以完整、渐进的方式将其应用到各种治疗计划中。（读者也可以参阅 BodyReading）。

当然，在我们之前也有许多人试图解析姿势。在生物力学方面，Florence Kendall 和她的亲属为理解腰和骨盆的关系铺平了道路，促发了 Janda 产生了"上交叉综合征"的理念[3-4]。令人敬畏的 Wilhelm Reich 首次提出了躯体–情感（somato-emotional）的观点，随后，生物能量学家和以身体为中心的心理学家提出了自己的观点[5-7]。在生理层面上，William Sheldon 的体型研究——分为外胚层体型、中胚层体型和内胚层体型，试图将体型与特定的生理和心理倾向联系起来。Sheldon 的研究在几个层面上引起了争议，但笔者仍然从 dosha（这些体型在印度阿育吠陀疗法中被称为 dosha）中发现了价值，并将其应用到治疗方案的调整上[8]。

这套评估工具是基于附录一所提出的"张拉整体结构（tensegrity）"理念。如果某些治疗师懂得寻求生物力线、动作效率形态、动觉能力（kinesthetic literacy）（即精确感知身体在空间中的位置和动作方式）及放松身心，那么他们在思考身体特有的张拉整体结构时将会表现得更加出色。张拉整体结构的独特能力在于"放松以延长（relax into length）"及其分散特性（distributive properties），可以将局部劳损或者伤害通过小幅调整分散到整个系统（见附录一中的图 A1.81）。

当客户解决了不良模式，肌筋膜经线之间就会更接近"协调的筋膜张拉整体结构"，在做动作的时候会创造一种有弹性的、稳定的"中立"状态[9]。当肌筋膜累积的张力被消除，恢复了最佳效率和放松状态时，骨骼就好像漂浮在一系列平衡的张力性胶原组织中，它们包括连接紧密的韧带床（ligamentous bed），以及本书所述的、成纵向排列的肌筋膜经线系统。

以这种方式对人体框架进行建模的工作刚刚开始，但 Tom Flemons 所做的张拉整体结构模型已经有了一定的复杂性（见 www.intensiondesigns.com，图 11.1）。当我们调整普通的张拉整体结构二十面体模型，使其接近图 11.2 所示的样子时，骨骼、肌筋膜与韧带的关系就非常明显了。模型所示与人体结构的关系基本相同，只是连接点不同而已：此过程可在 J-C Guimberteau 博士关于活体结缔组织网络的影片中看到（见附录一中的图 A1.98 ~ A1.100）。

筋膜张拉整体结构意味着每条经线及各条经线之间的张力是均匀的——尽管肌肉纤维类型不同，由浅层至深层的肌肉密度也不相同。个案报告和非正式的临床观察表明：产生这种均匀的张力可以增加患者身体和身心的适应能力，增加肌肉的长度、放松度、动作幅度，以防止受伤。为了达到这样的程度，首先必须精确评估骨骼的位置，以便发现垂直对称平衡中存在的细微偏离。这样，就可以精确地标记出可以改善和支撑平衡状态的经线和软组织。

在本章的第一部分，我们将会阐述如何运用肌筋膜经线来评估任一姿势，重点强调对骨骼位置进行精准描述。在本章的主体部分，我们将会分析几位"客户"的站姿，并运用上述评估步骤以得到单项或者多项的治疗策略。在本章的结尾部分，我们将会简述一些在"身体解读"或者解剖列车绘图过程中的主观因素。

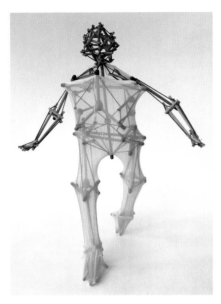

图 11.1　Tom Flemons 制作的精妙多样的模型，显示了与人类姿势反应和代偿模式的高度相似性。随着每次升级，这些模型会变得更加复杂，更接近人类运动

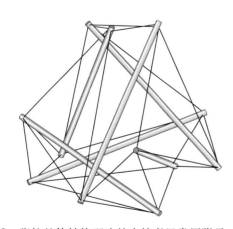

图 11.2　张拉整体结构理论的支持者经常用附录一中的图 A1.80A 所示的二十面体作为一个简单的展示模型。这里我们给出了同样的模型，只是将各个木钉的端点彼此靠近，使得它看起来有些像缩短的四面体。我们身体的工作原理与这个简单的模型相似。这导致：①一个更加稳定、不易变形的结构；②长的弹力绳与木杆平行，就好像大多数的肌筋膜，尤其是四肢上的肌筋膜，与骨骼平行；③短的弹力绳就像关节韧带，它们将骨骼两端连接在一起。摇晃其中一个骨头（如发生了车祸），应力就会被大量地转移到这些韧带上

整体的姿势评估方法

许多以身体结构为导向的治疗方法都会利用站姿分析来指导治疗。整骨师、整脊师、物理治疗师、软组织治疗师及动作教练［如亚历山大（Alexander）技术和瑜伽教练］都会利用各种网格、铅垂线、图表等来评估患者和客户的身体对称性和力线 [8-12]。而本书的方法和术语强调的是个人身体内部的相互关系，而不是与他人或者理想典范之间的关系。所以，除了利用重力线给照片中的练习者确定偏斜方向，文中的图片都没有外在的参照体。

重要的是"展示"，而不是"强加"正确的身体使用方式。在强烈的地心引力下，大家都知道舒适、笔直的对位对线大有益处。但是，对建议患者用强力获得左右对称或者"直立"的姿势的方法，目前也是存疑的。对位对线与平衡是动态的，并且

与神经适应性相关，并不是静态的，在生物力学上也不是固定的。姿势反射、肌肉张力与情感的联结深深地存在于大脑主管动作的结构之中。应该发现并调整客户身上有效的结构关系，而不是强加给他们。我们的理念是协助患者"走出原有模式"，而不是将其塞入特定的姿势典范之中。前者可以缓解紧张力并带来新的发现，而后者会使原有的张力问题继续堆叠。

这种结构分析的目标是理解每个人与生俱来的肌肉骨骼排列模式（也可以称其为每个人的"故事"），在这个范围内，任何结构分析方法都可适用。但是，如果使用这种结构分析方法只是为了找出结构"缺陷"并将其改正，那么将会严重限制治疗师的思维和客户的权利。

一旦找到了结构关系的潜在模式，就可以运用一种（或者多种）治疗方法来解决其模式问题。在理解塌陷和缩短的结构模式时，将解剖列车理论运用于站姿分析是非常重要的一步，但不是第一步。下面概述了结构分析的 5 个步骤。

（1）描述**骨骼位置**。（骨骼在空间中是什么位置？骨骼的内在关系是什么？）

（2）评估导致或保持姿势的**软组织模式**。（个别的肌肉、筋膜、肌筋膜经线。）

（3）整合成一个**完整的故事**，解释尽可能多的整体模式问题。

（4）制订短期或长期的**治疗方案**以解决该模式存在的问题。

（5）根据观察结果和触诊发现来**评估和修正**治疗策略。

第 1 步：位置词汇
术语

为了描述骨骼位置，我们创造了一套简单、直观、清晰明了的术语来描述所有的空间位置，但此处只是用它来描述站姿下骨骼间的关系。这套术语源自我以前的同事 Micheal Morrison[13]。它有两个优点：一是客户、学生和患者能够听明白（因此很

实用）；二是能够提供足够的细节，使得治疗师与治疗师之间，或者治疗师与老师之间能够精准对话。它的缺点是与标准的医学术语不太匹配［例如，"足内翻"（varus）和"足外翻"（valgus），或者"足旋前"（pronated）］。因为以往的标准术语常常相互矛盾，并不精确，所以从长远来看，这个缺点也许是一个优点。

此处我们使用 4 个术语："倾斜（tilt）""弯曲（bend）""旋转（rotate）"和"偏移（shift）"。这些术语用来描述身体中某一骨骼相对于其他骨骼的位置关系，偶尔指与重力线、水平线或者其他外在参照物的关系。这 4 个术语还可以用标准的姿势形容词来修饰："前（anterior）""后（posterior）""左（left）""右（right）""上（superior）""下（inferior）""内（medial）""外（lateral）"。尽管有些模糊，但这些修饰语指的是特定结构的上方（top）或前方（front）。"左"和"右"均指客户的左侧或右侧，而不是观察者的左侧或右侧。

举例来说，头左倾，是头顶向左侧倾斜，左耳会靠近左肩。胸廓相对于骨盆后移，就意味着胸廓的重心落到骨盆重心的后方——这是时装模特常见的姿势。胸廓相对于骨盆向左旋转，那么胸骨将比耻骨联合更向左偏一些（而后方的胸椎棘突可能会向右偏移）。股骨内旋意味着股骨前侧向中线旋转。当然，这些修饰语的使用更遵循惯例，对大多数人来说更直观（图 11.3）。

这套术语的好处是，能快速地概括姿势的主要特征，或准确地梳理节段间、骨盆内、肩带或跗骨之间的复杂关系。

与谁比较？

因为我们使用这些术语时常常不用外在的网格或者标准线作为参照物，所以很有必要精确地指出要比较的是哪两个结构。来看一个常会带来误解的例子："骨盆前倾"是什么意思（有时，理疗师称其为骨盆"前旋"，但为了和我们的术语保持一致，这里称为"前倾"）？

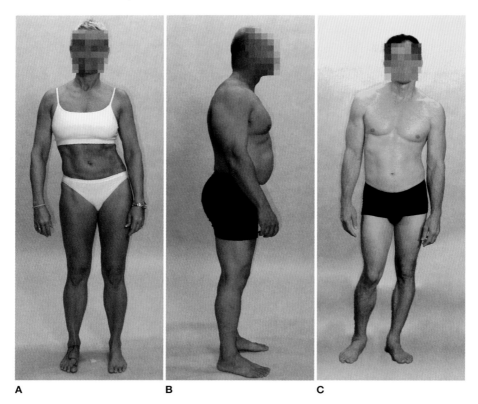

A   B   C

图 11.3   故意夸张的姿势。A. 骨盆相对于足部向左偏移，肋骨相对于骨盆向右偏移，头部相对于肋骨向左偏移。请注意，头部相对于骨盆并未发生偏移。尽管我们不能直接看到，但是我们可以推测其脊柱会有数个弯曲。骨盆右倾，头和肩膀左倾。B. 头部相对于肋骨向前偏移，肋骨相对于骨盆向前偏移。颈曲和腰曲有两个向后的弯曲，四肢向外旋转。骨盆显得向前倾斜，但是肋骨和头部相对于地面均未倾斜。C. 骨盆向左倾斜，胸廓和肩带向右倾斜，头部向左倾斜，伴有腰椎向左弯曲，胸椎向右弯曲。相对于胫骨，右股骨向外旋而左股骨向内旋

想象一下，尽管我们对骨盆前倾的意思有共同的理解，但是如果不能回答"与什么结构比较"这个问题，就仍然会有疑惑。例如，如果将骨盆的倾斜和地面的水平线相比较，这样的评估将无法引导我们制订出有效的调整股骨至骨盆之间的肌筋膜治疗方案，因为这些组织连接着骨盆与股骨，而不是连接着骨盆与地面（图 11.4）。由于股骨也经常前倾，故而骨盆很容易（通常也足以）相对于地面前倾，但事实上骨盆相对于股骨是后倾的（图 11.4C）。只要参照点确定，以上两种说法都是正确的，但在实践中，混淆处也恰恰在这一点上。

定义：倾斜、弯曲、偏移和旋转

- **倾斜**   倾斜是指偏离了垂直线或者水平线，换

句话说，身体部分或者骨骼结构的一侧比另一侧高。虽然倾斜也可以被描述为身体绕水平轴的旋转［向左、右（矢状轴）或者向前、后（冠状轴）］，但是对于倾斜有一种众所周知的理解，如比萨斜塔。

倾斜可以用结构顶端倾斜的方向来描述。因此，如果客户的骨盆带左倾，其右髋骨将会高于左髋骨，而骨盆顶端则倾向客户的左侧（图 11.5A）。骨盆前倾涉及耻骨相对于髂后棘向下移动，而骨盆后倾则意味着相反（图 11.5B）。头部右倾时，左耳将高于右耳，并且面部平面将向右侧倾斜（图 11.5A）。头部后倾时，眼睛会向上看，头部后方靠近颈椎棘突，并且头顶部后移（图 11.5B）。图 11.4C 显示，

整个腿是前倾的，而骨盆相对于腿是后倾的。图中人体的头是前倾的——眼睛向下看，相对骨盆来说与图 11.4B 位置相同。我们的术语可以应用于全身各个部位。

倾斜通常用于头部、肩带、胸腔、骨盆和足跗骨。倾斜可以被广泛应用，如"躯干相对于重力线右倾"，或者，很明确地说，"左肩胛骨相对于右肩胛骨前倾"，或者"右髋骨相对于骶骨后倾"，或者"足舟骨相对于距骨内倾"。

再次强调，为了清晰地沟通，并且准确地将该术语转化为软组织治疗策略，了解所用术语指的是"和身体哪个部位的相对关系"是非常重要的。"骨盆相对于股骨前倾"是有效的观察和描述，而只是说"骨盆前倾"则会带来困惑。

- **弯曲**　弯曲是指一连串的倾斜所形成的曲线，通常应用于脊柱。如果腰椎侧弯，我们可以将其理解为每个腰椎椎体间一连串的倾斜，通常可以总结为弯曲——无论其向左、向右，或者向前、向后。图 11.5A 中是右弯，L1 的顶端比 L5 的顶端更偏向右侧。

正常的腰椎曲线弯曲向后，而正常的胸椎曲线向前弯曲。脊椎前凸（lordotic spine）通常被描述为"下腰椎过度向后弯曲"，也可做更详尽地说明。进一步分析，低位而过强的腰椎曲线可以解析为："L5/S1 到大约 L3 处有一个较大的向后弯，而在 L3 ~ T12 之间，则为向前弯。"

在脊柱上，倾斜与弯曲的不同之处在于偏离"正常"的是单节段还是多节段。如果胸廓右倾，我们可以推测：若腰椎是直的，那么就是骨盆右倾，或者更有可能的是，如图 11.5A 所示，腰椎也向右侧弯曲。更进一步讲，脊柱力学表明，腰椎向左弯曲很可能涉及一些椎体向右旋转的趋势。脊柱可以有一个非代偿性的弯曲，但通常是有两个彼此代偿的弯曲。而更复杂的脊柱模式（如脊柱侧凸）可以在 24 节脊椎中形成 3 个甚至 4 个弯曲。

- **旋转**　在站姿下，旋转通常在水平面上绕垂直

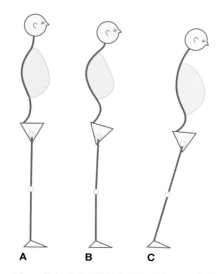

图 11.4　图 A 或多或少概括展示了"中立"姿势。如果再读几页，我们接受了这些图示代表的意义，就会发现，骨盆相对于股骨和地面是向前倾斜的——即骨盆的顶端向前方倾斜。在图 C 中，骨盆相对于地面前倾，但其相对于股骨后倾，这是一个很常见也很容易被错误评估的情况。"与什么做比较"是一个很有意义的问题

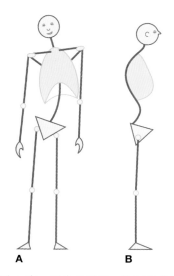

图 11.5　在图 A 中，因为左腿短，故而骨盆向左倾斜，这导致脊柱代偿性向右弯曲，肩带向右倾斜，胸廓相对于骨盆向左偏移。在图 B 中，骨盆向前倾斜，腰椎向后弯曲，由于上胸椎向前弯曲，故而头部向前偏移。因其颈部向前倾斜，只有通过颈椎上部的后弯才能保持眼睛水平向前看，如图 11.3B 所示

轴出现。所以，旋转通常出现在股骨、胫骨、骨盆、脊柱、头部、肱骨或胸廓上。旋转通常以被指定结构的前端所指向的方向来命名。例如，头部（相对于骨盆）左旋时，鼻子或下

颌会朝向耻骨的左侧（图 11.6A）。在图 11.6A 中，头部和胸廓相对于骨盆都向右旋转。但头部与胸廓则相对保持中立（neutral）。这样的观察结果对于治疗策略的制订非常关键：通过治疗颈部肌肉是不可能将头部旋回的；关键是肋骨与骨盆之间的结构导致了这种旋转。

请注意：如果胸廓相对于骨盆向左旋转，那么头部就会相对于胸廓右旋，头部相对于骨盆或者足部仍然可以保持中立位（图 11.6B）。在这种情况下，制订治疗策略时，需要考虑颈部、腰部（以及肩至中轴线的结构）这种不平衡的扭转/旋转，以解决这种更复杂的模式问题。

在成对的结构中，我们会用到内旋或外旋（图 11.6C）。它们通常用于描述股骨或肱骨的旋转，但是我们会将其用于描述全身所有结构。例如，在我们的术语中，所谓的"肩胛骨前伸（protracted scapula）"被称为肩胛骨"内旋"，因为肩胛骨前表面转向了中线。又比如，内旋的跟骨通常被称为"足旋前"（pronated foot），

而为了术语不混乱，我们将其称为"足内倾"（medially tilted foot）。

● **偏移**　偏移可用来描述身体某部位重心的位移（右—左，前—后，或者上—下）。在巴厘岛和泰国的舞蹈中有很多头部偏移的动作，即眼睛保持水平，而头部左右移动。同样的，胸廓也可以向后方或者侧方偏移，同时其相对于地面仍然保持垂直状态（图 11.7）。当然，这样的偏移通常涉及倾斜和弯曲，也常常伴有旋转。可以在需要的时候使用术语来描述这些特定的关系，但我们发现，当进行初步评估时，像"胸廓向左侧偏移"或"头部相对于骨盆向右侧偏移"这样的短语是一种非常有效的速记法。

可以活动的肩胛骨，通常能够向 6 个方向偏移。骨盆相对于足踝可以向前（图 11.7A）或者向后偏移，当然这也会伴随着大腿或小腿出现的一些倾斜。肩前伸（protracted shoulder）涉

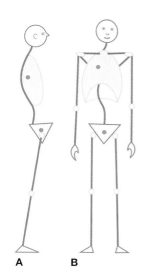

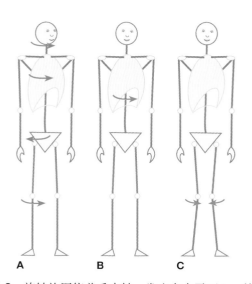

图 11.6　旋转均围绕着垂直轴，发生在水平面上，故而只能向左或向右（对于中轴结构，图 A），或者向内、向外（对于双侧成对结构，图 C）旋转来调整。如图 A，从地面向上，各部位的旋转常常彼此反向。如图 B 中（或者如图 11.3A 中模仿的那样）中部的旋转并不像看起来那么容易就可以将其松解

图 11.7　在图 A 中，双腿向前倾斜，导致骨盆相对于双脚向前偏移，但是骨盆相对于股骨向后倾斜。胸廓相对于骨盆向后偏移，并且头部相对于胸腔向前偏移，这一模式在西方人中非常常见。请注意，肋骨相对于双脚是位于正中的，并且头部相对于骨盆也是位于正中的。解决这一模式的问题需要对全身各个部位的软组织进行松解。在图 B 中，骨盆相对于双脚是位于正中的，但是肋骨相对于骨盆向右偏移，头部相对于肋骨向左偏移。骨盆与头部是相对正中的，但是当你通过治疗或者训练，将胸廓移到骨盆上方时，头部相对于骨盆就会向左偏移，所以也需要处理肋骨与头部之间的组织

及肩胛骨相对于肋骨向外侧偏移，由于肩胛骨绕胸廓偏移，所以也存在内旋。开宽站姿（wide stance）可以被理解为足部相对于髋部向外侧偏移。O形腿（genu varus）是膝的外侧偏移（很可能伴随膝的旋转）。

这些术语并非彼此排斥的。胸腔的重心相对于骨盆偏移时，其可以伴随或不伴随倾斜或者旋转。确立一种结构关系并不排斥其他关系。

更多细节

我们的术语简单而又全面，既可以用来快速概括，也可以用来非常详细地描述一系列的结构关系。如图 11.6A 所示，简单一看，就可以总体描述为"肩带右倾"；详细检查后，可以详述为"肩带右倾，合并右肩胛骨前倾并内旋，左肩胛骨向内侧偏移"。治疗师可根据需要来进行详述或概述。当我们求助于他人或者向他人介绍成功的案例时，可以用这种方法快速记录，通过电话或者电子邮件精确地分享给其他治疗师或老师。

要描述更多细节，需重点关注脊柱、双肩和双足，使用这些术语来精准描述其结构关系。如前所述，我们可以总体概述（如"躯干的脊柱整体向右旋转"），也可以根据需要尽可能地详述（如"脊柱从骶骨至 L3 左倾并右旋，L3 ~ T10 右倾并左旋，T10 ~ T6 向右旋转，胸腔上部向前弯曲，颈椎左旋使得头部与骨盆方向一致"）。总体概述有助于整体把握哪些肌筋膜经线需要调整；而详述则有助于确定具体的治疗策略，在治疗方案中，可以旋正脊椎，精准处理局部肌肉，甚至处理特定肌肉的滑动。

双肩

虽然在整体概述中，肩带作为一个整体，可以被描述为左倾、右倾、上移等，但更精准的治疗方案要求我们对锁骨、肩胛骨和肱骨进行更为详尽的描述。

肩胛骨因其灵活性很大而特别有趣。如果把

肩部简单描述为"前伸（protracted）"或者"回缩（retracted）"，那么很容易（甚至一定会）错过很多细节，而这些细节恰恰是软组织问题的核心。想象一下，肩胛骨被描述为："右肩胛骨内旋、前倾并且后移"（图 11.8）。虽然"前伸"这个词可以应用于肩胛骨，但无法确定内旋的角度，或者前倾的程度，或者肩部在胸廓的横轴与纵轴上的定位。而这些特征对于我们理解客户的双肩使用模式和制订治疗方案具有重要的意义。向外偏移的肩部会引导我们直接关注前锯肌、肩胛下肌筋膜或者胸小肌的上部。前倾会使我们关注胸小肌下部和锁胸筋膜。向后偏移则会使我们关注斜方肌中部和腋窝。这种程度的详述不仅可以提高我们工作的精准度，还可以让我们在身体领域以逻辑思维取代奇幻思维来交流。

双足

人类依靠前足（脚掌）着地来行走，所以足部异常复杂，值得我们特别关注。当我们使用"旋转"来描述头部或者脊柱时，依靠直觉就能懂得其意思。同样，对于骨盆和肩带的倾斜、肱骨和股骨

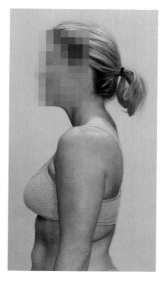

图 11.8　我们可以看到肩部相对于胸廓向后偏移，但是其向内旋转，使得肩胛盂相对于椎体边缘向前，故而肩胛骨前方的一面更朝向中线，因此肩胛骨"内旋"是前伸的必要组成

的旋转，也很容易理解。但是，当我们双足站立，距骨的长轴与足部本身的长轴是水平的。因此，足"外旋"是指足趾比足跟更朝向外侧——但问题是"相对于什么部位"，旋转发生在何处，是足部本身？足踝？膝部？还是髋部？

如果足背顶端相对于前足外移，从而导致重心落在外侧（旋后足），我们会说这样的足是"向外倾斜"。相反，重心落在内侧则称为"向内倾斜"（见图 9.49）。在极端模式下，在足内部也可以有"旋转"，这就意味着距骨比足跟更指向内侧或者外侧。有踇囊炎（bunions）的患者可以被描述为有"外旋的踇趾"（换句话说，我们是用身体的中线，而不是足部的中线来作为参照物）。

跟骨通常是支撑身体后部与骶髂关节的关键，故而我们再提供几个描述跟骨的例子。如果一个人跟骨的顶部比底部更指向身体的中线，那么我们就会说"跟骨内倾"。如果跟骨的外侧比内侧更指向前方，跟骨前部更指向内侧，那么我们就称其为"跟骨内旋（相对于胫骨或者前足）"。这样的内旋及（或）内倾通常伴随所谓的旋前足、足弓塌陷（fallen arch pattern）。但是上述描述对制订治疗策略有多大影响呢？为了恢复足弓，移动后表线包绕足跟的"缰绳"非常关键，同时还要沿着足底筋膜的外侧线，延长足部外侧。

掌握这套术语，需要练习几个小时，还需数周的定期使用，以熟悉整个过程。当然，如果有需要，也可以使用如"足弓塌陷""旋前足"等这些更常用的词语，但使用我们介绍的术语有助于讨论，可以让治疗方案更简单精准。"膝部向内侧偏移合并股骨向外侧旋转"，这句话虽然有些拗口，但是很中性，而"X 形腿"和"O 形腿（genu valgus）"虽然表示同样的意思，却容易让客户感觉受到侮辱并产生距离感（见图 11.6C）。

一旦静态站姿的骨骼几何学得到治疗师的认可（我们把它们记录下来，在附录三中将以文字和图片两种形式呈现给大家），我们就将进行到第 2 个阶段。

第 2 步：软组织评估

第 2 步就是将一种分析模式运用到软组织评估上，观察客户的骨骼关系是怎样形成并保持的。解剖列车肌筋膜经线就是我们采用的一种分析模式，也可以同时使用单一肌肉治疗策略和其他分析模式[14-18]。

第 2 步的第 1 个问题是："哪些软组织导致或保持了我们在第 1 步所描述的骨骼位置？"第 2 个问题是："这些肌筋膜组织属于哪几条肌筋膜经线？它们是怎样影响结构模式的？"

例如，如果已经确认存在骨盆前倾（见图 11.4B），那么就要关注保持软组织处于该位置的髋部屈肌——如髂肌、耻骨肌、腰肌、股直肌或阔筋膜张肌的肌筋膜。前 3 块肌肉的任何受限会让我们关注前深线；股直肌会让我们关注前表线；缝匠肌（不可能；其太小且很薄，无法维持姿势）会让我们关注同侧功能线；阔筋膜张肌则会暗示螺旋线或体侧线问题。骨盆前倾还有一种情况是，骨盆被竖脊肌（后表线）或者腰方肌（前深线或者体侧线）从后面向上提拉。

如果右侧肩关节到棘突的距离比左侧大，则要观察前锯肌是否处于闭锁缩短状态。如果治疗前锯肌这一块肌肉就能够让肩胛骨恢复到稳定的位置，那当然好，但是如果不能的话，就要评估左旋线的其他部分。是否如图 11.5A 所示，右侧肋骨到左侧髂前上棘的距离比左侧肋骨到右侧髂前上棘的距离短一些？也许，将左侧腹内斜肌和右侧腹外斜肌以及它们的伴随筋膜拉长，就可以使我们在前锯肌上所做的工作保持住并整合起来。

然而，也许我们会发现肩胛骨可能并不是被缩短的前锯肌牵拉导致向外并向下偏移，而是出现了肩胛骨内旋（通常合并一些向外偏移）。在这种情况下，就要怀疑胸小肌（它会向内、向下拉动喙突，从而导致肩胛骨内旋或前倾，或者两者皆有）。如果治疗胸小肌及其相关筋膜没有解决这个问题，可以继续处理前表线、臂前深线或者前功能线，来看看从躯干下部来调整胸小肌是否能有助于之前的局部治疗。

请牢记，可能只有一部分肌筋膜经线有问题，而并不影响整条经线。但同样的，我们也要以广阔的视野来观察整条经线。因为我们发现，在教学中，来自各种学派的治疗师倾向于陷入机械论的观点之中，总是试图指出导致现有姿态的个别问题肌肉。这当然不算错，但是没必要这么局限，因为如果忽视了远处的筋膜的力学传递极其渐进的影响，最终结果也会令人沮丧。

下面我们使用客户图片来示范第2步中的"身体解读"过程。虽然可使用多种方法来分析软组织的分布问题，但我们更倾向于使用解剖列车肌筋膜经线理论。这5步分析法是独立于其他任何方法的。

随着对本体系的熟悉，你只需一两分钟就可以分析出是哪些经线导致了第1步中观察到的形态问题。躯干和腿部的旋转通常涉及前深线或螺旋线，或两者皆有。手臂旋转涉及臂前深线或者臂后深线。两侧的差异常常涉及外侧的体侧线与核心的前深线。前表线与后表线之间的平衡也需要评估和重视。如果发现是个别肌肉问题导致了现有模式，那么就要注意这些肌肉是属于哪几条经线。各条经线与其肌筋膜平面之间的相对位置也是至关重要的（例如，前表线相对于后表线更低，而前深线相对于其他表线位置更深）。

总之，在第2步中，分析软组织模式通常需要注意何处组织变短或者固定，何处组织变长或无力，何处的经线结构失去了天然的垂挂（natural draping）。也就是说，后表线在骨骼上向上移，而前表线向下移是一种常见模式，不受站立位肌张力的影响（见图4.5）。操作时，我们也可将这些要素都记录在身体解读表格上。

第3步：整合成一个完整的"故事"

在第3步，我们将这些骨骼和软组织的线索汇集起来，整合成一个"故事"——即以患者的病史

和我们所收集到的、可以看到的或问出的所有因素为基础，对其骨骼肌和运动模式做出一个兼收并蓄的评价[19]。这个过程的简单（或者单一观点的）版本可看下面的示范。

一位客户惯用右手，现主诉其右肩部疼痛。观察客户的运动模式，发现其左旋线、右前功能线和右体侧线均变短，就像图11.3C中那么夸张的姿势。这位客户热衷于打网球。观察其模拟打网球的动作，发现这3条线都会缩短，从而将其肩部向下并向前牵拉，使其远离胸廓。这样的动作，短期来看使其获得了更大的力量；长此以往，其负面的结果是拉伤了斜方肌、菱形肌和（或）肩胛提肌，并且破坏了头-颈-肩之间的平衡。

基于此，你可以构建一个故事：过量打网球使得此客户右侧变短并且将肩部拉离了躯干。所以治疗策略就是延长这些经线，同时要求他在周末的球赛中将挥拍力量集中在身体中心，而不是远处的肩部。这既可以改善其运动表现（当然，短期会拉低其成绩，某些客户无法忍受这一点），也可以延长其运动寿命。

当然，很可能在对打网球感兴趣之前，他就已经出现了肩部被拉离躯干并且右侧变短的情况，所以，不要死守着刚才那个"故事"，当面对新的情况时，我们要时刻准备抛弃它。

构建"故事"时，要将各种元素组成一个整体，囊括尽可能多的信息。在真实生活中，这个"故事"可能会更加复杂，并且会有强烈的躯体-情绪因素。构建的"故事"可能无法解释所有观察到的元素，毕竟客户已经生活了这么多年，并不能将每一件事都像拼图那样整齐地放好。将倾斜的骨盆（伴有骶髂关节疼痛）与内旋的膝关节及对侧内倾的足踝联系起来，就是很有意义的尝试。虽然与疼痛、劳损或受伤的部位相隔有些距离，但是这个"故事"有助于知道从何处开始着手治疗。

玩那些精巧的中国木头鲁班锁（puzzle box）时，为了打开锁件，需要依次滑动几个小零件。作为一个小孩子，往往只有当大人展示了零件滑动顺

序后，才能够成功解锁。手法治疗也是这样的，我们努力去治疗某个有问题的部位。而解剖列车图谱和身体评估方法的最大好处就是，向我们展示了哪些是需要预先滑动的零件（锁件的另一面），这样当我们再回到有问题部位时，它可以更容易地滑进正确的位置。这就是张拉整体结构的应用。

将观察到的骨骼错位和软组织拉伤放进一个完整而又令自己信服的"故事"中，是一个主观的过程，需要根据经验经常修订，但这是有价值的。

第 4 步：制订治疗策略

第 4 步就是基于整体模式的观点，利用第 3 步中所形成的"故事"，为下一步制订一个治疗策略，该策略可以是一次治疗，也可以是一连串的治疗。仍然以那位打网球的客户为例（客户可能会提出很多问题，但此处再次限定，只检查其中的一个问题），我们决定处理 3 个部位：从髋部到腋窝的右侧线；从左髋部到右肩胛骨的左旋线；指向右肩前部的前功能线。我们试图消除那些将肩部拉离胸廓支持位置的姿势因素。针对有问题的结构（可能是冈上肌腱或肱二头肌腱），可以应用多种疗法技术，如扳机点（trigger point）、摆位松弛（positional release）、交叉纤维摩擦（cross-fiber friction）等，无论何种技术，只要适合就可以。我们深知，如果肩部处于一个可以适当活动并且不会带来额外损伤的位置，它就有更好的机会获得治愈并且保持疗效。延长了那些处于闭锁缩短状态的组织之后，还可以给客户布置家庭作业以强化那些处于闭锁延长状态的组织。

处理更加复杂的问题时，可能要涉及多次治疗。结构整合的完整通用方案（参见附录三）包含 12 个项目，需要探查并恢复每一条肌筋膜经线，这一套连贯的项目每条都有各自的治疗方案。确定了"故事"中每条经线的角色后，我们很可能有多项不需要处理损伤部位（除了减轻痛苦以外）的步骤，直到此方案显示出效果。

如果治疗方案是为了减少伤害或疼痛，并且是用于提高运动表现，或者是改善姿势与动作，那么构建"故事"与制订方案对于解锁独特的个人模式细节就十分重要。

第 5 步：治疗策略的评估与修正

根据治疗结果和新的信息，我们要不断重复第 1 步到第 4 步。例如，根据第 4 步中的治疗策略，对那位假想客户进行了治疗，他的肩部基本上已重新归位，但现在我们发现：背部肩胛骨与肱骨之间无法活动的情况比较明显，所以修正和（或）更新了治疗策略，将臂后深线的冈下肌和小圆肌也纳入治疗范围。

治疗完成后，需要诚实地评估一下：治疗策略是否有效？精确地说，治疗结果究竟怎么样？这就要求我们勇敢地再次评估，即回到第 1 步。如果治疗策略有效，那么骨骼间关系就会被改变。看到这些改变后，就可以继续进行第 2 步，来看一下哪些新的软组织处理可以加进来以增加平衡与支撑。如果骨骼间关系没有改变，那么治疗方案可能是错误的，需要回到第 2 步以制订新的方案，定位不同的软组织，希望解锁骨骼以回归平衡。如果数次治疗都失败了，就要咨询资深的导师，或将患者转介给其他治疗师，或寻找某些新的、未试过的治疗方案。

❀ 优点

这里需要特别注意的是，拥有一个对称、平衡的结构并没有什么好处。每个人都有自己的"故事"，好的"故事"总是包含一些不平衡。毫无疑问，那些最有趣、最有成就的人，那些与我们一起愉快地、完成充满挑战工作的人，他们的结构非常不对称，生活中也远离最佳姿势。相比之下，有些拥有自然的平衡结构，无须面对什么内部结构矛盾，反而比较乏味，没有参与感。帮助一个有着后天挑战结构的人摆脱他们有问题的模式，使之趋向更平衡的模式，可以让这些人增加平和性，减少神经过敏，减少疼痛，而这并不会使他们变得更无趣。只是，此时，让我们明确一点：并不是说身体成直线和平衡就是终极准则。每个人的"故事"都会涉及多个因素，都需要展开并解决，再展开再解决，需要在整个人生中一次又一次地进行。作为结构治疗师，就像助产士那样，我们的殊荣就是见证每个"故事"中附加意义的诞生。

5 位客户的姿势分析范例

下面我们将仅仅依据照片为 5 位客户做出结构分析。之所以选择这 5 位客户，是因为他们可以展示典型的形态结构，通过小小图片就可以轻松地看出其代偿模式，适于用书面的形式来展示。在他们身上，我们可以观察、记录并治疗那些人体上很小（但很重要）的偏离之处。在相关网站上还有一些其他的照片，更多的照片则收录在 Bodyreading 相关课程上。

除了这一组照片，我们和读者一样，不了解这些客户的病史及他们的动作模式。拍照过程中肯定会涉及一些主观因素——主要是客户摆位时的一些偶然。尽管有这么多的限制，我们仍会按步骤来评估。当然，在实践中，我们还会评估客户的病史、主诉、步态及其他动作模式，最重要的是要观察其中反复出现的模式。本小节只为给读者一些实践经验，以了解如何用这种方法来观察姿势代偿。

第 1 位客户（图 11.9）

先从正面观察这位客户（图 11.9A），在详细指出其问题之前，为了合作顺利，我们先列出她的优点和强项。这位女士年轻、强壮、站姿很稳、身体对位对线良好、核心区较长，举止文雅，并且闪耀着健康的光芒。但是，她的面部和胸部给人一种轻微"向下"的感觉，这与其基本的活力相违背。在 Phillip Latey 所称的"中部拳头（middle fist）"处具有更深的张力，或者是心脏缺乏活力，见于胸腔深度的相对不足[20]。客户所展现的站姿和肌肉反应将有助于我们的评估。

第 1 步

有了这些整体的考虑（有价值，但暂时把它们放下）后，进行第 1 步，尽可能客观地描述骨骼的相对位置。由正前方来观察向外侧的偏移，可发现她的骨盆略微左倾，引起了胸廓向左侧略微偏移（请注意腰部左右两侧的差异以观察这一不平衡），且合并了肋骨右倾，这使得胸骨切迹返回中线。肩部稍微右倾，从而达到平衡。

背面观（图 11.9B）更加清楚地展示了同样的问题，显示其左腿承重较多。这是合理的，因为右腿出现了旋转。如髌骨所示，右股骨相较于胫骨 - 腓骨内旋，而胫骨 - 腓骨看起来外旋。从背面我们还可以看到其肩部向内侧偏移（内缩），向外侧倾斜（向下旋转），并且向上偏移（抬高）。

如果我们由侧面观察（图 11.9C 和 11.9D），会看到头部向前偏移［所以，可推测上胸椎向前弯而上颈椎向后弯（伸展过度）］。Ida Rolf 会要求客户将头发盘在头顶上，这样头发就不会形成一个平衡坠从而影响头部的位置。观察她的肩部，尤其是左肩，相对于胸廓向上并向后偏移，而右肩虽然在肋骨上的位置较好，但有些轻微的前倾（我们可以从肩胛骨两侧边缘来评估：左肩胛骨如峭壁一般垂直；右肩胛骨则像屋顶一样有些倾斜）。

说到她较长的核心结构，她的腰部曲线很长，对胸部脊柱来说会形成一个相当锐利的弧度。腰部的长曲线和膝关节相关，她的膝关节略微向后偏移（过度伸展）。虽然有人觉得她整体略微有些前倾，但其骨盆，无论是与股骨比较倾斜度，还是与双足比较偏移度，都处于中立的位置。

从上向下看（图 11.9E），以双脚为参照物，可以看到其骨盆在双脚上方略微向左旋转，肋骨在骨盆上方略微向右旋转（请观察胸罩带），而双肩则在肋骨上方略微向左旋转。

第 2 步

现在进入第 2 步。基于第 1 步的观察，我们做

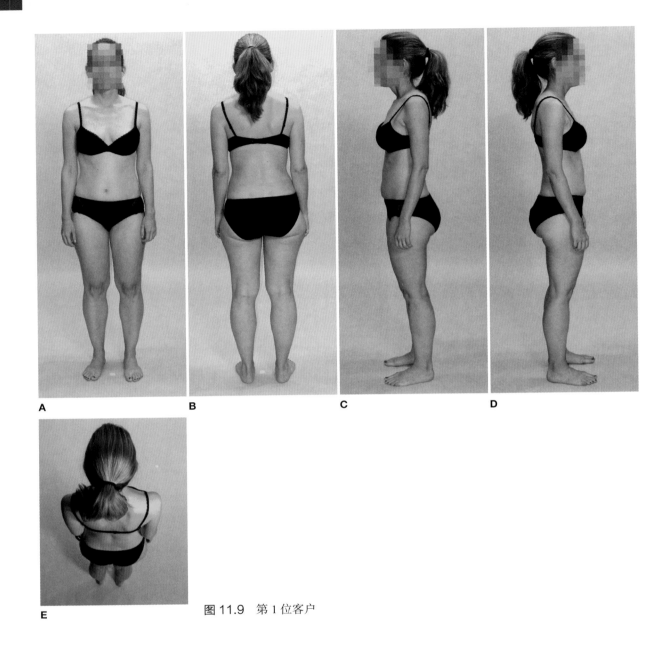

图 11.9　第 1 位客户

出以下推测。从侧面看，会发现前表线大部分都被
向下牵拉，乳突至耻骨之间的距离被缩短，并伴随
小腿前面缩短。

后表线从足跟至肩部被向上提拉，颈部至头部
后侧缩短。

从耳至髋部的右侧的体侧线比左侧的短，而位
于腿部外侧的左侧的体侧线下部则比右侧的短。

由于右侧肋骨被拉向左髋部，并且头部略微左
倾，所以右螺旋线的上部比左侧的短。右腿螺旋线
下部的前方部分（阔筋膜张肌、髂胫束和胫骨前

肌）缩短，左侧则显得张力比较均衡。

胸小肌将右肩向前牵拉，并且可能因为喙肱肌
或者腋窝背侧肌筋膜，双臂有些内收。肱骨相对于
身体有些外旋（观察肘窝），但幅度不大。

第 3 步

将所有这些观察结果整合成一个连贯的"故
事"需要掌握完整的病史，但总的来说，这位女士
的姿态模式是建立在以下情况之上。

（1）身体前侧筋膜缩短并向下移动，限制了肋

骨的移动和头部的位置，需要肩部和背部的代偿（上提和抬高）。

（2）她的右腿略长（可能是功能性的，但我们无法通过简单的照片分辨出来），可以解释以下几个问题：右腿的旋转是为了使双腿长度相等；由于长度不等导致了骨盆倾斜；肋骨的偏移远离高的髋部，是一种常见的代偿方式。此外，躯干与腿部的小旋转可能是为了适应运动锻炼所带来的差异。

第4步

基于以上评估，我们可进行第4步，确定治疗方案，制订治疗计划。针对这位客户的治疗计划主要包括以下几个要素。

（1）将前表线上的组织整体向上提拉，尤其是胫部、胸部、肋骨下角、颈部筋膜以及胸锁乳突肌。

（2）将后表线上的组织从肩部至足跟向下拉。

（3）将右体侧线上的髋部至耳的组织延长，尤其是肋骨下半部和腹部外侧区域。并且延长左腿外侧的左体侧线上组织。

（4）延长右螺旋线的上半部分，即由左髋部跨越腹部，并绕行右肩，再跨越至枕骨左侧的部分。

（5）放松并打开右螺旋线的下半部分组织，并且处理膝关节周围以减低张力，旋正右膝。

（6）放松臂前深线，尤其是右侧的胸小肌/喙肱肌组合。放松臂后表线和臂后深线，让肩胛骨找到合适的位置，远离脊柱，平衡肩袖。

（7）提升双腿内侧的前深线组织，尤其是从左腹股沟至左腰椎（腰肌复合体）部分。延长颈部前方深层组织，这些组织将头部固定于胸部，并且妨碍胸部的移动。

该方案涉及数次治疗，且应依序遵循解剖列车治疗与肌筋膜松解的原则（参见附录二）。以上治疗计划根据需要可采用第5步（治疗策略的评估与修正）进行调整——那就是根据新的观察、客户主诉及触诊所得进行重新评估，以调整治疗计划。

第2位客户（图11.10）

这是一位中年男性，看上去乐观积极，为世界贡献聪明才智。从前面观至后面观可以发现其平衡性基本良好，肌肉张力对于他的年龄来说也很好，并且站姿稳定。骨盆对核心区的支撑也基本良好，结构基本上是开放的。尽管如此，我们还是可以从这些照片中看出一些明显的代偿。

第1步

从前面观，最明显的特征是胸廓向右倾斜，导致相对于头部的右偏移。观察图片中的细节，我们发现其右腿下半部外旋，并且右腿比左腿短（再次说明，仅从照片无法确定是解剖学还是功能性问题）。无论哪种情况，都使其骨盆右倾，身体整个结构似乎"掉进"了右腹股沟，而左髋部受到挤压。

从后面观，有很明显的右足内倾（旋前）、右腿的组织扭转、骨盆右倾、胸廓向右倾斜合并右偏移。随之而来的是肩带右倾、颈部右倾，而头部则代偿性向左倾斜。我们可以想象（但必须进行触诊检查来确认），腰椎会略向左弯曲，上胸椎会有较大幅度的向右弯曲，并且上颈椎向左弯曲。

从侧面观，头部明显前伸，较小的腰椎曲线和过大的中上部颈椎的后弯明显不对等。双肩向后略微偏移，并向前倾斜以平衡头部。有趣的是，从右侧看躯干相对于股骨似乎向后偏移，而从左侧看则排列良好。从上方看（图11.10E），骨盆至肩部略微左旋，但我们清楚，如果没有旋转，身体就不可能有这样的侧移和弯曲。

第2步

基于上述明显的总体特征，我们发现后表线被整体向上拉，尤其是从骶骨到肩部这一段。枕骨下肌被锁定。相应地，前表线被整体向下牵拉。虽然此模式更多发生于男性，但与第1位客户也有些相似。

在左侧，体侧线从足弓外侧至肩部被向上牵

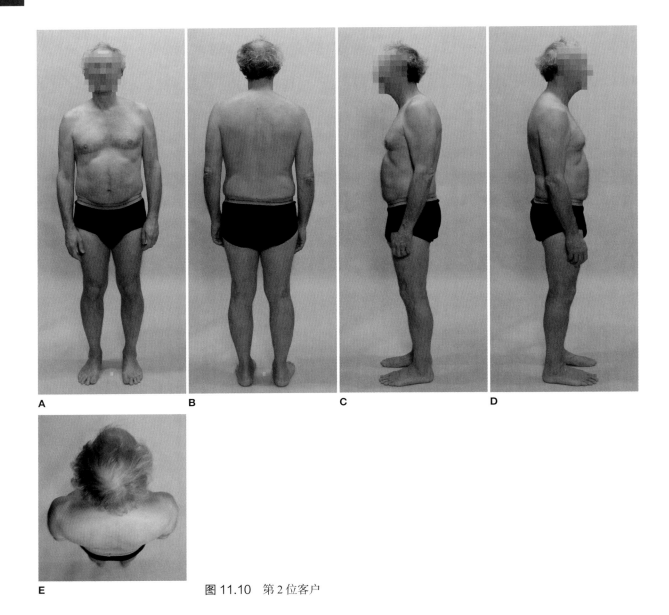

A　　　　　　B　　　　　　C　　　　　　D

E　　　　　　　图 11.10　第 2 位客户

拉，而从耳至肩部则被向下牵拉。处理左侧的问题时，应该以肩部为界向上、下两个方向操作。在右侧，体侧线在膝关节以上部分被向下牵拉，而从足弓到膝关节被向上牵拉。因此，处理右侧的问题时，应该以大腿中部为界向两个方向操作。

左螺旋线的上部明显是两条螺旋线中较短的部分，使得头部向左外侧倾斜，右肩向前，右肋弓靠近左髋部。在腿部，左螺旋线下部从足弓外侧至髋部在后方被向上牵拉，而右螺旋线下部在前侧较短，将髂前上棘拉向内倾的足弓内侧。

肩带的倾斜导致双手在水平面上不等高，而这又是由于胸廓倾斜造成的。处理胸廓的位置可能是使双臂等高的最有效的方法，此外，还要处理一下右侧的臂前深线和左侧的臂后深线。右前功能线也比对侧短一些。

我们可以看到右腹股沟处的前深线变短，右腹股沟连接右腿内侧线，并一路向下连接至足弓内侧。此处变短就牵拉脊柱，导致在左侧腰方肌和左下背部组织内产生代偿性张力。我们也可以想象，颈部左侧深层组织——尤其是中斜角肌和后斜角肌，处于离心张力之下（闭锁延长状态）。

第3步

此"故事"的重点在于右腹股沟处变短。躯干的其他形态主要用于代偿站立时来自右腿向下的拉力。无论右足弓内侧塌陷是早于还是晚于腹股沟处的牵拉，与髋部相比，足弓问题都显得比较轻。只是因为右腹股沟处变短，导致肋骨与头部的偏移、肩部的倾斜及躯干的旋转。

这种旋转模式与严重的头前伸姿势，可以解释在这位先生身上所观察到的所有代偿模式。

第4步

治疗这些软组织时，需要提升前表线并且降低后表线，尤其要注意颈部组织，放松枕下肌群（与常年戴眼镜或者用电脑操作有关）。放松腹直肌后方的筋膜薄层也很重要。减少颈部曲度，并且使头部回到身体上方，这些都应该从处理前表线和后表线开始。

上面的纲要中已经列出需要处理体侧线。在左侧，我们要处理体侧线上从肩部至耳的组织以延长颈部左侧，同时向下牵拉从肩部至足踝的组织。在右侧，我们要提升体侧线上从膝关节至耳的组织，并且要使从大腿中部至足弓外侧的组织向下重新归位。我们可以比较明确地推测出左侧外展肌又短又紧，需要打开一些。

左螺旋线需要延长，延长区域为：从左髂前上棘跨越腹部至右肋，绕躯干至左后枕部。左螺旋线上部比右侧需要更多的处理和松动。在腿部，我们要将两条螺旋线的后侧部分向足弓外侧牵拉，但在右腿上，螺旋线下部前侧从足弓至髂前上棘的组织需要被提升。塌陷的足弓和相对于胫骨与足部内旋的膝关节都是我们采取以上方法的指征。

一旦胸廓可以回到一个更加放松的中心位置，那么肩部和手臂将需要进行平衡处理。

然而，如果两腿不等长不是解剖性的，那么整个问题的关键就落在了处理前深线上，打开右腹股沟，身体上半身就可以自行矫正。腰肌复合体从腹股沟向上连接至腰椎。如果右腿不短了，就可以使腰椎、胸廓和颈部有所改变。

第3位客户（图11.11）

第3位客户是一位年轻女士，表面上她的形体结构和第2位客户很相似，实际上却有根本区别。我们可以看到其形体结构稳固、肌肉发达、站姿扎实，眼睛里透露出聪明而又专注的神情。然而，其肌肉力量的背后却是骨骼的反常，我们要在她做更多的肌肉锻炼之前解决这些问题。

第1步

相对于颈部，头部左倾且向右偏移。肩带向右倾斜，胸廓右倾。骨盆也是右倾的，但3个躯干重量（即头、胸廓、骨盆）的排列表明：一定有两个向左的弯曲位于腰椎和上胸椎/下颈椎处（从背面观可轻易看出来）。

虽然这位女士的站姿看起来好像也是被拉向右腹股沟——很像第2位客户结构问题的轻微版本，但其原因是不一样的。该女士双腿长度相等，其结构问题几乎完全是由于股骨上方骨盆的扭转而导致的，并不是出于股骨的变化。

在骨盆下方，膝关节向外偏移（内翻），坐落于良好的、宽大的、着地稳定的双足上。双臂长度不等是由于胸廓倾斜导致的，并不是先天的差异。

从上方看，以双足为参照物，可以看到骨盆相对于双足向右旋转并倾斜，肋骨相对于骨盆向左旋转。

这些旋转在某种程度上解释了我们看到的左、右视图之间的差异。两者都表现出轻微的头部前倾姿势，都表现出骨盆在双足上的前倾，但右侧的偏移比左侧的要明显得多。双膝向后偏移（过伸锁定）。

双侧显示骨盆相对于股骨向前倾斜，这造成了比较长的腰椎曲线，我们称之为腰椎后弯。这种后弯会导致胸廓后倾以保持头部在身体正上方。将她的胸廓向后抬起并保持垂直，会看到她的头部更向

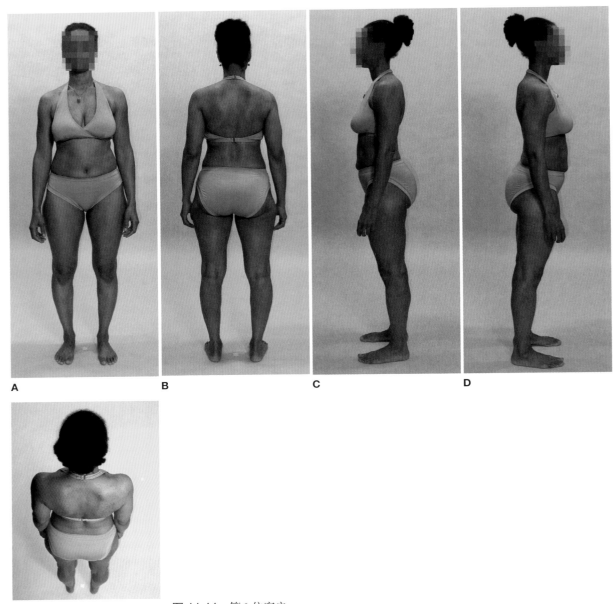

A　　　　　B　　　　　C　　　　　D

E　　　　　图 11.11　第 3 位客户

前伸。如果将前斜角肌和胸锁乳突肌延长，就可以打开胸椎与颈椎之间的"卡尺"。

第 2 步

我们可以看到，虽然从整体来说，后表线的缩短就像弓弦一样，将骨骼向前推向前表线，但是前表线的上部仍然有一些下拉。虽然前表线可以被评估为"紧"，但是我们却不能松解它，反而要松解从肩部至足跟的后表线。其中腘绳肌腱、竖脊肌和多裂肌都需要处理。

体侧线方面，大腿部的两条体侧线都需要下拉。由于髋关节的姿势性外展，其外展肌群变短。在身体上部，右侧的体侧线需要从腰部至颈椎向上提拉，而左侧的体侧线需要从耳至腰部向下牵拉。但是左侧的深层结构，如髂腰肌和腰方肌，也需要大量延长。

如同第 2 位客户那样，该女士上半身的左螺旋线比右螺旋线短，同时下半身右螺旋线前侧短，左螺旋线后侧短。

臂后深线和臂后表线均需要在近端组织放松，以使得肩部可以舒适地位于胸廓之上。

前深线，即核心区，再次成为展开整个结构的关键所在。腿部成弓形，故而腿的内侧线就是弓弦，从足踝至坐骨支的距离变短。右侧腰肌复合体和左侧深层外旋肌群均变短，处理好这些肌肉就可以解决骨盆扭转的问题。腰椎周边的平衡是我们的下一项工作，目的是通过处理胸部深层结构松解颈部右侧。

第3步

我们不知道内部的因素（如旋转的颈椎）是否会引发骨盆扭转，但这肯定是问题的核心。尽管她通过锻炼极力保持身体的平衡和对称，但其前深线紧绷，将双腿拉成弓形，同时将躯干向下拉并将其扭转。打开这一结构的关键就是从下方、前方和后方来放松骨盆。

第4步

这位女士无需对前表线中部进行太多处理，但需要处理胸廓和颈部，从而在胸廓上方解放头部，还要继续向下，处理胫骨以开启闭锁的膝关节。后表线需要着重处理，以解开"背弓"，并松解颈部曲线与腰部曲线后方的组织。

体侧线主要是要从腰部向两个方向伸展，但是，右侧的体侧线的上半部需要向上提升，左侧的则需要特别松解外侧腹肌和腰方肌。

上述内容只是初步处理骨盆，使之摆脱来自下方髋部和上方脊柱的力矩。最关键还是要处理前深线，松解内收肌筋膜及与腿部后深肌间隔相连的、沿着胫骨内侧向下的筋膜线。还需处理双侧的耻骨肌，以减少骨盆前倾，但是骨盆在股骨上明显的右旋提示我们应更关注右侧耻骨肌。

释放并平衡骨盆将会使呼吸更轻松。现在她采用收紧上腹部以调整骨盆和肋骨的模式，这会限制呼吸。随着肋骨后倾，膈肌会更朝向前方，而不是

更朝向骨盆底，这会降低膈肌后部的效用。

当骨盆的旋转得到松解时（无须等到完全松解），就可以着手处理脊柱肌群以解决脊柱和肋骨的旋转。这使得我们有机会来松解肩部后侧的肌筋膜，让肩部坐到"新的"胸廓和脊柱之上。

第4位客户（图11.12）

这位男士外形清瘦（头相对较大，骨骼和肌肉均表现为瘦长型），但相对来说，他的肌肉较结实，举止柔和。其现有的身体结构的平衡可以通过处理一些软组织得到进一步加强。

第1步

从侧面看，身体排列相对不错（如与第3位客户比起来），但是从足跟至肩部同样呈现出弓形状态，以对抗头前伸的姿势。换句话说，在冠状面上头部越过了骨盆，并且肩部越过了足跟。骨盆相对于足部略微前移，相对于股骨则有些前倾。胸廓相对于头部和骨盆均向后偏移并有些后倾。

双侧肩胛骨均严重内旋，像关节盂向前。如果肩胛骨没有这一运动，肩关节将会很好地处于身体其他部位的后侧。

虽然身体左、右两侧平衡相对不错，但也可以看到一些潜在的代偿。头部向右倾而颈部向左倾。从后面看，肩部略微向右倾。胸廓略微向左倾，骨盆也是如此。身体重量明显更多地落在左腿上。

双腿本身由内到外似乎有很好的平衡，但双膝略微向外移，只是不像第3位客户那么明显。右腿髋关节向外旋转。

从上方看，骨盆在双足上方轻微向左旋，胸廓在骨盆上方相应地轻微向右旋，同侧肩部也伴随向右旋。我们可以推测，他的颈椎应该略微向左旋转，从而使得眼睛可以与骨盆、双足成直线排列。

第2步

整个前表线被向下牵拉，而后表线则相应地从足跟至肩部被向上牵拉。需要特别注意前表线胸部

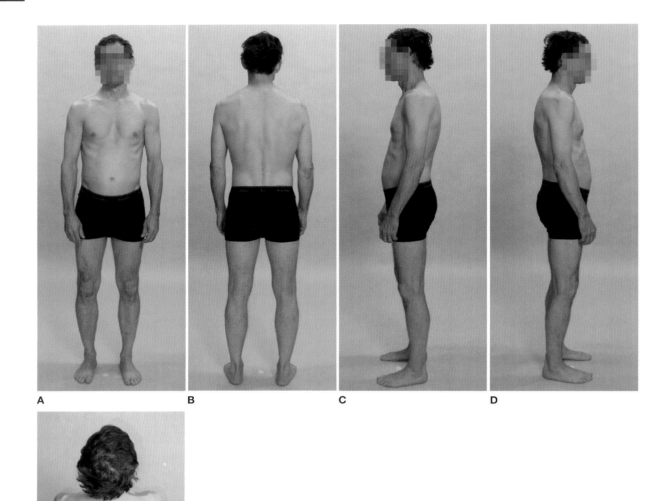

A   B   C   D

E   图 11.12   第 4 位客户

至颈部区域，而在后表线上，我们需要打开并分离枕下肌群（佩戴眼镜在此也是个影响因素）。

虽然双侧外展肌群看起来有些短缩，尤其是左侧，但双侧经线失衡不严重。在身体上部，躯干右侧和颈部左侧需要延长。

在本例中，右螺旋线变短，这不仅使头右倾，还把左肩向上拽，使之更靠近脊柱和颈部。双侧螺旋线需要调整，以便将腹部收紧，使胸廓上部／肩关节复合体朝向前。

肩部和手臂将受益于胸部的抬升和肋骨的向前

向上移，而臂前表线和臂前深线的调整有助于这种移动。

此处，核心区域的长度由于僵硬而缩短。所以我们要打开从内踝至颈前的前深线来开启收腹动作，从而将前倾的骨盆回正并打开胸内部的组织。

第 3 步

在此，我们做一个大胆的推测，该男士小的时候，就是瘦弱之人。尽管现在具有成人的外形和功能，但是仍可在手臂、骨盆及胸部上看到一些幼年的形体痕迹，这些痕迹以微妙的方式"影响"着这位男士。胸部的"后缩（withdrawal）"和头部相对较大可能是导致目前该结构状态的最突出因素。如果以结构整合的方式将其胸部向前并向上提拉，那么许多其他代偿部位就会归位。

第4步

前表线整体需要提升，而后表线则需要下降。要多注意胸部、肋弓下和颈部，使肋骨前侧向上提升，从而提升头部。

针对体侧线的调整可以从腰部开始处理。但是除了确保外展肌变长点，其他的并不是核心因素。此外，要留意左旋线，延长它以缓解明显的旋转。

胸小肌（臂前深线）和前锯肌的上部需要延长，臂后深线的旋转肌群也是如此——即放松这些旋转肌群，使菱形肌和斜方肌可以向上提升一点，以使肩胛骨回到中立位。

延长前深线结构将会消除腿部的弓形表现，帮助前倾的骨盆回正。更广泛的处理（通过内脏按摩的方式）可以缓解胸内纵隔组织，使肋骨向上以支撑头部回位。

第5位客户（图11.13）

这位年轻的女士体型非常适中，平衡性良好，核心区较长，显然其肌肉也受过良好训练。但是，她已经表现出一些不良倾向，如果不加以遏制，将来就会有麻烦。

第1步

从前面看，她最明显的特征就是，肋骨相对于骨盆向左偏移。观察腰部，我们可以看出腰左侧，只需水平向左移动一点儿就可以垂直向下与股骨大转子对齐；而在腰右侧，则需向右移动更多才可以垂直向下与股骨大转子对齐（图11.13F）。用本方法评估肋骨在骨盆上的偏移很好用。测量手臂与躯干间的距离并不是一个好的评估方法，即使在本例中可以使用。

肋骨偏移与胸廓右倾有关，随之而来的是肩带右倾。颈部略微左倾以平衡肋骨的右倾，所以她的头部在寰椎枢椎上左倾，但是相对于地面仍然向右倾。

重心向左偏移带来的更微妙的影响可以从左膝关节上观察到。膝关节内侧的变形清晰可见，与此同时股骨内旋而胫骨外旋，膝关节处的旋转增加了这种应力。在她目前这个年龄，可能不会感觉到不适，但是再过几年，膝关节的内侧副韧带或前交叉韧带会因这种应力影响而出问题。

从侧面看，从最下端开始，我们可以看到她的足跟前移，就好像被向前推了进去，所以身体大部分重量都落在前足上（进一步讨论请参见第三章内容）。膝关节倾向于过伸，骨盆相对于足部向前偏移，相对于股骨向前倾斜。

腰部明显向后弯曲，使得胸廓向后倾。下颈段前倾（如果想使胸廓垂直，则头部会更往前伸），并且枕骨在寰椎上向前偏移。

偏移常合并旋转，因此从上方看，会发现骨盆在足部上方向右旋，腰椎与下段胸椎向左旋，上段胸椎向右旋（肩部与其一同旋转），这暗示颈椎会略微向左旋以使眼睛看向前方。

最后，我们可以注意到左跟骨内倾，右前足似乎也内倾。

第2步

前、后侧的明显差异使得我们的注意力落在她的前表线与后表线的关系上。前表线在胸部和颈部主要是"上移"，而在胫骨处则被强力下拉。在后表线上，腰部明显需要延长，同时腘绳肌下部也需要被延长。

左侧的体侧线表现出从髋至踝较短，而右侧的体侧线从腰部至耳朵则需要延长。肋骨的偏移将需要在腰部的两侧进行复杂的松解。左侧组织明显被整体向内牵拉，但是从第12肋骨至腰部的组织在右侧明显较短。左旋线上部比右侧的更短。

前深线在左腿内侧上方的部分要比对侧的短，

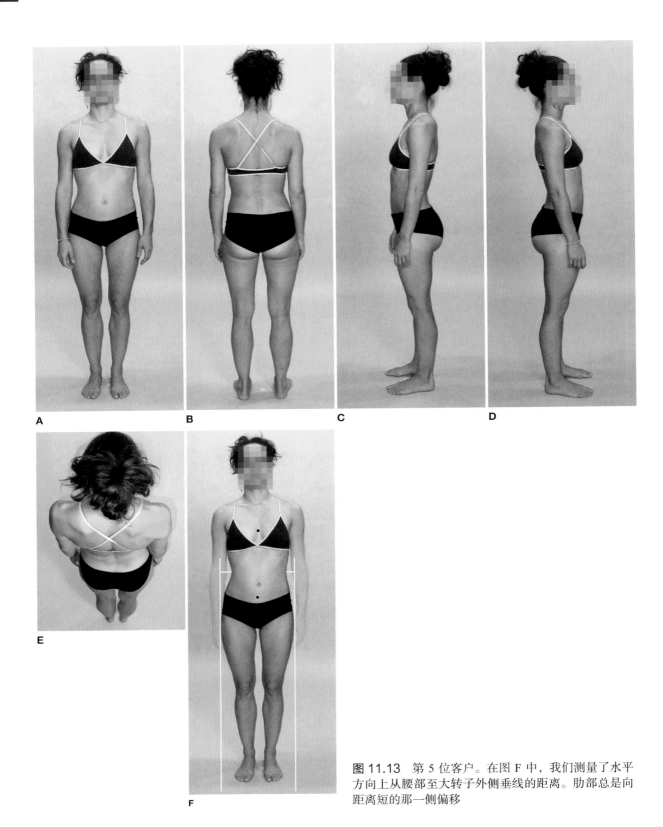

A

B

C

D

E

F

图 11.13　第 5 位客户。在图 F 中，我们测量了水平方向上从腰部至大转子外侧垂线的距离。肋部总是向距离短的那一侧偏移

而且可能促成了骨盆在双足上方的扭转。显然，前深线涉及腰部的问题和肋骨的偏移。

第3步

我们想知道是不是右腿出现过问题，导致她把重心从右腿转移到了左腿上，但由于没有病史可供参考，也无法问诊，我们只能猜测。无论如何，这个结构中几乎所有的问题都是源于这种从足到头的偏移。骨盆似乎有一点发育方面的问题，即（看起来比她身体的其他部分）"不成熟"，伴随膝关节向后锁定，骨盆移向双足前方，并且为保持平衡上半身向后倾。

第4步

针对性的治疗策略是：在解决肋骨偏移和倾斜这一主要问题之前，先对前、后方组织做一定程度的处理。腰部需要对后表线在进行延展并向下拉，使小腿处于大腿正下方。同时，前表线的下部需要被提升，而前深线的前方经线需要展开，从而使骨盆回到正常中立的倾斜位。

一旦这些组织稍微恢复弹性，就可以处理左、右侧组织，松解从髋部至踝部的左侧的体侧线和从髋部至耳的右侧的体侧线。还要松解左螺旋线，只有这样，才能有助于处理左侧的腰肌复合体，以便将腰部向上提拉并远离左髋部，从而使得肋骨重新处于一个较平衡的位置。

我们还计划通过处理左足跟、右足弓内侧和右前足以获得更多的稳定性，并且平衡颈部上方的头部。

两侧前深线的内收肌群问题（主要是右侧）促使了骨盆与双足之间的扭转。显然，腰肌将胸廓拉向左侧，但是右侧腰肌所承受的被动张力可能会导致下胸椎的旋转。平衡这些组织就是我们帮助这位女士的主要任务。这些处理也可以减轻膝部的张力，但如果张力没有因处理而减轻，就要注意膝关节本身是否有问题了。

总结

我们故意只提供这些照片，而没有提供客户的病史或症状，因为这样我们可以客观地观察客户的结构／姿势的代偿情况，而不会受到那些已知信息的影响。当然，在实践中，我们要将两者结合起来以完成"故事"。假如客户提供的病史不真实，在了解其病史之前，客观地分析客户或其照片就更有价值了，能够给操作者很好的指引。

举个简单的例子，一位年轻男士来接受我们的治疗，他的右小腿从膝部开始比左小腿明显地向外突出（用我们的话说，他的右侧小腿向内倾斜，或者说，当他双脚平行并拢站立时，他的右膝将向内偏移。在临床实践中，我们给这种模式起了个绰号，叫"支架腿"）。问诊时，他自述在22岁滑雪时曾撞到树上，导致右小腿严重骨折。了解了这一形态模式的缘由，我们开始治疗。但是该部位的治疗反应却令我们有些疑惑，因而我要求他带些骨折之前的照片，最好是穿衣服较少的照片。下次治疗时，他带来了一张15岁时的照片，照片上，他手里拿了一个球，站在沙滩上。他的右腿清楚地展现了同样的形态模式，显然，这一模式要追溯到滑雪事故之前。原来，最初的模式是在他3岁的时候，一次意外中他的三轮车砸到他的腿上。有人把他抱起来，检查他是否骨折，安慰他，然后送他走回家。然而，软组织的拉伤仍然存在，并导致"支架腿"的上下代偿。

我们猜测，当他撞到树上时，他会自动保护那些身体印象中比较明显的部位，但实际上他的右小腿已经在一定程度上离开了他的动觉图像（kinesthetic picture）很久了——这就是Hanna所说的感觉性动作健忘症（sensory-motor amnesia）[21]。身体的这一区域没有获得同等程度的关注，或者不能同样快速地做出反应，故而在其他条件一样的情况下，右小腿就更容易受伤。这一例子说明我们既要观察客户身体内的真实情况，又要认真聆听客户的陈述，但是也要保留一点怀疑。

本章介绍了姿势分析的方法——更准确地说是全身性代偿的习惯模式。它可以提升手法／动作治疗师的效率和功效。本章节只是提供了必要的介绍。利用解剖列车肌筋膜经线理论来进行分析，将会获得以下巨大的优势：

- 它可以促进通用术语的发展，使多种治疗方法均可使用；
- 此描述也可以让客户和其他非专业人士容易理解；
- 此描述是客观的、人体内在的、不受主观影响的（value-free）；
- 它可以带来具体的治疗方案，这些假设均可验证。

这并不是否定其他方法的价值；我们已经多次看到，所有观察人体系统的切入点都可以带来有价值的描述。这种整体评估肌筋膜经线的方法起自骨骼几何学，进而导出软组织或者动作处理的治疗策略，它无须依赖那些有价值取向的陈述，如"她很沮丧"，或者"他呼吸不当"，或者"她被禁足并不是因为她没有说服她的父亲"。另一方面，它还使得我们可以既个性化又综合性地思考，不再简单地认为客户得了"冻结肩"或"前交叉韧带断裂"或扁平足。

笔者和许多对该理论做出贡献的人均殷切希望，这套方法或者类似方法不仅可以打通不同疗法之间的隔阂，还可以消除我们心中的艺术家与科学家的鸿沟。当然，艺术性与科学性这两种趋势不仅仅存在于每一个手法与运动治疗团体内，而且还作为一个整体跨越了"空间医学"。本书献给那些不知疲倦、努力工作的人们，他们一起推动了手法与运动治疗的复兴。

主观因素

为了体现身体评估"艺术性"的一面，我们将该理论付诸实践时，提出了一些更主观的建议。

虽然上述方法对于确定治疗方法极为有效，但是评估时减少一些客观性，增加一些主观性，也有重要的价值。根据治疗师或者客户的偏好，我们也可以将下述 4 个主观因素加入视觉评估的过程之中。

1. 在全身镜前评估，你和客户都观察镜中影像

这尤其适用于那些初次接触该方法的客户。评估时只穿着内衣，被他人观察（并发现身体不足之处），这会让很多人回忆起糟糕的约会或者医学检查。但如果你让客户站在镜子前，你站在客户身后并偏向一侧（这样你可以直接观察客户后背，并通过镜子观察客户前面），并且询问他们自己观察到了什么，这样可以大大减轻尴尬的感觉。西方社会的大多数人在体检时都会得到一份长长的清单，详细列举了身体出问题的部位，而好的部位列出的则比较模糊稀少。你和客户都站在镜子前，这会让他们成为一个团队而不是敌人。

2. 留意你的第一印象

你的第一印象中包含着丰富的信息，但其中只有一部分可以引起你的兴趣 [22]。要学会在第一眼就抓住这稍纵即逝的感觉，它们常常含有一些后来才能搞清楚的线索。不要把你的第一印象告诉客户，只让自己知道即可。我们吃惊地发现，这种初步的、未经训练的评估通常都是正确的。

3. 先留意至少 3 个积极的方面

在前述的分析中，我们留意到了每位客户身上积极的方面。但令人吃惊的是，很多治疗师只是在谈论客户的问题和缺点。患者来找我们，是希望解决问题的，所以倾向于关注问题，这很自然。但是，在任何情况下，关注站在面前的客户的优点都比关注他的缺点更加重要。千万不要把客户贬斥得只剩下一堆缺点。这样会伤害客户——被列出一长串行为动作达不到理想标准的身体部位，这对客户而言绝对有损自尊。

只关注客户的缺点对治疗师同样不利——治疗师可能会漏掉客户的优点，那些可以帮助你和客户克服重重难关、到达新领域的优点。客户皮肤好，说明其神经系统反应良好；反应迟钝暗示站得很稳；客户急切地微笑，表明我们可以充分运用其热情——注意这些优点，并且将其大声地告诉客户，这不仅有助于你和客户探讨真正的治疗目标，也有助于发现其有利于治疗的生理功能。

4. 用前述的客观语言来描述观察到的问题

倾斜 - 弯曲 - 偏移 - 旋转这套术语，与其他描述客户问题的方法相比，主观倾向更少，因而评判也就更少。这些描述会将你引进上述五步分析法的第 1 步。将观察到的一切都简化为客观描述，这一原则使得我们更易于怀有一颗谦虚而又纯洁之心来接近客户。过早下结论则会让我们陷入窘境。

此外，你可能会发现，评估下述的一些主观因素也是有价值的。（它们可被当作额外的、切实有效并且快速评估的点，作为未来研究的参考资料。但是，下述要点并非解剖列车分析流程的必备要素。）

A. 整个系统的沟通联系

在附录一中，我们提到有 3 个全身性的网络，它们在自身内部和彼此之间都有沟通联系。当第一次观察客户时，我们能够想起这 3 个网络，这就是一个主观但有价值的练习。客户的神经网络状况如何？（眼睛和皮肤是否清澈？客户的反应是及时适当，还是笨手笨脚？）客户的体液网络状况如何？（肤色如何？整个身体肤色一致吗？）客户的纤维网络状况如何？（它们是松弛的还是紧绷的？张力是高还是低？）（见附录一中图 A1.60，以获取更多细节。）

B. 组织优势类型

你的客户的体型是内胚层型（胖型）？中胚层型？还是外胚层型（瘦型）？近来虽然不太流行这种分类，但是注意客户的体型是绝对有价值的，因为瘦型体质的人与胖型体质的人对手法治疗的反应是绝对不同的。治疗 Cassius（他有一副"瘦削而饥饿"的外貌）的方法当然不同于治疗 Falstaff（他天生就有"圆肚子"）的方法。（译者注：Cassius 和 Falstaff 都是莎士比亚作品中的喜剧人物）[8]。

了解阿育吠陀的学生将会注意到这与 doshas 间的相似之处（译者注：阿育吠陀是古印度的医学体系；在古印度医学中，人体因为不同的能量而被分为 3 种不同的 doshas，即不同类型的体质）。

C. 身体 - 情绪导向

由于人们在无意识中展现的一些体态模式可以表达情绪（尤其是那些未公开承认的情绪），所以观察一些泄露秘密的体态就很有价值。

- 骨盆前倾通常意味着交感性或强能动性（ergotropic）的倾向（多血质或者胆汁质性格），而骨盆后倾通常伴随副交感性（parasympathetic）或营养性（trophotropic）倾向（黏液质或者抑郁质性格）[23]。

- 呼吸模式通常表现为徘徊于呼吸周期的某一端。滞留于呼气端的人倾向于沮丧和内省，其过分看重自身内心世界；而滞留于吸气端的人倾向于表面的热忱，过分看重他人的印象与反应以感知自我（图 11.14）。

- 很多身体导向心理治疗师已经将特定的身体结构模式与相应的心理倾向和常见的身体反应结合起来[5-7, 15-16]。虽然作者认为这些类型系统并非全然可信，并且可能是诱导人对号入座的陷阱，但它们还是有一定价值的。

D. 方向导向

Godard 认为一个人有两种基本取向——落地是为了跳起，或者跳起是为了落地[19]。这里有个简单的测试以确定客户是哪一种取向：站在客户身后，要求他们用前脚掌轻轻跳动。不用跳得多么高或者多么好。进行两项测试，数秒内连续跳动并重复下述每个动作：①当他们向上跳时，扶着其肋侧将其轻轻推高（小于 1 kg 的力）；②当他们向下落时，压着其肩部将其轻轻下压。哪个动作产生了更有效的结果——下压还是推高？

那些轻微下压会导致更有组织地向上回弹的是脚踏实地导向的人；那些即使只用了几盎司（1 盎司≈ 28 g）的力也能带很大的升高和愉悦感的是属于周围环境导向的人。

E. 内旋与外旋倾向 / 圆柱体

Upledger 的颅骶疗法中有屈曲 – 伸展偏好模型，在此基础上，Sultan 提出了向内与向外类型假说，该假说在罗尔夫结构整合研究机构（Rolf Institute of Structural Integration）（见 www.rolf.org）很受欢迎[14, 24]。

类似的评估都是由各个部分组成的：当我们观察双腿时，很容易把一个人想象成两个并行的圆柱体，每个圆柱体都可以向内或者向外旋转。想象一下，这两个圆柱体延伸进入躯干。在骨盆

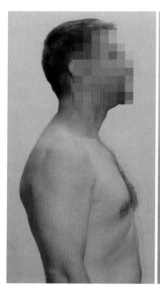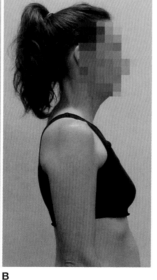

A　　　　　　　　　**B**

图 11.14　虽然我们看到的是静态图片，但是左边的男士表现出"滞留于吸气端"的特性——他的呼吸模式围绕着吸气端运动；而右边的女士则表现出"滞留于呼气端"的特性——她的呼吸模式围绕着呼气端运动

处，这两种旋转被命名为——内旋（inflare）和外旋（outflare），但是这种现象还可以延伸至腹部、肋骨与肩部。如果圆柱体内旋，那么人体的这一部分，从后面看就会变宽，从前面看就会变窄。如果圆柱体外旋，那么这一部分从前面看更宽，从后面看更窄。

这些模式有时会交替出现，如下背部 / 腹部向外旋转，而胸部为了平衡则向内旋转（图 11.15）。在这种情况下，人体变窄的部位需要反复加宽。

F. 主要旋转

执业超过 35 年，我发现治疗或观察过的每一个人都有一个相对于脊柱的主要旋转。（银河系和 DNA 都是螺旋形的，人体为什么不是？观察 Lennart Nilsson 和其他人[25]所拍摄的胎儿照片，我们发现每个胎儿在脊柱上都有一个原生的旋转。这究竟是自然发展的一部分，还是一种畸变？）观察旋转的方向、程度及伴随而来对抗旋转的特定部位，这些都是最有效的打开整个体态模式的关键信息。

为了不借助 X 线检查即可快速观察到脊柱的旋转，你要站到客户的身后，将两根拇指放在两个髂后上棘上，其余手指放于髂嵴之上和其下方。调整客户的骨盆，使其髂后上棘与其足跟对齐（这将暂时人为地消除双腿的任何旋转）。现在从正上方观察客户的后背，就像图 11.13E 那样观察（个子矮的治疗师评估个子高的客户时需要借助凳子）。

通过观察棘突两侧约 1 英寸（约 2.5 cm）的组织，我们可以发现脊柱两侧哪一边更加向前或者向后（靠近你或者远离你）。这些不同之处并不是来自脊柱两侧肌肉的不同发展。在脊柱的任何水平面上，靠近你的那一侧就是脊柱的旋转方向，这是因为脊椎横突将其上的肌筋膜组织向后推。

依据我们的经验，大多数客户会在胸腰区域表现出明显的旋转，我们称之为主要旋转（图 11.16）。相反的旋转常出现在腿部或颈部，但有时候也会发生在胸腰区域本身。偶尔有时候，很难区

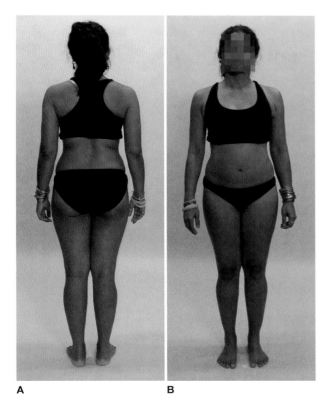

A **B**

图 11.15 在这个女士身上，我们可以看到"圆柱体"轻度交替出现。在躯干部分，圆柱体向外旋转，所以躯干前面看起来比背面宽。在骨盆和双腿部分，"圆柱体"显得向内旋转，使得背面看起来比前面相应部位更宽

分何者为主要旋转，何者为次要旋转；在这种情况下，进一步的治疗也许可以厘清状况，或者这两个旋转可能实际上几乎相等，故而指定何为"主要"旋转已经意义不大。经过练习，可以利用这个方法去收集关于脊柱先天性旋转更加详细的和具体的信息。

另一个简单的动作评估可以获得更多的信息：跪在客户身后，双手固定其骨盆，拇指放在髂后上棘上。向客户发出指令"看向肩部后方"，但不告诉客户看向哪一侧，让他自己来选择，客户总是会选择其偏好的那一侧——这就是主要旋转的那一侧。当客户旋转时，鼓励他用整个身体去转，同时，你用手保持其骨盆相对于双足稳定。观察脊柱哪些部位旋转，然后要求客户反方向旋转，再观察不同之处。如果一个人有明显的主要旋转，那么旋转在脊柱两侧出现的部位将会是不同的，这种不同之处是可以摸得到、看得见的。

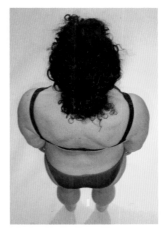

图 11.16 该客户的主要旋转为胸腰区域右旋

G. 骨盆位置

在我们的理论体系中，需要关注骨盆的倾斜和偏移，因此归纳了 4 种骨盆位置：

- 向前倾斜，向前偏移——这个体态模式会造成常见的驼背（swayback pattern）；
- 向前倾斜，向后偏移——常见于婴儿初学站立时；
- 向后倾斜，向前偏移——常见于各种抑郁性神经症患者；
- 向后倾斜，向后偏移——常见于水管工和伐木工［当他们的牛仔裤下垂并露出腰部时，这种姿势在臀部中间形成类似"垂直微笑（vertical smile）"样的弧形］。

针对骨盆位置的软组织治疗策略可以从其他部位入手找到[26]。在我们的经验里，允许类型学中个别模式的存在是必要的。

H. 体重在足部的分配

评估体重在足部的分配是非常有用的。从侧面观，放一条经过足踝的铅垂线（真实或虚拟均可），就可以看到体重主要落在足趾上还是足跟上，这种方法实际上是对前表线与后表线的平衡情况的一种检查（图 11.17）。

从前面观，可以评估体重在足弓内侧和足弓外侧的分配。即使穿着鞋，也可以进行这项评估。通

常来说，足弓外侧承受的重量越多，越要将前深线延长，并将其足弓内侧降低。足弓内侧承受的重量越多，越要将体侧线松解并降低，同时，还要将前深线和螺旋线的前下部激活、拉紧并提升。

　　从前方或者后方观察，还可以发现哪一侧腿的承重更多。（不同人双腿的承重是有差别的。我们也常常做出放松的、"等公交车"的姿势，在这种姿势下，会将大部分的体重放在一条腿上。）精确测量双腿承重的唯一方法如下：请客户两脚分别站在两个体重秤上且不看读数，均衡地站好。两个秤读数的总和等于该客户的体重，但这两个秤的读数并不一定相等。这项测试经常表现为，尽管客户声称"平衡了"，但实际上是某一侧腿承重更多。如果你调整客户双腿的承重分配，使两个秤的读数相等，那么客户往往会坚持认为刚才承重比较少的那侧腿现在承重过多。这个例子也说明，客户的陈述并不总是可信的，还需要治疗师用敏锐的观察来验证。

I. 基本平面的平衡

　　实际情况是非常复杂的。下面的解释虽然不完全准确，但这种简化无论多么主观，都是非常有用的。扫一眼客户的站姿，我们就可以将其身体分为 3 组"半侧"：哪一组的两半侧之间差异最大？牢记此问题的答案，它可以提示我们治疗的重点在哪里。

- 中央矢状线将身体分为左、右两个半侧。两侧的重大差异类似性别间的内部矛盾（即男性倾向与女性倾向）。这并不是简单的右侧 = 男性，左侧 = 女性。左右两侧重大、复杂而又棘手的差异（包括双眼、头型、躯干和双腿结构的差别），表明人体内有一场男性与女性之间的重大较量，它以独特的、个性化的方式体现在以下多个方面：工作、人际关系、艺术上的努力、性欲等（图 11.18）。
- 中央冠状线将身体分为前、后两个半侧。当然，这两个"半侧"从一开始就不是对称的，

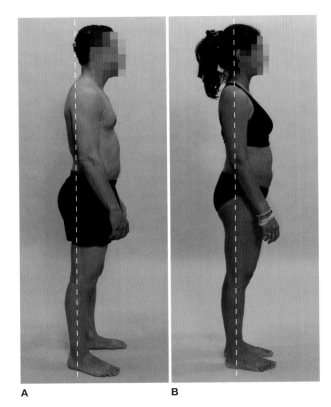

A　　　　　　　　**B**

图 11.17　在足踝前方放置垂直线，请留意在这些常见姿势中有多少身体部位的重心是落在脚掌前部的

但是仍然可以观察这两者之间的平衡。它们之间强烈的差别通常表现为：一个人在公开场合的举止与其私下的举止或感觉之间的差别（图 11.19）。

- 横穿身体左右的腰线将身体分为上、下两半［这条腰线的具体位置各不相同，既可以是帝政裙式的高腰线，也可以是刚好在髂嵴上方的腰线］。脂肪或发达的肌肉有时会掩盖下方的骨骼结构，但是我们在这里所关注的是肩部与骨盆带之间，或躯干与双腿之间，或上半身与下半身之间的比例均衡。如果一个人双腿和骨盆明显大于其胸廓部和肩部，那么这个人倾向于具有更内向的性格；如果一个人胸廓与肩部更大，骨盆和双腿更小巧一些，那么这个人倾向于具有更外向的性格（图 11.20）。

J. 身体成熟度

　　掌握了骨骼几何学的形态种类，理解了肌筋膜

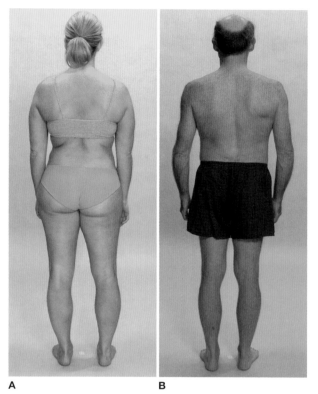

A　　　　　　　**B**

图 11.18　因为我们倾向于使自己的前方看起来很好，所以从后方观察最容易发现左、右两侧的差异，如图中的这两个结构

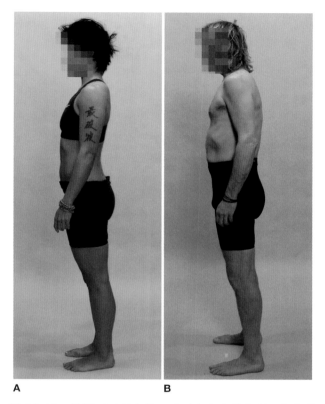

A　　　　　　　**B**

图 11.19　从侧面可观察前、后两个半边的差别，你在前面看到的和后面看到的未必一样

经线的张力模式，可以带来不同层次的观察能力和更高水平的治疗。高质量的手法与动作治疗可以为客户带来很多令人关注的改变，其中之一是与身体的成熟度有关。举一个已经接受过治疗的例子，我们从侧面来观察 Reginald（图 11.21）：图 A 是结构整合治疗前；图 B 是刚刚完成一系列治疗时的样子（在 Ida Rolf 博士指导下）；图 C 是治疗结束 1 年以后的样子，期间未接受进一步的治疗。由于 Reginald 在这一年内个子长高了，所以我们对图片大小稍做调整，以使它们看起来尺寸比较一致。

　　治疗之前，Reginald 呈现出常见的、随机性的姿势反应：膝关节过度伸直、骨盆前倾、胸廓后倾、颈部前倾等。他的肩部既没有与颈部，也没有与胸廓整合在一起，实际上是吊在身体后方的，这就对上胸部和浅层及深层胸肌产生了应力。在图 11.21B 中，经过治疗之后，他显得更挺拔了，但是还不够好。（有个人只看了前两张图片，就指责

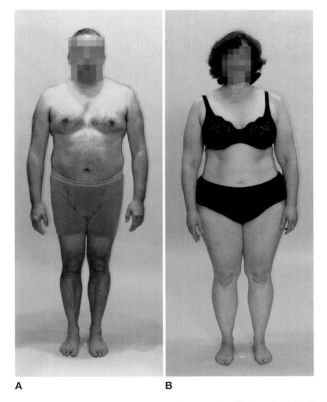

A　　　　　　　**B**

图 11.20　肩膀宽、骨盆窄是典型的男性模式；女性的模式大多相反，如图所示。你也会发现一些互补的模式

我们是"身体殖民主义"，说："你们将他的自然状态去除，给了他一个瘦弱的、白人男孩的姿势！这有什么好的？"）

1年的时间，图 11.21C 讲述了一个不一样的故事。Reginald 膝关节更加舒服地朝向前方（虽然Reginald 在这一点上相较刚治疗后有些"倒退"），骨盆相对于之前的前倾来说变得比较正。（注意，这一点在治疗结束后就已经大为改善。）随着骨盆变正，胸廓也自己调整得更加垂直，所以腰部曲度减少（参见第三章中关于原生曲线与次生曲线的部分）。现在肩部舒服地位于胸部上方，不再像原来那样吊在后面，胸部和胸肌可以更加自由地发展，所以 Reginald 变胖了，也深沉了，像一个完全不同的男孩。我们的观点是：如果不去管他，像图11.21A 中那样的男孩是不可能在 1 年的时间变成

图 11.21C 那种男孩，但是变成图 11.21B 那种男孩是可以的（而且也做到了）。经过最初的治疗后，"时间"是唯一能够完成这一转变的灵丹妙药。

我们留意到这种进步还不够完美。图 11.21C中，Reginald 恢复了膝部和踝部的张力，该张力曾经存在于图 11.21A 中，在图 11.21B 中却没有。所以，并不是每个部分都会对治疗做出反应的。

你能看出图 11.22 中在这个中年男士的姿势模式里隐含的儿童型结构吗？你能看出图 11.23 中这位年轻女士的骨盆比她的其他结构更"年轻"吗？这样的观察在临床上有用吗？在本章的后半部分，我们已经从矫正人体生物力学领域转去接触身体心理学（somatic phychologist）的领域。我们认为，能够发现这些限制因素，分析出潜在的模式并了解这些潜能，将是 21 世纪手法治疗师更加重要的工作之一。解剖列车路线图虽然不是特别成熟，但它却是观察这种潜在模式的一种方法。

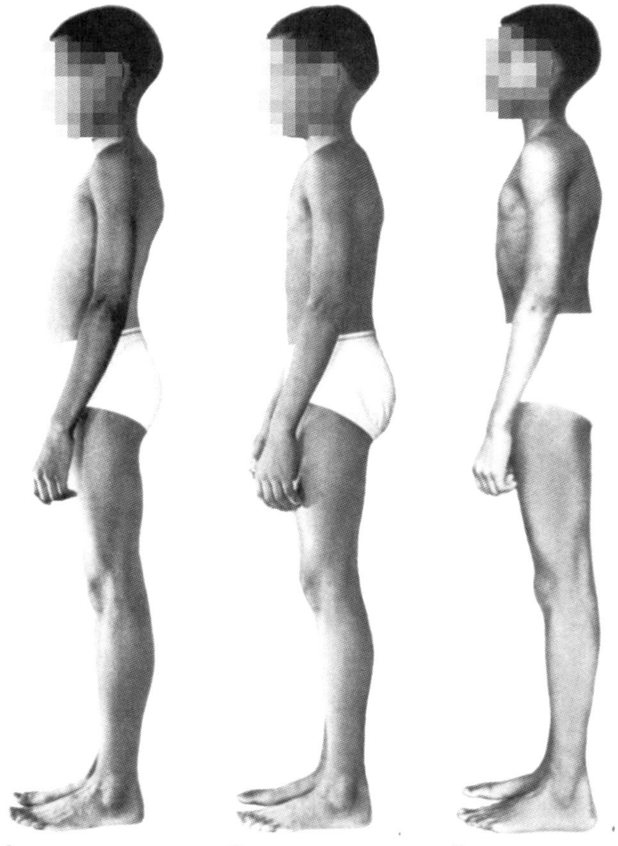

A   **B**   **C**

图 11.21　Reginald 治疗前（A）、治疗后（B）和结束治疗后的 1 年（C）［引自 Toporek（1981），经 Robert Toporek 许可转载（www.handsonparenting.org）］[27]

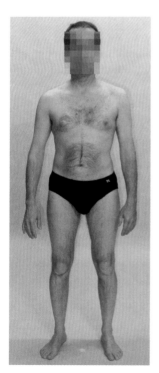

图 11.22　这是一位发育完全的成年男性，你能看出其身体结构中残存的儿童型结构吗？头是成年人的头，身体却像 3~6 岁的幼童。这意味着什么？他在此时还能够继续发育成熟吗？

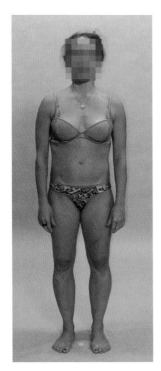

图 11.23　这位年轻的女士身体强壮，体态均衡，身体的其他部分均发育成熟且大小适中，唯独骨盆相对于其他部位仍然保持"少女"状态，发育不够成熟。在性创伤事件中，我们偶尔会见到这种情况，早期进行体操训练、激素分泌或基因异常或者其他未知的因素也可以导致这种情况

参考文献

1. Comeaux Z, Eland DO, Chila A, et al. Measurement challenges in physical diagnosis: refi ning inter-rater palpation, perception. *J Bodyw Mov Ther*. 2001; 5(4): 245–253.
2. Sutton C, Nono L, Johnston RG, et al. The eff ects of experience on the inter-reliability of osteopaths to detect changes in posterior superior iliac spine levels using a hidden heel wedge. *J Bodyw Mov Ther*. 2012; 3:1–8.
3. Kendall F, McCreary E. *Muscles, Testing and Function*. 3rd ed. Baltimore: Williams and Wilkins; 1983.
4. Janda V. Muscles and cervicogenic pain syndromes. In: Grand R, ed. *Physical Therapy of the Cervical and Thoracic Spine*. New York: Churchill Livingstone; 1988.
5. Reich W. *Character Analysis*. New York: Simon and Schuster; 1949.
6. Kurtz R. *Body Centred Psychotherapy*. San Francisco: Liferhythms; 1990.
7. Lowen A. *The Language of the Body*. New York: Hungry Minds; 1971.
8. Sheldon WH. *The Varieties of Human Physique*. New York: Harper; 1940.
9. McGill S. *Back Mechanic*. Ontario: Backfi tpro Inc; 2015.
10. Aston J. *Aston Postural Assessment Workbook*. San Antonio, TX: Therapy Skill Builders; 1998.
11. Keleman S. *Emotional Anatomy*. Berkeley: Center Press; 1985.
12. Alexander RM. *The Human Machine*. New York: Columbia University Press; 1992.
13. Morrison M. *A Structural Vocabulary*. Boulder, CO: Rolf Institute; Rolf Lines; 2001.
14. Sultan J. Toward a structural logic: the internal–external model. *Notes on Structural Integration* 1992; 86: 12–18. *Available from Dr Hans Flury, Badenerstr 21, 8004 Zurich, Switzerland.*
15. Keleman S. *Emotional Anatomy*. Berkeley: Center Press; 1985.
16. Pierrakos J. *Core Energetics*. San Francisco: Liferhythms; 1990.
17. Aston J. *Aston Postural Assessment Workbook*. San Antonio, TX: Therapy Skill Builders; 1998.
18. Busquet L. *Les Chaîes Musculaires*. Vol. 1–4. Frères, Mairlot: Maîres et Cles de la Posture; 1992.
19. McHose C, Frank K. *How Life Moves*. Berkeley: North Atlantic Books; 2006. *Hubert Godard's work is most accessible in English via this book.*
20. Latey P. Themes for therapists (series). *J Bodyw Mov Ther*. 1997; 1:44–52, 107–116, 163–172, 222–230, 270–279.
21. Hanna T. *Somatics*. Novato, CA: Somatics Press; 1968.
22. Gladwell M. *Blink*. New York: Little, Brown & Co; 2005.
23. Gellhorn E. The emotions and the ergotropic and trophotropic systems. *Psychol Forsch*. 1970; 34: 48–94.
24. Smith J. *Structural Bodywork*. Edinburgh: Churchill Livingstone; 2005.
25. Nilsson L. *The miracle of life*. Boston: WGBH Educational Foundation; 1982. Available: www.lennartnilsson.com. Online. Accessed January 14, 2013.
26. Gaggini L. *The Biomechanics of Alignment*. 6th ed. Boulder, CO: Connective Tissue Seminars; 2005. www.connectivetissue.com.
27. Toporek R. *The promise of Rolfing children*. Transformation News Network; 1981.

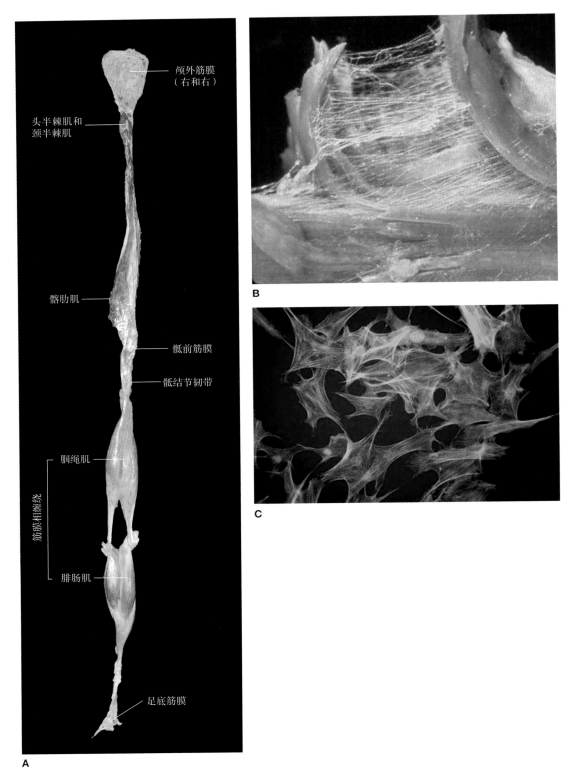

颅外筋膜
（右和右）

头半棘肌和
颈半棘肌

髂肋肌

骶前筋膜

骶结节韧带

腘绳肌

筋膜相缠绕

腓肠肌

足底筋膜

A

B

C

图 A1.1　A. 一个新鲜的后表线的肌筋膜经线标本，由 Anatomical Enlightenment 实验室的 Todd Garcia 完整解剖。B. 撕开的肌纤维的解剖，显示了筋膜环绕并深入肌内膜和肌束膜。C. 古代艺术和文艺复兴时期的艺术家们追求理想的人体几何形态，但现代我们考虑的是单个细胞的空间需求，它们才能决定每个人的"理想"几何形态（A 图由作者提供；B 图经 Ronald Thompson 许可转载自 www.anatomytrains. com；C 图由 Donald Ingber 提供）

筋膜延伸阅读

自动的生物力学调节

引言

下面的内容是专门用来介绍当今广泛使用的筋膜一词的背景。我们的身体对自身结构和运动的自我调节远远超过了医学上（以及流行的）的筋膜定义，从每个细胞内分子水平的基因表达到整个生物体的行为和相互作用，这种自我调节无缝贯穿在多个层次上（图A1.1）。虽然这很复杂，但是我们可以从康复、训练和各种治疗中把握它，对于体育教育也是一样，那么如何让下一代的孩子学会适应他们的身体呢？

下文描述了筋膜是如何帮助生命物质自我调节其生长和形成，维持其生理过程，并激励其实现目标的。下文的每一部分都可以单独学习，尽管它们是相辅相成的。下面会按照顺序对这个新事物进行一个基本的叙述——定义、组成、性能、训练和康复中的应用，最后进入新出现的大的概念转化。下面的讨论集中在组织结构和结构平衡上，回避了化学和结缔组织病理方面的内容。

除了解剖学，筋膜的研究还可以引导人们进入胚胎学、人类学、几何学、工程学、流体动力学、热动力学、神经学、医学和其他几个领域，这些领域的高度发展无疑对筋膜的研究会有所帮助。虽然所有的努力都是为了传递准确的信息，但未来的研究很可能会取代本书中的一些观点，它的一些假设也可能最终被证明是错的。对于任何不准确之处，笔者承担所有的责任并致歉，也感谢在快速发展的研究领域和治疗应用方面做出贡献的所有人。

去看每个人已经看到的东西，也要看还没有人看到的东西——这就是本书中展现的所有让人惊讶的发现的核心理念。第一章是"解剖列车"这一新理念的历史展现，它建立在前人的动力链、筋膜连续性、感觉和运动神经学，以及传统的系统理论的思想之上（见图A1.4）。这里，我们继续拆除"肌肉－骨骼"的结构概念，建立一个新的"基于筋膜的世界"。

标准术语中的"肌肉骨骼"描述模式忽略了筋膜，如果我们遵循这个模式，在最基本的层面上，会错过什么？在目前的模型中，可以看到肌肉只附着在近端和远端，并且只附着在骨骼上（起点和止点）。这种单一肌肉的牛顿／博雷利杠杆生物力学（Newton/Borelli leverage biomechanics）概念我们已经使用了400年，它忽略了所有肌肉都具有的对活体生物力学有强烈影响的3种附着点，具体如下。

- 本书中探讨的纵向连接以及Vleeming和Lee的"筋膜悬带"[1-3]，或Hoepke或Meziére的线条（见图1.26~1.28）[4]。
- 结缔组织["绒毛"（fuzz）]的纵向连接和相邻肌肉之间的肌间隔[5]，以及肌肉交叉到关节的韧带[6]和深筋膜的外来层（见图A1.6）。
- 筋膜连接到筋膜鞘内的神经血管束，如果筋膜连接缩短、粘连、损伤或扭曲，可能会限制该区域的运动（见图A1.10）。

在我们讨论这些细节前，先来看看筋膜系统的大背景。

膜——为什么我们需要筋膜？

一首古老的赞美诗中写道："感谢把我们捆绑在一起的纽带。"筋膜纤维将我们的细胞连接在一起，形成我们身体的特定形状。我们的筋膜系统进化为一个简单而优雅的反应体，以应对成为一个多细胞生物的挑战。虽然我们很容易想象到在连续的流体中有大团的、未分化的但仍然高度组织的原生质［"流"（flow）是亚里士多德的设想］。地球上的生命很早就致力于围绕一个基本的、多次重复的单元来建造自己——细胞［类似 Democrifus 的原子（atom）观点］（图 A1.2）。

现代科学认为，在 36 亿年左右的时间里，大约有一半的时间中生命都在蓬勃发展，所有的生物都是单细胞的——最初是简单的原核生物，后来它们逐渐进化，产生了我们熟悉的真核细胞[7]。所谓的"高级"动物——包括本书所关注的人类，不是由更大的细胞组成的，而是由大量的、生化整合的微小液滴复合物协调聚集而成的。

在我们的例子中，大约 10^8 或 10^9（最近最好的估计是 40 万亿～70 万亿）个嗡嗡作响的小单元以某种方式一起工作（再加上肠道中类似数量的细

菌），形成了个体生命。即使多年不见或者相隔甚远，通过观察由细胞构成的人体特有的运动方式，我们也能识别出老友。是什么使这些像液体一样流动不定的细胞保持一定的物理形态呢？

虽然小群的细胞可以用黏附蛋白把它们的膜相互连接起来（图 A1.3），但大群的细胞需要一个更坚固的框架，以避免被重力和我们在地球表面遇到的其他力挤压变形。筋膜系统，通过结缔组织隐藏到细胞间隙，从而让细胞群一起有组织的工作。

和人类社会一样，多细胞生物中的单个细胞既独立又彼此联系。我们可以在人体组织中识别出 4 种类型的基本细胞：神经细胞、肌肉细胞、上皮细胞和结缔组织细胞（每一种都有多个亚型）（图 A1.4）。也可以更简化一点说，每一种细胞都强化了所有细胞（尤其是受精卵和干细胞）共有的一项功能。例如，所有细胞都通过细胞膜传递信息，但神经细胞在这方面已经变得非常突出（顺便说一句，付出的代价是它们的收缩能力或再生能力很

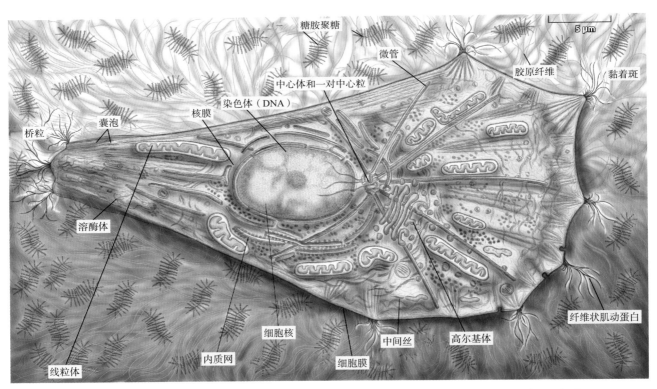

图 A1.2　典型的真核细胞是一个复杂的、半独立的生命亚单位，其内部还有半独立的单元，如线粒体。所有的大型动物，包括人类，都是由数万亿个油性的离子凝胶液滴整合而成

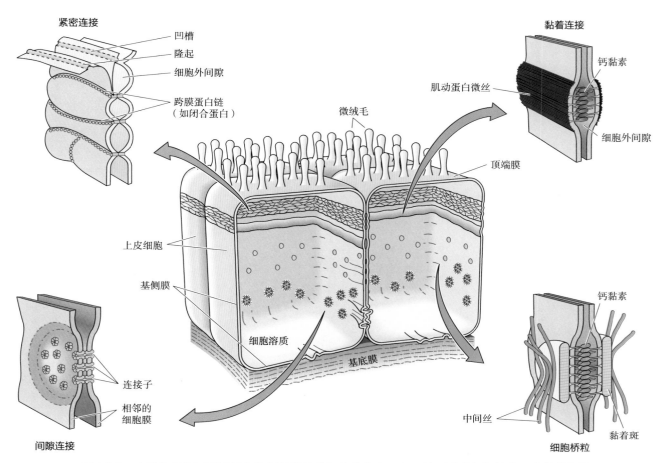

图 A1.3 少量的细胞可以通过细胞间的粘连将细胞黏合在一起，从而形成组织结构。大量的细胞需要"外骨骼"或"超级膜"来维持它们之间的关系。筋膜系统就是"超级膜"

差）。所有细胞都至少含有一些肌动蛋白，因此能够进行收缩，但肌细胞已经成为这门艺术的大师。上皮细胞也会收缩，但力量很弱，相反，它们擅长排列在需要快速进行化学交换的组织表面，在那里它们吸收营养，并将激素、酶、信号分子和其他细胞因子分泌到我们身体的液态混合物中。

结缔组织细胞通常在收缩上效果较差（有一种例外，在后文会讨论），但作为离子导体相当好，它们的特点是向细胞间隙释放大量种类惊人的胶原黏性物质。这种"黏液"自我排序并经历变化，最终形成我们的骨骼、软骨、韧带、肌腱、关节和筋膜（图 A1.5）。换而言之，正是结缔组织细胞创造了包围和容纳其他所有细胞的结构基质，形成了坚固、柔韧的"细胞填充物"，把人体凝聚在一起。这种材料反过来又成为我们所有细胞共享和交流的

环境——Varela[10] 称之为"外部共生环境"。这个环境塑造了人体，并使得我们的 70 万亿细胞协调运动，达到机体的目标。如果一层膜只包含一个单一的细胞，筋膜的"超级膜"则包含整个有机体。

全身的筋膜网络是细胞的组织环境，是我们所有生理功能的温床。在讨论"环境"这个词之前，我们必须引用 Marshall McLuhan 对"环境"这一术语的解释[11]："环境不是被动的包裹，而是一种无形的主动过程。环境存在的基本规则、普遍结构、整体模式都巧妙地逃过了我们的眼睛。"这在一定程度上解释了为什么"细胞外基质"这一细胞环境在几个世纪的研究中几乎"未被发现"。

虽然对筋膜的作用和功能的研究目前还处于起步阶段，但已经在进行中[12]。我们可能即将能够从本质上重新理解我们如何在空间中塑造自我。因

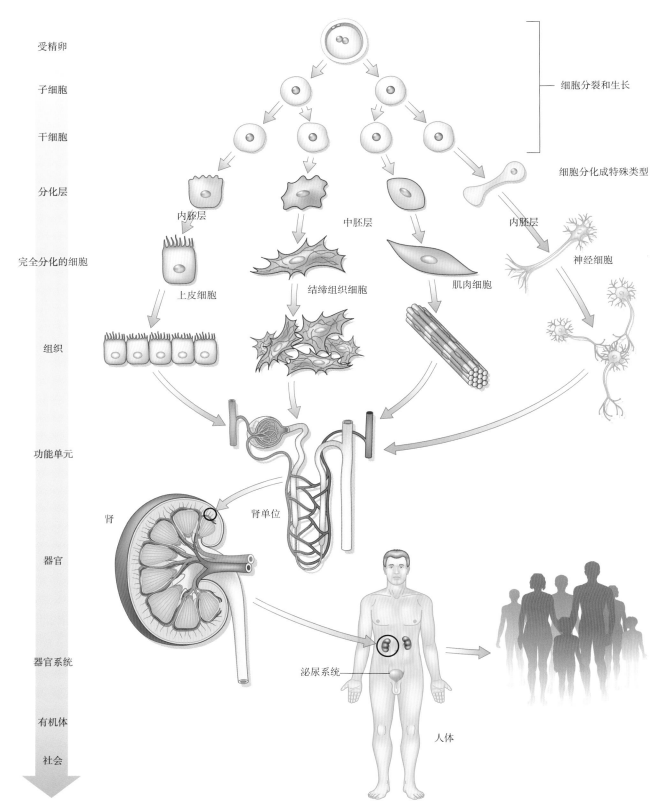

受精卵

子细胞

干细胞

分化层

完全分化的细胞

组织

功能单元

器官

器官系统

有机体

社会

细胞分裂和生长

细胞分化成特殊类型

内胚层

中胚层

内胚层

神经细胞

上皮细胞

结缔组织细胞

肌肉细胞

肾

肾单位

泌尿系统

人体

图 A1.4　人体的每一种主要细胞类型都具有原始卵子和干细胞的一种特殊功能，如分泌、传导、收缩或支持。这些特殊细胞结合成组织、器官、有机体；并成为构成社会的元素

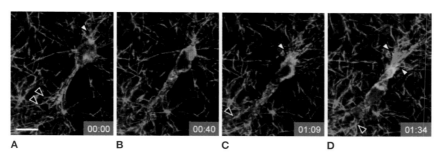

图 A1.5　黑色素瘤细胞在一个半小时内通过三维的胶原蛋白网格迁移的动态图片。注意（绿色的）胶原蛋白是如何通过细胞与细胞表面的整合素相互作用而被重塑的（经许可引自 Friedl 2004，SpringerScience+Business Media）

此，后文的部分内容超出了现有的研究，这些有关筋膜系统的研究可能会带来新的前景。

我们已经注意到，结缔组织基质是所有生理活动的环境。当然，筋膜系统完全是生物学的——在微观层次上由我们内部的细胞创造并维持着（图A1.6）。因此，它依赖于遗传功能、饮食和每天的呼吸。然而，它完全是机械的，所以在宏观层次上越来越多地被人造假体所替代。要全面了解人体的生物力学自动调节系统，就必须从细胞核内的表观遗传开关无缝跨越到整个生物 – 心理 – 社会有机体。这是我们的宏伟目标。

定义

"筋膜"和"压力"类似，是一个医学术语，但在更宽泛的文化中有更广泛的含义。在本书中，我们使用广义的"筋膜"来讨论它的含义。但和所有医学术语一样，"筋膜"也有一个精确的定义，这个定义对病理学的研究和应用很重要。此外，还要区分一些术语，如细胞外基质、结缔组织网、胶原网、肌筋膜和间质等。现在我们从一系列精准的定义开始深入讨论筋膜的特性（图 A1.7）。

筋膜

我们把全身范围内的这种复合体称为"筋膜"或筋膜网。在物理治疗中，"筋膜"一词通常特指

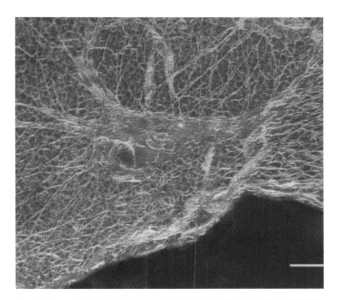

图 A1.6　大鼠小腿的筋膜基质显示出协同肌甚至拮抗肌在组织学上的连续性。小腿前侧和外侧肌间隔的 3 块冷冻切片，经过三维重建后，每个切面的结缔组织结构更加明显。最小的单元是包绕着每个肌纤维的肌内膜纤维。在解剖学教科书里，这些肌肉间的分隔单元非常清晰，但在这里几乎难以辨认（经许可引自 Prof. Peter Huijing, phD, Faculteit Bewegingswetenschappen, Vrije Universiteit Amsterdam.）

覆盖、包围和包纳肌肉组织的大片纤维。根据筋膜研究大会（Fascial Research Congress）的说法，从医学上讲，"筋膜"是"皮肤下形成的一种鞘、一层或任何其他可解剖出来的结缔组织聚集物，它们附着、包围和分隔肌肉和其他内部器官"[13]。

这个定义是一个模糊的——没有指出是什么构成了"筋膜"。这个问题取决于操作者的解剖技巧和眼睛的敏锐程度。《格氏解剖学》（Gray's

Anatomy）说："给任何一个大到足以能够做解剖的聚合物附加一个名称是没有价值的。"[14] 人类想对上帝创造的物体赋予标签，才导致了命名的困难。正如我们在第一章中讨论的，筋膜作为一个整体开始，作为一个整体存在，并作为一个整体直至生命结束，那么单一部分必须有什么属性才能得到一个特定的名称？这个系统的哪些部分值得贴上自己的标签？关于解剖命名法的争论仍在继续，可能也不会很快得到解决。幸运的是，我们的目标并不是要对这些细节进行命名。

此外，筋膜是可塑的，因此人与人、一个人的此时和彼时，或者身体的一个点到另一个点都是可变的。这个系统不应被定义为解剖学上的一致性，而是各具特色的适应性。

重要的是，解剖室的经验告诉我们，任何筋膜，从最小的可以解剖出来的一片组织到任何你想要命名的大结构，当从身体上移除时，都会失去它原本的形态。在大部分医学院中，会使用化学试剂"固定"尸体，并以此为大多数现代教科书和解剖图册提供了素材，然而他们却并不能完全反映人体的原貌。从尸体上取下一片筋膜，它的形状只是它曾经作为身体一部分时的样子——因为筋膜可能被甲醛"固定"了。

在过去的十多年里，笔者曾经解剖过未经处理的新鲜尸体，没有使用任何甲醛或其他固定剂，非常接近活体组织的状态。拿下任何一小块未经处理的组织，把它从机械性剥离出来，它就会变成没有形状的一个团。拉扯它的两端，就像在活体环境中那样，它会再次呈现出有组织的形状（图 A1.8）。而经过防腐处理的尸体上的组织在切下后这一特性就不明显了，可想而知由此得到的解剖图册中的图片也一样毫无活力。

注意：筋膜结构是环境性的，剥夺了环境，筋膜就会回到没有形状的状态。和整体的关系才是认识筋膜最重要的一点，而这在过去几个世纪通过刀片分离筋膜时被忽略了（见本附录中筋膜和张拉整体结构）。它也展示了筋膜可以根据所受的力来塑造结构，并可以做长期持续的调整[8]。

想象一下，如果不使用锋利的刀片，而是将动物或人体浸入某种形式的洗涤剂或溶剂中，冲走所有的细胞物质，只留下筋膜系统的胶原蛋白结构，会是什么样子？我们会看到一个完整的连续体，从皮肤的弹性基底层，穿过皮下脂肪/网状"橡胶"套，到包裹肌肉的薄的纤维束膜（深筋膜），向下穿过覆盖肌肉和器官的软组织，连接到软骨和骨骼的皮革样支架上（图 A1.9）。

语言描述无法让我们完全理解实际的情况——甚至这种分层的描述也暗示着割裂，但是这种割裂

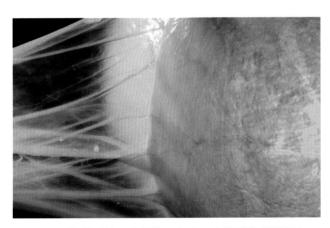

图 A1.7　筋膜网是一个整体，是由一个强壮的纤维网和一团海绵状的胶质混合组成的。改变这些亚单位的比例、排列方向和化学性质，筋膜内部就会对力学的变化产生即刻或长期的反应（©Fascia ResearchSociety.org/Plastination）

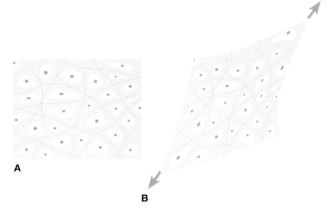

图 A1.8　A. 细胞外基质的设计允许代谢物相对自由地从血液到细胞，再从组织间液和淋巴液回流。B. 一个区域的慢性机械应力会导致胶原纤维增加，细胞外基质脱水，两者皆造成基质增加，使局部某些细胞营养不良

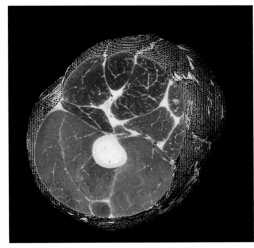

A

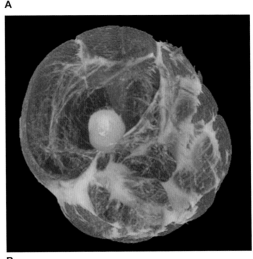

B

图 A1.9　大腿的剖面图（来自 National Library of Medliane's Visible Human Project，由 Rolf 的医生 Jeffrey 完成）。A. 是我们比较熟悉的肌肉及周围筋膜（但没有图 A1.24 所示的脂肪及网状层）。B. 让我们第一次看到如果将筋膜系统从身体中单独抽取出来是什么样子（经 Jeffrey Linn 许可引用）

在活体内是不存在的。它是一个网络，把人体从头到足、从皮肤到骨骼都连接起来，有些部位密集，有些部位像蛛丝，但是都显示了身体除了毛发以外的内部和外部的形状。

如果我们能够在太空上完成上述工作，人体就不会像一个漏气的气球一样塌陷。这对于展示筋膜组织是一个连续体是非常有价值的（我们正在进行初步的尝试，但是技术上有很多困难）。这个形象强调了筋膜的整体性、可塑性，而不是简单地被看作是分隔空间用的隔膜。科学的真理就是，我们作

为一个整体出生，作为一个整体死亡。不论那些力学图解对我们如何有用，如何便利，都要知道我们并不是一堆零件的组合。

所有对身体部位的命名都强加了一种人为的、感知单一事物而获得的区别。本书的观点是：筋膜是整体的、不可分割的、无处不在的网络，我们将把整个大的组织称为"筋膜"，以此来表明它的独特性。然而我们要说的东西更适合被称作"筋膜系统"。

筋膜系统

筋膜研究大会将筋膜系统定义为"三维的、连续的、柔软的、含有胶原蛋白的、疏松和致密的纤维结缔组织，遍布全身。它包括脂肪组织、动脉的外膜、神经血管鞘、腱膜、深筋膜和浅筋膜、神经外膜、关节囊、韧带、腹膜、脑膜、肌筋膜的扩展部、骨膜、支持带、隔膜、肌腱、内脏筋膜、肌内和肌间结缔组织（包括肌内膜、肌间膜、肌外膜）。筋膜系统包绕、交织并穿过所有器官、肌肉、骨骼和神经纤维，赋予身体一个功能结构，并提供一个环境，使所有的身体系统以整合的方式运行。"

这种描述就对了，它更接近我们打开未经处理的尸体时所看到的景象。常见的解剖学图册中的图片已经把大部分的筋膜系统切除掉。在 Netter 和 Sobotta 的作品中，动脉或神经看起来是自由而独立地漂浮的，但实际上它们隐藏在外膜下，被保护、被包围并牢固地与上述其他局部筋膜固定在一起（图 A1.10）。真实的图像只显示脂肪和筋膜，用处不很大。而这些图集虽然看起来很"有用"，但是却掩盖了筋膜整体系统的缺失——也缺失了我们其他结构的周围环境。

下文大部分内容讲的是广义的筋膜系统，所以我们就采用上文的定义。然而我们要知道，给这样一个系统定义边界是很困难的。例如，筋膜系统通常只是指软组织，把骨骼和软骨排除在外。但是胶原网络从软组织（骨膜和软骨膜）无缝延伸到骨骼

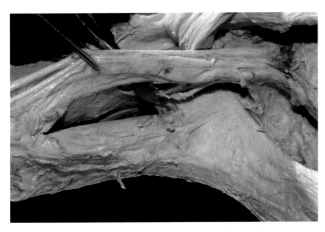

图 A1.10 臂丛神经、动脉和静脉被筋膜包裹保护起来，从内侧肌间隔穿过。内侧肌间隔是臂前表线的一部分，将臂前深线与臂后深线分开。血管和神经经常被描绘为漂浮在体内，但实际上它们是被包裹在一起的，在筋膜外衣的包裹下附着在附近的肌筋膜结构上，也经常被固定在骨膜上（照片由作者提供）

和软骨。在后面的胚胎学部分，我们还将看到硬组织是如何在形成软组织的过程中形成的，软硬之间并没有中断。除硬组织之外，筋膜系统是无处不在的"环境"。我们人类很喜欢用还原论的方式来分析事物，但很难用这种方法来界定或者描述筋膜。也许我们应该站得更高，以看得更远。

结缔组织

筋膜细胞的家族很庞大，但也只是更广泛的结缔组织种类的一部分（图 A1.11）。根据《格氏解剖学》[9]：

> "结缔组织在人体中有几个关键作用，体现在结构上（因为它的很多细胞外的原件都具有独特的力学特性）和防御功能上（这是一个细胞的基本功能）。还因其管理并影响着周围组织的生长和分化，故而在组织营养与形态发生上也有重要作用。"

关于防御功能是免疫学家的工作，在此我们不提。关于组织营养与形态发生方面的问题，读者会在本章后半部分中关于"组织学、张拉整体结构"中看到[15-17]。现在我们把目光集中在结缔组织及其

产物对整个身体，尤其是对运动系统所起的机械支撑作用。

当我们说到"结缔组织"时，包括了脂肪细胞，血液中的红、白细胞，大脑中的胶质细胞和我们的整个免疫系统。最近一些有趣的新信息将免疫系统和结构支持系统联系起来[18]。在我们看来，上面所说的"结缔组织"把所有和筋膜相同来源的组织都涵盖进去了，但却没有机械功能。也就是说，"结缔组织"一词，通常指的是筋膜网络中的有型的纤维部分。

结缔组织是一个非常贴切的名字。虽然它的纤维间隔确实能引导液体，并制造出各种袋、囊和管，但它的联合功能远远大于其分离功能。它能够把身体里的每一个细胞和它的邻居们连接起来，甚至，把每个细胞的内部网络和整个身体的力学状态连接起来。Snyder[19]说，从生理学上讲，它还可以"把医学的众多分支连接起来"。

如果"结缔组织"系统太大，"筋膜"一词太小，而"筋膜系统"恰好合适。那么现在我们把注意力放到该系统的构成上。如果你愿意，你也可以用"胶原网络"或"结缔组织网络"来代替；我们将使用《格氏解剖学》中的"细胞外基质（extracellular matrix，ECM）"一词。在公共场合，我们将使用简单的"筋膜"或"筋膜系统"一词[20]。

细胞外基质

结缔组织细胞引导各种结构活性物质进入细胞间隙，包括多种胶原蛋白、弹性蛋白和网状纤维，以及胶状的纤维间蛋白，这些物质统称为"基质"，最近人们多称其为"黏多糖"和"蛋白多糖"。《格氏解剖学》中把这些蛋白黏多糖复合体称作细胞外基质：

> "细胞外基质指的是结缔组织中细胞外物质的总和。本质上，既包含不溶水的蛋白纤维，也包括水溶性的结合了蛋白质分子的碳水化合物聚合体（即蛋白多糖）。从力学上讲，

细胞外基质已经进化到可使人体重力和运动应力得以分散，同时又可维持人体不同组织形态的稳定。它还为内部的细胞提供物理－化学环境，形成细胞黏附和移动的结构，维持适当多孔、含水、离子环境，通过它，细胞的代谢产物和营养物质可自由地扩散。"[21]

这句话虽然有些晦涩，但内容却很丰富；本章的其余部分是对这几句话的扩展（见图 A1.11）。

James Oschman 博士认为 ECM 是活性基质，他指出："活性基质是连续而充满活力的'超分子'网络，遍布人体的每个角落。细胞核基质位于细胞基质内，细胞基质位于结缔组织基质内。事实上，当你伸手去触碰别人时，你碰到的是一个紧密连接在一起的分子系统"（图 A1.12）[22]。

通常认为筋膜网络是"死"的，或者是惰性的、被动的。事实上，它在各个层次上都非常积极地适应和调整即刻和持久的变化。接下来我们要讨论细胞外基质的响应能力，它能把结缔组织细胞和它们的产物结合在一起，形成一个整体，是构成我们"形态"的器官[10]。

科学家花了大量的时间研究构成人体功能的分子之间的相互作用，而在我们如何塑造自己、如何在环境中移动、如何吸收和分配各种形式（内源性和外源性）的外力方面却不够深入。我们可以根据目前对解剖的理解来充分描述人体的形状，而我们如何看待这些形状，则在一定程度上取决于可用的工具。对于早期的解剖学家来说，主要是刀。毕竟，"解剖"一词就是用刀片把各个部分分开。从盖伦到维萨里，再到当今时代，都是在把狩猎和屠宰工具应用于人体，展示的都是我们认为理所当然的基本区别（图 A1.13）。这些刀（后来是手术刀，然后是激光刀）很自然地沿着双层或多层的结缔组织屏障在不同的区域之间切割，这就强调了细胞外基质在逻辑上的区别，而忽视了结缔组织网的整体作用（图 A1.14）。我们如今知道必须把筋膜系统看成一个整体。它是不可分割的，而且协调着我们数万亿个活体细胞发出的力量，并不是工业上的一堆零件。

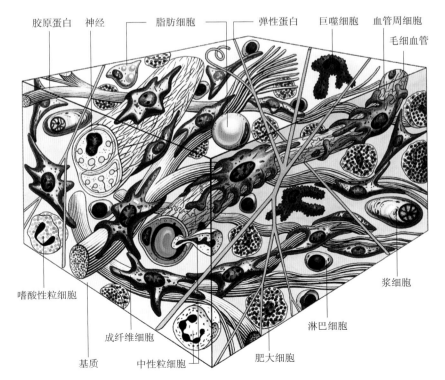

图 A1.11　所有结缔组织都包含不同浓度的细胞、纤维和纤维间基质物质（蛋白氨基多糖）（经许可引自 Williams 1995）

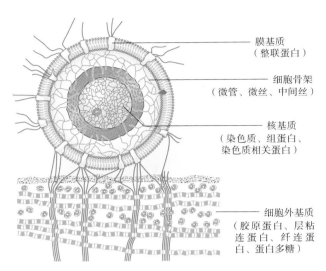

膜基质
（整联蛋白）

细胞骨架
（微管、微丝、中间丝）

核基质
（染色质、组蛋白、
染色质相关蛋白）

细胞外基质
（胶原蛋白、层粘
连蛋白、纤连蛋
白、蛋白多糖）

图 A1.12　最近的观点，核质、核膜及细胞质骨架通过整联蛋白和层粘连蛋白与周围的细胞外基质连接（经许可转载自 Oschman 2000 [41]）。

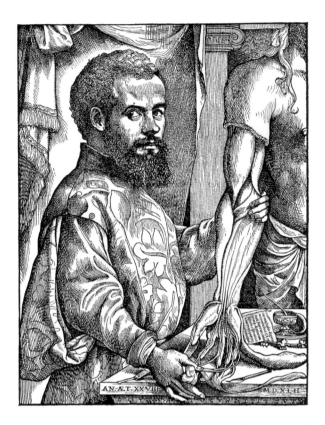

图 A1.13　维萨里像其他早期的解剖学家一样，研究人体时是用刀来展现人体结构。我们现在仍保持这种用刀片思维去认识人体的传统，这影响着我们对自身内部的认识。"一块肌肉"只是一个概念，它不是源于生理记录，而是源于解剖刀对人体的肢解（经许可引自 Saunders JB, O'Malley C. Dover Publication；1973）

我们将在下文进一步对细胞外基质展开讨论。但要先明确一下，它包括我们细胞之间的所有"填充物"——纤维质、水质和基质。

胶原网络

纤维网络是筋膜的疏水部分——虽然它是湿的，但并不吸收水。它主要由胶原蛋白构成，包括弹性蛋白和网状蛋白，详见下文。如果我们把尸体浸入特殊溶剂中溶解掉所有的细胞、凝胶样物质和液体，就会看到这个胶原网络。

在 1975 年刚开始探索筋膜网络时，笔者认为这个胶原"蜘蛛网"是整个筋膜。随着进一步的研究，我们发现，筋膜中最强壮、最容易看到的部分是白色的胶原纤维，但是在纤维之间排列的是基质中透明的凝胶样物质。这种物质与胶原网混合后就具备了奇妙的特性，它和间质液或淋巴液一起，是生命中重要的一环（一个凳子必不可少的第 3 条支撑腿）。

胶原蛋白网如图 A1.9 所示——这里只是从周围物质中提取出来的胶原蛋白网。

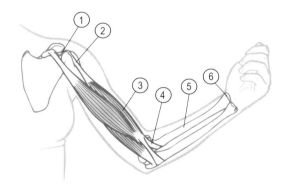

图 A1.14　机械拉力沿着彼此相连的结缔组织传导。关节囊①与肌肉附着点②相连，与肌膜外筋膜③相连，与肌腱④相连，与骨膜⑤相连，与关节囊⑥相连，等等。手臂解剖的此类连续性参见图 7.4 和图 7.29

基质（ground substance）

细胞外基质的基质部分是一种近乎无定形的水凝胶，由黏多糖或糖胺聚糖（如透明质酸、软骨素、角蛋白、层粘连蛋白、纤维连接蛋白和肝糖磷脂）组成。这些形如蕨类植物样的胶体是几乎所有活细胞的直接生存环境（图 A1.15）。大多数细胞膜的外面是多糖蛋白复合物（"糖杯"）。低浓度的类胶体样物质填满了空隙。

这些黏蛋白与水结合，使代谢物易于分布（至少当这些胶体水分充足时是这样），同时也形成免疫系统屏障的一部分，对细菌的传播具有很强的抵抗力。

蛋白多糖的凝胶能形成一种连续而又多变的"胶水"把细胞黏合在一起，同时又能使之自由交换生存所需的无数物质。在人体活动的区域，基质不断改变其状态以满足局部需要（图 A1.16）。在身体的"静止"区域，它往往会脱水，变得更黏稠，更像凝胶，并成为代谢物和毒素的存储库。关

节中的滑液和眼睛里的房水就是大量的基质，每一个软组织中都有少量基质分布。

间质（interstitium）

这个"新"词描述的东西和细胞外基质非常像，但是更偏向流体状态。如前所述，结缔组织系统是我们免疫系统的源头，也是我们人体基础结构

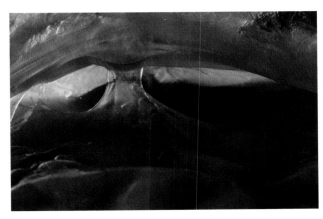

图 A1.16　黏多糖的凝胶和强壮的纤维结合，能够形成各种"建筑材料"，从最柔软易变的到最坚固可靠的都有（© FasciaResearchSociety.org/Plastination）

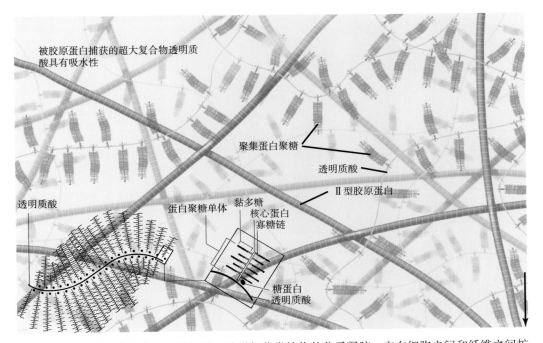

图 A1.15　筋膜系统的海绵状黏液是一种形如蕨类植物的分子凝胶，它在细胞之间和纤维之间扩散，吸收水分并将其结合成动态组织，可以迅速起到稳定、润滑和吸收冲击的作用。这种水凝胶是图 A1.2 的背景

的根基。问题是：这两者之间有什么联系？过去，癌症研究人员是从免疫这座"山"的一侧向上爬，结果在山顶他们遇到了结构学登山者。

癌症通过什么途径转移是治疗癌症的迫切问题。最初通过组织切片来研究这个问题时，研究人员在切片中看到的是一层致密的胶原蛋白壁，它没有足够大的通道让癌细胞通过。这作为患者的福音已经被一代人或更多人接受。

但是，当一种可以检查结缔组织的成像系统开发出来后，这种认识发生了变化。在活体结缔组织中，可以清楚地看到很多管道构成的不规则的网络，它们在毛细血管、淋巴管及其服务的细胞之间有规律地穿行。这完全出乎研究人员的意料——他们从未在任何组织学切片上看到过这些通道的开口。

当回溯准备切片的过程时，他们才意识到自己的"错误"。在将从组织中切取薄片的过程中，薄片组织失去了使小孔张开的水合作用，所以它们一直关闭着。然而在身体里，它们是开放的。事实上，它们是人体供水和排水系统的核心。众所周知，每个筋膜平面之间都有一层流体。

研究人员匆忙发表了他们发现的"新器官系统"（图 A1.17A 和 A1.17B）[23]。当然，对于研究筋膜结构的人员来说，"新的"器官系统是"旧帽子"：间质就是基质，它在结构方面已经被分类多年，特别是在具有开创性的 Jean-Claude Guimberteau 博士的视频和文章中（图 A1.17C）[24]。

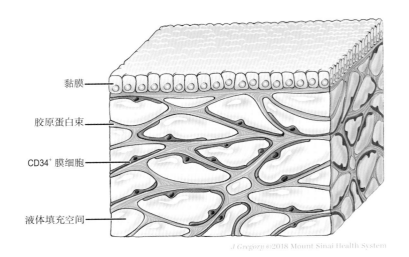

黏膜

胶原蛋白束

CD34$^+$ 膜细胞

液体填充空间

J Gregory ©2018 Mount Sinai Health System

A

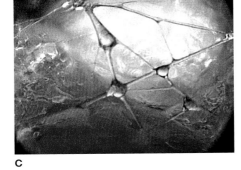

C

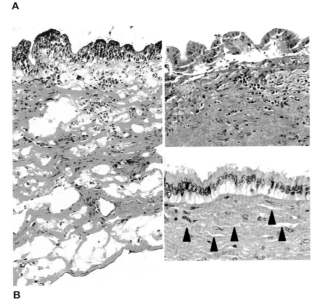

B

图 A1.17 我们的组织学方法使我们长期忽视了这种"间质"，新发现的"间质"扩展了我们的认识，使我们了解了物质如何在细胞之间的空隙里扩散。胶原蛋白吸收系统有一些露水状、有弹性的空心管道，它们与液泡相互作用，创造出一系列的"索具"和"船帆"，随着内力和外力的变化随时改变形状。可以说，这个黏胶样的网状结构形成了一个全身的适应系统，支持着无数的微小运动，而这些微小运动是我们更大的自主运动的基础（图 A 为 Jill Gregory 所有，经许可引自 Mount SinaiHealth system，由 CC BY-ND 授权使用；图 B 由 Neil these 博士提供；图 C 由 J-C Guimberteau 博士提供）

癌症研究人员和结构研究人员双方都对"灌注"感兴趣——体液在为局部细胞群服务时是如何达到效果或者受到干扰的。这里最基本的要点是：观察基质中的通道或管道是如何存在的（双方都不知道）。在那里，液体能更快、更容易地从毛细血管流动到细胞，再从细胞流动回来[25]。基质的其他部分更像凝胶，阻碍液体的流动和细胞迁移，而这些复杂的网络通道中的阻力较小，允许更多的体液流动。如果不考虑偶尔出现的那些未分化的筋膜细胞，那么这些管基本是一致的、有规则的。[Guimberteau 和 Thiese 最近有过会面。笔者看到了他们两个人的工作内容，推测 Thiese 描述的管道就是 Guimberteau 在活体内拍摄的类似露珠的线（见图 A1.17C）]。时间会告诉我们答案。

然而，这些管道并没有内衬上皮，因此它们不像毛细血管或淋巴管那样属于脉管。它们更类似动物在森林中走过的坑坑洼洼的道路：如果一根树枝碰巧落在路上，动物们很快就会在灌木丛中开辟出另一条路。同样，这些基质中的管道（也可以叫作"流动的基质"）在形式上并不是脉管，但这种间质却给血液系统和更稳定的细胞群之间的营养物质输送和废物排出提供了必不可少的（和适应性强的）"最后一英里"服务。

在此总结一下前面提到的术语，以便读者在其他位置遇到它们的时候，能够有更清晰的认识。

- **结缔组织**：是一个巨大的细胞王国，包括所有的血液和免疫细胞及结构性细胞。这将是我们下一部分内容的重点。
- **筋膜系统**：是结缔组织王国中的结构性部分，覆盖所有细胞及其产物——以胶原为基础的组织。
- **筋膜**：是筋膜系统中单个的、可通过解剖识别的部分，通常指特定结构，如"胸腰筋膜""髂胫束"或"足底筋膜"（常见的命名错误：足底筋膜和浅的胸腰筋膜实际上都是"腱膜"——肌肉附着的宽片；髂胫束只是更大的阔筋膜的致密部分）。在本书中，以及在主流文化认知中，"筋膜"常常是"筋膜系统"的一个不太准确的绰号。

- **细胞外基质**：由细胞的产物组成（但不包括细胞本身），它们散布在细胞中，包括纤维网、黏液状基质和其中的水。
- **间质**：与基质大致相同，但具体用来描述流体通过细胞外基质时阻力最小的途径。

鉴于解剖列车的重点是肌肉筋膜，即肌筋膜。值得注意的是，当我们需要明确定义一下时，则筋膜在本书中是指分隔、包绕着肌肉并给肌肉铸形的组织。

肌筋膜

肌筋膜，如第一章所述，在有肌肉的部位，是肌肉和筋膜的结合。虽然筋膜出现在身体的许多没有肌肉的部位，但只要有肌肉，筋膜就必须在那里赋予肌肉形状，同时决定其收缩强度，并使其附着在骨骼、软骨或其他一些筋膜结构上，以保持稳定或运动。没有筋膜的肌肉无法施加某方向上的力。

肌肉内的筋膜，就像全身的筋膜一样，是一个单一系统的一部分，所以我们在这里要讨论的 3 个部分实际上都在一个整体的网络和系统中（图 A1.18），但是也有必要区分一下。

每一个长而多核的肌肉细胞周围都有肌内膜，这是肌肉里筋膜的最小分支（图 A1.19）。事实上，它非常小，肉眼无法看到，也无法解剖出来。所以严格来说它不是"筋膜"，但它是肌筋膜不可分割的一部分，对我们来说，不管正式的定义是什么，它都是筋膜。

肌内膜的纤维与肌肉的方向不同，它是呈双重晶格排列的，就像一个普通的网兜围绕在细胞周围。纤维与肌纤维方向的夹角为 63°，可以使肌肉不受周围筋膜的限制而收缩或伸长。如果肌肉不运动、不负重或不拉伸，就会失去这种有规律的排列（双重晶格、一致的角度）。如果缺乏有组织的力，内部筋膜就会像毛毡中的羊毛一样，排列得杂乱无章，从而降低了传递力量的效率。

肌束膜也位于肌肉内部，在肌束之间［10～100 个肌纤维形成的束（图 A1.20）］。肌束膜允许

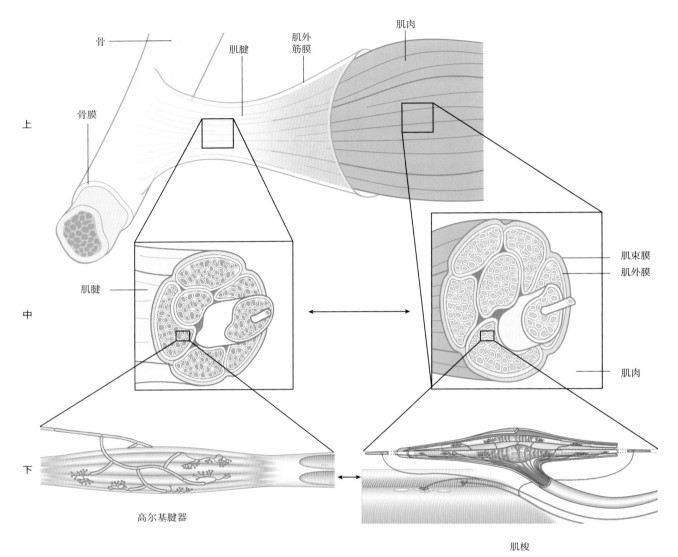

图 A1.18　上：在解剖学中，传统命名法意味着肌腱、韧带、骨膜和肌肉是独立的可识别单位。尽管这些术语非常有用，但我们不能忽略这样一个事实：所有这些结构都是无缝融合在一起的。我们先从一个理念开始，即整个身体的筋膜网为每个器官（600 块肌肉、200 块骨、12 个内脏器官和 1 个有很多细小分支的中枢神经系统）提供了一些"囊袋"和"套筒"
中："肌筋膜单元"内的结构，我们称之为"肌肉"，实际上是由一些亚单位（被滑动的肌束膜所分离的束）组成的
下：肌梭通过筋膜网连接到特定的高尔基肌腱器，两者向脊髓的同一个位点发送信息。或许肌肉在解剖学上是主要单元，但面对整个肌筋膜网时，大脑是根据单个亚单位发送而来的飘忽闪烁的信息来组织运动的

肌束在肌肉内发生滑行，这种现象直到最近才被超声发现。当某一肌束收缩时，它们通常必须在附近没有收缩的肌束上滑动。当某一肌束膜因为缺乏水分或运动而变得"黏着"时，这种肌肉内部的滑动就会丧失，运动效率就会降低。

肌外膜就是大家所说的"筋膜"——包裹在肌肉周围的"保鲜膜"，它可以给肌肉塑形并适应其收缩和延伸（图 A1.21）。我们可以很明显地观察到，肌外膜和肌肉两端的附着点上的肌腱是连续的。不那么明显的是，肌内膜也和肌腱相连。只是肌束膜更柔软、更润滑，对肌肉两端的肌腱影响更小。

如果绘制一幅精确的插图，就可以在图中看到从骨膜上伸出来的肌腱，在到达肌肉的时候就扩展开，包绕着肌肉，成为肌外膜；然后深入到内部在单细胞水平形成肌内膜；接着是软的、更有流动性的肌束膜，使得肌肉内部的肌束可以滑动。随着肌肉组织的减少，这些筋膜层再次紧紧地缠绕并进入肌腱，而肌腱则和骨膜相连（见图 A1.18）。

肌间筋膜——"绒毛"

讨论筋膜的时候，如果不包括肌肉之间的筋膜，那将是不完整的（图 A1.22）。长期以来，当手术刀在分割一块肌肉和另一块肌肉时，其中的肌间筋膜常被忽略掉。解剖学家 Gil Hedley 给它起的绰号叫"绒毛"，并在几个有趣而又信息量很大的视频中专门描述了它（https：//www.gilhedley.com/clips）。美国阿姆斯特丹的 Huijing 和他的团队对此做了大量研究 [5]。他们已经明确表明，这个被忽略的筋膜是一个强大的、肌筋膜力学的载体，可以

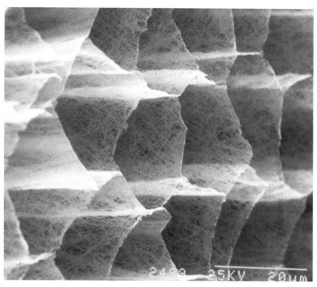

图 A1.19　肌内膜太小，不能被解剖学定义为"筋膜"，但它是肌筋膜网和筋膜系统的重要组成部分。一个长的、多核的肌细胞需要一个像蜂巢一样的口。请注意肌内膜纤维与肌肉的运动方向不同，它是以一个既能拉伸又能向心收缩的角度运动（经 Elsevier 许可引自 Purslow PP. J Bodyw Mov Ther 2010;14:411–17, Copyright Muscle fascia and force transmission 2010, 爱思唯尔授权）

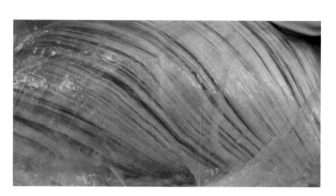

图 A1.21　肌外膜是围绕肌肉的包裹层——这是股外侧肌表面的肌外膜，进行方向清晰。它和肌内膜一样，是与肌腱相连的（照片由作者提供）

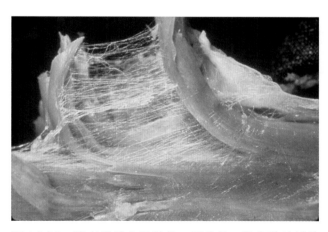

图 A1.20　肌束膜是个松散的、网状的、棉絮样的纤维层，它包绕着 10~100 个肌肉纤维束，使肌肉内部的肌束得以滑动（经 Ronald Thompson 许可转载）

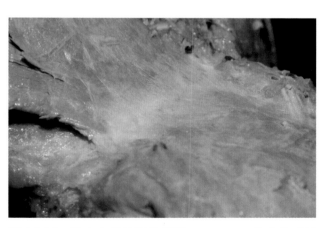

图 A1.22　肌肉之间的网状筋膜，Gil Hedley 称之为"绒毛"。它可以在负重、高速运动和脱水等极端情况下传递力，也可以缓慢地在小范围内滑动（低负荷或没有负荷时）。在有炎症或不活动的区域（如在左侧肩胛下肌和右侧前锯肌之间比较常见），肌间的组织对运动会有一定的阻碍（照片由作者提供）

把力从一块肌肉向周围的肌肉传递。

解剖列车的重点是，描述肌筋膜经线贯通身体上下的纵向连接，就像穿一串儿香肠。相比之下，肌间筋膜会横向传递力量，分散跳跃后着陆时的冲击力，如从跖屈肌到所有小腿的组织，当然，这比使冲击力量集中在某块肌肉上要有效得多（见A1.6）。

柔软的、网状的（松散的）筋膜，如肌束膜、肌肉间的绒毛样纤维，以及皮肤下脂肪周围的筋膜，乍一看似乎不像可以传导力的样子，但它们确实可以。如果观察工具是手术刀片，就很好理解为什么这个现象会被忽视。用手术刀在肌肉之间滑动以分割它们，然后再考虑它们在这种分割状态下的功能，这种方法已经不再被人接受。肌间筋膜是除传统肌肉附着点外的另一种附着点，没有在一般教科书中列出，但它确实是力有效传递的一个重要因素。

要感受你自己的筋膜，就把一侧手指放在对侧前臂的皮肤上。你可以用手指把皮肤朝任何方向移动一两厘米，你甚至可以捏住皮肤，把它从你的身体上提起来。所以你会觉得"那是非常柔软松散的组织，无法传递太多的力"。有道理，不过现在你再次拉动手臂上远离戴手表的位置的皮肤。在3~5 cm（取决于你的皮肤弹性）处，软组织会"绷住"，并开始传递明显的力，这个力足以带动你的手表移动约12 cm远。皮肤绷得紧紧的，以至于你的手指再也不能拉动它了；不管你多用力拉，皮肤都只能在表面上滑动（见图A1.8）。

在你的皮肤下发生的事情和发生在肌肉之间的事情一样：肌肉间松散的结缔组织允许肌肉之间轻松滑动，直到它被锁定才开始传递力。这是松散网络的特征——在短范围内非常容易运动，直到达到极限，此时它就像肌腱一样"锁住"以传递力。肌肉内的肌束膜也是这样，但据我们所知，肌肉中很少有足够的运动能使肌束膜达到锁定点。但在肌肉和皮下脂肪之间，这种"从松弛到锁定"的特性给了人体最大的局部适应性，同时也能在高负荷下承担最大的应力。

筋膜的"层"

筋膜系统虽然是一个网，但分层的概念对我们的研究也很有帮助，被广泛使用（图 A1.23）。有一点非常重要：从一开始，尽管这些层有不同的组织来源，但总是有一些过渡区将各层纤维黏起来。只有在滑膜关节的空隙中，我们才能看到胶原纤维的缺失；此处只有滑液（是纯的基质，主要是透明

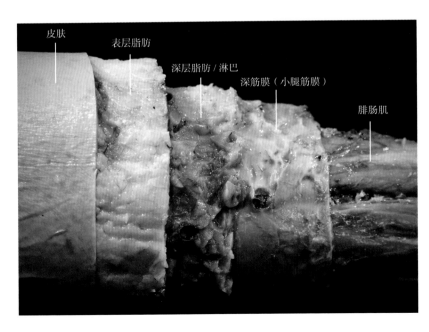

图 A1.23　筋膜分层概念虽然已经被广泛认可，并且具有实用价值，但它只是一个比喻。读者应该还记得，只有滑膜关节的空隙中没有胶原网。换句话说，所有这些筋膜层都是连接在一起的，只有手术刀才能把它们分开（©FasciaResearchSociety.org/Plastination）

皮肤　表层脂肪　深层脂肪 / 淋巴　深筋膜（小腿筋膜）　腓肠肌

质酸）填充在连接两根骨的关节空隙内。在人体其他部位，层与层之间都有胶原纤维存在，必须用手术刀才能将它们分开，从而区分这些不同的层。

最外层的筋膜很薄；真皮层具有相当的弹性和强度，是皮肤坚固的"地毯基底"。若非尖头器物或刀刃，很难穿透皮肤；类似毛毡纤维排列的、较高比例的弹性蛋白纤维可以抵御钝物撞击，除非如子弹样高速向我们袭来。

皮肤的下一层是脂肪层，其厚度差别很大。一些疏松的类似"丝瓜络的网格样"把脂肪分成小间隔，这一层被称为皮下层、皮下组织或浅筋膜。不管你给它起什么名字，这一套由脂肪、淋巴、神经和筋膜构成的"外套"都是基于内部器官的形状形成的（图A1.24）。

在脂肪和筋膜网的下面是薄而坚固的"紧身衣"，围绕着整个肌肉系统，被称为深筋膜。深筋膜形成了一个包裹全身的"紧身衣"，为脂肪提供了稳定的支撑，但主要是将肌肉紧紧包裹固定在

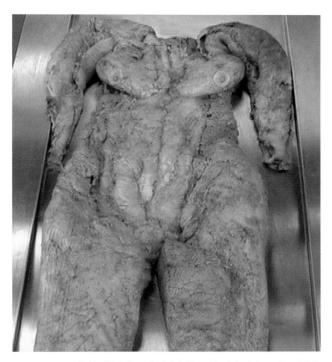

图 A1.24　浅筋膜网状/脂肪层的一体式解剖。可以覆盖图A1.9。这张图不包括皮肤的真皮层，但包括脂肪，脂肪周围的胶原基质，还有组织学水平上的许多白细胞（©Gil Hedley 2005. www.gihedley.com，经许可转载）

骨骼上。在未经处理的新鲜尸体上把深筋膜移除时，肌肉就会变得松松垮垮，就像"沙发懒人"的松弛的肱三头肌一样。深筋膜在小腿上称为小腿筋膜（crural fascia），在大腿上称为阔筋膜（fascia lata），在腹部称为腹筋膜，在胸部称为胸筋膜，在颈部称为颈浅筋膜（fascia colli superficialis），在头部称为帽状腱膜——它们都是人体全身性的弹力"紧身衣"的一部分。

在"紧身衣"的深处，是肌外膜，在肌肉中还有肌束膜和肌内膜。这些在前文都提到过了。它们很小，很难被内眼直接看到。

我们可以看到在股四头肌浅层和深层之间的筋膜间隔（"墙壁"）——白色的线（参见第四章或图A1.9）。当我们用传统的方式解剖尸体时，这个"墙壁"就消失不见了。墙壁的一半与股直肌相连，另一半与下面的股中间肌相连。如果我们能让肌肉组织隐形，这个筋膜就会像一堵墙一样出现，如图A1.9所示。如果因为脱水或者粘连，肌肉之间的滑动受限，这个间隔就会阻碍滑动，而不是再起到润滑作用。

骨膜层是肌肉真正附着的部位，位于骨骼的外面。骨膜中存在大量的神经支配，在生理上非常活跃。当你擦伤小腿前侧时，骨膜比骨骼更能感觉到疼痛。关于骨膜和骨骼发育，我们会在胚胎学部分展开讨论。

筋膜组成

如何建构人体

做一个思维实验，用可以在当地五金店或建筑商店里买到的材料来建造一个人体，需要哪些东西？想象一下，我们已经有了驱动它的电脑，而且有了一些肌肉的作为动力来源，还需要购买什么才能做出一个能够运动的人体结构模型呢？换句话说，什么样的材料能有类似结缔组织细胞的功能呢？

你可能会建议用木头或塑料管材做骨头，用硅

胶或某种塑料做关节软骨、椎间盘和心脏瓣膜。会在购物车里塞满细绳、粗绳和各种各样的线、铰链、橡皮管、棉絮等，还会买保鲜膜和各种各样的塑料袋用于密封，买机油和润滑油来润滑活动面，买玻璃镜片当作眼球的屈光系统，此外还有大量的布、过滤器及各种的形状的海绵。当然还有不可缺少的维可牢尼龙搭扣及管道密封带。

这个清单还将继续延长，但重点是：结缔组织细胞创造性地利用细胞功能和细胞外基质的 3 种元素，即液体、坚韧的纤维基质（fiber matrix）和有黏性的细胞间质（viscous ground substance），使这些材料具有生物学上的关联性。纤维和基质，正如我们将要看到的，它们可以连接各种建材并形成一个一个连续的类似光谱的条带，也会根据两者之间的区别（非水溶性胶原纤维和亲水性的蛋白多糖）区分使用。正如在生物张拉整体结构内容中所学到的，细胞外基质实际上也与细胞内基质相连，但就目前而言，我们还是有必要区分一下细胞的内外 [26]。

筋膜元件

结缔组织元件的名单很短。因为我们没打算研究关于筋膜诸多微小变化的化学性质：

- 分泌细胞间物质的细胞；
- 坚韧的胶原蛋白和弹性蛋白纤维；
- 胶状的基质；
- 身体组织液环境。

细胞

成纤维细胞

作为一个整体，结缔组织有多种细胞类型，但其中许多是在身体中流动：血细胞（红细胞和白细胞）。结缔组织的细胞还包括肥大细胞、色素细胞、胶质细胞、脂肪细胞、淋巴细胞和骨髓中的造血细胞。我们特别感兴趣的是产生和维持细胞外基质的细胞，它们的种类有限，主要由成纤维细胞组成（纤维的制造者，图 A1.25）。

然而，成纤维细胞的家族非常多样，细胞可以从一种类型转换到另一种类型，尽管这种相互转换的限制条件还没有完全被阐明。骨细胞、软骨细胞、脂肪细胞，甚至平滑肌细胞都可以从成纤维细胞中起源。成纤维细胞的潜能很大，就像它们自身衍生的间充质干细胞一样。细胞的类型和功能的转化可以通过化学制剂（如营养生长因子）和局部的机械变化而产生 [27]——因为细胞通过"尼龙搭扣（Velcro®-ed）"嵌入到细胞外基质的配体上。

因此，成纤维细胞是高度通用和多用的细胞，它们在基质中爬行——当外加负荷产生了更多电压电荷，成纤维细胞就在此处铺设新的基质（matrix），并用蛋白水解酶清理旧的、分子状的、"磨损"的胶原蛋白。成纤维细胞既是"筋膜花园"中的播种者，也是修剪者。

成纤维细胞有一个有趣的特性：当它们周围的基质松散时，细胞会向基质中延伸，使细胞体变小，并利用这个过程来监测局部组织，与其他成纤维细胞接触。当周围的基质加载了负荷、被牵扯、被拉紧时，成纤维细胞受到牵拉，细胞质在体内聚集，齿轮开始转动，以产生更多的基质来满足新的负荷（图 A1.25）。

这些基因蛋白（proteogenic）的齿轮运转得很慢，因此基质上短暂的新负荷不会产生更多筋膜，但持续或重复的负荷会导致更多筋膜的产生。

这种可变性使得我们对这样一个大的细胞家族做精确分类变得十分困难。正如在表 A1.1 中所看到的，骨有 3 种类型的细胞——一种用来生成新骨（成骨细胞），一种用来"吃掉"旧骨（破骨细胞），一种用来维持旧骨（骨细胞）。软骨只有一种细胞，即软骨细胞。在筋膜中，成纤维细胞可以转化为"肌成纤维细胞（myofibroblasts）"，介于成纤维细胞和平滑肌细胞之间。

肌成纤维细胞

成纤维细胞的一种转型是在细胞内召集更多的肌动蛋白纤维，从而成为"肌成纤维细胞"

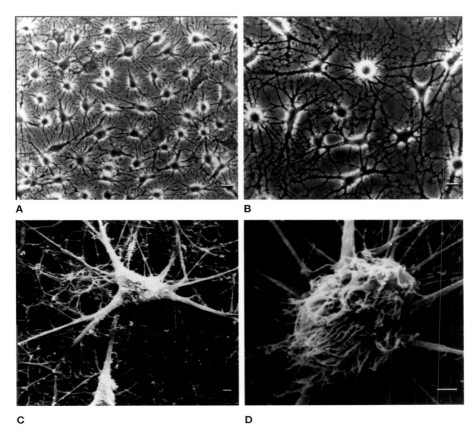

图 A1.25　A. 放松的组织中的细胞（左上）伸出假足来"监视"附近的网络，并与附近的其他细胞接触。B、C、D. 当组织收紧时，细胞质被拉向细胞体，准备构建更多的结构。成纤维细胞与它们创造和维持的纤维网络有着密切的联系（见图 A1.12）〔A ~ D 来 自 Valentich JD, Popov V, Saada JI, Powell DW。Phenotypic characterization of an intestinal subepithelial myofibroblast cell line. Am J Physiol 1997；272（5 Pt 1）：C1513–24〕

表 A1.1　建材

组织类型	细胞	纤维类型（不溶性纤维蛋白）	纤维间成分、基质、水合蛋白
骨	骨细胞、成骨细胞、破骨细胞	胶原蛋白	被矿物盐、碳酸钙、磷酸钙取代
软骨	软骨细胞	胶原蛋白及弹性蛋白	硫酸软骨素
韧带	成纤维细胞	胶原蛋白（及弹性蛋白）	纤维间极少量的蛋白聚糖
肌腱	成纤维细胞	胶原蛋白	纤维间极少量的蛋白聚糖
腱膜	成纤维细胞	胶原蛋白垫	少量蛋白聚糖
脂肪	脂肪细胞	胶原蛋白	较多蛋白聚糖
疏松结缔组织	成纤维细胞、白细胞、红细胞、脂肪细胞、肥大细胞	胶原蛋白及弹性蛋白	大量的蛋白聚糖
血液	红细胞及白细胞	纤维蛋白原	血浆

注：结缔组织细胞通过改变有限的纤维及纤维间元素种类，创造出多种令人惊讶的建材。表中仅列出从最坚固到最易流动的主要结缔组织结构类型。

（MFB，图 A1.26）。这使得大片的筋膜可以收缩——这是我们所知道的筋膜主动收缩的唯一实例。我们必须马上说明，这一机制只有在有限和有趣的情况下才会发挥作用。

考虑到所有的细胞都会有一些肌动蛋白，因此都能够产生一些拉力；又考虑到所有的细胞都是通过黏附分子（如整联蛋白）的尼龙搭扣（Velcro®-ed）嵌入到细胞外基质中，因此所有的细胞都能对基质产生拉力。然而，肌成纤维细胞在临床上能够产生显著的收缩力——这种力足以影响腰部的稳定性[28]。肌成纤维细胞是一种介于平滑肌细胞（通常存在于内脏，由自主运动神经末梢支配）和传统成纤维细胞（主要构建和维持胶原基质的细胞）之间的中间体。由于平滑肌细胞和成纤维细胞都是由同一个中胚层的原基（primordium）发育而来，所以在身体上发现一些两者之间的过渡细胞并不令人意外。但这些细胞的一些令人惊讶的特征使它们无法更早地被识别。进化中发现这种细胞有多种用途，如肌成纤维细胞有几种主要的表型：轻微修改就是成纤维细胞，也可以是几乎典型的平滑肌细胞[29-30]。

肌成纤维细胞的慢收缩在慢性挛缩〔如掌腱膜挛缩（Dupuytren's contracture）、足底纤维瘤病或肩部粘连性关节囊炎〕中作用很明显[29]。肌成纤维细胞在伤口愈合和瘢痕形成过程中非常活跃，有助于拉合伤口组织缝隙并构建新的组织[31]。简而言之，读者可以根据这些参考资料去了解一些有趣的人体病理学知识，这样也可以更好地描述筋膜的正常生理模式。

现在很清楚的是，肌成纤维细胞存在于健康筋膜中，特别是片状的筋膜中，如腰筋膜、阔筋膜、小腿筋膜和足底筋膜；也存在于韧带、半月板、肌腱和器官包膜中。这些细胞的密度可能随着身体活动和运动锻炼而变化，但是无论何时，人体不同部位和不同人群中，其密度都有很大的差异。

肌成纤维细胞像平滑肌细胞一样以螺旋运动形式收缩，而不是像骨骼肌纤维那样以直线运动形式

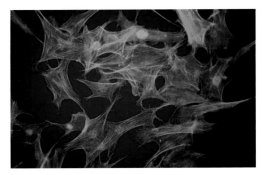

图 A1.26　考虑到单个细胞的空间需求，才能确定每个身体的"理想"几何形状。图为绿色的肌成纤维细胞中的肌动蛋白丝（图片由 Donald Ingber 提供）

收缩，因此它们可拉动整个筋膜。例如，当你乘坐飞机长途旅行时，你的小腿筋膜将体液从你的足部挤压回静脉系统。这也预加压了筋膜，允许它承受更大的负荷并保持其刚度。肌成纤维细胞可以把筋膜系统拉紧，使它从一个瘪球变成一个超级球。

这些细胞有一个令人惊讶的特点：不同于身体的其他肌肉细胞（不论是平滑肌细胞还是横纹肌细胞）肌成纤维细胞并不通过神经末梢终板的刺激而收缩。因此，它们超出了意识控制的范围，甚至超出了我们通常理解的无意识控制的范围。诱导这些细胞长时间、低能量收缩的因素：①有持续的机械张力穿过这些组织；②特定的细胞因子和其他药理学因素，如一氧化氮（可使肌成纤维细胞放松）、组胺、美吡拉敏（mepyramine）和催产素（可刺激其收缩）。出乎意料的是，去甲肾上腺素、乙酰胆碱（通常用于收缩肌肉的神经递质）、血管紧张素或咖啡因（钙通道阻滞剂）对这些肌成纤维细胞没有任何作用。许多肌成纤维细胞位于毛细血管附近，可以与这些化学物质很好地接触[29]。

与肌肉收缩相比，这种由肌成纤维细胞引起的收缩发生得非常缓慢，逐渐增强的时间超过30分钟，持续1个多小时，然后慢慢消退。根据迄今为止的体外研究，这并不是一个快速的反应系统，而是一个为持久负荷而设计的系统，它的反应速度与体液的化学刺激（而不是神经刺激）一样慢。体液环境的一个重要方面当然是它的 pH，基质中

pH 较低、酸性的环境会增加肌成纤维细胞的收缩性 [32]。因此，在体内环境中引起 pH 变化的活动，如呼吸模式紊乱、情绪压抑或某些食物，都可能引起人体筋膜的普遍僵硬。目前，我们结束了对化学机制的短暂探索，相关内容在其他研究中有很好的报道 [33]。

在力学负荷的作用下，肌成纤维细胞也会引起基质收缩，这是可以预料到的。由于这些细胞反应缓慢，需要 15 ~ 30 分钟或更长时间，筋膜才会变得更紧张和僵硬。这种硬度是肌成纤维细胞拉动胶原基质并使其产生"皱褶"的结果（图 A1.27）。

普通的成纤维细胞是不能增加张力的，也不通过形成必要的细胞内和细胞外的纽带来拉动细胞外基质（图 A1.28）。然而，在机械应力作用下，某些成纤维细胞会分化为原肌成纤维细胞，它会生成更多的肌动蛋白纤维，并将它们连接到细胞表面附

近的黏附分子上（见图 A1.28B）。进一步的机械和化学刺激可导致肌成纤维细胞完全分化，其特征是在纤维和细胞外基质的糖蛋白之间通过肌成纤维

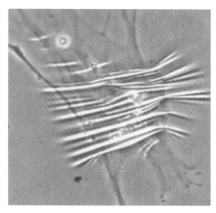

图 A1.27　正在收缩的肌成纤维细胞可在体外实验培养基上产生可见的"皱褶"，显示肌成纤维细胞的活动能力能够影响周围基质 [来自 Hinz et al. [34]，由 Dr Boris Hinz (Laboratory of Tissue Repair Regeneration, Faculty of Dentistry, University of Toronto) 提供]

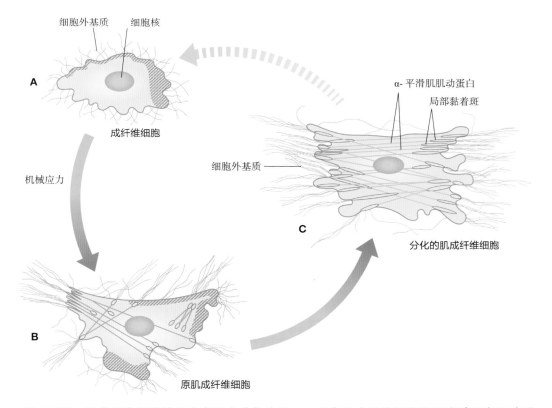

图 A1.28　肌成纤维细胞被认为有两个分化阶段。A. 正常的成纤维细胞的细胞质里有肌动蛋白，还有整联蛋白将其与基质相连，但并没有形成黏附复合体或出现应力纤维。B. 在原肌成纤维细胞阶段，形成了穿过细胞膜的应力纤维和黏附复合体。C. 成熟的肌成纤维细胞具有更多的 α- 平滑肌肌动蛋白的应力纤维，同时产生大量的定点黏附部位，可以让来自肌动蛋白的应力穿越细胞膜到达细胞外基质中（重绘自 Tomasek J, et al. Nature Reviews. Molecular Cell Biology; 2002[28] ）

细胞膜形成一整套连接到细胞骨架的肌动蛋白纤维（见图 A1.28C）。

这些细胞产生的收缩［它们经常像肌肉细胞一样排列成线性的多核体（syncytia），就像火车的车厢连接一样］，可以使它们所在的筋膜大片地变硬、变短，并额外加强筋膜（见图 A1.5）。

虽然这一发现还处于研究的早期阶段，但对研究人体筋膜网络的调节能力有一定的意义。这种形式的"预应力"（介于随意肌的立即收缩和纯成纤维细胞的纤维重塑之间的中间地带）可以使身体为更大的负荷做好准备，或促进负荷在筋膜之间转移。说到筋膜系统的反应性，我们来看一下收缩能力谱：

- 骨骼肌几乎是瞬间调整；
- 平滑肌细胞普遍是螺旋收缩；
- 肌成纤维细胞在较大平面上维持预应力；
- 成纤维细胞更被动，但很专注。

由于这些肌成纤维细胞可以被机械负荷或体液化学所刺激，我们也可以在这个系统中发现神经、血管和纤维网之间的互动，这是我们所说的"空间医学"：身体如何感知和适应内部或外部力量引起的形状变化（参见下文"筋膜是一个系统"和图 A1.48~A1.53）

其他细胞

Carla Stecco 博士最近提出了一种新的细胞类型，称为"筋膜细胞"，它排列在筋膜平面的边缘，可以产生润滑的透明质酸，确保筋膜平面之间能够相互滑动（参见下文的"糖氨聚糖"）[35]。

最后一种细胞类型，即端粒细胞（telocytes），最近已被确认。目前正在对其性质进行评估[36]。端粒细胞似乎是结缔组织链末端的"监视器"和"街道清洁工"。这些细胞有长而弯曲的足，是身体中除神经轴突以外最长的细胞延伸。它们延伸到组织中，和各种细胞接触，"倾听"系统中的损伤或变化。

目前的共识是，端粒细胞可以形成一个广泛的

细胞间的信息传递和执行系统，利用电流、小分子、外体（可能还有细胞骨架内的电活动）来调节体内平衡、干细胞活性、组织修复、胃肠蠕动、抗癌活性和器官的其他复杂功能[37]。

成纤维细胞和相关细胞（包括骨细胞、软骨细胞、筋膜细胞和肌成纤维细胞，以及神秘的端粒细胞）都在筋膜中发挥作用，为了生活在其中的所有细胞的利益，它们不断地建立、维护和修复细胞外基质。

纤维

现在让我们把注意力转移到这些细胞之间的成分上——首先是强健的疏水纤维，然后是纤维间成分。纤维有 3 种基本类型：网状蛋白、弹性蛋白和无处不在的胶原蛋白（图 A1.29）。

- 网状蛋白是一种非常细的纤维，也是一种未成熟的胶原蛋白（现在被列为 III 型胶原），它在胚胎中占主导地位，但在成人体内基本上被胶原蛋白所取代。它不会把自己捆绑成大纤维，而是成为支撑疏松结缔组织的网状物。

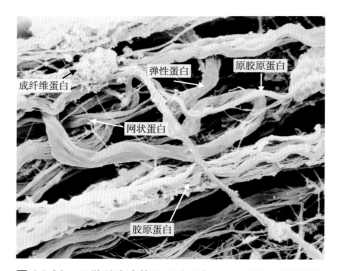

图 A1.29　显微照片清楚地显示（在上 1/3 处），成纤维细胞（紫色）挤压出的原胶原蛋白，结合成 3 股（在下 1/3 处明显可见）胶原蛋白分子。还有（在中间 1/3 处）黄色易弯曲的弹性蛋白纤维以及更微小的网状纤维（经许可引自 ©Prof. P. Motta/Dept. of Anatomy/universify "La Sapienza", Rome/scivence poto Library）

- 弹性蛋白，顾名思义，存在于耳、皮肤或一些特殊韧带等需要大的弹性变形的部位（这些弹性纤维可以归类为另一种形式的胶原蛋白[38]）。
- 胶原蛋白是人体内最常见的蛋白质。它存在于皮肤的真皮层、骨骼、肌腱、筋膜、器官包膜和许多其他部位，在解剖或切肉时都很容易看到——事实上，是不可避免地会看到。这些纤维聚集形成直径为 2~10 μm 的纤维束，为结缔组织提供较高的抗拉强度（500~1000 kg/cm^2）。

目前已经确定的胶原纤维种类大约有 24 种（表 A1.2），但我们在这里不必关注它们的区别。Ⅰ型胶原蛋白约占人体胶原蛋白的 90%。这些纤维由氨基酸构成，这些氨基酸像乐高玩具一样在内质网中组装，缠绕在成纤维细胞的高尔基复合体的糖周围，然后被挤压到细胞间隙中。在这里，这些氨基酸自发地（在下面描述的条件下）形成各种排列。它们证明了胶原蛋白的多能性。作为一种"建材"，透明的角膜、心脏瓣膜、足部强壮的肌腱、海绵状的肺和环绕大脑的精致脑膜都是由胶原蛋白构成的。

所有这些纤维都是疏水的——它们可能会被弄湿，但它们不会吸收水，也不会改变它们的分子结构。在每种组织中，这些纤维与基质相互作用，而基质是由各种糖蛋白和黏多糖组成的。

胶原蛋白分子由 3 条氨基酸蛋白链组成，缠绕成 3 股螺旋，这种结构由位于螺旋中心的甘氨酸链保持（图 A1.30）。

糖胺聚糖

和胶原纤维一起混合在体液中的是基质中的黏多糖（图 A1.31）。所有的黏多糖都是亲水的，这意味着它们会像海绵一样吸收和结合水，并会在有（或没有）组织液的情况下改变它们的结构和性质。像你的鼻子里的黏液，糖胺聚糖（glycosaminoglycans，GAG）可以因其含水量的不同，其黏稠度可以从类似清冷鼻涕到像鸡蛋清一样，再到干燥的季节里最黏稠的、几乎是固体的

形式。

"最强"的糖胺聚糖是透明质酸（hyaluronan，HA），它形成了一个茎状结构，蛋白质多糖像蕨类植物一样附着在上面。长链的透明质酸使组织"黏稠"，无法滑动；而短链的透明质酸则表明有炎症。介于两者之间的是"恰好"的长度，既能让组织滑动，又能防止组织"深度冻结"妨碍了运动，还能避免炎症。当炎症控制后，透明质酸可以再次形成较长的链，保持稳定和正常的含水量。当链条太长时，运动或手法治疗可以协助打断它们，使其达到最佳的中等大小。

蛋白多糖（"蕨类"部分）有一个蛋白质核心，糖胺聚糖悬浮在其上。每个糖胺聚糖复合体都有多个位置供水分子附着，因此与糖胺聚糖结合的水被称为"结合"水（与通过间质移动的"自由"水作用相反）。这些结合水分子就像"士兵"一样排列成行，"士兵"又把附近的水分子组织（结合）成液晶阵列。这种离子阵列允许液体通过间质的管道自由流动，同时，正如我们已经注意到的，这可以阻止细菌在我们体内扩散。

这种亲水性意味着它们在处理体内的力时非常

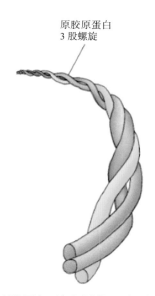

原胶原蛋白
3 股螺旋

图 A1.30　Ⅰ型胶原由两条相同的 α1（Ⅰ）链组成（蓝色）和一条 α2（Ⅰ）链（粉红色）（引自 Gartner LP，Textbook of Histology，4e. Elsevier，2017）

表 A1.2　胶原类型

类型	特征	功能	部位
I	最大量的胶原蛋白	抗拉	真皮、肌腱、韧带、器官包膜、骨骼、牙本质、牙骨质
II	提供 colix 异原纤维	抗拉	透明软骨、弹性软骨
III	弹性组织丰富	形成脾、肝、淋巴结、平滑肌、脂肪组织的结构框架	淋巴系统、脾、肝、心血管系统、肺、皮肤
IV	与IV型、层粘连蛋白、巢蛋白、整联蛋白相互作用	形成致密层的网状结构，以提供支撑和过滤	基底膜
V	形成 I 型纤维的核心；结合硫酸 DNA 肝素、血小板反应素、肝素和胰岛素	与 I 型胶原蛋白有关，也与胎盘基质有关	真皮、肌腱、韧带、器官包膜、骨骼、牙骨质、胎盘
VI	高二硫化物交联	韧带、皮肤、胎盘、软骨	细胞和基质之间的桥接
VII	由调节器构成的锚定在锚定斑和基底层上的束	形成锚定纤维，将致密板固定在下面的网状板上	表皮和真皮的交界处
VIII		角膜、内皮	组织支撑、多孔网络
IX	与软骨中的糖胺聚糖相互作用	与II型胶原蛋白结合	软骨
X		软骨生长板的增厚带	钙结合
XI	形成II型纤维核心	与 I 型胶原蛋白和II型胶原蛋白相关	胶原结缔组织、软骨
XII	单跨膜结构域	与 I 型胶原蛋白结合	肌腱、韧带和腱膜
XIII			
XIV	与 I 型相关	广泛分布于许多结缔组织中	调节纤维的相互作用
XV	含有抗血管新生因子	上皮和内皮的基底膜	稳定骨骼肌细胞和微血管
XVI ~ XVII			
XVIII		?	基底膜的网状板
XVIV ~ XXIII			
XXIV	显示无脊椎动物纤维胶原特有的结构特征	骨骼、角膜	调节 I 型纤维蛋白生成
XXV	β 淀粉样斑块中的细胞外沉积	神经元	神经粘连
XXVI	二硫键形成 N 端非胶原结构	正在发育和成熟的睾丸和卵巢	未知
XXVII	存在 3 股螺旋缺陷	软骨、眼、耳、肺	II型纤维的联合
XXIII ~ XXIX			

注：改编自 Deshmukh SN, Dive AM, Moharil R, et al. Enigmatic insight into collagen. Journal of Oral and Maxillofacial Pathology 2016; 20（2）：276-83，以及 Gartner LP，Textbook of Histology 4e，Elsevier, 2017.

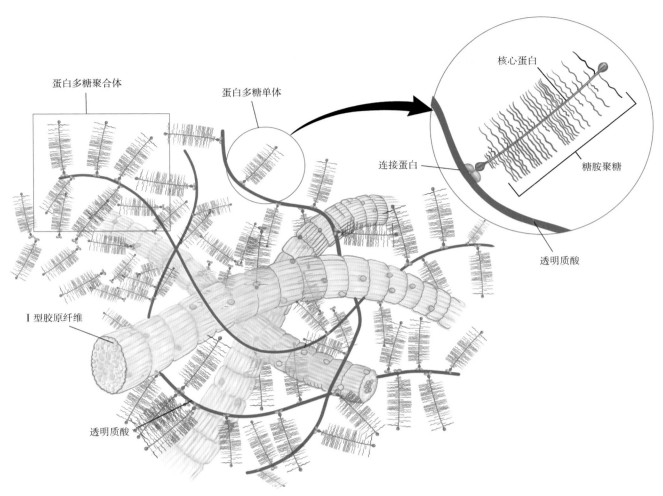

图 A1.31　筋膜的零部件在数量上很少，但在本质上都是通用的。第一种成分在较大的胶原纤维（粉红色），胶原分子排列紧密，水分不多，有一点弹性，但基本上不能拉伸。第二种成分是透明质酸链（绿色），它决定了黏度——在肿胀的组织中，透明质酸链会变长（且"黏"），但在有炎症的组织中会变短且过度反应。第三种成分是糖胺聚糖凝胶，它像蕨类植物一样舒展，以结合水；第四种成分是松散的液晶，也是间隙中普遍存在的元素

灵活，我们在下面讨论筋膜特性和筋膜对干预的反应时会有更多论述。糖胺聚糖包括硫酸软骨素（体内最常见的糖胺聚糖，在软骨中最多）、肝素（一种抗凝物质），以及透明质酸（决定组织滑动能力的关键）。

糖胺聚糖和其他黏多糖（如纤维连接蛋白和层粘连蛋白）一起形成了所谓的"黏合剂"——即人体胶水。这些纤维将细胞编织在一起；黏液把它们粘在一起。这一点在硫酸软骨素（软骨中类似硅胶的部分）中很容易看到。透明质酸也是如此。透明质酸像蛋清一样，既能润滑又能"抓牢"，这取决于它的含水量和它被移动的速度。

讨论

表 A1.1 总结了细胞如何改变结缔组织的纤维和纤维间成分，从而形成我们的结构和运动所必需的所有建材。

举个通俗点的例子来理解此表格中的内容：你在森林里发现的骨头或在生物教室看到的骨头（假设你能够触摸真实的骨骼，而不是塑料骨架）其实只是体内骨骼的一半结构。正如我们通常所说的硬而脆的骨头——钙盐部分，是表 A1.1 中所到纤维间的成分。胶原蛋白这部分，在骨骼标本制备时就已经被清理或烤干了，否则一定会腐烂发臭。

也许生物老师为了使你理解骨骼结构，选择不烘干新鲜的鸡骨头，而是以酸浸泡的方式放几天（换一两次浸泡液），这样你就可以看到另一种不同的骨骼。醋酸溶解了钙盐，只剩下骨的纤维成分。这是一种灰色的胶原蛋白网络，与原始骨骼的形状完全相同，但它的作用和触感都像皮革。这样的骨甚至可以打个结。活体骨骼具备上述两种成分，因此兼有胶原蛋白的抗拉力、抗剪力以及矿物盐的抗压缩力。

更复杂的是，纤维元素和钙盐之间的比例在人一生的不同阶段会发生变化。在儿童期，胶原蛋白的比例较高，长骨更具有弹性[38]，骨折的概率很低。青年人骨折时，会像春天的青枝断裂时的样子（图 A1.32A）。在拉伸的一侧发生断裂，在压缩的一侧像地毯一样起皱。由于这个原因，青年人的骨骼很难折断，也很难精准复位。由于青年人的身体系统和胶原蛋白的重新编织能力比较好，这类骨折往往修复得很快。

相比之下，老年人的胶原蛋白有些损耗和退化，因此矿物盐的比例更高，骨骼很可能像松树底部的枯枝一样容易折断（图 A1.32B）：断裂面贯穿骨骼，形成一个整齐的边缘，易于复位，但难以愈合。这恰恰是因为胶原蛋白网络必须跨越断裂面并自行交织，为硬的钙盐提供纤维支架，桥连裂口，重塑坚固的抗压支撑结构。因此，老年人骨折时，经常会通过打钢钉使断裂面的连接更坚固，以便替剩下的胶原蛋白网争取更多的时间来连接断裂面。

同样，不同类型的软骨只是反映了其组成元素的不同比例。透明软骨（鼻）是胶原蛋白和类硅硫酸软骨素之间标准分布的代表。弹性软骨（耳）的软骨素中含有更多的黄色弹性蛋白纤维。纤维软骨（如耻骨联合或椎间盘）与软骨素相比，具有更高比例的坚韧的纤维胶原蛋白[39]。由此看来，硬骨和软骨实际上都是筋膜组织的致密形式——"软"和"硬"组织之间的区别是程度上的差异，而不是类型上的区别。

至于脂肪，有实际经验的手法治疗师会知道，

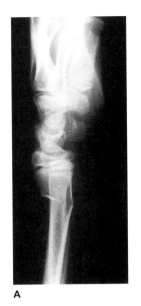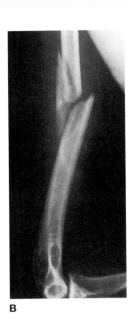

A　　　　　　　　　　　　**B**

图 A1.32　A.青年人的骨含有更多的胶原蛋白，骨折时会像青枝一样，一侧受挤压，另一侧断裂。B. 老年人的骨含有较高比例的钙磷盐，所以骨折时像枯枝一样断裂整齐（经许可引自 Dandy 1998）

哪些脂肪容易按压下去，可碰触到脂肪层下的组织。其他的脂肪不够柔软，甚至会阻碍治疗师手下的感觉。这两者的主要差别在于包覆和维系脂肪细胞的筋膜中的蜂窝状胶原蛋白的比例和密度的不同，而不是脂肪本身的化学性质不同。

总而言之，结缔组织细胞通过混合几种少量的、主要的胶原纤维，以致密或疏松、规则或不规则的形态排列，这些基质从液状到蛋清状，到胶状，再到塑料状，最后，当塑料状结构被矿物质取代后，形成晶体状固体，满足了人体结构所需的弹性与稳定性。利用这两个变量，细胞构造了各种各样的机械活性材料，以维持我们的结构，同时又能适应不断变化的运动。

可以推测，纤维和纤维间元素一起构成有规则的分子晶格（图 A1.33），当负荷均匀时，形成"液晶"。这种生物"天线"对什么频率敏感？如何把它调到更宽的频率范围？它能使其自身内部变得更加连贯或和谐吗？哪些运动或治疗对哪一类人的这种一致性有用？以及空间医学的一个挑战——找出将运动作为药物和食物来建立身体秩序并抵抗衰老

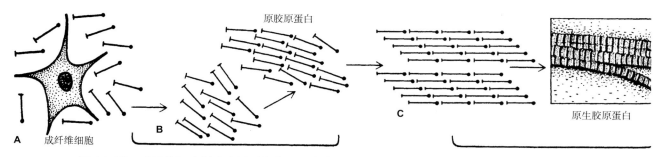

图 A1.33　成纤维细胞制造胶原蛋白分子，将其分泌到细胞间隙中，这些分子被极化后沿着张力线排列，并形成一个条带来抵抗拉力（经许可引自 Juhan 1987[40]）

时，方法会对谁有效。

尽管这一想法有点牵强附会，但筋膜的电特性已经被注意到，只是研究很少。我们现在窥到了"调谐"的一些机制（预应力，见下文"张拉整体结构"部分）[41-44]。据推测，有益的运动或手法治疗可以增加纤维 – 糖胺聚糖 – 水复合物的一致性，从而促进健康。

筋膜性能

如果想要干预人体的结构和运动，就必须非常细致地理解筋膜的性质。我们将在下文探讨其应用。这种纤维凝胶的特性是什么？即使比作"建材"，与用结缔组织制造出的任意构成人体的材料之间还有一定的距离。这个比喻无法表达基质的多功能性和响应性，即使基质作为材料已经被制造出来并被成纤维细胞挤压到细胞间隙中。结缔组织细胞不仅可以制造这些材料，这些元素也会重新排列并改造自身，同时改变它们的属性（当然是在一定范围内）。人体活动和各种损伤会对它们提出各种适应要求，甚至在它们已经沉积并融入筋膜网之后。那么所谓的"惰性"细胞间元素是如何根据需求变化的？

让我们继续用这个比喻描述。人体是一个有天赋的"建筑"，它可以随时移动，如果被损坏，它会自我修复，并在短期和长期内进行自我重建，以应对不同的环境条件。训练和康复可以配合这些特性来提高表现，减少伤害，加速愈合。

筋膜的遗传差异

我们都知道免疫系统（起源主要是结缔组织）在血型、过敏和应激反应方面存在遗传差异，所以筋膜网显示出基因变异（genetie variation）也就不足为奇了。虽然笔者对筋膜的遗传、变异知之甚少，但有一个变异与手法治疗师非常相关，那就是筋膜网络的刚度。

筋膜刚度的变化区间很大，从维京人（可能因更靠近北极的寒冷环境而造就：致密而稳定，会带来大量的摩擦，从而在运动中产生热量，并能快速修复）到印度舞者（可能因热带环境而造就：筋膜弹性更高，更柔软，滑动时摩擦少，修复也比较慢）有很大差异（图 A1.34）[45-46]。

维京人，适合从事重体力任务，往往会选择在举重室叮当作响地举铁，而天生柔软的印度舞者则在瑜伽室做瑜伽——这都是强化他们天生特质的倾向。然而对于他们来讲，每周进行几次角色互换可能对双方都有利。

维京人似乎有更多的成纤维细胞，因此体内有更多的筋膜，所以保持灵活性对维京人来说是一个挑战。成纤维细胞还负责伤口愈合——迅速将其"缝合"起来。而印度舞者的成纤维细胞相对更少，因此灵活性更大，关节稳定性更差，伤口愈合需要更长的时间。

要检查韧带的松紧度，可以按照贝顿（Beighton）评分进行评估。即将一侧腕关节屈曲90°，然后用另一侧手将拇指向下压至前臂的前

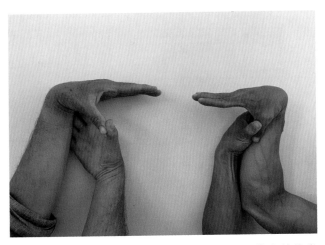

图 A1.34 "韧带松弛"可以通过 Beighton 评分或其他类似方法来评估，这似乎是个基因表达的问题。不仅仅是韧带，而是整个筋膜网络都有这个现象。有些人的筋膜倾向于"维京人"型，其特点是活动范围更小，关节稳定，伤口愈合快，运动时摩擦（产热）多（图左）；有些人倾向于"印度舞者"型，活动范围更大，关节更灵活，损伤修复缓慢，运动中的摩擦少（图右）。目前还不清楚饮食、治疗是否能够对其有所改变。这两个极端都接近病理状态

侧。韧带越松弛，拇指就越靠近前臂。如果是"维京人"型的筋膜，拇指将很难靠近。如果是"印度舞者"型，需要看肘部伸展是否可以超过 180°，这是表明存在"韧带松弛"（物理治疗中这么叫，但此处是说整个网络的松弛，而不仅仅是韧带）的一个迹象。

这些陈述需要两个限定条件：①我们都处在这两者之间的范围内；②其他因素（饮食、疾病史、训练）可以发挥作用。

我们将在本节的最后部分探讨对这个特性的应用。

流动性

筋膜整体都是潮湿的。虽然我们说组织"脱水"，但所有真正脱水的细胞都在奔向死亡。因此，"给细胞补水"只是一个相对的术语；真正干枯的细胞会坏死，而在一个因脱水而减少流动的区域，细胞是无法正常工作的。人身体表面唯一的、暴露在外的、具有活细胞的器官就是眼球，必须保持眼球的湿润状态，而皮肤被数百层死细胞所覆盖，透过它们才能接触到活细胞。当我们"去死皮"时，只是刮掉了几层死细胞。如果刮得太多，皮肤会"哭泣"（渗液），这时才接触到了活细胞。但这种情况不会持续太久。如果让它们继续暴露在外面，就会"死"，会结痂。干枯的细胞就是死亡的细胞。

胶原蛋白和弹性蛋白纤维都不吸收水分，但它们总是处于潮湿的环境中。而黏糊糊的凝胶，即基质，则像海绵一样可以吸收水分。间质中的液体富含激素、神经肽、压力细胞因子和束状信使 RNA 囊泡。大量的离子、液态凝胶像是抑制细菌扩张的"灌木丛"，同时允许一些管道穿过凝胶获取营养。

从泰勒斯（Thales，希腊哲学家）和希腊时代开始，到目前为止，常规概念上的水以及占人体 2/3 的特殊的水仍然是一种神秘的人体构成元素，蕨状的蛋白质（糖胺聚糖）在水中的特殊分布使其趋向于 Gerald Pollack 所说的"水的第 4 阶段"[47]。这种排列方式是产生黏度的理想选择，人体中的水在低负荷和缓慢的运动中可以滑动，但在快速、高负荷的运动中则可以提供稳定性和最大的力传递。人体里富含凝胶的水是一个快速换装的"艺术家"。

黏性

糖胺聚糖给人体中所有的组织都赋予了一种黏性，而不仅仅是肌筋膜。水有它自己的黏性。糖蛋白的扩散进一步将水分子连接在一起，使它们不愿意再动。任何快速移动的力波都在这个微小但连续的减震器中被阻挡。糖胺聚糖的大分子就像果冻粉一样，用一小包果冻粉就可以把一大碗水锁住。在人体内，糖胺聚糖将间隙水变成一种薄而黏稠的胶状物，而这种黏性是人体对抗冲击力的一个关键因素。我们不是由一包一包的水组成，而更像一包一包果冻。

用力鼓掌，手会骨折吗？现在把你的两侧手掌缓慢而有力地挤压到一起，相互搓动，感受一下指骨边缘离体表有多近。为什么鼓掌的时候手没有损

伤？为什么当你在本垒板上接住时速90英里（约140 km）的球时手没有损伤？那是因为你的组织中的凝胶在高速吸收和分配冲击力，比任何神经反射都要快。

这是生物力学自动调节的一个例子——我们的筋膜系统是如何进化到在神经调节之外做出反应、管理和自我修复的？

当你的脚有力地撞击地面时，同样的事情也发生在足底上。这时的筋膜紧紧地包裹着脂肪细胞柱——原本集中在跟骨的力被广泛地分布到踝关节和小腿上。

黏度的变化几乎是瞬间的——就在你接住一个快速球的几纳秒内，你手中的滑液实际上是呈"固体"状的，将快速移动的力从指骨转移到掌骨再到腕骨，但在几分之一秒后，它又变回液态，这样你就可以操纵球，把它扔到第一垒。

我们不知道饮食、训练或基因是如何影响组织黏性的，但黏性的确是筋膜系统的一个关键而有用的特性。

滑动性

液体中高密度的透明质酸和低密度的胶原蛋白使筋膜结构之间更容易滑动，而致密的肌间膜或表面筋膜可起到"黏住"的作用，从而减少局部滑动[48]。不运动是滑动丧失的主要原因，但炎症、创伤、不良的化学反应或超负荷也会降低肌筋膜组织的滑动性。

有一种观点认为，在瑜伽和运动热身中常说的"拉伸"肌筋膜，实际上是"增加肌肉内部和肌肉之间的滑动"。有一种更普遍的观点认为，许多手法治疗和动作技术其实只是降低了治疗师或教练所关注的局部位置的密度，提高了水合程度。这反过来又证明了识别运动模式，或第十一章中提到的Body-reading中的关键环节——识别无法滑动的关键区域。

弹性

到21世纪，笔者在每一节课中也都会讲："肌肉是有弹性的，筋膜是可塑的"。[49, 50]虽然这种概括对临床上的手法治疗师来说非常有用，但它绝对不是完全真实的。关于"拉伸"的问题多少令人担忧，我们已经在其他内容中解释过了，此处不再重复[51]。然而，弹性绝对是筋膜的一种特性。

令人好奇的是，筋膜的弹性到底有多大。我们很清楚的是，从耳朵到皮肤的弹性变化很大，这是由于这些组织中含有弹性蛋白纤维。现在我们知道，即使是含有纯胶原蛋白的结构，如肌腱、韧带和腱膜，也具有弹性特性，可以在短时间内储存大量能量，并在收缩时将储存的能量"反弹回去"。例如，跟腱/腱膜很柔顺，研究表明，人类用前足奔跑时小腿三头肌（比目鱼肌和腓肠肌）基本上是等长收缩的，而肌腱是伸-缩循环的（图A1.35）[52-55]。

每一步都有这种能量的存储和释放过程（见第十章的步态分析内容），当然也体现在每个跑步者的步幅上。最近流行的赤足跑步引发了如何训练肌腱以减少其黏滞性的研究，目的是使肌腱不像Tempur-Pedic®床垫（一种橡胶床垫），而更像钢弹簧[56]。

基质是黏性和弹性的结合，重要的是弹性特性可以随着特定训练的增加而增加（图A1.36）[56, 58]。在健康的年轻人身上可以观察到节律运动中的弹跳特征。而筋膜弹性势能的储存和释放与高效的跑步和快速运动有关[59]，这意味着提升筋膜弹性可能有助于我们在老年期还能保持快速运动的能力。在这个久坐的时代，这是一个重要的发现：我们需要保持组织的弹性。

筋膜弹性的功能体现在无处不在的伸-缩循环中。其中筋膜（和肌肉）由预备期的反向运动产生了"预应力"[60]。起跳前的下蹲、击球前把球拍向后拉、举起壶铃前先把它向后摆，这些都是很常见的例子。运用这种预备的反向运动将使随后的动作更平稳，更不容易受伤。

赤足跑步者是一个很好的例子，他们将胫骨后肌保持在等长收缩状态，最大限度地利用了回弹

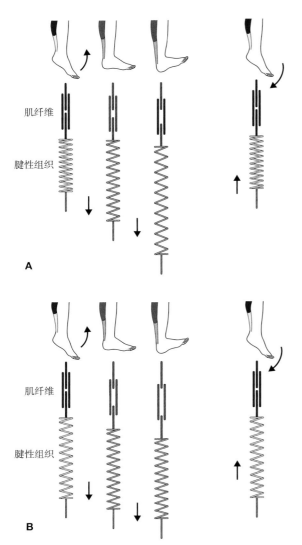

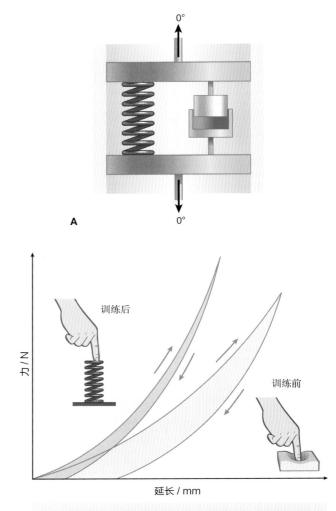

- 使用椭圆机抗阻训练，给肌腱更大的负荷，可以发现运动组的肌腱弹性存储能力增加而黏性减小（Reeves 2006）
- 相反，一项有控制的运动训练研究表明，使用慢速收缩和低阻抗练习可以增加肌肉的力量和体积，但是在胶原结构的弹性储能方面没有任何变化（Kubo 2003）

B

图 A1.36　A. 筋膜兼有弹性（弹簧）和黏弹性（阻尼器、塑胶或减震器）的性能。B. 这些特性可以训练（经 Reeves 等人在 2006 年修改[56]。重绘自 Schleip 和 Müller[57]，经过 Robert Schleip 博士和 fascialnet.com 许可使用）

图 A1.35　研究显示在跑步、步行和多数跳跃时，弹力暂时储存在肌腱结构的筋膜部分，这很令人惊讶。肌肉几乎是等长收缩，其张力刚好维持其长度。储存的能量在几分之一秒后以反冲力的形式被送回，这可以被跑步、跳高的人或舞者利用（经许可引自 Kawakami Y, Muraoka T, Ito S, et al.In vivo muscle fibre behaviour during counter-movement exercise in humans reveals a significant role for tendon elasticity. J Physiol 2002;540:635–46. John Wiley and Sons）

力。在重量下落的过程中，肌腹 – 肌腱单元被拉伸，但肌腹并未明显延长，有效地控制了肌腹的离心张力。这就将变形转移到肌腱上，肌腱被拉长，然后回缩，推动跑步者向前，实际耗能比离心拉长和向心缩短肌腹更少。在任何耐力性的劳作中，利用弹性会获得较高的效率[61]。

　　有时一个篮球运动员在跳跃后落地并准备转身，这时需要的不是收集回弹力，而是减弱它。此

时通过协调肌肉的放松和拉长，弹性能量在被肌腱吸收。髋关节韧带和脊柱韧带（特别是颈部中间的宽大颈韧带），以及足部韧带，是作用最强的弹性区域。

力的传输

　　尽管胶原网是凝胶状的，但其倾向于在缓慢压力下变形，在快速、短促的压力下反弹，胶原网是

一种高效的张力传递器[38, 62-66]。施加很小的力，当直到纤维网延伸到"锁定"的位置时，任何筋膜都能承受相当大的力，正如图1.34中将拇指压向前臂所感觉到的[67]。

传递和分配力是肌筋膜及其周围的深筋膜的主要工作。解剖列车展示了沿着身体组织绘制的常见的力传递线（图A1.37）。

可塑性

把黏性和弹性结合起来理解，我们认为筋膜具有可塑性。这是筋膜系统的另一个独特特征。这一特点被瑜伽修行者、Ida Rolf的追随者所采用，且越来越多地在运动场上展示不断变化的肌筋膜力量的传递。

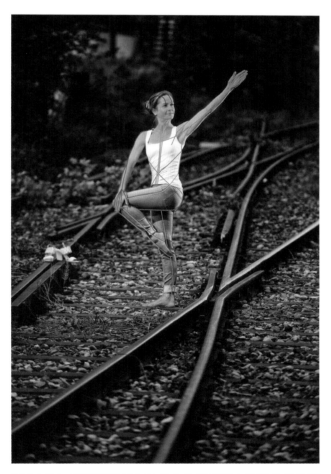

图A1.37 解剖列车展示的是人体肌筋膜力传递的常见路线。本书的一个基本原则（在笔者写这篇文章的时候，只是部分得到证明）是肌筋膜的力学传递超出了肌肉附着点

拉伸时，肌肉的牵张反射在停止之前会试图把肌肉收缩回静止时的长度，最终动员更多的细胞和肌节来缩短间隙[68]。快速拉伸筋膜，会导致撕裂（这是最常见的结缔组织损伤形式）。如果拉伸的速度足够慢，筋膜足够薄、足够健康，就可以顺应拉力，此时筋膜就会发生可塑性变形：改变长度并维持这种改变。慢慢拉伸一个普通的塑料就可以观察到这种可塑性：袋子会拉长，但当放开时，拉伸过的区域不会再恢复，不像弹簧或弹力带那样回弹。

筋膜的可塑性变形（黏弹性，而不是弹性）的机制尚未完全明确，但一旦真正变形，筋膜就很难"回弹"。心理状态，以及由此造成的肌肉紧张模式，肯定能够恢复原状。而筋膜，一旦被塑形拉伸，就不会再复原。下文的筋膜对干预的反应一节中会再次讲到这一点。

然而，成纤维细胞可以形成新的筋膜来取代旧的筋膜。如果把身体的两个面堆放在一起，并保持这种状态——就像回到我们熟悉的坍塌姿势——筋膜系统将铺设新的纤维，重新绑定这个区域[69]。这需要一些时间（大概几个月），这和组织本身的回弹过程是不一样的。充分理解这一概念是成功掌握筋膜手法操作顺序的基础。根据我们的经验，执业治疗师经常会说一些有违内心的话，即筋膜要么是有弹性的，要么是自愿收缩的，即使他们"知道"它不是。筋膜的可塑性是它的本质——这是它给身体的礼物，也是解决慢性模式问题的关键。在后文"筋膜和张拉整体结构——肌肉骨骼系统是一个张拉整体结构"中，我们将在细胞水平讨论筋膜的收缩性和弹性。

重塑——系统的可塑性

细胞——成纤维细胞和它们的近亲——正在不断地重塑细胞外基质。筋膜如何"知道"怎样重塑？成纤维细胞将基质（matrix）分泌到细胞间隙中，但不将其排列成各种可用的状态——肌腱、间室、软骨等。通过这些材料的应力会使材料变形，即使只是轻微的变形，也会"拉伸"分子之间的键。在生物材料内部产生一种轻微的电流，被称为压电荷（图 A1.38A 和 A1.38B）[71]。这种电荷代表了组织的张力，它可以被电荷附近的细胞"读取"，成纤维细胞能够根据它做出反应——增加、减少或改变该区域的细胞间成分。

胶原蛋白分子本身是极化的，有正极和负极，因此一旦被挤出细胞，它们就会像指南针一样，沿着应力线排列。这样做百万次，胶原蛋白分子在应力的作用下就会形成一个条带，如图 A1.39 所示。

举个例子，大多数人的股骨头都是由海绵状的松质骨构成的。对骨小梁的分析表明，在工程师看来，骨小梁构造精巧，能够抵抗来自骨盆到股骨干的力。这种排列给我们提供了安全范围内最轻的骨骼，并且很容易用自然选择的作用原理来解释。

但实际情况要复杂得多，内部骨骼的形状不仅反映了物种的生存需求，还反映了个体的形态和活动。如果我们将两个有着不同姿势和活动状态的人的股骨切开，就会发现他们的骨小梁存在微小差异。这些骨小梁被精确地设计成能最好地抵抗那个特定的人的特定的力的形状（图 A1.38C）。结缔组织就是用这种方式来回应需求的。

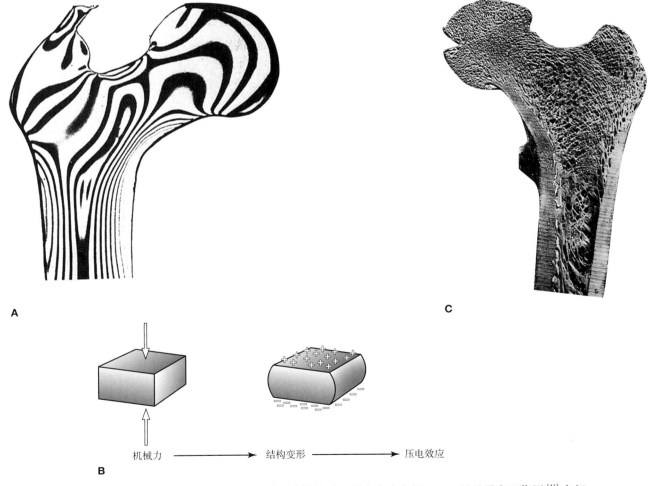

A

C

机械力 ⟶ 结构变形 ⟶ 压电效应

B

图 A1.38 "身体几乎所有的组织在受压或拉伸时，都会产生电场，……显示了力正作用[41] 在相关组织上……包含了运动的精确信息……此信息的作用之一在于形态的控制"（Oschman 2000，P.52）。A. 塑料股骨模型负重时的应力线。B. 任何造成结构变形的机械力都会产生压电（piezo-electric）效应，压电荷沿结缔组织周围散布。C. 因应对不同的压力而形成的骨小梁（A 图引自 von Kniff 1977[70]，经许可引自 Williams 1995；B 图经许可引自 Oschman 2000[41]；C 图经许可引自 Williams 1995）

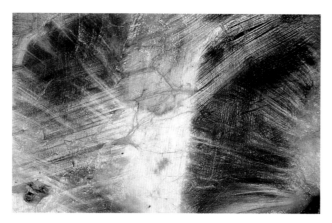

图 A1.39　胸骨区的浅层胸筋膜解剖。注意跨过胸骨的明显交叉，图中从右上方到左下方有更密的纤维，几乎可以确定这是由此人的用力方式造成的（经许可引自 Ronald Thompson）

不论要求身体做什么——持续地劳作或整天躺在沙发里看电视、每周跑 50 英里（约 80 km）或在稻田里蹲 50 个小时——细胞外成分都是沿着应力的路线改变以满足机体的需求，此外，还受营养、年龄、蛋白质合成（基因）的限制。

在骨骼中，应力流会通过稀疏但活跃的两种骨细胞群（成骨细胞和破骨细胞），在细胞之间进行优先重塑，这似乎是一个奇迹。每一个细胞都被赋予了简单的命令：成骨细胞生成新骨；破骨细胞清理旧骨。成骨细胞可以在任何它们喜欢的部位生长新骨——只要在骨膜内。破骨细胞可以吃掉任何骨头，但不吃那些有压电的（机械受力的）部分[72]。随着时间的推移，细胞可以在这些规则下自由运作，股骨头就产生了，它不仅可以抵抗穿过它的单个力，而且还可以做出一些改变（需要一些反应时间）以适应不断施加的新力。

这个机制说明了为什么舞者在参加舞蹈夏令营后，其足部会变得更结实：持续跳舞导致力的增加，产生更多的应力，破骨细胞清除骨的能力降低，而成骨细胞则加强工作，导致骨密度增加。这也部分解释了为何运动有益于早期骨质疏松症的患者：在组织上增加的应力会阻碍破骨细胞对骨质的摄取。在无重力环境下的宇航员，骨骼里缺少压电荷，因此相反的过程开始运作：破骨细胞轻易获胜。航天英雄们返回地面后，必须在轮椅的帮助下才能离开船舱，并待在轮椅上直到骨密度在重力作用下恢复。

有了能回应需求的特别能力，人体才有多种不同形状的关节，尽管在多数解剖学教科书里，图片中的关节看起来都差不多。但最近的研究结果详述了不同人群之间的距下关节结构的明显差异[73]。其实在全身都可观察到不同人群间的一些微小的差异。在图 1.40A 中我们看到一个正常胸椎。然而，在图 1.40B 却看到在 Wolff 定律[74]下，椎体因压力而重塑，最终引起椎体的变形。同时在周围过度紧张的结缔组织和肌肉拉扯下，骨膜移位形成肥厚性骨赘（参见第三章足跟骨赘）。当骨折不愈合时，可以通过在骨折处施加电流来辅助治疗。这种电流类似正常的压电荷，使胶原蛋白定位并桥接裂口，随着钙盐的沉积，骨折最终完全愈合[15, 75]。

同样的反应过程也发生在整个细胞外纤维网络，而不仅仅是骨骼里。想象一下，一个人出于某种原因（如近视、沮丧、模仿或是受伤），身体呈现出"垂头丧气"的样子：头向前伸，胸部下沉，背向后拱起（图 A1.41）。大多数成人的头部重量至少占体重的 1/7，必须由背部的某些肌肉拉住，防止向前坠。只要这个人是醒着的，这些肌肉就必须时时刻刻保持等长收缩／离心负荷。

肌肉被设计来进行一连串的收缩和放松，但背部的这些特定肌肉却始终处于离心收缩状态，这迫使它们全力工作，因而，容易产生触发点。张力通过肌肉内部和周围的筋膜传播（通常沿着肌筋膜经线向两个方向传播）。本质上，这些肌肉或部分肌肉被要求像吊带一样工作（见图 A1.8）。

筋膜网更严重的变形可能需要更多的时间恢复，也需要一些治疗性运动、关节周围的手法治疗（如整骨和整脊）、外部支持（如矫形器或支具），甚至外科干预。上述变形过程是持续且普遍存在的。在很多时候，无论是通过解剖列车还是其他干预模式，都可以通过非侵入技术来恢复姿势平衡。

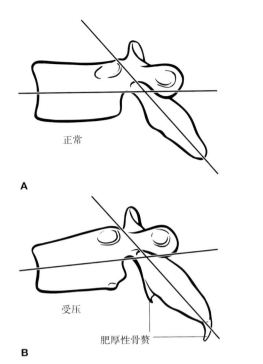

正常

A

受压

肥厚性骨赘

B

图 A1.40　骨骼会在一定范围内，以增减骨质的方式来改变形状，从而应对周围的机械力（经许可引自 Oschman 2000[41]）

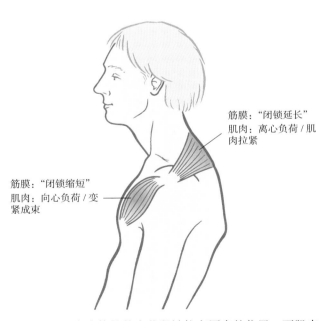

筋膜："闭锁延长"
肌肉：离心负荷 / 肌肉拉紧

筋膜："闭锁缩短"
肌肉：向心负荷 / 变紧成束

图 A1.41　当身体的某个节段被拉离原来的位置，而肌肉必须把它们保持其稳定时——不是延长 / 收缩状态（"闭锁延长"）就是短缩 / 收缩状态（"闭锁缩短"）——我们就会看到周围细胞外基质中筋膜粘连增加，出现了触发点和"硬结"

筋膜对干预的反应

我们能否将关于筋膜特性的这些发现运用到临床实践的操作步骤中去呢？当然，这里只是一些建议，还没有确定。我们将把下面的内容分成两部分，一部分适合运动从业者阅读，一部分适合手法治疗师，尽管他们的领域是有交叉的。

筋膜训练

近年来，筋膜在健身界引起了广泛的关注。但是我们必须从一开始就强调，筋膜训练并不是新生事物[76]。人体的结缔组织网络是与生俱来的，人们会不可避免地训练它、伸展它、促进（或阻碍）它的修复。筋膜为肌肉在骨骼和关节上提供了工作基地。很多教练和康复治疗师一直将不同筋膜区分看待，如肌腱、韧带、附着点等。实际上，筋膜是一个整体系统，这是本书的论点——现在被越来越多的运动和表演领域的人接受了。

所有的训练方法（舞蹈、武术、瑜伽、亚历山大技术、力量训练，以及它们的一些现代分支）都会从不同的角度来训练筋膜（实际上，西方世界无处不在的久坐姿势，也是一种"筋膜训练"或"拉伸运动"。上班族每天都会持续这种有害的"训练"好多个小时。参见第十章）。最近很多研究都表明，假如在关注营养支持、神经协调、肌肉力量与平衡之外，能够有意识地关注筋膜的特性和反应，那么人们的生活质量会更高。

另一方面，"筋膜"并不是一个神奇的存在，也不是解决所有训练问题的灵丹妙药。它是一个现实存在的多能且多变的组织。虽然在广泛范围内，它可以满足多变的运动需求，但它依然是功能有限的生物结构。

与往常一样，作为新生概念，不太知情的狂热追捧者或许会夸大其词。然而，正如本书参考资料中展示的那些不断进展的研究结果所提示的，在不远的将来，对解剖学基本概念的彻底反思将能配得上已被滥用的"思维模式转换"一词。筋膜研究将爱因斯坦的相对论（仅仅晚了 1 个世纪）引入运动训练和康复医学中。尤其令人兴奋的是，运动训练、脑科学和表观遗传学之间建立了联系。表观遗传学有望提供客观数据，说明哪种运动程序最适合哪种人。

现在我们的焦点再次回到健康筋膜的功能。关于筋膜的功能障碍、病理学、各种复杂的疼痛并不是我们这个版块的阐述重点。以下只是部分要点。相关研究的较完整资料可见于其他文献[57, 76-81]。

适当的负荷会重组筋膜的结构

对于教练员来说，最有意义的临床发现很可能就是，在组织的健康范围内有规律的负荷（运动）诱导肌筋膜形成一种规则的螺旋双晶格模式，而缺乏有规律的负荷则会产生一种不规则结构（图 A1.42）[82-84]。这种晶格模式对肌筋膜力传输和液体灌注是最有效的。

长期缺乏筋膜负荷还会降低筋膜内分子的"卷曲度"，这个"卷曲度"不但会给组织提供初始弹性，还会帮助高尔基腱器（Golgi tendon organ, GTO）感知组织内的负荷[84-85]。不运动将会使卷曲度降低，对负荷的感知也将不再精准（图 A1.43）[86]。因此，久坐不动的人想离开沙发或病床，重返运动，除了要面对肌力不足，还要面对关于肌筋膜的另外两个挑战：重构筋膜内螺旋二维晶格模式和重建筋膜内分子卷曲度（以及因此而产生的敏感性）。

与肌肉重建相比，这两个过程需要更长的时间。因为筋膜中的血液供应比肌肉少得多，所以胶原转变为筋膜的时间要比蛋白质转变为肌肉所需的时间长得多。因此，在所有新的训练计划的早期，筋膜组织还不能很好地支持肌肉的时候，更有可能受伤[87]。几个月后，筋膜"跟上"了肌肉的生长，受伤的可能性也就降低了。

因为肌肉细胞的体积或数量增长，突破了筋膜的极限，所以运动训练的一部分作用是迫使筋膜重塑。这种所谓的"撕裂和修复"是一个正常的过

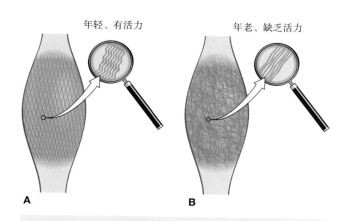

年轻、有活力　　　　年老、缺乏活力

- Staubesand 在 1996 年发现年轻女性与老年女性相比有二维晶格取向
- Jarvinen（2002）：制动可导致多向胶原排列和弯曲减少
- 据 Wood（1998）报道，每天跑步的大鼠胶原蛋白卷曲形成增加

图 A1.42　A. 健康的负荷诱导肌筋膜形成有规则的螺旋双晶格。B. 久坐会让筋膜失去力量的引导，而随机生长，形成类似毛毡样的形态（重绘自 Robert Schleip 和 Müller[57]，经 Robert Schleip 和 fascialnet.com 许可转载）

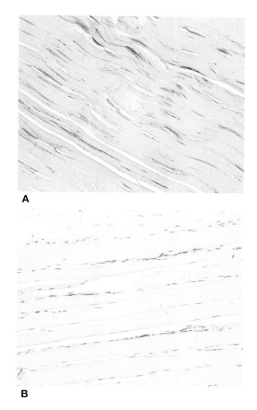

A

B

图 A1.43　健康的卷曲（A）提供初始的弹性反应，使得高尔基腱器可以准确测量负荷的强度。卷曲减少（B）意味着弹力更小、对负荷的敏感度降低（经 Robert Schleip 博士和 fascialnet.com. 许可转载）

程，包括 P 物质释放而引起的疼痛。这种重塑会有一点小痛苦，但在数天内可以完成，这个过程的长短取决于个人的生理功能——睡眠、饮食和其他。

充分利用弹性

弹性，正如我们看到的，是可以训练的。在人体建造"弹性基础设施"的过程中，水分被缓慢地从肌腱中挤出。无论你是跑步、跳绳还是举重——都是一种弯曲 – 弹出 – 反冲的刺激，你使自己保持弹性的同时，也在使你的身体年轻化。

为了利用回弹力，在承受重量和回弹之间只有 1 秒（实际上是 0.8~1.2 秒[88]）的窗口。以瑜伽或太极的速度，身体是不太会有利用到弹性的（这些运动有很多好处，但训练筋膜弹性却不是其中之一）。甚至骑自行车的速度也太慢，也用不到多大弹性。看看自行车手的小腿——肌肉很有力，腓肠肌周围的筋膜很结实，但不一定富有弹性。

要感受弹性力量，首先把手放在大腿上，然后抬起示指，用所有的肌肉力量把示指拍向大腿。而要检查弹性力量，则用另一侧手拉动那根示指使其完全伸展，以感受肌腱的弹性。把这两个动作配合起来做会获得最大的力量。

利用可塑性

要想让筋膜"变长"（增加滑动度，从而增加有效活动范围），就必须在目标筋膜"锁住"时，在其终末范围的那个点或者附近缓慢移动或"拴住"，让拉伸持续足够长的时间，直到拉伸反射消失，肌肉得到放松。直到这时，筋膜的可塑性引起的滑动才开始增加，因此在肌肉放松后，应该保持拉伸至少 30~90 秒[89]。

如果不能在瑜伽和太极运动的速度下利用到弹性，那么弹性也不能在此种运动速度下形成。为了在延长状态下使纤维和基质相互作用，需要在拉伸的末端保持持续的张力，而不是在中段距离处保持短暂的张力，这样才能恢复筋膜平面之间的剪切力。

多角度地训练长运动链能更全面地训练筋膜系统

针对单块肌肉的直接训练会让该肌肉变得发达，而在身体功能运动中必需的邻近筋膜组织的功能却得不到发展[90]。例如，坐位下踝关节负重伸膝（这在健身房中很常见）可以训练股四头肌，却不能使对侧骶髂关节的韧带和梨状肌（用于力锁定）得到同步的强化，还可能会导致骨盆功能紊乱和疼痛[1]。

训练肌筋膜经线，无论是开链还是闭链运动，都会使肌肉之间和肌肉周围的筋膜强度得到发展，并且能够使"近端启动伴远端延迟"变得更加协调（图 A1.44）[90]。

训练时，改变拉力或拉伸的负荷、节奏和方向——如在印第安棒训练或战绳训练、壶铃训练或跑酷运动中；重力和生物力学更倾向于线性作

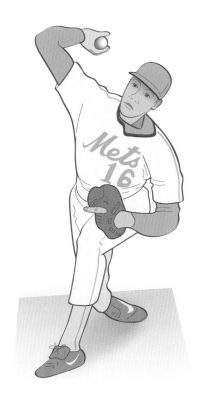

图 A1.44　训练长的肌筋膜经线能够最大限度地利用到长杠杆臂、协调性、筋膜弹性以及"近端起始伴远端延迟"的挥鞭式运动

用——可以保证肌肉内和肌肉周围的支撑筋膜均衡发展。相反，从逻辑上讲，如果每天只重复相同的练习、招式或瑜伽体位，就只能够锻炼到那些承受负荷的筋膜，附近没有承受负荷的筋膜却没有被训练到，因此会产生不平衡，导致今后身体在其他角度的动作下易于受伤。这并不是说重复就不好——在复杂的舞蹈或武术学习方面，常规动作练习是无价的，但只重复没有变化的常规动作，对于现实生活来说，其价值值得怀疑。

韧带在任何角度都在动态地稳定关节

假设韧带是被动结构，直到我们抵达活动范围末端，它们才开始发挥作用来挽救关节[91]。但 Van der Waal 经过仔细的解剖研究发现，韧带并不是像我们过去认为的与肌肉是平行的系统，而是与周围的肌肉动态地联系在一起（图 A1.45）[6]。我们常用的解剖方法是用解剖刀在肌肉和韧带之间滑动，破坏肌肉和韧带的自然连接，这使它们看起来是分开的。

这个简单而全新的发现对于强化关节力量的影响巨大，但还需要进一步评估和应用。"韧带在关节任何角度的运动中都可以得到训练"这个理念对我们是具有启示的。为了达到这一点，需要进行多角度训练并给予充足的训练时间来让韧带得到强化。

筋膜训练需要温柔的毅力

大多数的身体损伤都会涉及筋膜[29]。温柔的毅力在以下 3 个时间维度上发挥作用。第一，因为胶原蛋白转化速度很慢，故筋膜的生长要比肌肉慢得多。所以，训练筋膜弹性的计划应该从长远的角度出发，就像瑜伽、武术那样。由于胶原蛋白的"半衰期"大约是 1 年，全身的筋膜系统要经过6 ~ 24 个月（取决于年龄、训练方式及营养状况）才能更新一遍[87]。那种因"夏天到了，赶快恢复体型"的想法，促使肌肉在几周中快速"爆发"，最后只会使肌腹 – 肌腱连接处受伤（基于笔者近

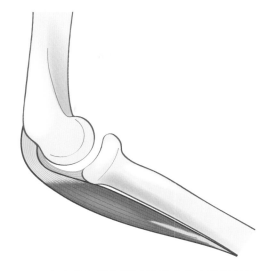

图 A1.45　大多数韧带与附近的肌肉是串联运行的，而不是像大多数教科书中说的是平行系统（经允许引自 van der Waal 2009）

40 年的临床治疗经验）。

第二，研究表明，对筋膜进行强度过大的运动训练是不合理的。在强烈的刺激（拉伸或肌力训练）后，成纤维细胞会被刺激而生成更多的筋膜（如前文提到的维京人）；筋膜降解酶，如胶原酶和其他蛋白酶，开始分解老化、磨损的筋膜[93]。在训练后 24 小时，筋膜网络中的胶原蛋白量出现净减少，也就意味着此时的筋膜系统相对较薄弱，不适合再次高强度刺激。但到了 48 小时，就有了净增加，而到了 72 小时，对我们大多数人来说筋膜系统已经稳定下来，并为另一个强有力的刺激做好了准备（图 A1.46）。

第三，损伤通常发生在承受过大负荷和需要过快运动的局部筋膜。大致相似的现象见于拉伸普通塑料袋时：缓慢地拉伸，可以拉得很长；快速拉就容易撕破。根据经验，在做动作或运动训练中慢速运动远比快速运动安全得多。后者会导致局部的损伤，而且需要很长时间才能恢复。

所有客户都是不同的

我们详细说明了"维京人"和"印度舞者"之间的区别——他们对训练的反应不一样。随着我们

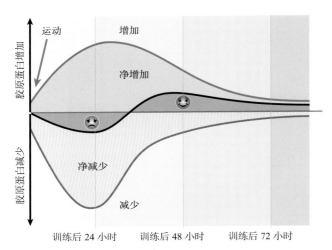

图 A1.46　高强度的训练会扰乱成纤维细胞，这反过来又会溶解旧的胶原蛋白并产生新的纤维。这一过程会造成胶原蛋白量在训练后 24 小时后净减少，而在 72 小时以后净增加（本图经 Magnusson 等 2010 年修改 [93]，重绘自 Schleip 和 Müller[57]，经 Robert Schleip 博士和 fascialnet.com 的许可使用）

对筋膜的这种遗传差异的了解，制订训练计划时就要适应这些差异，而不是"一刀切"。那些韧带松弛的人可能会倾向于拉伸运动，因为他们天生就喜欢拉伸，但最好建议他们采取逆向运动，以便建立一个更有弹性的身体平衡。例如，"维京人"应该用持续的拉伸和非定向的波浪运动来平衡他们的负重运动，以保持其灵活性。

在训练中，为每位客户提供正确的指导是我们一生的工作。一个好的教练或运动指导可以和所有类型的人合作，而不仅仅是和他们体型相似的人。

手法治疗和筋膜

任何手法治疗都不会只针对筋膜。每次动手干预，就像每次训练一样，都会涉及所有（4 种）类型的组织。也就是说，治疗短缩或粘连的筋膜需要耐心。神经肌肉反应迅速；筋膜反应缓慢。有多慢？你可以在相关手法视频中看到我们推荐的速度，但关键是要倾听组织的反应，因为每个人都是不同的。

例如，我们经常对胸骨上方的筋膜进行手法干预，如图 A1.39 所示，此处筋膜经常与胸骨骨膜和

胸骨软骨关节组织捆绑在一起。什么将决定我们的速度呢？首先，深入到皮肤之下、骨骼之上的筋膜层。当我们向头端方向提升组织时，可以感觉到一个波，不是在手指的正下方，而是在手指前方约 1 cm 处。关注那个波，调整速度，使我们既不会落在它后面，也不会跑在它前面。这种波是在我们所用的操作部位（手指、指骨间关节、肘关节或其他任何部位）前方打开和水化的组织。

接下来的问题是：在哪里操作？首先，不要追逐痛点。在图 A1.41 所示的如同垂头丧气样的姿势中（让人联想到 Vladimir Janda 所述的上交叉综合征 [94]），颈部后方和肩上方的肌肉会紧张、纤维化并僵硬，需要治疗。首先需要延长前面的向心拉力（无论是来自胸部、腹部、髋部还是其他部位），然后再重新排列下面的结构，才能把身体支撑在"新的"（或"原本的"、自然的）位置上。

换句话说，手法治疗师必须着眼于整体，治疗于局部，然后再治疗于整体。把局部的治疗整合到患者的整体结构中去。下文的张拉整体结构内容中会讲到，以这种整体–局部–整体的方式制订治疗策略时，我们的治疗就像细胞外基质本身做到的那样。结缔组织细胞根据局部环境产生细胞外基质最后，而局部条件又反过来影响整体环境，最后整体环境又以一个无穷的递归过程重新影响局部环境 [10]。了解肌筋膜经线有助于找寻沉默的罪魁祸首和整体必然的失代偿根源，最终扭转日益僵化的恶性循环。

回到我们的"垂头丧气"姿势：最终，颈肩区域的成纤维细胞（更多的间充质干细胞或成纤维细胞可能会迁移到那里）在肌肉内和肌肉周围分泌更多的胶原蛋白，制造更多束带。成纤维细胞分泌进入细胞间隙的长的胶原分子被极化，并像指南针一样沿着机械张力线定向排列（见图 A1.33）。它们透过纤维黏胶（蛋白多糖或核心蛋白聚糖这样的基质蛋白）以大量的氢键互相结合，在肌肉周围形成一个带状的纤维基质。

图 A1.39 很好地说明了这一现象。它显示了有

一些筋膜纤维跨过胸骨在两块胸肌之间分布。如果我们比较一下从右上到左下的纤维，可以看到它们比从左上到右下的纤维更密、更结实。这意味着在这个方向上习惯性地出现了更多的拉力，也许因为此人生前是左撇子，或者（完全是猜测的）因为他是一个公交车司机，主要用左手来转动接近水平的方向盘。这种张力产生了压电，成纤维细胞生成新的胶原蛋白来响应，胶原蛋白沿着应力线排列而产生更多的抵抗。

与此同时，过度劳累、营养不良的肌肉可能会功能下降，出现触发点疼痛和虚弱无力，同时周围基质中的水合作用减少，代谢产物毒性增加。幸运的是——这是结构整合、瑜伽和其他肌筋膜疗法擅长处理的问题。通过手法治疗或者训练减少紧张，筋膜被分解后重新吸收，肌肉恢复全部功能。然而，无论是通过运动还是手法治疗，以下两点是成功解决问题的必备要素。

（1）重新打开有问题的组织，帮助其恢复体液流动、肌肉功能，以及感觉－运动系统的联系。

（2）松解造成组织应力增加的最初生物力学拉力。只顾及其中的一点，疗效将是短暂的、不满意的。（第二点规劝我们不要只"追逐痛点"，要想到著名物理治疗师 Diane Lee 的告诫："大声哭喊的是受害者，而不是罪犯。"第一条是照顾受害者，并将暴徒绳之以法，第二条则是追击幕后的"大佬"。）

人体结构中的"大佬"很少会让客户感到痛苦。对于客户来说，继发部位是令人痛苦的部位，其在触诊或拉伸时是酸痛的，而客户对重要的原发部位则经常感到"麻木"。手法治疗师的工作就是发现原因，而不是被表征搞得晕头转向。我们要建立这种洞察力；练习第十一章中提到的"身体解读"的技能。

手法疗法在筋膜组织的弹性塑造上起的作用很小——有节奏的负重训练才能有效。但是，手法治疗对筋膜重塑是很有用的，通过缓慢的手法操作，特别是作用在短而紧张的组织上，可以恢复滑动能力。

客户也可以通过使用自我肌筋膜释放（Self-Myofascial Release, SMR）技术，用瑜伽球、泡沫轴或其他不断更新的工具对自己的肌筋膜进行自我放松 [95-98]。它们或可以振动（如筋膜枪），或有凸起，或有其他独特的卖点——但这些实践的核心是意识，是正念部分。仅仅用工具上下滚动不一定能起多大作用，如果你的思想和注意力无法专注，起作用的可能性就更小了。一个沉浸于音乐中却在跑步机上随意慢跑的人能取得多大的进步呢？

我们应该把对结构的觉察〔称之为"动觉素养（kinesthetic literacy）"〕概念大力推广到公众教育中 [99-102]。"觉察"一词把我们的神经系统和筋膜系统联系起来。

筋膜动觉

动觉（kinesthesia）——我们的身体在空间和运动中的感觉——在各种感官中是独一无二的，很难想象没有它人类如何生活。我们可以想象自己失明或失聪，或者生活在没有味觉或嗅觉的情境中，但我们的"自身感觉"与我们对身体的感觉紧密连接，如果没有这种感觉联系我们还能生存吗 [103-105]？

所谓的第六感实际上是几种"感官"的综合，我们对内在自我的感受已经从非常简单地感觉拉伸，发展到可以复杂而老练地协调意识和身体来演奏长笛、进行阑尾切除手术、攀爬岩壁或对付一个叛逆少年。我们可以很容易地分离动觉：闭上眼睛，用非惯用手的环指触摸鼻子。这时候只有动觉能帮你做到。

对于神经肌筋膜，我们需要记住的故事梗概是：大脑聆听筋膜的声音，然后和肌肉对话。对机械压力敏感的神经末梢分布于筋膜内和间质里，但是至今没有在筋膜上发现运动神经，筋膜的活跃收缩是由肌成纤维细胞引起（见前文），它不受神经调节。

筋膜恰好是身体中最密切连接的组织，里面含有更多的感觉神经，甚至比我们的眼睛和舌头还多[106]。但我们只有在每个动作结束的末端才能收到信息。如果它在组织中保持"静止"，没有受到刺激，最终就会"脱离"身体图像。手法治疗或者运动训练的一部分目标就是尽可能让患者有一个完整的身体图像，没有被身体"遗忘"的部位。"自我觉知"是任何恢复性治疗中一个重要的——不，是生死攸关的——部分。

我们将把筋膜系统的动觉分为本体感觉、内感受和痛觉。第一个更客观："我在空间的哪个位置？"第二个则更为主观："我对自己感受到的东西有什么感觉？"第三个是疼痛感觉。这些都很重要，而且都严重依赖于筋膜系统的信息传导。

筋膜的本体感觉

人在空间中的自我感觉是由各种来源［内耳、眼睛（如果它们是打开的）下颌关节、髋关节；而足底的皮肤传感器很大程度上与我们的内部定向有关］的感觉组合而成。遍布肌筋膜和筋膜组织中的神经末梢也是感觉收集者。

这些神经末梢需要学习如何工作，它不是自动就会运行的。在我们来到这个星球的第 1 年，在经历了出生后几个月的无助后，才能很好地将身体的内在感觉与外部世界匹配起来。

假如你要进入的房间地板上有个 2 英寸（约5 cm）高的台阶，你就会理解你的系统是如何精准"预测"或计算将要面临的情况的，以及如何误判的。如果准备了一组错误的力量，会对筋膜系统有多大的冲击？

本体感觉是指我们对空间位置和移动方式的感觉。我们经常说"感受肌肉的拉伸"，但是肌肉周围的筋膜上的感受器数量可能是肌肉内感受器数量的 6 倍[107]。一般来说，肌肉组织和其周围的筋膜相比可谓"麻木"（神经功能丰富的肌肉，如枕下肌、眼肌、舌肌和跖肌除外）。

大脑显然对筋膜之间的变化非常感兴趣。除了前庭神经系统和许多皮肤传感器，我们必须通过所有的筋膜传感器来了解我们的身体在空间中发生了什么[108]。这里的意思是激进的训练［所谓"一分耕耘一分收获（no pain, no gain）"］会造成短期或长期的筋膜损伤。对本体感觉、内感受和运动感觉的培养将会很好地帮助我们提高技能，延长我们的工作寿命。

因此，第一个意外是，肌肉提供的感觉更少，而其周围的胶原组织提供的感觉更多，信息也更多。在反应方面，筋膜受缓慢生理反应特性的限制（我们在前文筋膜可塑性内容中详述过），而神经肌肉系统可以在几秒钟内做出反应来调整肌筋膜网的张力。

本体感觉利用肌筋膜体中的 5 种基本感受器末梢，每一种都有亚型（亚型我们不详细介绍了）：肌梭、高尔基腱器、环层小体（pacini corpuscle）、鲁菲尼小体（Ruffini endings）和游离神经末梢（图A1.47）。

在没有整理关于这些末梢的已知信息时，我们注意到肌梭是肌肉内唯一的感受器——其余的都在间隙里或筋膜本身内部。肌梭像是一个小筋膜囊，在肌梭周围的几根弹性蛋白纤维的末端呈环状螺旋缠绕着肌梭。当肌肉延伸或收缩时，末梢处会感受肌肉长度的变化，这也会让大脑知道肌肉长度随时间推移而发生的变化。我们可以注意到，肌肉内的肌梭也会通过读取结缔组织长度的变化来推断肌肉长度的变化，但即便如此，我们还是会认为这些感受器针对的是肌肉而已。

这些肌梭为我们提供了一个"欺骗"脊神经的机会：让脊神经认为肌肉已经被拉伸了。方法是调整肌肉两端的肌梭——也就是所谓的伽马运动系统。肌梭认为肌肉正在被拉长，就会向脊神经发出信号，由肌梭控制的那部分肌肉通过反射进行收缩。在我们"知道"将要发生什么并有所准备的时候，这个机制会使运动更加平稳。伽马运动系统并不能帮助我们学习新的动作——对比幼儿学习系鞋带时的专注与普通跑者的反射性运动（见图A1.18）。

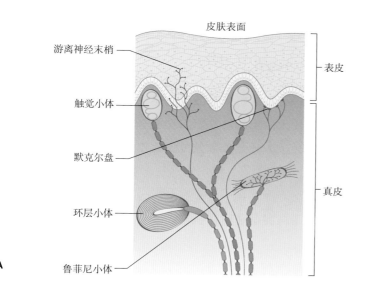

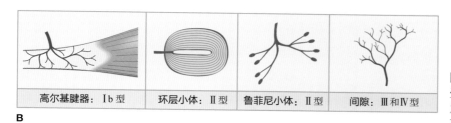

图 A1.47　神经系统有大量广泛的感受器分布在组织间隙的筋膜上，并且还发展出了特殊的末梢用于感知拉力、负荷、压力和剪切力

因此，肌梭监控着肌肉的长度，并让我们有机会对已知的动作进行预先编程，但没有告诉我们关于负荷的信息。后者是高尔基腱器的工作。高尔基腱器是一种基本的拉伸感受器，分布在筋膜系统的各个部位。其机制很简单：其感觉神经末梢被缠绕在肌腱（或其他筋膜）的纤维中。当筋膜承受更大的负荷时，它的纤维会卷曲和弯曲，筋膜会绷直。神经末梢只是简单地测量纤维卷曲导致的绷直程度，读出它所承受的负荷（见图 A1.43）。

如果因老化或不活动导致筋膜中的纤维不再卷曲，那么高尔基腱器就不能正确地读取负荷，因此，老年人或不运动的客户的感觉可能不那么精准。

想象一下：闭上眼睛，屈肘，把手伸出去。如果有人把一本书放在你的手上。你的手会立刻下降，然后再复位。这是因为肌梭感受到了肌肉突然的长度变化，所以提醒脊神经将肌肉调整到原来的长度。就肌梭而言，开始的读数和后来的读数有什么不同？没有，前后是一样的。因为肌肉的长度前

后是一样的。但你会有一种不同的感觉，你可以感觉到书的重量，即使肌梭告诉你你的手已经恢复到了原位。

书的重量（负荷）是通过测量肌腱里纤维的卷曲度感知的，而末端的卷曲度仍然有轻微的拉直，所以我们感觉它并将它记作手上的重量。继续往手上放图书，最终高尔基腱器的反射会导致肌肉放松，放手，以避免损伤肌腱。这两个简单的机制（一个负责长度，一个负责负荷）承担了最主要的工作，告诉我们的身体正在发生什么。

关于肌梭和高尔基腱器，还有个事实对我们的论述非常重要。几年前，我们认为肌梭和高尔基腱器在肌肉和肌腱中是随机分布的。但现在我们发现，筋膜将肌肉分成几部分（称为束），这些束在肌腱中也可以识别出来。此外，我们还发现肌梭和特定束中的高尔基腱器在脊髓中相关联（见图 A1.18）。

这是一个非常重要的概念，因为它强调了大脑

并不是通过整个肌肉来获取信息并做出反应的。我们之前之所以那样认为是因为我们的解剖方法，但是神经系统并不依据我们命名的肌肉而来组织运动，而是根据肌肉中不同的运动神经单元提供的信息，而每个单元都有自己获取感知的肌梭和高尔基腱器。

在肌肉组织本身之外，筋膜网中还有其他分布良好、特殊巧妙的感觉神经末梢，包括以下几种。

- **肌腱外的高尔基腱器**：用于测量周围组织的负荷。
- **环层小体**：用于测量压力。
- **鲁菲尼小体**：用于测量相邻筋膜平面之间的剪切力。
- **游离神经末梢**：在这些神经末梢中，游离神经末梢数量最多，它们什么事都会报告一点儿，同时与痛觉通路相连（见图 A1.47）[109]

接下来回到筋膜的痛觉，但首先我们需要了解一些关于内感受（interoception）的新信息。

内感受

注意，这是我们无休无止的正当工作。

Mary Oliver

无论我们手下的组织发生了什么，我们都在和患者的神经系统沟通。神经系统是"意识的创造者"，而意识是多层次的。如果要理清身体接收到的无数相关信号，内感受是这个过程的一部分。治疗师会处理感觉，因此必须研究大脑如何感知身体和身－心层面。科学还要研究我们是如何感知身体运动的，以及客户如何理解我们工作的意义。

在研究大脑如何在动觉中监测身体时，科学家们区分出了本体感觉（proprioception）和内感受。传统上，本体感觉是指我们的空间位置感，来自包括我们列出的肌筋膜中的所有感受器。内感受最初是由我们的器官发出的信号决定的。内感受器和本体感受器一样，主要是拉伸感受器的延伸，但也包括热感受器和其他调控器。如膀胱或直肠的拉伸感告诉我们需要找个厕所；胃缺失拉伸时，告诉我们

是时候去找午餐了；肺部的拉伸感受器调节呼吸；动脉中类似的感受器帮助调节血压。

换句话说，内感受可以被描述为一种对身体生理位置的感觉（与本体感受器的空间位置感意义相反），因此是"我们对自己感觉的感觉"[110]。我们通过内感受来掌控身体。相比之下，通过皮肤感觉（躯体感觉）和本体感觉来表示我们的身体与外部世界的关系——我们触摸的是什么，它的重量是多少，我们通过什么移动。

这里提供了一个简单的区分，但就像我们在身体结构认识中的很多假设一样（从来不像我们希望的那么简单），并不是完全正确的。我们最近发现，内感受延伸到我们的肌肉骨骼和器官。"你对你感觉的感觉"存在于我们的"运动我"和"生理我"中（专栏 A1.1）。

要感觉到这一点，只需将一侧手臂水平向外伸

• 专栏 A1.1 欣赏自己的"感觉（felt sense）"工具

放慢动作。在身体运动中，速度是灵敏度的敌人——走得越慢，就能更好地感觉。当我们做瑜伽或太极这样的慢动作练习时，以及当我们允许思想超越实际的动作顺序（本体感觉方面）时，可以将注意力转移到对身体运动的感觉上（内感受方面）。试着慢慢放下技巧，以便能够深入地倾听——在手法治疗中用手倾听患者身体传达的诉求，或自己倾听自己或客户的动作。

简单呼吸冥想。将它应用在呼吸上，这种"放慢"对自主神经系统特别有效。当吸气的时候，关注空气的清凉；当呼气的时候，关注空气的温润——随着呼吸变慢，观察自己内在的感觉。

改变习惯。把"自动驾驶"经验变成新的东西。做一组特定的瑜伽或训练动作将有助于掌握技能，但改变日常生活，引入新鲜事物，可能会让我们更深入地倾听内在。甚至，改变房间里按摩床的位置或者按摩过程中播放的音乐，都可能为我们的内感受和知觉提供更好的调节。

自我按摩。在使用任何自我肌筋膜松懈工具（泡沫轴或球）时放慢速度，感觉它。这将会引起深度的副交感神经反应，并对来自本体感觉和内感受的提示进行全面深入的倾听。

出，与肩同高——也就是，将肩关节外展，肘关节伸直。保持这个状态。刚一开始的时候就能体会到什么是本体感觉——三角肌和斜方肌在收缩，不用看它，关节感受器就会告诉我们手臂的位置和重量。

然而，过一会儿，我们会开始注意到其他的感觉。接着，会开始找借口把胳膊放下来。确切地说，它并不疼，而手臂伸出几分钟也不会造成组织损伤，但现在我们知道，是内感受器让我们知道"对自我的感觉是什么感觉"，即使感觉来自筋膜、肌肉和关节。

尽管现在随时可以放下手臂，但是依旧让手臂尽可能保持住，做一个有趣的测试来观察内感受的过程——随着感觉的增加，我们会变得烦躁和恼火。本体感觉在情感上是中性的；内感受（来自我们的器官或肌肉骨骼）中含有一种动力。Wim Hoff 的追随者们用冰水浴之类的方法来测试这种内感受，用这种方式来拓展感觉耐受性的极限，也许有一定的价值。

这种感觉的不同，是由于内感受器的末梢和本体感受器的末梢传递的信息对大脑刺激的部位不同导致的。筋膜研究者 Robert Schleip 博士说："内感受是由无髓鞘的感觉神经末梢（游离神经末梢）刺激触发的，它们投射到岛叶皮质，而本体感觉，一般认为大部分投射到初级躯体感觉皮层。"

虽然内感受神经末梢对帮助我们维持身体内稳态很重要，但这些感觉不仅表现在感官方面，还带有情感、动机或情绪。被妈妈抚摸时，我们会感到轻松，这曾被归因于"门控"理论，但从现在的机制看，似乎是通过内感受器来实现的——我们虽然仍有疼痛，但感觉好多了，是因为"妈妈医生"让内感受器平静下来了。

不良的内感受和岛叶的改变与肠易激综合征、饮食失调、焦虑、抑郁、述情障碍（情感盲）、精神分裂症、创伤后应激障碍（post-traumatic stress disorder，PTSD），可能还有肌纤维疼痛等疾病有关[110]。有人提出，与内感受相关的神经通路可能

是意识的重要组成部分，是"存在"的基础。

内感受器可以被看作是"机体自我"向"神经运动自我"的延伸。这些反应将自主神经系统中的交感神经报警功能和副交感神经恢复平静的功能无缝结合在一起。这些问题超出了我们这次讨论的范围，可以在其他内容中再进行研究[111-113]。

痛觉——筋膜和疼痛

身体疼痛的问题仍然是个谜，本书不会对它做出解答。虽然疼痛和组织损伤密切相关，但有时候没有损伤却仍有疼痛（比如在上面的文中伸出手臂的测试中，或者在传统实验室测试中把手指放在冰水里。虽然没有损伤，但一段时间后你肯定会把手指取出来）。另一方面，许多人有明显的纤维瘤或其他肿瘤，抑或意外伤害，但主体感觉不到疼痛。弗洛伊德最终死于颌面部癌症，但直到他的一滴血从胡子滴落在他正在阅读的纸上时他才发现——虽然没有疼痛，但有潜在的组织损伤[114]。

只有游离神经末梢传递疼痛信号，而且只是顺着痛觉束向上传递[109, 115]。最近的疼痛生物-心理-社会模型将疼痛感知定位于中枢神经系统，这是一个更高级水平的事[116]。这与体疗工作者常说的"疼痛储存在身体里"形成了鲜明对比——这是他们经常使用的一个短语，这种论述只是一个比喻——据我们所知，所有的感知都发生在中枢神经系统中。

但中枢神经系统也是一个比喻。可以这样想：瘙痒也是由痛觉束传导的。这并不意味着我们必须通过挠中枢神经系统来缓解瘙痒。瘙痒的感觉是在中枢神经系统中，但我们不会因此抓挠我们的大脑——抓挠虫子在手臂上留下的咬痕可以缓解中枢神经系统感受到的瘙痒感。同样地，对于身体疼痛，触摸"携带疼痛"的区域可以帮助改变中枢神经系统对这种感觉的理解。疼痛确实发生在身体上，然而有些看似无关的因素是和疼痛相关的。

未来的研究将解决这个问题，但在这个过程中，笔者相信：我们将彻底改变我们对神经系统工

作方式的理解，就像了解大脑是如何控制运动的一样（这个主题在本书中甚至都没有尝试阐述），这些内容都还很不完善，在这一点上非常初级。同时，对于那些想要研究筋膜和肌筋膜疼痛问题的人，我们推荐了一些参考资料[117, 118]。

筋膜是一个系统

带着这些概念，我们现在根据 3 个特殊而又互相联系的理念构建一个整体的、全新的筋膜系统图像：

- 生理学上，它是"全身通讯系统"的一部分；
- 胚胎学上，它按"双层囊袋"排列；
- 几何学上，它可与"张拉整体"结构比较。

当铺设解剖列车经线时，我们会把这些比喻当作简单而通用的术语。尽管这些比喻在某些方面还没有研究证据，然而，其中一些推测性的探索对构建筋膜系统很有帮助。在过去的近 500 年里，解剖学得到了深入的发展。新发现或新治疗策略将不会来自发现新的结构，而是用新的方式观察已知的结构。

总之，下面的内容扩展了筋膜网络的概念以发挥整体作用，并形成解剖列车概念的支撑框架。本附录展示了一个新的图像：筋膜系统如何在活体内把所有的这些概念协同运行——形成我们的生物力学调控系统。

3 个全身性的网络

让我们从一个想象的实验开始，激发思考：身体的哪个生理系统在被完整抽离出来后，还能准确地展现身体内外真正的形状？换句话说，哪些才是真正的全身性系统？

想象一下，我们可以神奇地让身体的每一部分都隐形，只留下一个解剖系统，这样我们能看到这个系统站在空间里像活着一样移动。哪些系统可展示出确切、完整的身体形状？

在解剖学术语中，显然有 3 个肯定的回答：神经系统、循环系统及纤维（筋膜）系统。我们必须承认，这并非原创，维萨里在 1548 年出版的书中对它们已有很多种论述。在探讨它们的相似性和个性特点之前，我们依序来研究每个系统（我们应充分了解，它们都是流体系统，彼此互相交织，不能完全分离，也不能离开彼此独立发挥作用），并且推测它们在躯体感觉中的作用。

神经网络

如果能让神经系统以外的所有结构都隐藏，留下它像活着一样站立（考虑到神经系统的脆弱，就是魔法也难以完成的事），就能看到身体的确切形状，完整而又有个体差异（图 A1.48）。当然，我们会看到脑和脊髓被维萨里莫名其妙地忽略了，他将这部分留在脊柱里。所有脊髓和脑神经的主干都会发出越来越小的分支，直到变为微小的卷须，这些卷须蜿蜒进入皮肤、运动系统和器官的每一部分。维萨里仅呈现了神经的主干，更细小的部分无法用当时的技术看到。在 www.alexgrey.com 上的 Sacred Mirrors 系列艺术作品中可以看到更现代、更详细的版本，但只有主要的神经干。

我们可以清楚地看到，从交感神经和副交感神经主干伸出的自主神经系统大致形成了腹腔的每个器官形状。消化系统被黏膜下神经丛所环绕，在消化系统的 9 码（约 8 m）长的神经丛中，神经元的数量与大脑中的一样多[119]。心脏受神经束和神经节的节律调节，显得特别生机勃勃。

当然，这个系统并不是均匀分布的：舌和唇的神经密度是大腿后部神经密度的 10 倍或更多。越敏感部位（如手、脸、生殖器、眼睛和颈部）的神经在我们薄柔的"神经人"中分布得越密，而在其他致密组织（如骨和软骨）处则显得很稀疏。然而，除了循环系统、呼吸系统及消化系统的开放管腔，神经系统散布在身体的所有部位。

如果神经系统正常工作，那么我们的身体没有任何一部分是自己感觉不到的（有意识的或潜意识的），所以整个身体都在这个神经网络中呈现。没

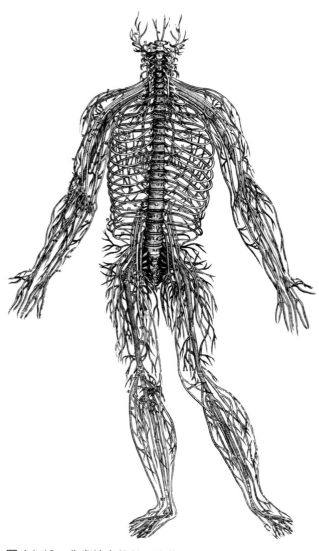

图 A1.48　非常神奇的是，维萨里以他那个时代的技术，竟能够精确画出如此细致的神经系统图。而且维萨里的版本比现代最精确的版本，只少了脊髓、脑、自主神经和他当时无法解剖出的许多极细的神经纤维（经许可引自 Saunders JB, O'Malley C. Dover Publications; 1973）

有任何神经节是与神经系统的其他部分分开而独立运作的。

如果我们要协调数万亿半独立（quasi-independent）的细胞的行为，我们需要这个信息系统去"聆听"机体每个角落发出的声音，权衡诸多个别影响的总数，根据外部和内部状态产生快速协调的化学或机械回应。因此，身体的每个部分都需要与快速反应的神经系统触须紧密接触。

这个系统的功能单元是神经元，它的生理学上的中枢显然是其中最大、最密集的神经丛——大脑。

体液网络

同样，如果我们把身体其他部分都隐去，只留下人体血管系统，就会再一次看到另一个人体结构的大致表现，同样向我们展示了身体的确切形状（图 A1.49）。它以无休无止搏动的心脏为中心，大动脉和静脉进出肺部，然后通过主动脉和动脉，再通过广泛的毛细血管网络到达各个器官和身体的每个角落。

虽然维萨里早期提出了循环系统的概念，但在他的学说中，动脉、静脉不是连接在一起的。直到 2 个世纪后，威廉·哈维（William Harvey）发现了人体的毛细血管的存在，才在循环系统概念中将动静脉连接起来。把全身的毛细血管长度加起来，可达到数万英里（约 100 000 km）。这让我们有了另外一个薄柔的"血管人"，它具备一切细节（图 A1.50~A1.52；或登录 www.bodyworlds.com 可以看到完整的系统模型）。如果把淋巴循环、脑脊液循环也算入循环系统的话，我们的"体液人"就更加完整了，除了缺少毛发和因一些由软骨和致密骨的无血管部分隐去而造成的缝隙之外，所有的结构都可以展现最细微的差别。

任何多细胞生物，特别是那些爬到陆地上生活的生物，其体内细胞不与外界环境直接联系，它们依靠脉管系统将营养化学物质从外缘带到中间，把有毒的化学物质从中间移到外缘并在那里扩散出去。腹腔中器官——肺、心脏、消化系统和肾脏——被设计用来为身体的内部细胞提供这种服务。为了提供一个富有营养和清洁洋流的"内部海洋"，毛细血管网络必须渗透到大多数单个细胞的附近，无论哪种细胞，都要通过毛细血管壁的扩散来完成物质的交换。软骨和韧带损伤需要更长的时间来愈合，因为它们的细胞远离"内海"海岸，只能依赖来自远处的海水渗透。

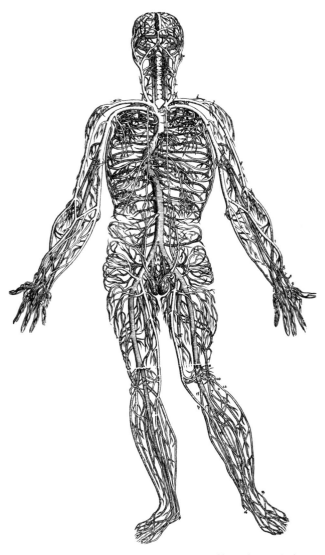

图 A1.49　维萨里于 1548 年绘制出人体中第 2 个能够连接全身的系统——循环系统。在这项工作中，图示只包含了大的血管。此时还没有出现威廉·哈维关于毛细血管网的封闭循环学说（经许可引自 Saunders JB, O'Malley C. Dover Publications; 1973）

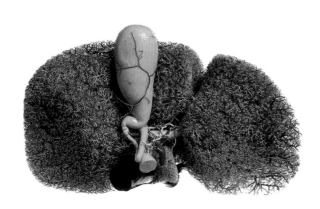

图 A1.50　肝内部静脉系统的铸型图（下面观），位于中间的囊状物是胆囊（© Ralph T. Hutchings，经许可转载自 Abrahams et al. 1998）

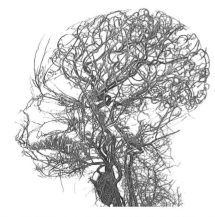

图 A1.51　虽然图片中只展现了几条大动脉，但我们可以对其获得一定的了解。你可能猜这来自一个非洲人，事实上这来自一个足月的婴儿（©Ralph T. Hutchings，经许可转载自 Abrahams et al. 1998）

纤维网络

　　纤维网络是人体的第 3 个全身性的连通网络，这一点毫不奇怪。奇怪的是，直到最近人们才意识到这个网络的重要性，并将其作为一个整体进行研究（图 A1.53）。

　　假如除了结缔组织中的纤维成分，我们把人体中其他组织结构都隐去，也会看到一个完整的人体形状，与血管网络、神经网络相似。但是在密度分布上再次出现差异：由于骨骼、软骨、肌腱、韧带具有很厚的皮革样纤维，所以关节周围会显得更清楚。每块肌肉都由结缔组织纤维包裹，每个肌细胞和肌束周围都布满了像棉花糖一样的物质（见图 A1.1B）。面部的纤维网络密度比较低，乳房、胰腺这类组织像海绵一样的器官密度就更低了，即使它们被致密结实的外膜包绕。虽然这个纤维网络在某些部位有多重折叠，但再强调一次，它是一个整体而不是互相孤立的，每一个袋状、绳状、片状、皮革样的网络都是从头到脚彼此联系的。这个网络

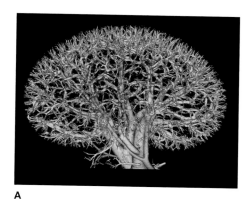

A

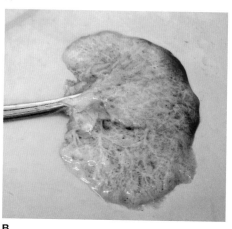

B

图 A1.52　A, BriteVu® 是一种用于评估器官血管系统的新型造影剂，本图为大鼠肾脏的血管成像图。CT 以 21 µm 层间距扫描这个肾脏，可以使我们清楚地看到内部的大血管和次级血管（图片由 Scott Echols 博士和 www. ScarletImaging.com 提供）。B. 一个去除大部分细胞的肾脏（外缘仍保留着一些紫色的上皮），使用清洗剂和盐来显示其内部的筋膜结构——它的细胞外基质的疏水纤维。注意图 A 中的血管结构与图 B 中疏松的内部筋膜结构之间的相似性。这些结构可以使液体快速交换，这对于肾脏复杂的过滤功能是必需的［（感谢 Anatomy Trains 教师和解剖学教授 Laurice D. Nemetz 的制作（在 Doris Taylor 博士的带领下），由 Anatomical Enlightenment 实验室拍摄）］

的中心是身体的重心，位于站立时的下腹部，武术上称为"丹田"。

简单来说，筋膜遍布我们全身的每一个角落，是每个细胞的直接外环境。没有它的支持，大脑就成了流动的"奶油"，肝就会在腹腔内扩散，我们整个人最终会变成一摊水。只有在呼吸道、消化道这样开放的体腔内，起结合、加强、连接和分离作用的筋膜网才会有空缺。即便是血管中流动的血液，也属于结缔组织，纤维的潜能使血液能形成血

凝块（有些部位不需要这种能力，如动脉斑块）。

我们很难想象从人体上取出 1 cm³ 的肉而不带出一点胶原，更不用说夏洛克的一磅肉（见莎士比亚的戏剧《威尼斯商人》中的情节）会带出多少胶原了。在任何碰触中，我们都会与筋膜网接触，都会影响它，不论我们是否有意、有什么目的。

遍布全身的筋膜网有很多按规律排列的分子晶格，成为液晶状态（见图 1.14A）。我们不禁要问这个生物"天线"的频率是什么，如何做到自身和谐的同时还与更大范围的频率和谐？尽管我们的想法有些牵强，但迄今为止，筋膜的电特性已被发现，只是少有研究。现在我们刚刚窥到一些机制，如"调谐"（预应力，参见后文"筋膜和张拉整体结构——肌肉骨骼系统是一个张拉整体结构"）[41-44]。

与神经和血管网相比，筋膜网还没有被任何艺术家单独描绘出来。维萨里的 écorché 人体图是目前为止最接近真实人体筋膜网的描绘了（见图 1.53）。这让我们对"纤维人体"的纹理有了一些了解，但实际上它描述的是肌筋膜——肌肉和筋膜，且非常强调肌肉。这种偏见在解剖学研究中由来已久，直到今天还是这样：解剖时筋膜被大量去除、丢弃，以便能看到肌肉及其他深层组织[120-122]。

通常情况下，解剖学的描述中都去掉了两层重要的表层筋膜：①真皮，它是皮肤的内衬，对皮肤起支撑作用；②网状脂肪层，其中储藏了大量白细胞（见图 1.24）。如果我们把这些厚重的组织加上，可看到在极薄的表皮下，这些结构和橘子皮的相似之处。如果去掉这些层和其他"包装材料"，会使我们认为筋膜网是细胞周围"死的"脚手架，从而在寻找"好东西"的路上拆开并丢弃它们。然而，现在我们正努力扭转这一趋势，描绘一个筋膜全景图，其中包含被切除的所有组织，如肌肉纤维。

新的解剖学描述方法使我们快要完成这幅图了。结构整合医师 Jeffrey Linn[123] 利用可视人体数据（Visible Human Project）资料库，采用数学方

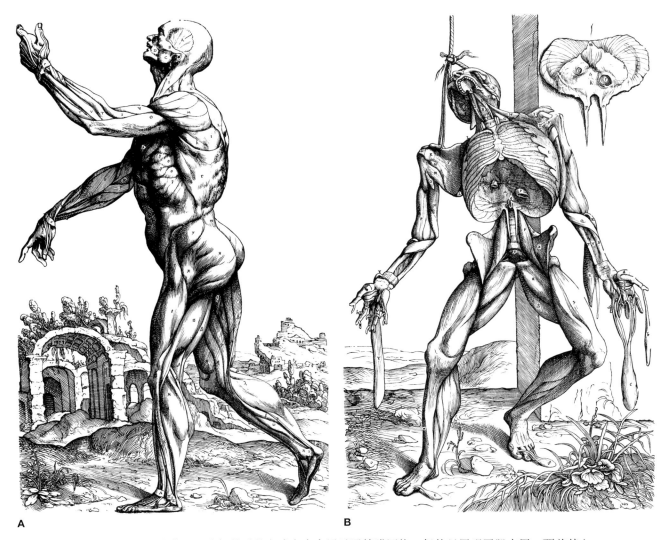

A　　　　　　　　　　　　　　　　　B

图 A1.53　A. 维萨里以我们熟悉的方式向大家展示了筋膜网络，但他只展现了肌肉层，覆盖其上的筋膜网络被剔除了。B. 展示了深层肌肉系统，各肌肉间的沟和线应该是由筋膜性的肌间隔组织填充的。请注意有一条黑线从膈肌下方一直延伸到内侧足弓，请将它和本书中介绍的前深线做一下对比（参见第九章）（经许可引自 Saunders JB，O'Malley C. Dover Publication；1973）

法模拟去除了大腿上所有非筋膜结构，制作出了图1.9。虽然也忽略了两层浅表筋膜，但已是迄今为止最接近"筋膜人"的描绘了。

假设把这种方法应用到全身各部位，就会拥有全新的解剖学视角。我们会看到筋膜是如何引导体液流向某处的；还可以看到条索状和风帆状的起支撑作用的肌间隔的本来面目。在筋膜密集的关节附近，筋膜结构就变成了运动系统的结缔组织器官。

想要用这种方法全面展示筋膜系统，还需一段时间，因为全部的筋膜系统不仅包括每块肌肉间的棉絮状的填充物（如图 1.1C 无，但图 1.1B 有），

还包括周围神经系统中的少突胶质细胞、施万细胞、神经胶质细胞和包裹神经系统的脂肪，此外还有包裹、固定和形成腹腔器官系统的囊袋、韧带和网等复合结构。

如果把它们放到运动中，我们会看到张力和压力是如何在这些层和面上转移的，以及在正常运动中是如何完成并适应的。

西柚是我们想象结构的一个很好比喻（图A1.54）。试想一下，如果可以把西柚中的汁全部榨出来而不破坏内部结构。我们就可以得到它完整的真皮层和疏松组织层，还可以看见每个部分之间

的支持结构（如果把它拉开，会得到一个双层壁结构，每个部分有一层——就像标准解剖中的肌间隔一样）。此外，我们还可以看到所有的小间隔，它们将每部分里的单个细胞分隔开。人体筋膜系统的结构与其相似，只不过筋膜是由柔软的胶原构成，而不是由坚硬的植物纤维构成。筋膜袋把我们的"汁"分装在不同的袋中，以对抗地心引力的召唤。理解筋膜这种引导和管理体液的功能，可以让我们更好地理解推拿手法和运动治疗是如何针对细胞基质起作用的。

如果在榨汁前，用手滚压西柚，就破坏了它的间隔，更容易榨出汁来。筋膜干预的作用与这个滚压作用类似（当然前者更明智），使体液更容易地流向"缺水"的部位。

如果给"筋膜人"添加原纤维或基质类物质，那么"筋膜人"的形态会马上丰满起来，骨骼会因充满钙盐而变得不透明，软骨因含软骨素而呈半透明，细胞间隙的体液"海洋"因充满酸性的糖胺聚糖而变得黏稠。

现在我们要把目光转向微观世界，看看这种含糖的胶水是如何工作的。对于外行人来说，与糖胺聚糖最密切相关的是黏液。

在图 A1.8 中，我们想象自己处于细胞水平（类似于图 A1.11）。如果不定义细胞类型，我们可以是肝细胞、脑细胞、肌细胞等。细胞附近有一根毛细血管，当心脏收缩时，血液被推进毛细血管，血管壁扩张，血浆被挤压出血管壁（因红细胞一般出不了血管壁）进入细胞间隙。这些血浆中充满了氧、营养物质和传递化学信号的物质，这些都是专为细胞准备的。

在细胞间充满了结缔组织纤维、黏性基质和细胞间液，这些成分（实际上随时都进行着物质交换）与血浆、淋巴十分相似。血浆被挤压出毛细血管壁后，称作组织间液，必须穿过结缔组织基质的阻挡（既有纤维又有胶原），才能将养分和信号分子传递至目标细胞。这是通过管道来实现的——我们在上一节中描述过间质里有的无内衬的通道。纤维网越密，基质的水分越少，这项任务就越难完成。最后被丢在体液循环"涡流"中的细胞就不能以最佳状态进行工作了（见图 A1.8）。

将养分运送到目标细胞的难易程度决定于：

（1）纤维基质的密度；

（2）基质的黏稠度。

如果纤维的密度高，或基质过干而黏稠，那么细胞就不会得到充分的滋养。手法和运动治疗（撇开其可能具有的教育价值）的一个基本意图就是打开纤维和基质，使养分能畅通地到达细胞，使细胞代谢的废物能顺利地排出。当然，纤维和基质状态部分是由基因、营养及运动状况所决定的。但当局部过紧，有外伤和炎症或缺乏运动时，纤维和胶性基质会形成"阻塞"，从而影响局部获取养分。不管通过何种手段，一旦"阻塞"被打开，细胞的物质交换就恢复了自由，细胞的运行不再只局限于新陈代谢水平，即从"生存"模式恢复到"社交"模式，重新具有了收缩、分泌、传递功能。

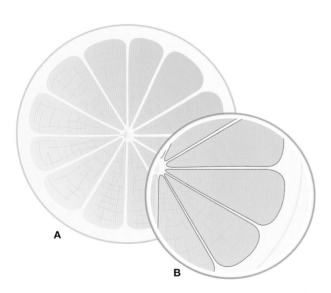

图 A1.54　人的结构与柚子类似，柚子皮与人类皮肤类似，都是为了防御外界损伤。柚子皮内层犹如同我们穿的"脂肪外套"（见图 A1.24）。早餐时我们把柚子横向切开，可看到各瓣之间有间隔（A）。但当我们把皮剥下来，把每一瓣都分开时，会发现间隔由两层膜组成，每瓣各有一层（B）。人体的肌间隔形态与此类似。我们用解剖刀分割肌肉，简单地以为肌间隔就是肌外膜。这些肌间隔像我们吃完西柚留下的膜，如图 A1.9。可以看出它们是多么坚固的结构，值得拿出单独研究

Paracelsus[124] 说："世界只有一种病，名字叫阻塞。"

现在回到宏观层面，我们需给筋膜网的整体分布做一个最终注解：仅仅为了进行临床分析，也值得对筋膜网进行一下分割——把全身纤维组织人为分为背侧体腔、腹侧体腔两个部分（图 A1.55）。

硬脑膜、蛛网膜、软脑膜是纤维结缔组织囊，它们包裹并保护脑，而自身又沉浸于脑脊液中（见图 A1.16）。这些膜性结构从神经嵴发出，神经嵴是胚胎发育过程中的外、中胚层的结合部[125]。这些膜性结构与中枢神经系统和脑脊液之间产生交互作用，在背侧体腔中会产生明显的脉冲，然后波及整个筋膜网络[126-128]。尽管机制尚不明确，且有一部分人否认这种脉冲波的存在，但对颅骨整骨师和其他使用这种脉冲波做治疗的人来说是普遍接受的[129-130]。

除了有几十亿神经元存在于脑与脊髓中，在背侧体腔中还有额外的结缔组织，它们围绕、浸渍着整个神经系统，人们称其为神经周围网络。Charles Leonard[131] 说："这些星型胶质细胞、少突胶质细胞、施万细胞和其他神经胶质细胞的数量远多于神经元，但却很少受到人们重视，原因是大家认为它们不直接参与神经信号的传递。"事实上，人体中神经胶质细胞的数量与神经细胞的比例约为 10∶1，现在它们的重要性正在超越光芒四射的神经元细胞。

在发育过程中，支持细胞引导神经细胞长到它该去的部位，为其提供营养，形成保护屏障，分泌神经保护物质，还提供胶质和骨架使神经系统整合到一起。最近的研究指出，神经胶质细胞也参与脑功能，特别是在情感区[132]。显然神经胶质细胞还为突触充当了"守门员"的角色，将神经肽进行分拣，决定哪些可以进入突触位置引发神经信号的传递，同时帮助清除突触间隙中过量的神经信号传递物质[133]。

如果完整地把"周围神经系统"从体内抽出，就可以看到整个神经系统的结构轮廓，每一根神经，不论中枢的还是外周的，都被此系统覆盖或包绕。这些外衣能加速神经的传导速度（有髓鞘的神

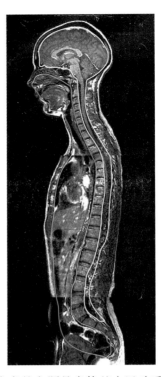

图 A1.55　本书的主题是身体基本运动系统中的肌筋膜网。但结缔组织网络也延伸到了背侧体腔（黄色）和腹侧体腔（红色），包绕器官（图片来自 Dr N.Roberts，Magnetic Resonance Centre, University of Liverpool. 经许可引自 Williams 1995）

经传导速度比无髓鞘的快）。许多所谓的"神经性疾病"其实就是神经胶质细胞功能障碍，如帕金森病、脊髓灰质炎、糖尿病神经病变、多发性硬化，疾病干扰了神经本身的正常工作。

"神经周围细胞"有自己的传递系统，也许比高度特异化的、具备数据信息传递能力的神经元传递出现得更早。在维持机体正常功能和促进创伤愈合时，背侧体腔的慢脉冲波沿着"神经周围"网络传导，有助于组织生成和再生，并可能充当机体的一种整合"起搏器"[15, 134-135]。

在胚胎发育过程中，"神经周围细胞"也在形态发生中起着一定作用。例如，大脑皮质细胞来自大脑深部的脑室边缘。它们必须精确地生长在大脑表层只有 6 个细胞厚度的范围内。发育中的神经元借助周围神经胶质细胞的长的延伸部分，像潜水员使用引导绳一样沿着延伸部分滑行，通过结缔组织网络的支持，最终把自己准确地定植在大脑表层[136]。

在"神经周围细胞"参与意识方面，抢先起跑的诱惑几乎是不可抗拒的 [137-138]。

在腹侧体腔中，纤维网络管理着器官组织，为其提供营养、形态发生方面的支持，这些在本附录的开头介绍过，引用的是《格氏解剖学》的内容。现在我们再简短地回顾一下。包裹心、肺及其他脏器的袋囊在胚胎发育过程中起源于体腔的内衬，其结果就是它们把不同厚度的器官"布丁"放在"袋子"里并或紧或松地连在脊柱上，也彼此相连。膈肌在中间运动产生连续的波，使这些袋囊在一定范围内运动，它们在身体其他运动及外力（如地球引力）作用下也可小幅度运动。

法国物理治疗师、整骨医师 Jean-Pierre Barral 曾进行过一个有趣的观察，他认为可以把脏器外袋囊间相互接触的浆膜表面比喻成脏器间的关节 [139]。他观察到了人在呼吸时内脏在其袋囊中的正常运动，以及其固有运动（一种类似于颅骶节律的运动）。据他讲，将这些器官连接到周围结构上的韧带决定了它们正常的运动轴。任何微小粘连都可以限制或扭曲这些运动（毕竟，每天重复近17 000 次），时间久了会对内脏功能带来不良影响，也会影响周围肌筋膜的表层结构。

如果背侧体腔包含纤维网络的一部分，腹侧体腔中包含另一部分，那么本书探讨的就是筋膜网的第 3 部分——运动系统肌筋膜网，它环绕在前两部分筋膜网周围。有趣的是，3 个筋膜网各自催生出一个治疗方法。内脏和颅部治疗师都认为，内脏和颅内筋膜受到的扭曲和限制都能反映到骨骼肌肉结构上。在此声明，我们无意驳斥，尽管我们假设这种作用是双向的。需要明确的是，本书余下部分的内容（有些武断）仅针对整体筋膜网的一部分，即骨骼周围的"自主"肌筋膜系统。

空间医学

对于"纤维人体"，我们提出一套完整的治疗方法——"空间医学"方法，实践者最好能掌握以下 4 个密切联系又相对独立的技术。

- 脑膜和神经束膜，环绕且散布于背侧体腔的大部分来自外胚层的组织，目前的治疗方法有颅骨整骨、颅骶疗法或枕骶疗法以及其他一些方法以处理颅和周围神经鞘的不良的神经紧张。
- 腹膜、胸膜和心包膜及它们的附属韧带，环绕且散布于腹侧体腔的大部分来自内胚层的组织。针对这些结构的处理方法是：内脏手法和亚洲脏腑放松技术。
- 肌筋膜"外袋"（见下文"胚胎学、筋膜形态、双层袋理论"），这个结构中包括了全部肌筋膜经线，相关治疗技术包括多种软组织处理方法，如逆向松弛术、触发点疗法、肌筋膜释放技术和结构整合技术。
- 骨膜、关节囊、增厚的韧带、软骨及骨的"内袋"，相应的技术是整脊和整骨中常用的关节松动术、冲击整复技术，还有结构整合中的深层软组织松解技术。

第 5 类技术涵盖了以上 4 个领域，让它们都动起来，这意味着一系列的运动技能，包括理疗、物理治疗技术、瑜伽、普拉提、费登奎斯方法、亚历山大技术，以及一系列私人训练和姿势训练项目，也包括第十章中介绍的解剖列车训练和解剖列车运动项目。

我们何时才能创造一个课程体系使实践者精通以上所有技术？很多技术培训机构只是口头上说要囊括这些内容，但极少有人有能力去轻松驾驭整个"纤维人体"，并使其达到平衡运动 [140-141]。

3 种整体性网络：小结

在继续讨论筋膜网的胚胎学起源以前，我们有必要比较一下这 3 种网络的共同点和不同点。

三者都是网络

在开始时，我们已经注意到三者都是复杂的网络结构，尽管它们在分布上看起来是杂乱无章的（在数学模型上），但都由基本的基因决定其核心模式。这种碎形的特征在微观角度上看似非常不稳定，但在宏观角度上却非常稳定。例如，我们每个人的血管的生长在很大程度上是由基因决定的，其形状也相当规则。如果我们从不同手上取一块邮票大小的方形皮肤，在显微镜下检查其中的血管，可以发现人与人之间的血管结构是相似的。然而，毛细血管的分布在不同的人之间差异很大。

在生物体内，无论是从解剖上还是功能上看，这 3 种网络都是彼此互相交错的，把三者分开看待只是个简便实用的想象（表 A1.3，图 A1.58）。

三者都由管状结构组成

我们可以发现组成三者的单位都是管状物，圆柱形管是最基础的生物学形状——所有早期的多细胞有机体基本上都呈管状，而且在所有高等生物的核心部分仍维持着这种形状 [142]。这 3 个通信系统也都是由管状单元构建的（图 A1.56）（当然，体内还有很多结构也都是管状的：消化系统、椎管、支气管、肾小管、胆管，还有其他腺体导管。管状结构无所不在）。

神经元是个单细胞管，保持着管外钠离子与管内钾离子的电位差，直到刺激到达阈值并产生动作电位时细胞膜上的离子通道打开。毛细血管壁由上皮细胞组成，里面充满血液，管壁阻止红细胞跑出管外，只允许部分血浆和白细胞渗透出去。筋膜网络的基本单位是胶原纤维，它不像前两者，本身不是细胞，而是一种细胞产物；不过其分子形状是管状的，而且是三股螺旋（像三股绳）。有些人认为这些管子是中空的，是否真的有物质流过这个管子，还在研究当中 [143]。虽然这些网络都是管状的，但它们的结构并不相同。

它们的尺寸不一样，神经"管"的轴突直径为 1~20 μm[144]，而毛细血管的直径为 2~7 μm[145]，胶原纤维"管"的直径更小，只有 0.5~1.0 μm，但其长度很长，像电缆一样 [146]。按照胶原分子的比例，如果一根三股绳（像胶原蛋白纤维一样是三股螺旋结构）直径有 1 cm 厚，那么它的长度将超过 1 m。

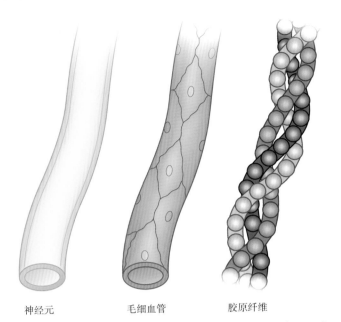

神经元　　　毛细血管　　　胶原纤维

图 A1.56 人体主要的连通网络都是由管状的亚单元组成的。神经是单细胞管，毛细血管是多细胞管的细胞产物，胶原纤维管则由成纤维细胞产生的纤维交织而成

三者都传导信息

尽管这些网络都有进行沟通的作用，但传送的信息不一样。神经网络搭载了编码过的信息，通常是二进制的形式：开启或关闭。Starlling 定律说明了除非神经受到高于阈值的刺激才会被触发，否则就保持静息的状态 [147]。换句话说，神经系统的工作方式是在调频（FM），而不是调幅（AM）。巨大的噪声并不会使第Ⅷ对脑神经细胞上形成的动作电位出现更高的峰值，只是形成了更多的峰，经大脑颞叶解读为更大的声音。无论被传送的信息是什么，都会被编码成"摩斯密码"，且都需要被正确地解码。

举个例子，如果在闭眼状态下用手掌按压眼球，直到有光闪现为止。那是真的光吗？并不是，只是这个按压的力量刺激了视神经，然后视神经把信息传送到大脑的某个部分，此处只能把输入的信号理解成光线。因此，这个"压力"信号，会被错误地解码成"光"信号。已故的著名神经学家 Oliver Sacks 在他的书里列举了很多例子，详细描述了神经系统如何"欺骗"其主人，让其看到、感觉到或相信世界就是这样的而不是其他人看到那样。在他的一本不太出名的书《站不住脚》（*A Leg to Stand On*）中曾提到他自己的感觉运动健忘症经历，这个和手法或运动治疗师关系很大 [148]。

循环系统通过体液传输化学信息，实体物质（与神经系统携带的编码相反）的大量交换也经由这种最古老的管道进行。

神经系统和循环系统在活体内是合作无间的，但两种信息传导方式的差异性也是很容易解释的。如果想要把一个玻璃杯送到嘴边，首先在大脑中会有一个念头（或出于口渴的刺激，或出于初次约会的不安，但这并不重要），把它编码成"点和线（摩斯密码）"，这个编码通过脊神经传递，经过臂神经丛，下达手臂。如果途中"安全局"拦截了这个信号，这个信号就会变得毫无意义——只是一连串开 - 关切换的指令而已。而在神经肌肉结合处，信号会被解码成实际的意思，然后相关的肌群就会按照解码之后的指令进行收缩并产生动作。

要执行神经系统的指令，肌肉就需要耗更多氧。即使能在脑中形成一个念头，并编码成信号，让它们在神经系统的某处被解码为一个氧分子需求

信号也是不可能的。事实是，肺泡上皮细胞表面捕捉到吸入气体中的氧分子，氧分子穿过表皮，越过间隙和结缔组织层，然后到达肺泡毛细血管壁，在血浆中"游"动，直到找到红细胞，再穿过红细胞的外膜，把自己固定在血红蛋白上。氧分子搭乘红细胞到手臂肌肉，从血红蛋白上分离，离开红细胞，穿越血浆，穿过毛细血管壁，穿过间隙中的纤维与基质，进入目标细胞膜，最终进入三羧酸循环（Krebs cycle）以便有能量把手臂举起来。这一系列过程看似复杂，但它每时每刻都在我们的身体中发生数百万次。

这些系统具有类似社会联系的相关性，这也可以用来说明神经和循环网络担负着不同的功能。对我们社会来说，将数据编码成无法辨认的形式并发送到另一端解码的例子越来越常见。尽管本书所涉及的人体系统信号传递却反映了这种编码的原始形态，但电话、网络研讨会和互联网这样的例子更好让人理解。我女儿住的离我较远，如果我在电子邮件中写"我爱你"，它被转化成与原意毫无关系的电子信号，对中途截获它的人毫无意义。只有在另一端，一台机器将其解码，恢复原本信息，才能带去我的问候。神经网络传递和解码信息以调节感

表 A1.3	全身性信息传导网络总结		
变量	神经网络	体液网络	纤维网络
（所有网和管中）			
管状结构类型	单一细胞（神经元）	多细胞（毛细血管）	细胞产物（原纤维）
信号	数字信号 / 二进制	化学信号	机械信号（张力 / 收缩力）
功能	环境模拟	体液平衡	空间整合
细胞中的代表部分	细胞核	细胞质	细胞膜
传输速度	数秒	数分钟～数小时	① 音速（传导力） ② 数天～数年（调整 / 代偿）
元素	时间	物质	空间
感知	短期记忆	情感记忆	信仰系统

注：本表格概括了这3个全身性网络的信息。有一些例外存在，但整体概念仍成立。最后一行（感知）的描述纯粹是笔者根据观察与经验所做的推测。其想要表达的是把原本只在大脑领域中存在的感知拓展到神经系统的其余部分也会积累智慧，体液系统会积累化学物质上的智慧，而结缔组织网络的半导体液晶则会有空间上的智慧。

觉、知觉与作出运动反应的过程其实与这一过程类似。

但如果我女儿需要一个真正的拥抱，通过电子邮件或是手机就做不到了。我就必须坐上我的"红细胞"汽车，开过"毛细血管"公路，搭乘"动脉"航班，到她身边，给她一个真实的、非虚拟的拥抱。这就是体液循环网络的工作——直接交换化学物质。

第3种系统——筋膜系统，沿着纤维网、蛋白聚糖，甚至是细胞本身传递机械信息——张力和压力的相互作用。请注意，我们这里不讨论肌梭、高尔基腱器以及其他牵张感受器。这些本体感觉器官是神经系统把肌筋膜网发生的事情以其特有编码的方式告诉自己的方法。纤维系统有一种更古老的自言自语的方式：简单的拉和推，沿筋膜和基质纹理传递信息，从纤维到纤维，从一个细胞到另一个细胞，直接进行交流（图A1.57）[149]。

关于力学信息的生物力学传导研究较神经和循环系统来说相对较少，但却很重要[150]。我们在下面的张力均衡内容中会回过头来说明其特性，目前我们只要知道解剖列车的肌筋膜经线是这种张力沟通的普遍路径即可。

就像拉一下毛衣破口上的线或拉扯吊床的一角，筋膜网中的一个拉扯的力也会在整个系统中传播。大部分时候，这种传播不易被察觉，却在无形中塑造了我们的身体形态，记录于结缔组织的液晶中，形成了一种可识别的姿势和"动作"模式（Feldenkrais[40]将其定义为我们运动时独特的姿势），我们倾向于保持这种模式，除非改变得更好或更糟。

这3种网络携带的信息种类不同，传输速度也不尽相同。神经系统是公认最快的，在千分之几秒内以10～270 km/h的速度把信号传出去，不像以光速传导的电流[147]。而最慢的神经信号是抽痛，大约以每秒1 m的速度沿细小神经传导，对于个子高的人，从脚底传到大脑需要2秒。其他的信息传导更快，但顺序相同——一个训练有素的武术家，

从接受刺激到做出反应，大约只需要1/30秒的时间。接近于膝跳反射等简单反射的时间。

循环系统的传导速度更慢。大部分红细胞从心脏出发再回来需1.5分钟。虽然在很多电影情节中药物会即刻起效，其实即使是注射，药物也需要数分钟才会到达大脑。许多血液中的化学成分（如盐和糖）浓度在数小时内会循环波动，所以我们设定此系统的平均反应节律是数分钟到数小时。当然也有更慢的体液节律——包括颅脑系统中"长期潮"的缓慢脉冲（大约90秒），以及约28天为一个周期的月经。

神经和体液系统在个体与物种中先后发育，将两者分离纯粹只是为了分析。但分离开仍然有用。

筋膜系统的节律时间很有趣。它有两种节律，至少，有两种是我们感兴趣的。一方面，身体周围的张力及收缩力联系，在力学上通过"振动"以音速传输，大约相当于每小时720英里（约1100 km/h），比神经系统快3倍。因此，与一般认知相反，纤维网络传递信息的速度比神经系统更快。如果我们从一个房间走到另一个房间，在那里会有意想不到的上升或下降，此时就能体会到这种沟通差异。神经系统已经将反应性肌肉的弹性设置到预期的地板高度，对突然到来的剧烈变化没有准

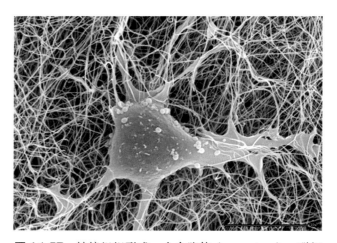

图A1.57　结缔组织形成一个合胞体（syncytium）—群细胞和细胞间质纤维的连接体，细胞在其中可以通过整个细胞外基质网分散张力（见图A1.25）（经许可引自 Jiang H, Grinnell F. American Society for Cell Biology; 2005）

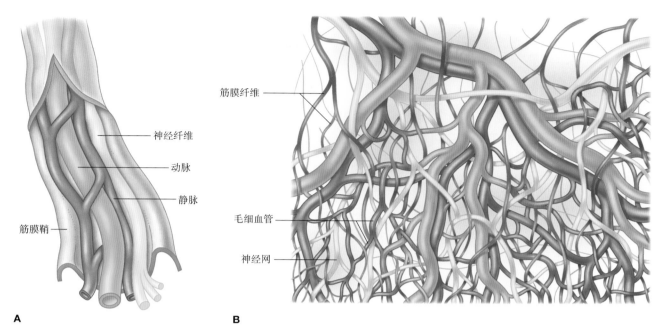

图 A1.58 A.神经、血管和筋膜系统以神经血管来的形式并行。B.通过结缔组织和神经，内脏与四肢及身体更深部位相连。当神经血管来到达相应组织器官时，它们会分开形成神经、血管、筋膜三者相互交织的网

备，冲击力几乎全由我们的筋膜系统在几分之一秒内完全吸收。我们将在下文关于张拉整体结构的内容中讨论这种即时沟通的机制。现在我们要注意的是，每个机械力量的微小变动都会被"注意到"，并沿着纤维网络中的纤维传导。

此外，这个系统对结构周围的代偿反应的速度要慢得多。结构体疗者经常发现，今年的颈痛可能源自去年的背痛，后者又源于 3 年前的骶髂关节问题，而最终是左脚踝扭伤导致的长期后果。因此，在治疗纤维系统疾病时，必须仔细追问病史，即使很小的意外都可能对人体其他部位、其他时间造成影响。

这些代偿模式，通常出现在远离疼痛部位的肌筋膜上，这对结构整合实践者来说已是司空见惯了。Ida Rolf 的一句名言是"你以为是病灶的地方并不是"；另一句是"如果你的症状好转，那是你运气不佳"。她的兴趣在于解决代偿模式，而非仅仅根除症状，因为可能过几个月甚至几年之后，症状又会以其他形式冒出来。

例如，前一阵子有位中年女性来我的诊所，主诉右侧颈痛。作为办公室人员，她确定疼痛和她的电脑位置相关，与键盘输入和鼠标使用的"重复性劳损"有关，她试过所有的治疗方法，脊椎按摩、理疗、推拿都做了，每种方法都能暂时缓解疼痛。但"只要一工作，疼痛就回来了"。

类似情况，有两种可能的"原因"：其一，如此人所说，工作真的导致了问题；第二种，相反，她身体的形态模式的某部分不适应她工作桌的新位置。检查后（检查方法见第十一章），我们发现她的肋骨已经向左移，右肩下方缺少支撑（类似形态可参考图 1.14），肋骨左移是为了避免右脚负担体重，而这是因为 3 年前滑雪时膝关节内侧轻微受伤所致。现在整个模式在神经肌筋膜网中被设定形成了。

经过一段时间针对膝关节和小腿的手法治疗后（目前尚在长期治疗中，没有痊愈），接着是干预腰方肌、髂腰肌，以及其他决定肋骨位置的肌群，我们使右肩从其下方获得了支撑，这样它就不再是

"挂"在颈部。这位女士右颈没有再出现与"工作相关"的疼痛，最终心满意足。

总之，我们可以把结缔组织看作是一个活的、有反应的半导体液晶矩阵，贮存和分配力学信息。身为管理并协调全身的三大解剖网络之一，按Deane Juhan 的说法，细胞外基质可被视为一种超膜（metamembrane）[151]。正如我们看到的生物膜，既可以包覆细胞内部的结构，也可以包裹细胞的外表层，而我们的纤维超膜则包裹并覆盖我们所有的细胞、组织、器官及全身。在后面胚胎相关内容中我们将进一步阐述这一理念。

所有系统的交织

当然，把这些整体系统彼此分开讨论只是一个简化分析的方法——事实上它们从古至今就是相互影响的，不论在人体内还是在其他物种体内（图A1.58）。我们可以简单地说，一个"神经肌筋膜"网包含了3种网络，它们各自对环境的变化做出反应[152]。我们不能完全把纤维网的机械通讯与神经通讯分离，因为它们几乎是同时发生的。同样，这两种网络也无法与体液的化学通讯分离，后者携带养分，使前者正常工作。事实上，每一个生物系统都必须依靠体内流动的液态化学系统的支持。

打个比方，每一个系统都有一组双向交流的"信使"，可以调整其他系统的状态，并保持互相了解（图A1.59）。激素和神经递质告知循环网络，目前神经网络正在"思考"；神经肽和其他类似激素的化学物质要求使神经系统跟上循环系统的"感觉"。循环系统运送蛋白质给纤维网络，并维持体内压力系统的正常压力，纤维网络则引导体液的流向，如前文所述，允许和限制好的或坏的物质的流通。体液中的化学物质也同样影响着肌成纤维细胞的张力，正如我们上面提到的。

神经系统通过运动神经改变肌肉张力来供养纤维系统。也许对临床医师来说，这个三条腿的凳子上最有趣的一条腿是一系列机械感受器，它们将信息从筋膜网反馈到神经系统——见前文本体感觉

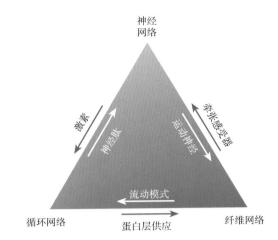

图 A1.59　这些网络系统之间关系复杂。每个网络都会有"信使"去其他网络送信并不断调整状态以保持系统间的信息传递和调节

和内感受部分。筋膜网络是体内最大的"感觉器官"，其牵张感受器具有丰富的多样性和庞大的数量，甚至连眼和耳都相形见绌[153]。

任何周围神经系统中，感觉神经的数量常超过其运动神经的数量，比例可达3∶1左右。它们收集并传递有关拉伸、负荷、压力、振动和剪切力变化的信息。游离神经末梢特别有趣，它们数量最丰富（甚至可以在骨骼中找到），与内感受和自主神经功能有关（如血管舒张），也具有机械感受器或伤害感受器的功能（疼痛）[154]。它们可以作为机械感受器或伤害感受器（疼痛）工作。

显然，神经系统具有高度反应性，会依照信号来改变肌肉的状态。前文已提过筋膜系统如何针对机械力的改变做出自身反应（通常较慢）。由于这些系统都在体内存在并交织，无论是干预纤维网络本身还是干预其中的神经网络，都可以采用丰富多样的模式。

应用空间医学

为了说明3个系统之间的相互影响，举个例子：一个抑郁的人，不论原因如何，通常以躯体形式表现出他的情感状态，如呼气时——他们通常表现为胸部凹陷，吸气时也没有充分提升肋骨。

反之，几乎没有人会抬头挺胸地到处说："我太沮丧了。"

这种沮丧的姿势开始可能源于神经的感觉，包括自我与外界关系中的内疚感、疼痛感或焦虑等，但它很快地会通过运动系统以一种反复收缩的模式表现出来。一段时间之后，这个慢性收缩的形态会被筋膜系统适应，常常传递到全身——胸部的收缩模式需要腿、颈、肩、肋骨及腹压系统的代偿。呼吸减少会改变体内血液和其他体液系统中的化学平衡，降低氧浓度，增加皮质醇浓度。通过抗抑郁药（药物疗法）简单地改变血清素再吸收的速率，甚至改变对自我价值的内在认知（时间医学/精神病学方法），对这种整体行为模式都不可能完全奏效。因为这个行为模式已成为动作习惯，成为筋膜网的固有部分。

在现代医学中，常从神经及化学的角度考虑这种行为模式，而忽视了从"空间医学"角度思考。有效的治疗需要考虑这3个方面，但个别的治疗方法往往偏向于其中一种。俗话说："如果你的手里拿着锤子，那么看一切都像钉子。"所以，无论我们通过何种手段干预，都不要忘记全面考虑这3种全身性的信息传导系统，以及它们在每个人身上的相对优势。

把纤维系统当作"（生理）政府的平等分支"，去寻找哪些情况是来自空间医学/纤维人体的问题，将填补过去400年解剖学和生理学上的空白。

胚胎学、筋膜形态、双层袋理论

英国广播公司（BBC）曾询问英国伟大的自然学家 J.B.S.Haldane，其毕生的研究是否探寻到造物主的一些思想，他回答说："哦！是的，上帝极度钟爱昆虫。"（Haldane 非常喜欢这个答案，以至于他在多个场合安排回答这个问题，使他可以用相似的答复愉悦自己和他人。）

但如果问现代解剖学家同样的问题，他们会回答："上帝极度钟爱双层袋结构。"双层袋结构在结缔组织解剖中很常见，大多起源自胚胎。在讲解其与解剖列车理论的关系之前，先做一个单独的简要介绍。我们在仔细回顾胚胎学知识的同时，也借此机会指出一些在筋膜理论发展上较重要的里程碑事件。

每个细胞都是双层袋结构（图 A1.60），心脏和肺是双层袋，腹腔是双层袋，而大脑如果不是3层，那至少也是2层。本节的论点是：肌肉骨骼系统也值得作为一个双层袋系统来研究。

如果我们回到人类的起源，就会发现卵子，甚至在它从输卵管排出来之前（图 A1.61），四周就被内膜、外膜的双层袋结构包围着[155]。排出后，它就像大多数细胞一样，被磷脂双分子层以双层袋的方式包裹。

排卵时，卵子从卵巢排出，被另一层膜包绕，是一种透明的黏多糖凝胶（图 A1.62），叫作透明带。它是一种特别厚的多糖蛋白复合物。精子必须穿越它才能到达卵膜。我们通常接受的达尔文关于受精的理论认为，胜利者是那个游得最快、最具侵略性的精子，然而事实上，有 50～1000 个游得较快的精子徒劳地用头部撞击透明带，头上的透明质酸酶在透明带上留下凹坑（然后死亡）。直到某个慢吞吞的幸运精子到达了卵细胞的细胞膜并被卵子接受才完成了真正的受精。

当受精卵分裂时，透明带包裹着受精卵（图 A1.62A）。巨大的卵子在透明带内不断分裂，每一组后续的细胞所占的空间几乎与原始的巨大细胞相同。于是，围绕在受精卵周围的"基质"壳就形成了生物体的第一个超级膜。这是第一个结缔组织产物，之后又加入了网状蛋白和胶原蛋白的纤维成分。这种黏液渗出物是机体最初具有的环境和原始的生物膜。

受精卵第一次分裂的时候，会有一少部分细胞质溢出两个子细胞之外，在两个子细胞周围和细胞与透明带之间形成一层液体薄膜（图 A1.62B）[156]。这是液态基质的最初表现，即淋巴液或间质液，它将成为有机体内细胞群之间物质交换的主要手段。

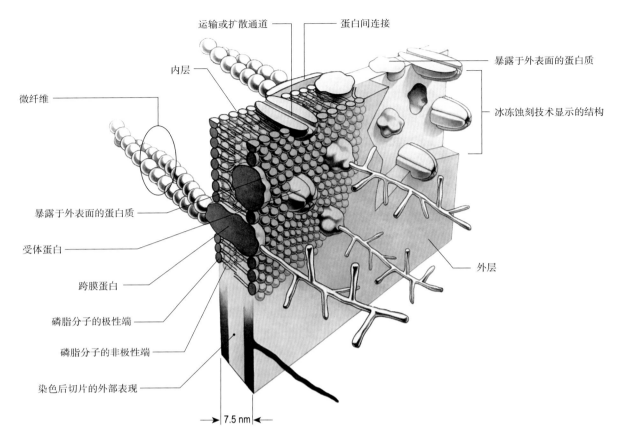

运输或扩散通道

蛋白间连接

内层

暴露于外表面的蛋白质

冰冻蚀刻技术显示的结构

微纤维

暴露于外表面的蛋白质

受体蛋白

跨膜蛋白

外层

磷脂分子的极性端

磷脂分子的非极性端

染色后切片的外部表现

7.5 nm

图 A1.60　细胞的双层膜结构是双层袋最原始的形态，这个概念在宏观解剖学中一再被提及（经 Williams 1995 许可后重绘）

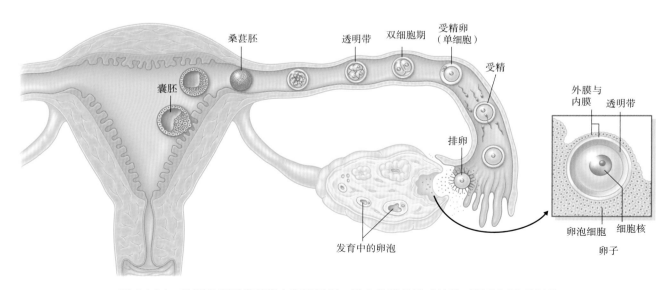

桑葚胚

透明带

双细胞期

受精卵（单细胞）

受精

囊胚

外膜与内膜

透明带

排卵

发育中的卵泡

卵泡细胞

细胞核

卵子

图 A1.61　黏稠的透明带环绕在卵子周围，以生物膜的形式持续至桑葚胚及囊胚阶段，直到胚胎发育第 1 周的末期——囊胚膨胀、分化、准备着床时，它才会变薄，然后脱落

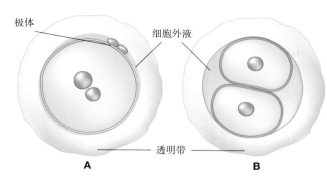

图 A1.62　A. 当卵子受精的时候，它的外膜以及透明带都会围绕着相同的空间。B. 当第 1 次细胞分裂的时候，双细胞的胚胎会透过透明带的多层膜固定本身的位置。而透明带在整个囊胚期会一直维系着胚胎

还要注意的是，单细胞结构是点对称，双细胞是围绕两个细胞核中心的线对称。早期的受精卵在这两者间变换，先点对称，再线对称。双细胞体就像把两个气球（两个加压系统）压到一起，所以它们的交界处是一个双层膜，这是胚胎发育中的一种常见形式。

细胞继续分裂，变成一个 50 ~ 60 个细胞、被限制在透明带范围内的桑葚胚（像一串浆果）（见图 A1.61）。5 天之后，透明带变薄，然后消失，之后桑葚胚扩展成一个囊胚（图 1.63A），成为由细胞组成的开放球面（形状上与最初的卵细胞球体相呼应）。

在发育的第 2 周，原肠胚形成时，囊胚会内陷（图 A1.63B）。这是一个神奇的过程，在此过程中，"角落"里的某些细胞发出伪足，连接到其他细胞，然后通过拉力发生内卷，产生了第一个陷窝，然后变成一个坑，最后变成一个隧道，形成了内外细胞层（图 A1.63C）[157]。这是一个基本的双层袋结构，很像是一只翻了一半的袜子或一个两层杯子。请注意，这个古老的类被囊形状形成了 3 个潜在的空间：

（1）内层袋里面的空间；

（2）内、外层袋之间的空间；

（3）外层袋之外的环境空间。

如果该结构的"口"是打开的，那么空间 1

和空间 3（图 A1.63C）之间就没有区别，但如果"口"是封闭的，那么两个袋子就可以分隔出 3 个不同的区域。

这个内陷导致羊膜囊及卵黄囊的产生，两个囊之间又夹了 3 层夹心，即外胚层、中胚层、内胚层（图 A1.64，请注意图 A1.62 中 A、B 两个细胞中"隔膜"的相似之处。现在婴儿将成为"母亲"蛋黄和"父亲"羊膜之间的隔膜）。与羊膜囊和羊水接触的外胚层将会形成神经系统和皮肤（因此与上文提过的"神经网络"相关）。与卵黄囊接触的内胚层将形成我们所有循环系统管道的内层，以及消化道器官和腺体（是液体血管网的主要来源）。在这两者之间的中胚层将形成所有的肌肉和结缔组织（因此是纤维网的前身），以及血液、淋巴、肾脏、大部分生殖器官和肾上腺皮质腺[157]。

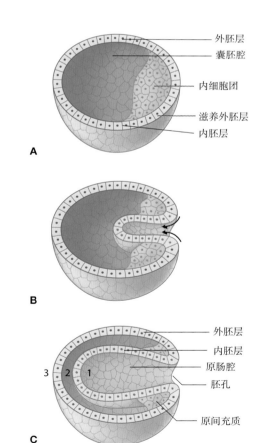

图 A1.63　胚胎的第一个至关重要的自发性行为是囊胚自己向内折叠成为双袋形式，把外胚层及内胚层连成双层膜形状。这个行为形成了第一个双层袋结构

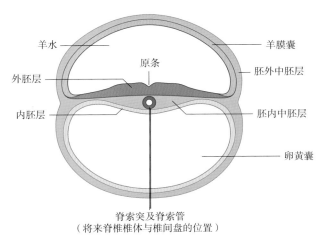

图 A1.64 原肠胚形成，是一个把胚胎由内到外的翻转行为，在羊膜囊及卵黄囊间形成了三层盘状物（内、中、外胚层）。图为横切面，这个翻转的行为会把双袋变成管状，注意其形状与图 1.31B 相似

筋膜网的形成

先暂时不讲双层袋理论，我们来看一下胚胎内纤维网的发育过程，胚胎内最初的细胞特化是一个非常重要的时刻，大约发生在胚胎形成的最初的两周内。直到此时，大部分细胞只是在彼此复制而已，差别很小。因此，空间排列并不重要。洗牌时都是相同的卡片，没有区别。在这段时间内，充斥在细胞和其细胞膜间隙连接之间的"胶水"足以保持微小的胚胎完好（见图 A1.62 和 A1.3）。但是，随着越来越多的细胞发生分化，胚胎体积以指数级增加，其折叠的复杂性也令人无法想象，因此在保持空间安排的紧凑性的同时仍然允许一定的活动性，就变得非常迫切。

让我们更仔细地观察中胚层，可以看到原条（primitive streak）下方中间部分会增厚，这里被称为脊索，它最终将形成脊柱，也就是椎体和椎间盘。在中胚层轴旁的侧面，一个特殊部分，叫作"间充质"（字面意思是中间的一团物质）[157]。间充质细胞是成纤维细胞和其他结缔组织细胞的胚胎干细胞，它们在整个机体细胞间迁移，最终存在于所有 3 个胚层（图 A1.65）中。在那里，它们分泌的网状纤维（一种未成熟的胶原蛋白，具有极细

的纤维）进入细胞间隙中[158]。这些网状纤维通过化学变化，像尼龙搭扣那样彼此紧密连接，从而形成全身性的网络——尽管此时整个胚胎直径只有约 1 mm 长。

此外，一些多潜能的间充质细胞被保留在组织内，随时准备改变自己以满足结缔组织功能的需要。如果我们吃得太多，它们可以转化为脂肪细胞来储存多余的能量；如果我们受伤了，它们可以转化为成纤维细胞以帮助伤口愈合；如果我们出现了细菌感染，它们就可以转化为白细胞来对抗感染[19]。它们是反应纤维／结缔组织系统对我们不断变化的需求的超级适应性和超级响应性的完美例子。这是一种"生命力"，但随着时间的推移，伴随疾病、长期的情绪影响、炎症、持续损害和暴食、腹泻、节食，"生命力"会被消耗殆尽。

这些间充质细胞产生的网状纤维将逐渐被胶原纤维所取代，但事实上，这是单一纤维网的起源，也是我们喜欢使用单数形式来表示筋膜，而不用复数形式的原因。为了分析的需要，我们可能会讲足底筋膜、镰状韧带、膈肌的中央腱、腰骶筋膜或硬脑膜，这些都是人为区分的，实际上整个网络从头到脚、从出生到死亡都是一个单一的整体。只有刀才可以把它们从整体中分离出来。这种纤维网随着年龄的增长而逐渐被磨损，或者因受伤而破裂，或被手术刀分割，但基本事实是，整个胶原网是个统一的整体[159]。自从创世纪以来，人类最喜欢的事

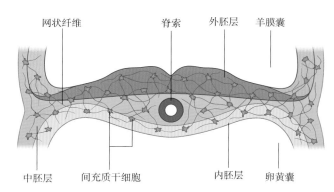

图 A1.65 轴旁的中胚层里的间充质细胞分散于 3 个胚层里，形成了网状结构，这是筋膜网络的初期形式及基底，作用是维持快速分化细胞之间的空间关系

情之一就是对整体的各部分进行命名，这的确非常有用，但我们绝不能忽视基本的整体性。

一旦形成了这 3 个胚胎层和筋膜网，胚胎就会展开壮观的自我折叠，从简单的三层结构开始，折叠再折叠以形成人体（图 A1.66A）。中胚层从中间延伸到前面，形成肋骨、腹肌和骨盆，在里面形成并支撑内胚层消化道（图 A1.66B）。它还会绕到后方，形成脊柱神经弧和颅骨，包绕并保护中枢神经系统（本章前面曾简短描述过这些腔室中的筋膜，图 A1.66C）。在折叠的最后阶段，它将两片上腭合起来。由于这是胚胎发育墙上最后一块砖，所以它下面的任意一块砖的缺少都会导致腭裂，这也解释了为什么这种出生缺陷较常见[161]（图 A1.67）。

在胚胎的边缘，间充质细胞旁，有一些胚内体腔的管状器官[162]。这条管道（有趣的是，这也是循环系统出现的第一个痕迹）沿着胚胎的两侧上行，在头部的前方会合，将来会形成胸腔及腹腔的筋膜袋。体腔管道的最顶端部分，通过矢状折叠，在面部前方通过，以心内膜和心包膜的双层袋结构包绕正在发育的心脏（图 A1.68），并且形成膈肌的中央部分。体腔管道两侧的上半部分也会向内折叠起来，以脏层和壁层的双层袋结构包绕肺（图 A1.69）。上部和下部则被膈肌的两个穹顶分开。每个管道的下部外侧部分将向内折叠，以形成腹膜和肠系膜的双层袋结构。

大脑和脊髓周围的双层袋、三层袋结构更加复杂，它们是由神经嵴发育而来，神经嵴就是中胚层"夹住"外胚层（皮肤在外而中枢神经系统在内）的区域，故而脑膜（硬脑膜和软脑膜）是由这两个胚层共同组合而成[163]。

肌肉骨骼系统的双层袋结构

我们已经对胚胎的形态发生学这一神奇的领域进行了简短介绍，现在必须回到当前的主题——肌肉骨骼系统的肌筋膜经线。

既然造物主"极其钟爱"双层袋结构，我们能否在肌肉骨骼系统内找到类似的结构呢？答案是

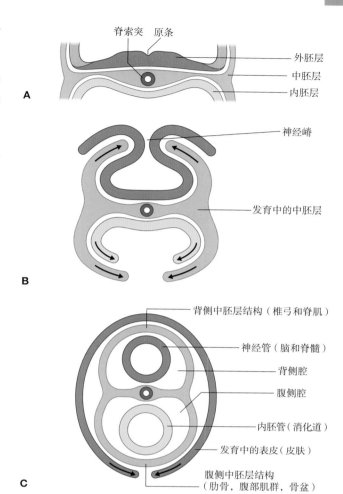

图 A1.66　3 个胚层的中间层，此处（如图 A1.64 和 A1.65）为横切面，细胞生长得非常快，以至于细胞向外环绕其他两层形成两条管道（消化道和神经管），顺带也在其外侧形成腹侧腔和背侧腔以保护它们。部分的外胚层"分离"形成皮肤——在两者之外的另一根管道

肯定的。事实上，骨骼和肌肉周围的纤维袋和包绕器官的筋膜袋，两者的包绕方式是一致的（图 A1.70）。内层袋包绕着骨骼而外层袋包绕着肌肉。

为这一想法创建一个简单的模型：想象一下，我们有一个普通的塑料袋，平放在桌上，开口端朝向我们（图 A1.71）。然后，把一些木线轴排成一列放在袋子上，接着把手伸进塑料袋里，两手握住木制线轴，现在我们有：

（1）线轴；

（2）塑料纤维的内层；

（3）双手；

（4）塑料纤维的外层。

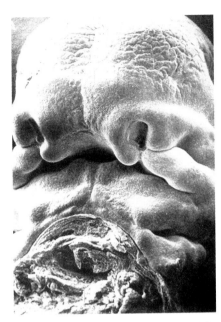

图 A1.67 胚胎发育的复杂折叠过程中，脸部及颈部上段的形成特别的精细。最后一步的折叠为两片腭的闭合，这里也是先天性缺陷经常发生的部位（经许可引自 Larsen 1993[160]）

把上面的"线轴"想象成"骨骼"，"双手"想象成"肌肉"，"塑料"想象成"筋膜"，这样就容易理解了。

人体运动系统几乎和身体上其他所有筋膜结构一样，也有双层袋的结构——尽管这只是推测（图 A1.72）。内层袋内含有非常硬的组织（骨和软骨），线轴和线轴之间的空隙被纯液体组织（滑液）相隔。内层纤维袋包绕这些组织，其中紧贴骨骼的被称为骨膜，紧贴关节周围韧带的被称为关节囊。

这些结缔组织是连续的，整合在一个完整的筋膜网里面。但是，一旦将其分开阐述，我们在概念上就将其分离了。可惜几乎每张解剖学图示都向学生强化分离这一观念。韧带周围的其他纤维组织被解剖刀小心去除，以展现该韧带形状和部位，似乎它就是一个单独的结构，并没有被视为筋膜网内袋中加厚的部分（图 A1.73）。整体上看，韧带和骨膜并不是独立的结构，而是在骨关节组织周围形成一个连续的内袋。膝关节的交叉韧带（通常被认为是独立的结构）也是膝关节囊的一部分，因此也属于这个连续性内袋。

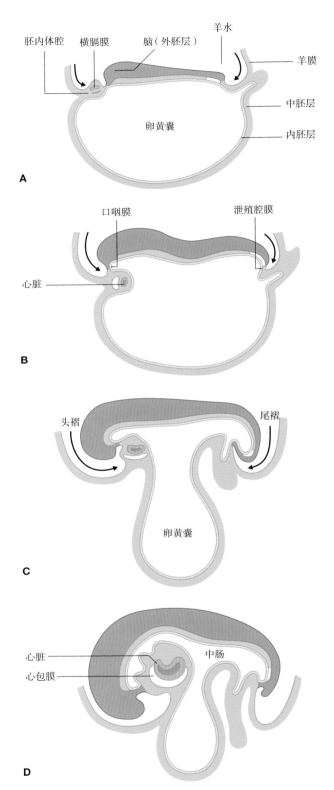

图 A1.68 4周大的胚胎矢状切面。贯穿整个胚胎的内体腔的管道被分成不同段，当头部上方的横膈膜向胸腔内折叠时，心脏被双袋包起来。类似的过程也会发生在胸腔里的肺和腹腔里的肠道（图片由 Moore and Persaud 1999 提供[125]）

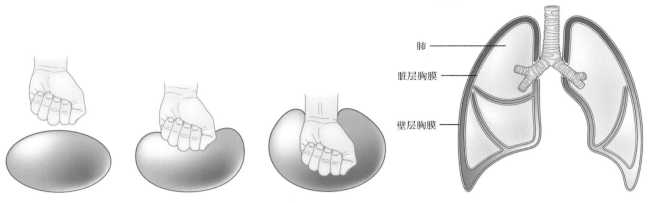

图 A1.69　虽然每个器官在成熟阶段的外形不同，但器官组织被压进气球形成双层袋囊的基本结构几乎在每个器官系统都可看到。图为肺的双层胸膜结构

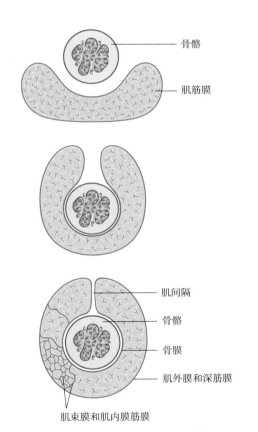

图 A1.70　我们可以想象一下，无论在胚胎学里面是否成立，骨骼跟肌肉其实都是类似的双层袋模式

外层袋里面有对化学敏感的"果冻状"纤维，我们称其为肌肉，相当于模型中的手。它能够迅速改变自己的状态（和长度），以响应来自神经系统的指令。袋子的外侧我们称之为深筋膜，模型中拇指间的双层隔膜部分被称为肌间隔（见图 5.7A）。

我们的肌腱相当于模型中从内部牵拉着线轴的手指。在这个概念中，单块肌肉只是外层袋中的一个小隔袋。外层袋被"钉在"内层袋上的部分就是"肌肉附着点"或"起止点"。由于生长和运动这些袋壁上会形成拉力线，拉力线使肌肉和筋膜具有"纹理"——经线和纬线。

此时，我们要再次提醒自己：肌肉从未直接附着在骨骼上。就像鱼在渔网中一样，肌细胞存在于筋膜网内。肌肉运动拉动筋膜，筋膜附着在骨膜上，骨膜再拉动骨骼。

人体其实只有一块肌肉，只是被分隔装在了600 多个筋膜"口袋"里（图 A1.74）。我们必须了解筋膜袋，了解肌肉周围筋膜的纹理和增厚的部分——换句话说，需要了解肌肉和它们的附着点。然而，由于附着点看起来更简单，所以诱导我们只看到了机械的一面：一块肌肉"起"于此，"止"于彼，并推测它的功能就是连接这两个点，似乎肌肉真的可以在真空环境里工作。这样的解释貌似实用，实际上却不够精准。

肌肉附着于旁边的其他肌肉，还与韧带相连。肌肉也附着于旁边的神经血管束——现代解剖学基本上完全忽视这些"附着点"。但是这里引用的研究显示了它们在我们有效评估生物力学的时候是多么重要。[5, 6, 164]

肌肉和韧带几乎普遍被当作孤立的单位来研

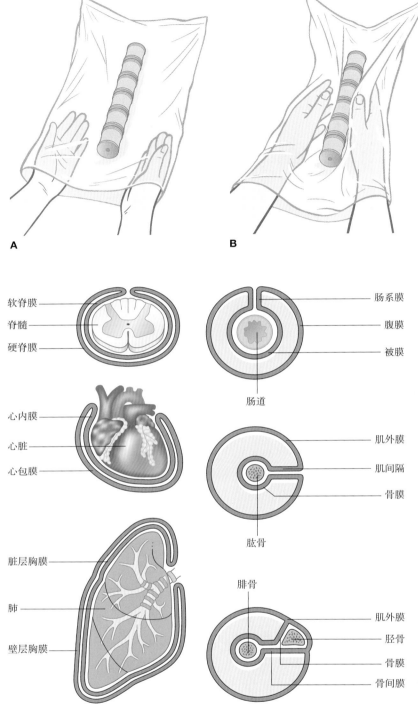

A　　　　　　　　　**B**

图 A1.71　利用一个普通塑料袋和木线轴或者类似的圆柱体，可以模拟骨骼和肌肉组织是如何在连续的筋膜"双层袋"中互动的

软脊膜
脊髓
硬脊膜

肠系膜
腹膜
被膜

肠道

心内膜
心脏
心包膜

肌外膜
肌间隔
骨膜

肱骨

脏层胸膜
肺
壁层胸膜

腓骨
肌外膜
胫骨
骨膜
骨间膜

图 A1.72　检查一下上臂和小腿的筋膜，你会发现与其他器官的"双层袋"筋膜结构有着惊人的相似

究，如同图 A1.75 那样。这种研究忽略了外侧囊袋在纵向方面的影响（这是本书的重点）和横向（局部）方面的影响（已有相关研究）[165]。现在很清楚的是，筋膜会将拉力侧向分散给相邻的肌筋膜结构；所以拉动肌腱的一端时，另一端并不一定接收到所有的拉力（图 A1.6）[166]。将注意力放在单独的肌肉上会使我们对这一现象视而不见。反思一下，如果设计一个系统来承担不断变化的压力，只用一块肌肉绝对是一个低效的方式。而利用我们前文讨论过的利用介质的黏弹性，多用几块肌肉，尽

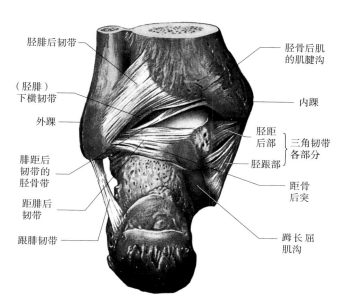

图 A1.73　我们在解剖学书中看到的被分离并详细描述的韧带实际上只是骨骼肌双层袋结构中连续的、包围性的"骨袋"组织的增厚部分（绘图的标本来自英国爱尔兰皇家外科学院博物馆，由理事会批准使用。经许可转载自Williams 1995[147]）

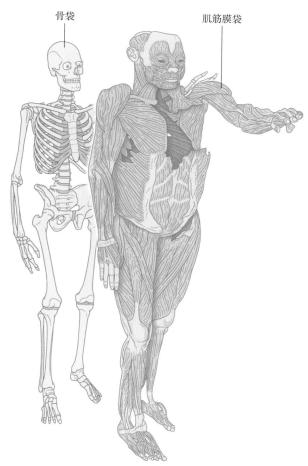

图 A1.74　解剖列车轨道是此"肌肉囊袋"中某些常见的连续性拉力线，而"车站"则是外层袋钉在关节和骨膜内袋上的部位。这张图片，参考 Gunter van Hagens 博士的 Koperwelten 项目中的塑化标本的照片重新绘制。比其他方式更清晰地显示了肌筋膜连续的特性，也证明了我们曾学的"个别肌肉与两块骨相连"为谬论（至少有局限性）。联系到本章，"内层袋"为围绕左侧骨骼的韧带床，就像我们为骨骼覆上黏紧的外套。"外层袋"是围绕（并覆盖）右侧结构的筋膜。为了与骨骼标本对照，Hagens 博士大片地移除了整个肌筋膜袋，然后又把它们组装起来。其现实效果发人深省："骨骼人"正伸手拍"肌肉人"的肩膀，好像说："别离开我，没你我就无法行动。"（原始塑化解剖是 Koperwelten 艺术 / 科学展览中的一部分。由于作品的奇妙及其思想力量，笔者毫无保留地推荐它。可以通过其网站 www.bodyworlds.com 进一步了解，或者购买其目录册或视频）

可能广泛地分配压力，就会有效得多。同样，过度关注独立的肌肉，也使我们忽略了沿筋膜经线和悬吊带存在的协同效应。

　　当应用解剖列车中的治疗方案时，我们将肌筋膜经线视为贯穿外层袋（即肌筋膜袋）的长拉力线，它们可以塑造、改变、重组、稳定和移动关节与骨骼（即内层袋）。我们将外层袋内连续的肌筋膜线称为"轨道"，将外层袋钉到内层袋的部位称为"车站"——不是终点，而是途经站点，变速点或者"刹车点"。一些肌间隔（像在西柚横切面中看到的隔膜一样由浅入深）将内、外层袋连接到一个筋膜囊中（将图 A1.70 中最下面的图与图 A1.9 中的实体图进行比较）。

　　解剖列车给外层袋的拉力线画出了导图，并探讨了如何运用这些拉力线。通过处理内层袋（如整脊、整骨和其他关节松动术）和脑膜、腹膜和胸膜等内部双层袋进行治疗，都十分有用，但不在本书讨论的范围之内。鉴于筋膜网的单一整体性本质，我们可以假设：对筋膜网内任何一个部位的治疗都可以发出信号波或拉力线，从而影响其他一个或多

个部位。正如研究人员时常在他的论文结尾所写的：还有必要做更深入的研究。

　　在子宫内被孕育 9 个月后，我们会在子宫外继续被"孕育"9 个月，这是发展运动学习的有效时间，如第十章中所述。"这一时期我们的大脑增大了 1 倍，骨骼和软骨开始变得坚固，肌肉变得有

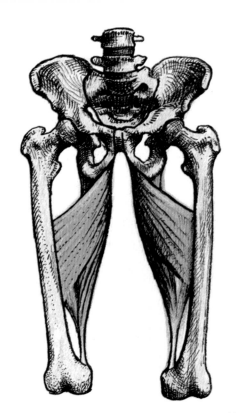

图 A1.75　比较图 9.18 和 A1.8 中活体真实的肌筋膜连续性和此处的独立单一肌肉。不论我们从这个出色的、独立的内收肌描述中学到多少东西，对于解剖中独立肌肉的常规处置都会导致"局限"思维，使我们远离综合整体思维，而后者却是动物行为的特征（经许可转载自 Grundy 1982）

力，像髂胫束和足底腱膜一样的片状筋膜被拉伸成形。

如果我们看到筋膜网的统一起源，就更容易理解筋膜网的一致性。脑膜、内脏附着处和肌肉骨骼系统周围的内外袋之间的连接——各自在更大的网络中都有自己的节奏，都有适合的治疗手法和运动。未来几十年里，空间医学的工作将是研究统一的原理和应用。

筋膜和张拉整体结构——肌肉骨骼系统是一个张拉整体结构

总结一下我们目前的观点，我们提出：纤维系统是一个全身反应性的生理网络，其重要性和范围与循环系统和神经系统相当。肌筋膜经线是非常

有用的模式，可以在纤维系统的运动部分被辨识出来。

其次，我们注意到，人体的筋膜经常使用双层袋结构（像一个自身折叠后的球）。肌筋膜经线描述了外层肌筋膜袋内的"纤维"如何连接至（所以能够移动）内层骨－关节袋的模式。

为了完成我们这幅特定的活体筋膜系统图，说明它与解剖列车的关联性，恳请读者再多一些耐心，让我们将最后一块拼图放上：从"张拉整体结构"几何学的角度来观察人体的结构。

首先说"几何学"，我们引述细胞生物学家 Donald Ingber 曾引用他人的话："本观点来自 20 世纪初苏格兰动物学家 D'Arcy W. Thompson，他引用了伽利略的话，而伽利略又引用了柏拉图的话，'自然之书也许真的是用几何文字书写的'。"[167]

虽然我们已成功地将几何学应用到了解银河系以及原子核上，但针对人体研究的几何学应用仍仅限于平面、向量和斜面，如本书第一章节所提到的、基于牛顿力学的 Borelli 的"孤立肌肉论"。虽然我们从标准的力学观点学到了很多，并且构建了当代人体运动学的基础，但是我们仍无法制造出令人信服的、人体行走的基础动作模型（参考第十章 James Earls 在这方面贡献的一些新想法）。让一个机器人下棋很容易，但让它自如走路却很难。

然而，对细胞生物学机制的新认识将会拓宽人们对人体运动学的思考，并且与古代和文艺复兴时期艺术家苦苦寻觅的人体神圣几何学和人体理想比例相关联。虽然这些研究还处于初级阶段，但本部分内容所总结的近期研究为大家展示了一个卓有成效的新方法，可以将古老的几何学应用到现代治疗上，同时展示了空间医学是如何在从分子到有机体的几个层次上自始至终地发挥作用的（图 A1.4）。

首先，从宏观层面思考人体的整体结构，然后再从微观层面思考细胞结构和细胞外基质之间的连接关系。就像前面讨论过的结缔组织的亲水纤维和疏水纤维（见上文"筋组件"）一样，两个层面实际上是无缝整体的一部分，但区分宏观与微观有助

于我们展开讨论[168]。宏观层面的讨论和解剖列车直接相关，但两个层面的讨论对于所有的手法和运动疗法都有意义。下面的讨论非常值得关注。

"张拉整体结构"（tensegrity）一词源自词组tension integrity，是由设计师R. Buckminster Fuller提出的（来自艺术家Kenneth Snelson对原始结构的发展，图A1.76）。这一词指出，结构保持完整性是因为其内部交织的总张力与相对应的总压力达到平衡。"张拉整体结构描述了一种结构关系原则：结构外形由系统自我封闭（finitely closed）而又广泛连续的张力来保证，而不是由非连续的和局部受压结构的行为来保证的"[169]。

请注意，蜘蛛网、蹦床和起重机，虽然它们都很棒，但是它们是被固定在外界的，所以不是"自我封闭"。每一个会移动的动物结构，包括我们自己，必须是"自我封闭"，也就是独立保持一体，无论你用脚站立，还是倒立，抑或在空中做后空翻。此外，尽管每个结构最终都是通过拉力和压力之间的平衡维系在一起，但根据Fuller的说法，张拉整体结构的特征是，受压局部的周围是持续的张力。你知道这听起来像什么"身体"吗？

"有许多令人惊叹的自然系统，包括碳原子、水分子、蛋白质、病毒、细胞、组织，甚至人类及其他生物，这些系统的构造都是由张拉整体结构构建的。"[167]所有的结构都是稳定性和移动性之间的妥协，稳定性的这端如同储蓄银行和堡垒，移动性的那端如同风筝和章鱼。生物结构的特性处于这两者之间，它需要满足对移动性和稳定性时刻变化的不同需求（图A1.77）。张拉整体结构具有高效性、适应性、可分层装配的便捷性，以及可以储存弹性

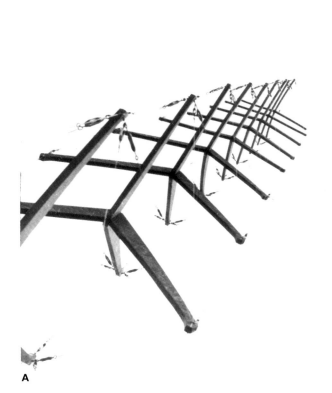

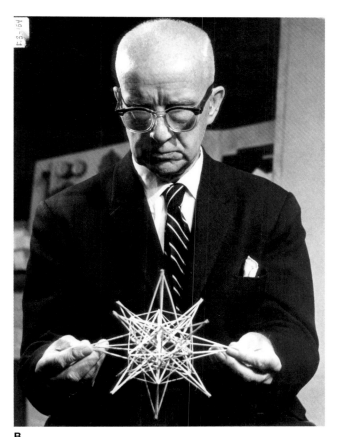

A **B**

图A1.76　A. 如这个桅杆一样，较复杂的张拉整体结构可用于再现脊柱和胸廓的构造。B. 设计师R. Buckminster Fuller 的几何模型（经许可引自 Buckminster Fuller Institute）

能量并具有纯粹的美感，这些是任何人在构建生物系统时都希望获得的[171]。

离开张拉整体结构，再怎么解释身体的运动、相互关系、反应、张力模式等，都是不完整的，并且是令人沮丧的。将张拉整体结构引入我们对人体的思考中和模型构建中时，其令人叹服的建造逻辑会引导我们重新审视对身体的认识：身体如何做出动作？如何发育？如何成长？如何行动？如何保持稳定？如何应对压力？如何修复创伤？[150]

宏观张拉整体结构：身体如何掌控张力和压力之间的平衡

在我们的物质世界中，只有两种方式提供支撑——张力（tension）或压力（compression），即支持它或悬吊它。没有一种结构是完全只依靠其中一种力就可以维持稳定。所有的结构都是在不同的时间以不同的方式混合和配合这两种力。拉力与压力之间总是呈90°：如拉紧绳子，绳子在维度

上的压力会变大（所以就会变细）；给一个柱子加压，柱子在维度上会有扩张的趋势，外围产生的张力就会增加。把这两个基本的向心力和离心力叠加起来，就会形成复杂的模式，如弯曲、剪切、扭转等。砖墙或地板上的桌子是支撑更多压力的结构（图 A1.78A）。只有当你从侧面推墙时，潜在的张力才会显现出来。吊灯、自行车轮，甚至月绕球轨道运行中，都可以观察到张力的支撑（图A1.78B）。通过观察地球上的潮汐，可以感受月球与地球之间那种无形的拉力（与重力方向相反，与地球表面成90°）。

我们身体既简单又复杂：人体肌筋膜和胶原网构成了一个连续不断的网络，该网络可以限制并调整骨骼和软骨周围的张力，还可以调节器官、肌肉，如同组织和肌肉的不可压缩的液态袋囊一样，会向外对抗该限制性张力膜。最终，我们会看到较硬的组织和一些密封的液体袋在此拉力网中"漂浮"，我们可以通过调整拉力构件来改变骨骼的错位，甚至骨骼内的张力（图 A1.79）。

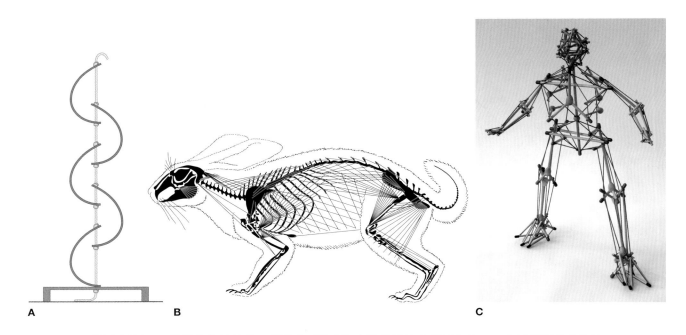

A　　　**B**　　　　　　　　　　**C**

图 A1.77　A. 类张拉整体结构。其张力"核心"由肋状结构支撑于空中。B. 兔子类张拉整体结构的重现。这是根据兔子肌肉起止点间的直线所绘制（与图 1.4A 比较）（经牛津大学出版社许可转载自 Young 1957 [104]）。C. 尝试以张拉整体结构对人体进行"逆向工程"。图中神奇的线条是由发明者 Tom Flemons 制作（B. 经 Oxford University Press 许可引自 Young 1957 [170]; C. ©2008T. E. Flemons,www.intensiondesigns.com）

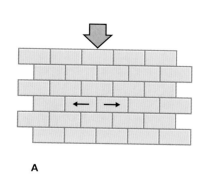

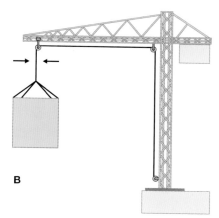

图 A1.78 宇宙中有两种方法支撑物体：张力或压力，也就是悬吊它或支撑它。A.墙壁支撑一块块叠加的砖，形成了一个连续的压力结构。B.起重机利用绳索的拉力把物体悬吊起来。注意，张力与压力永远成 90° 垂直，墙受到垂直向下压的力量时，也有水平方向的拉力，而当绳索垂直拉动物体时，也有水平方向的压力

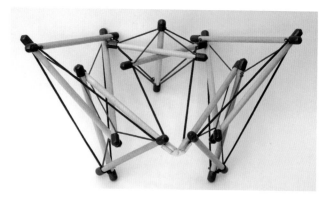

图 A1.79 一个复杂的模型展示了骨盆如何由更小的有预应力的张拉整体单元组成（图片和概念源自 Tom Flemons, www.intensiondesigns.com）

张拉整体结构是最有效的结构

图 A1.78 中的砖墙（或几乎任何城市建筑）是持续性压力结构的良好例证。最上面的砖压着下面的第 2 层砖，这 2 层砖又压着再下层的第 3 层砖，上 3 层砖又压着第 4 层砖，以此类推，到最后全部压到最下层的砖上，因此最下层的砖块一方面需要支撑上面这些压力，另一方面还要把重量传到地面。一个高层建筑，如前述的砖墙，也会受到张力的影响（如侧面承受强风的推力），因此，大多数承重砖墙需要具有更强抵抗张力的钢筋来加强。与建筑物自身重力所施加的巨大压力相比，这些张力是非常微小的。然而，很少用设计效率来衡量建筑，如不会问每千克效能如何。我们又有谁会知道自己的家有多重呢？

此外，生物结构已根据自然界筛选的严格设计而做了参数调整 [105]。对物质和能量效率的要求使张拉整体结构原则得以普遍运用：

"所有的物质都受到空间约束，无论其大小或位置如何……全三角形的张拉整体结构可能是进化选择的结果，因为它们的结构效率高——可以用最少的材料获得最高的机械强度。" [172]

张力的特性就是在两点之间的最短距离上传递，因此，张拉整体结构的弹性构件会把自己定位在最能够承受应力的位置上。张拉整体结构对于任何数量的构件都能提供最大的强度 [169]。此外，在张拉整体结构中，压力单元或拉力单元自身也可按照张拉整体结构方式建构，从而进一步提高效率和每千克效能（图 A1.80）。在宇宙中，从最小结构到最大结构，我们都可以观察到这些嵌套的层次结构 [173, 174]。

现在，我们普遍持有并广泛教授的观念是：骨骼就像砖墙，是一个连续性压力结构，即头部的重量落在第 7 颈椎上，头部和胸部的重量落在第 5 腰椎上，以此类推，直至落到双足上，双足必须承受身体的所有重量并把它传递到地面上（图 A1.81）。解剖学课堂上的悬挂骨架模型进一步强化了这一概念。依据这一理念，肌肉（或肌筋膜）悬挂在骨架这一稳定结构上，并且围绕骨架运动，就像是起重

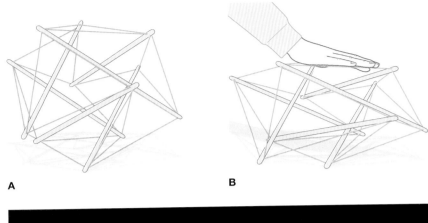

A　　　　　　　　**B**

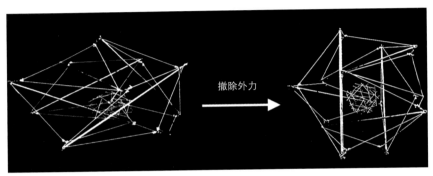

撤除外力

C

图 A1.80　A. 在名为"张拉整体结构"的课程里，压力元件（木棍）在平衡的张力元件（皮筋）所组成的连续性"海洋"里漂浮着而互不碰触。当局部受外因或外力变形，张力会分散到整体结构中，而不是在形变的局部。B. 张力会转移到张拉整体结构中的更高或者更低的层次。C. 此图是一个模型嵌套一个模型，大体代表细胞结构及其中的细胞核。我们可以看到从"细胞"外部施加或移除外力，两个模型是如何变形和复原的（图片由 Donald Ingber 提供）

机移动吊索一样（图 A1.82）。这样的力学模型适用于传统的理论，即单块肌肉在骨骼上运动，依据物理学原理将两个附着点彼此拉近，从而影响骨骼的上层结构（superstructure）。

在这种传统的力学模型里面，力量被限制在局部。如果一棵树砸到长方形建筑物的一角，这个角就会倒塌，也许不会损及结构的其他部分。而现代大部分治疗方法也基于类似的观念：如果身体的某个部位受伤了，就是因为局部受力超过了该组织承受能力，所以我们必须针对局部进行放松和修复。

张拉整体结构是个张力分配器

身体的张拉整体结构模型描绘了一幅完全不同的景象——力量是分散的，而不是局部的（图 A1.83）。一个真实的张拉整体结构是很难形容的（我们在这里提供了几张照片，建造并操控一个模型可以立刻感知其性能及其和传统结构理念的差异），但是原理其实很简单。任何一个张拉整体结构都承受着张力与压力。但是这里的压力构件是漂浮在连续的张力海洋中的"岛屿"。压力构件向外

推，而张力构件向内拉。一旦这两个力量达到平衡，结构就获得稳定。当然在人体中，这种拉力构件通常表现为筋膜，如阔筋膜或胸腰筋膜，而不仅仅是肌腱或韧带（图 A1.84）。

然而，稳定的张拉整体结构通常比连续的压力性结构的刚性更小，更有弹性。对张拉整体结构的"一角"加载负荷，整个结构（细绳和木杆）都会共同协调适应（见图 A1.80A）。负荷太大的时候整个结构会断裂——但不一定在受力点附近。因为张拉整体结构可以将力量沿着张力线分散到整个结构中，所以该结构的一些薄弱点虽然远离受力点，但也可能会支撑不住从而倒塌或崩溃。

人体分析与其类似。身体任何部位的损伤都可能由于身体其他部位的长期紧张而导致。或者因其先天薄弱，或者因之前的损伤，并不总是因为此处的局部张力。发现损伤途径并减轻疼痛部位远处的慢性张力，才能恢复系统的功能和秩序，防止未来的损伤。

因此，我们可以看到：骨骼是主要的压力构件（尽管骨骼也可以具有拉力），肌筋膜是周围的张

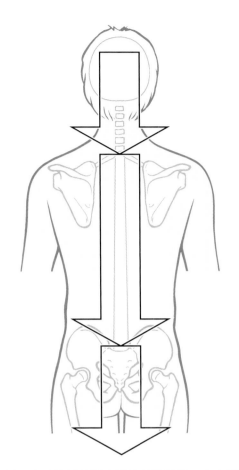

图 A1.81　由于连续的压力结构的简易性，也由于我们工作生活过程中与它们息息相关，也就不奇怪张拉整体结构的原则这么久不被重视。这张图片展示了我们熟悉的人体连续性压力模型——头的力量集中在第 7 颈椎上，上身力量集中在第 5 腰椎上，全身的重量就像叠砖般地压在双足上

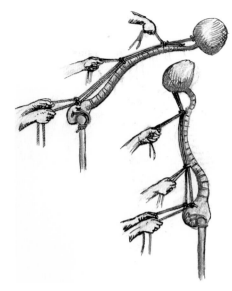

图 A1.82　竖脊肌的工作可以被看作起重机，它使头抬起来，将脊柱拉住保持其初级和次级曲线。实际上的生物力学更有协同性而非独立性，需要比传统人体运动学更为复杂的模型（经 Grundy 1982 许可后重制）

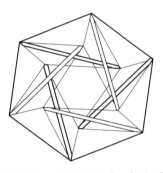

图 A1.83　张拉整体结构看似简单，但亲手制作并非易事（经 Oschman 2000 许可后重制 [41]）

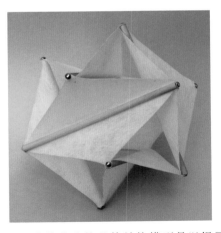

图 A1.84　大多数的张拉整体结构模型是以绳子之类的物体作为张力的元件，而这个模型（以及在人体中），张力元件是膜性的，像是气球的外皮（图片和概念来自 Tom Flemons，www.intensiondesigns.com）

力构件［虽然"大气球"（如盆－腹腔）和"小气球"（如细胞和液泡）也可以承受压力］。骨架只是一个表面上的连续性压缩结构：移除所有软组织，骨架就会散落一地，因为骨骼并没有被固定在一起，而是栖息在不稳定的软骨表面上。很明显，软组织平衡是保持我们的骨骼直立的核心要素——尤其是当我们提高重心，靠两个很小的脚掌支撑身体而摇摇晃晃地行走时（图 A1.85）。

在这个概念中，骨骼被看作是被推进软组织的"间隔物"，而肌筋膜的张力就是整个结构平衡的决定性因素（图 A1.86）。压力构件努力保持结构不倒塌，而张力构件则以特定方式使压力构件彼此相连。换句话说，如果你想改变骨骼之间的关系，只要改变软组织的张力平衡，骨骼会自己重新排列。这个例子说明针对软组织做持续的手法治疗效果较好，并暗示了对骨骼做短期、重复、高速冲击的整复有内在的弱点。人体的张拉整体结构模型更接近 Andrew Taylor Still 博士和 Ida Rolf 博士的最初设想（在他们的开创性工作中还没有）[175-176]。

即使是身体中看起来最坚固的部分——脑颅，

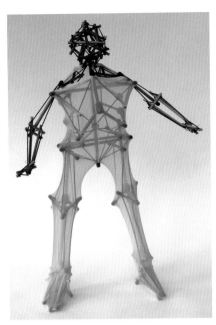

图 A1.86　部分人体在一个简单的张拉整体结构里。此结构具有弹性和反应性，很像一个真实的人，不过，与我们协调性的肌筋膜反应相比，这只是静态的结构。其中，木制骨架（骨骼）依赖于弹力绳（肌筋膜）和周围的浅表筋膜的"膜"结构的平衡。此模型的足、膝关节及骨盆对外界压力反应都很接近人体自然状态下的反应。如果我们能够把图 A1.85 的脊椎和更复杂的头骨结构（参考图 A1.88 或者浏览 www.tensegrityinbiology.co.uk）整合起来，将得到一个更接近实际的人体（图片和概念来自 Tom Flemons, www.intensiondesigns.com）

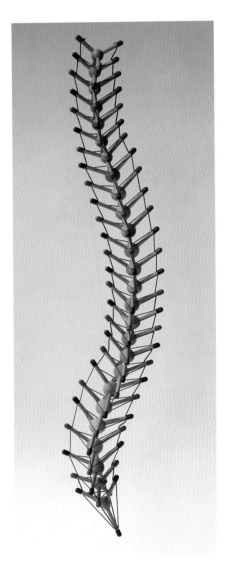

图 A1.85　这个木制的脊椎模型，棘突与横突之间都是由弹性的"韧带"作为支撑，确保每个压力单元不会相互碰触。这样的结构中，只要弹力线上的张力有微小变化，整个结构就会变形。这个简单的模型是否真正代表脊椎的机制还有争议，但是脊椎是否会以类似的张拉整体结构的方式来运动呢？（图片和概念来自 Tom Flemons, www.intensiondesigns.com）

也可以用一个有趣的张拉整体结构模型展现，这将 Wiliam Sutherland 博士的研究成果带入了此领域（图 A1.87）[177]。

以张拉整体结构视角看，解剖列车的肌筋膜经线常常（而非独有）是一条沿着拉力方向在骨骼间的外层肌筋膜上走行的连续。肌肉附着点（我们的术语称为"车站"）则是张力网络中相对独立的、把力向外推的压力性支点。本书中可见的肌筋膜经线的照片，是通过解剖刀把"车站"与其下的骨骼分开，同时保持肌肉间纤维连接的图片（图 A1.88）。我们的工作就是沿着这些线与面寻找平衡的张力，使骨骼和肌肉就漂浮于弹力平衡的筋膜中，如同 Fred Astaire 无与伦比的表演一样（图 A1.89）。

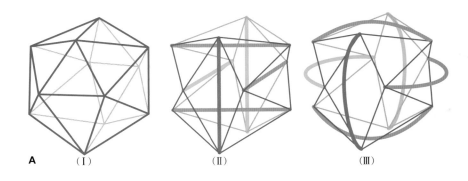

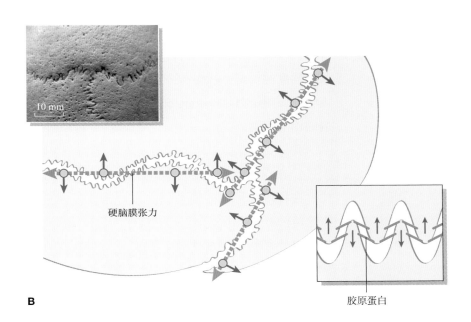

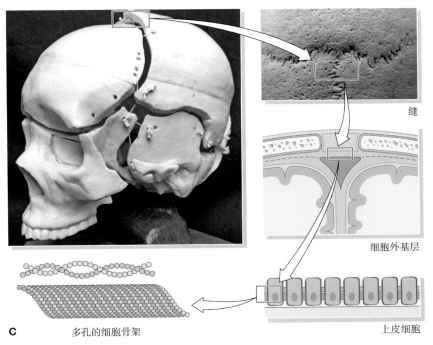

图 A1.87 这是 Graham Scarr 博士的张拉整体结构头盖骨模型。A. 在简单的单元模块，直钉可以被弯曲的钉子取代。B. 在这些弯弯曲曲的缝上，硬脊膜和骨膜使线分开，确保缝隙开放。C. 此过程是一个从整体到细胞水平的张拉整体结构。（图 A 和 B 部分经 Scarr G.A 允许，摘自张拉整体结构的颅骨模型及颅骨发育中的正常和异常特征。International Journal of Osteopathic Medicine 2008；11:80-89.）［图 C 部分经过 Scarr（2008）许可摘自复杂的组织学中的简单的几何学 Journal of Bodywork and Movement Therapies 2012；14:424-444］

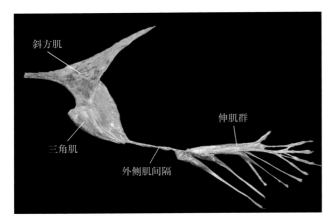

图 A1.88　通过改变解剖刀的 90°，可以清楚地展示从一块肌肉（或软组织结构）的远端到下一块，形成一个连续的筋膜张力线，可以从头和脊柱一直到手指背侧——臂后表线（参考第七章）

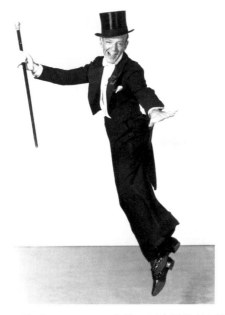

图 A1.89　除了 Fred Astaire 之外，还有谁能够更好地诠释人体的整体张拉模式所具有的轻盈的反应呢？当我们还在努力使脊柱从类似砖头的堆叠中挺直的时候，他的骨骼以极少见的平衡保持长期的"飘浮"

张力依赖结构的范围

有些学者根本不认同宏观张拉整体结构的概念，认为这是对人类结构和运动构建的虚假模型[178]。另一些人，尤其是骨科医师 Stephen Levin 博士，30 多年前率先提出了"生物张拉整体（bio-

tensegrity）"的概念（www.biotensegrity.com），他认为人体是由不同大小、层次的张拉整体结构层层套嵌起来的[172, 179-180]。Levin 断言，关节内的骨骼表面绝不可能直接碰触，即使在做关节镜治疗时的主动挤压中。尽管其他人引用的研究表明，重量确实在膝部是通过较硬的骨骼和软骨组织来传递的[181-182]。

我们需要进一步研究，以量化关节周围或者整个系统周围的张力和压力，并且看看能否利用张拉整体结构设计来分析它。显然，需要更新斜面和杠杆的传统概念，如果不进行彻底大修，至少也需要某种程度的校正。在生物力学中，越来越多的证据表明"漂浮压力（floating compression）"是一个普遍的构建原则。

我们要用张拉整体结构的视角来观察运动中的人体。在作者看来，在不同的人、不同的身体部位、在各种情况下的不同运动中，人体具有从连续收缩结构所提供的安全保护到纯粹的、自给自足的张拉整体结构的敏感平衡。我们将这种观点称为"张力依赖谱"——人体根据局部需求而采用不同的力学系统。

人们原本以为，脊柱是一个连续的压力性结构，由于违反了设计目的，才导致椎间盘突出。然而，最近的证据指出椎间盘突出更多是由于太多旋转导致椎间盘承受微拉伤，而不是由于直接的外伤压力造成的[183-184]。常识告诉我们，跳远运动员着地瞬间，完全依靠腿部所有骨骼和软骨的压力抵抗（虽然在本例中，腿部骨骼也可以被认为是"一叠砖块"，但是压力是透过体内骨骼胶原网络分配，并且以"张拉整体结构"方式往外传送至全身的软组织的）。在日常活动中，身体会采用多种结构模式，包括张拉整体结构和基于压力的结构模式[185]。

从纯粹的一叠砖块的示例到图 A1.86 中自我保持的张拉整体结构，帆船示例是一个解释"中间地带"的例子（图 A1.90）。在抛锚的时候，桅杆会自己矗立起来，但当我们"看到狂风将帆吹得鼓

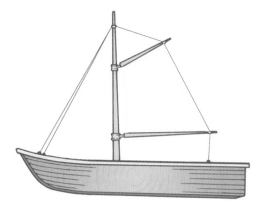

图 A1.90　帆船并不是严格意义上的张拉整体结构，但是其结构整体性在一定程度上还是依赖张力元件——侧支索、固定索、升降索、拉帆索等——提供额外的拉力，使得桅杆可以小一些

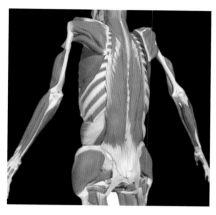

图 A1.91　同样，竖脊肌，尤其是最长肌，就像脊柱的"固定索"，它的存在可以让脊柱的尺寸变小，而如果脊柱是连续的压力结构则会很大。髂肋肌则像是帆船中的桅杆（图片来自 Primal Pictures, www. primalpic-tures.com）

胀"（引自莎士比亚，《仲夏夜之梦》）时，满负荷的桅杆必须依靠侧支索或拉索的张力来获得进一步支撑，否则就会折断。通过这些拉索，力量被分散到整个船身，因此桅杆可以做得细一点，轻一点。我们的脊柱也依靠其周围张力"绳索"（尤其是竖脊肌和最长肌）保持的平衡，以减少脊柱结构的体积和重量，尤其在腰椎部位（图 A1.91）。

　　在丹佛国际机场或者登陆 www.freiotto.com，我们可以看到 Frei Otto 结构（图 A1.92），该结构是个美丽的膜状仿生结构，其依靠张力原理，但不是纯粹的自主张拉整体结构（因为它固定在地面，并且依靠与地面的连接）。此外，以绳索和薄膜结构为标志的慕尼黑奥运会主会馆，使我们可以看到人们如何进一步探索和利用张力－压力的平衡，该平衡主要倾向于依靠张力。躯体的核心是柔软的，只有通过附着在"棘突"上的绳索并保持平衡，才能直立起来。只要绳索位置适当，牵拉绳索就可以将桅杆固定在以它为半径形成的半球中的任何一个点上。切断绳索，柔软的核心部分就掉到地上，无法再做任何支撑。髂肋肌的这种排列与 Frei Otto 中的绳索相似，如图 A1.91 所示，髂肋肌就位于竖脊肌的外缘。

　　虽然我们确信，人体的整体架构最终将完全可以用张拉整体结构的数学模型进行描述，然而更稳

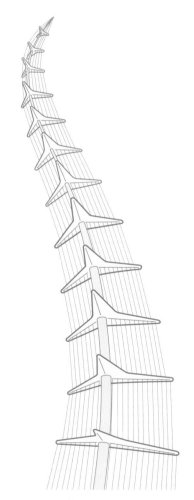

图 A1.92　Frei Otto 的桅杆更多的是依靠张力维持整体结构。其核心部分是可以弯曲的，若没有绳索拴住就会散架。靠调整绳索的松紧，桅杆可以在不同的方位下保持稳固的支撑

妥的说法是：它虽有应用潜力，但不幸的是，如上所述（见图 A1.81），它的使用效率并不高。虽然该主题仍需进一步研究和探讨，但目前可以明确的是：人体张力筋膜网是连续的并且可以拉住骨骼，而骨骼则可以向外支撑以撑起筋膜网。人体在其自身内部分配张力（尤其是长期持续的张力），使得各个组织受力均衡。临床显示，虽然其中机制不甚明确，但是放松身体某个部分的确可以改变远端组织。这一切表明，张拉整体结构即使不是构成人体首要的几何学原理，至少也是值得我们慎重考虑的内容。Tom Flemons 发明的模型（www.intensiondesigns.com 和 见 图 A1.79、A1.84~A1.86）极好地引起了我们的共鸣。这些早期的人体站立"力学图像"是人体建筑模型，但是没有复制出人体的弹力和行为动作。它们出色展现了悬吊时的内平衡，但无法做到像生物体那样自我驱动。

预应力和弹性能量储存

（筋膜弹性会在本附录中进一步讨论）每个张拉整体结构系统都储存着能量——它是系统固有的：当弹性张拉网络向中心拉时，受压的构件会有恒定的压力向外推。静态的张拉整体结构是反作用力的平衡，而不是均衡。如图 A1.80，改变张拉整体结构，额外的能量就会被储存；当撤走外力，结构回到原来的形式和力学平衡状态时，能量会被"释放回去"。

如果张拉整体结构中任何一个单元（如压力杆、弹性组织或者结合点等）断裂，其动态平衡就会被打破，结构会变形，最终要么彻底崩溃，要么找到新的平衡点。在我们身体上可以看到这样的例子：一个深达真皮的伤口，伤口会张裂开。由于切口释放了真皮和皮肤深层被抑制的张力，体液迅速弥漫并被海绵状的氨基葡聚糖吸附。肌成纤维细胞（见上面的细胞部分）必须将裂口两侧拉到一起，新的筋膜编织起来，以修复破损并再次恢复动态平衡，使基质吸收体液并减少肿胀，最终平衡周围胶原网状的环向拉力。身体组织的相对水合作用，尤

其是间隙基质的相对水合作用，是由这些向心力与离心力之间的平衡来决定的。

要将这些张拉整体模型应用到运动和不同的负荷中，我们需要做更多的调整。松散的张拉整体结构具有"黏性"——容易变形，流体形状易变，给予一定负荷就会倒塌。当拉紧张力膜或绳索（尤其是全面均衡地收紧时），结构会变得越来越有弹性，甚至接近刚性，产生类似圆柱的抗压性。换句话说，增加预应力就增加了结构承受负荷而不变形的能力。

如 Ingber[119] 所说的那样："任一构件的张力增加，都会导致结构中所有构件的张力增加，即使位于结构的对侧也一样增加。"当局部受到压力时，张拉整体结构模型中所有相互关联的构件都会重新调整自身。并且随着施加压力的增加，会有更多的构件来到受力部分的方向，导致该材质出现线性硬化（虽然以非线性方式分布）（图 A1.93）。

这自然让人联想到本章开篇时谈到的纤维系统对拉力的反应。取一团松散的棉花，轻轻地拉它的两端，就可以看到这些原本多方向排列的纤维沿着我们手指拉动的方向重新排列，直到线性排列的纤维绞缠住时，拉伸会突然停止。当有额外的张力时，人体纤维也会做出类似的反应，就像一个张拉整体结构或中国式翻绳（Chinese finger puzzle）。我们可以继续牵拉，克服这些约束力，将棉球或翻绳拉成两半。当这种情况发生在体内时，就是筋膜损伤。

换句话说，张拉整体结构表现出弹性，如果逐步增加负荷至破裂点或崩溃点，它会变得更坚硬。如上所述，如果一个张拉整体结构预先加载负荷，特别是通过收紧张力构件（"预应力"），该结构就能够承受更多的负荷而不变形。由于"预应力"的可调整性，以张拉整体结构为基础的生物结构能快速、轻松地变硬（肌肉收缩），用以承受更大的负荷压力或冲击而不变形，同时可以快速卸载压力，故而使整个结构异常灵活，对较小的负荷响应更灵敏（图 A1.94）。

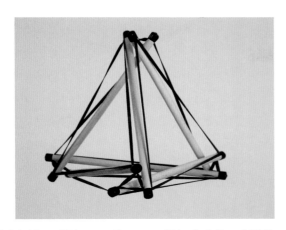

图 A1.93　对图 A1.80 和 A1.83 稍加改动的二十面体——将木钉末端沿着橡皮筋的方向滑动就会轻微缩短四面体，这更接近人体的实际情况。这种模式下，"肌筋膜弹力带"向近似平行于"骨钉"（像肌肉的运动，特别是四肢上）的方向运动。顶点附近的短弹力带作为一种"韧带"保持木钉 / 骨骼接近但不接触，很类似 Fuller 所称的"固定接触（locked kiss）"。人的骨头（除舌骨和一些籽骨外）并不是孤立地漂浮着；与图 A1.80 和 A1.83 理想化的完全自由的张拉整体相比，该图中木钉 / 骨骼的运动是有限的。给该模型施加外力就可以理解为什么很多冲击伤会导致韧带损伤而不是肌肉损伤

这就产生了在高负荷可预测情况下（如举重、搬钢琴等）的"筋膜紧绷策略"和低负荷不可预测情况下（如跳过小水沟、打乒乓球等）的"神经肌肉控制策略"[187]。（高负荷和不可预测性是导致损伤的原因。）

我们已经描述了肌筋膜系统在应对压力或者预备应对压力时的两种方式：①明显和快速的压力——在神经系统的控制下，肌肉组织在筋膜网内快速收缩，对某个部位或者筋膜线产生预应力；②长期的压力导致周围的细胞外基质重塑，增加有需求部位的基质（图 A1.94）。肌成纤维细胞收缩是一种中间方法，可以给筋膜增加少量的预应力[154, 188]。

我们已经讨论过肌成纤维细胞的独特作用，它是从"组织 – 骨骼"的宏观张拉整体结构到细胞骨架的微观张拉整体结构的一个完美过渡，这是我们下一个，也是最后一个将深入讨论的筋膜主题。

生物力学的自动调节——微观张拉整体结构：细胞如何平衡张力和压力

迄今为止，我们一直在宏观层面上讨论张拉整体结构，因为它和我们的解剖列车模型有关。在讨论肌纤维细胞时，我们看到了细胞内部结构如何与细胞外基质的宏观结构相关。张拉整体结构的几何观点最近得到了广泛的支持，现在被称为机械生物学，与各种类型的运动训练和手法干预有关。谈张拉整体结构之前，我们先在显微镜下再次观察筋膜。在这里，我们发现了一组新的联系，意外地瞥见了运动和重新归位对细胞功能的影响，包括表观遗传学表达。

在这本书的基础上，请原谅我们要保留关于肌成纤维细胞的部分内容，多年以来，我在教学中都会讲：细胞"漂浮"在我们已经描述过的细胞外基

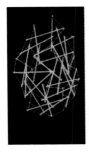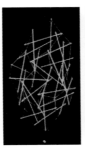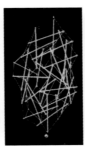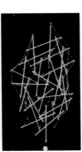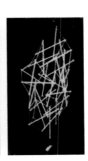

图 A1.94　给一个张拉整体结构施以"预应力"，也就是预先施加特定的压力，可以注意到：①不论是压力性还是张力性，许多元件都沿着拉紧的方向排列；②这个结构会变得更结实——在不产生形变的情况下，预备承受更多的负荷（图片经 Wang et al. 1993 许可后重制[186]）

质中。我会说："医学专注于细胞内的生物化学，并已经取得了巨大的成就，而手法和运动治疗师则专注于细胞之间发生的事情。"细胞可以被看作是一个"充满水的气球"，细胞器漂浮在气球中，就像细胞漂浮在细胞外基质中一样。

这项新研究（主要是波士顿儿童医院的 Donald Ingber 博士和他的团队）已经把所有分离的理念都彻底打败。现已明确：在细胞内有一个结构严密而活跃的"肌肉骨骼系统"，称为细胞骨架，每个细胞器都附着在它上面，沿着它运动[189]。细胞骨架的命名有点瑕疵。因为它还包含肌动蛋白分子，可以收缩并产生力，作用在细胞内、细胞膜上，或（正如我们在肌成纤维细胞上看到的一样）通过细胞膜到达周围的基质。所以这个细胞骨架和肌肉骨骼系统或肌筋膜系统是平行的。这些机械上活跃的连接（抗压的微管、拉力性的微丝和纤维间的元素）几乎运行于每个细胞和细胞外基质中，这种相互激活的关系永远终结了独立细胞漂浮在"死亡"的结缔组织产物海洋中的观点。

我们已经知道细胞膜的磷脂"双层袋"上镶嵌着球状蛋白，它们给细胞内外提供受体的结合位点和离子通道。许多非常特殊的化学物质可以与之结合，以各种方式改变细胞的活性（见图 A1.60）。Candace Pert 的大作《情绪分子》（Molecules of Emotion）使得"内啡肽"这个名词变得家喻户晓，他的研究证实了上述的连接：细胞外的化学物质结合到这些跨细胞膜的受体上，从而影响细胞内的生理活动[190]。

黏合素（adhesome）

有项新发现跟我们现在的工作高度相关：即细胞膜上除了一些化学受体，还有些跨膜球蛋白〔是一个被称为整联蛋白（integrins）的化学物家族，包括选择素（selectins）、钙黏素（cadherins）和许多新增的黏合素〕是机械感受器，它们传递从细胞周围（即细胞外基质）到细胞内部，甚至到细胞核的拉力和压力（图 A1.95）。所以，除了化学调节之外，我们现在要增加细胞力学调节这一概念。

到 20 世纪 80 年代初，科学界已经认识到基质物质和黏附基质蛋白是连接到细胞内的细胞骨架系统上的[189]。该连接是从细胞核到细胞骨架，再到膜内的局部粘连分子（focal adhesion molecules），然后穿过含有整联蛋白和其他跨膜连接物的细胞膜，经由多糖 – 蛋白质复合物[191]和蛋白多糖（如纤

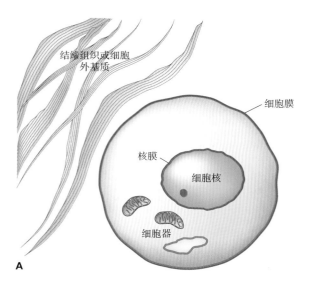

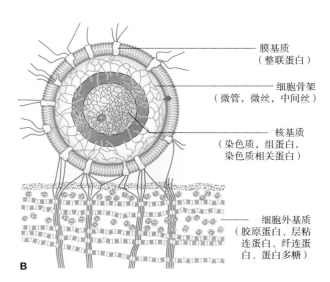

图 A1.95　从两方面来看细胞跟周围的细胞外基质的关系。A. 传统观点，每个成分都有其自主性。B. 当今的观点认为，核质、核膜及细胞质骨架通过整联蛋白和层粘连蛋白与周围的细胞外基质相连接（经许可转载自 Oschman 2000[41]）

维连接蛋白）连接至自身的胶原网（图 A1.96）——这种连接在肌成纤维细胞内异常牢固，通常由细胞内连接至基质，但同样的力学调节过程会延伸到每个细胞，通常由外及内：不论怎样，细胞外基质的机械环境中，运动可以对细胞的功能产生或好或坏的影响。

很明显，某种细胞粘连是非常必要的，可以将身体各部位黏在一起，但"黏合体"内机械信号（现在称为机械传导）的强度和重要性也在多种疾病中发挥重要作用，如哮喘、骨质疏松、心脏衰竭、动脉粥样硬化、脑卒中及明显涉及力学的疾病，如腰痛和关节痛[192]。潜在的影响还包括，力传导有助于引导胚胎发育和成熟，包括血液凝固、伤口愈合和消除感染等[167, 193]。

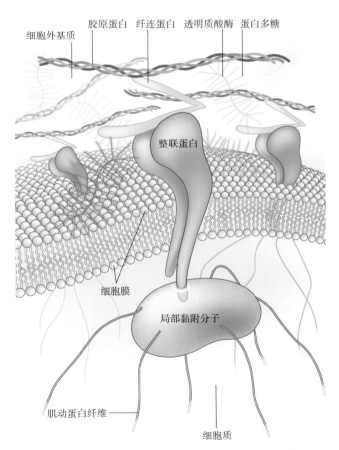

图 A1.96　整联蛋白漂浮在磷脂质的细胞膜上，像魔术贴一样连接图 A1.95 中介绍的细胞内成分及细胞外基质中的细胞外成分

例如：

"有一个关于基质成分和乳房上皮细胞之间相互作用的研究，戏剧性地展示了周边黏着物对完整细胞功能的重要性。上皮细胞一般形成皮肤和大多数体腔的内层；它们通常在一种叫作基板（basal lamina）的特殊基质上单层排列。特定的上皮细胞沿着乳腺排列，并根据激素的刺激来分泌乳汁。如果我们把小鼠的乳房上皮细胞取出来并放在实验室培养液里培养，它很快会失去常见的立方形状及分泌乳蛋白的能力。但是如果让它在层粘连蛋白（基板中的基本黏附蛋白）中生长，这些乳房上皮细胞就会恢复常见的形状，形成基板，并形成类似乳腺的结构来分泌乳汁。"[194]

换句话说，细胞外基质的机械感受器和蛋白质都是通过细胞表面的整联蛋白连接到细胞中，形成一个通信系统。这样的连接可以改变细胞与细胞核的形状（见图 A1.80C）及其生理特性。细胞会如何应付其周围的力学改变呢？

"细胞的反应取决于细胞的类型、当时的状态和基质的特定成分。细胞的反应有时候是改变形状，有时候是迁移、增生、分化或者更加巧妙地改变其活动。通常，各种变化是由基因活动的改变引起的。"[194]

这些像弹簧一样的"机械分子"把信息从基质传入细胞，改变基因表达或新陈代谢，并且如果合适的话，这些信息还可以从细胞传回到基质。

"我们发现，当我们增加对整联蛋白（穿过细胞膜并连接细胞外基质和内部细胞骨架的分子）施加压力时，细胞的反应是变得越来越硬，就像整个组织一样。

此外，通过改变细胞骨架内的预应力（如改变可收缩微丝的张力），就可以使得活细胞变得僵硬或灵活。"[167]

细胞外基质和细胞内基质之间的实际连接力一般是由无数的弱连接实现的（就像尼龙搭扣一样），而不是只靠几个强大的连接。然而，肌成纤维细胞是个例外，靠的是强力连接。这些局部粘连点和外部整联蛋白的结合会根据环境的变化做出反应，如当细胞迁移时，它们会在受体点快速地连接或断开[195]。Pert 的研究指出，细胞表面的化学受体会参与新陈代谢，对它们施加压力并不能有效地在细胞内传递力。传递局部拉力和压力的工作只能由整联蛋白来完成，这一点"在动物体内的任何一种细胞上"都有体现[167]。

这让我们对生物力学、知觉和健康之间的关系有了一个全新的认识。细胞并不是独立的"孤岛"漂浮于细胞间基质的"死海"中。这些细胞不仅与基质相连，而且在基质内活性很强，这些基质反应灵敏、积极应变，经由多种连接与细胞进行有意义的沟通（见图 A1.95B 和 A1.96）。

该连接通过整个身体的张拉整体结构的几何学联系，不断地改变以回应细胞的活性变化、身体的活动（如沿着纤维基质的力学传达）和基质本身的状态[196]。

微观张拉整体结构和理想的生物力学健康

细胞看起来就像有机体一样，是一个可伸缩的活性系统，进行组装、运作和维护自身稳定。它们通过张力信号，借助黏附分子和局部环境进行沟通并移动。肌肉－筋膜－骨骼系统作为一个整体，主要以张拉整体结构来发挥其功能。Ingber 指出："只有张拉整体结构才能够解释你每次移动手臂时，皮肤如何延展，细胞外基质如何伸展，细胞如何变形，以及构成细胞内部框架的那些相互连接的分子是如何感受拉力的——所有这些都不会断裂或中断。"[167]

基质、受体和细胞内的结构，这三者组成了我们"空间上的"身体。虽然这项研究已经绝对证明了其生物反应性，但是我们仍然有疑问：该系统是否如本章之前所假定的那样，真的"有意识"？是否只有通过肌肉和纤维间隙的神经牵张感受器和肌梭，我们才能感知该系统的运转？

任何一种结构性干预治疗方法都是通过这一系统来发挥作用的，它可以改变人体内无数张拉整体结构之间的力学关系，将我们的动觉和细胞与基质之间的动态互动联系起来。

对整联蛋白的研究刚刚开始为我们展示"空间医学"的肇端和空间健康的重要性：

> "为了进一步研究其可能性，（我们团队的研究人员）设计了一个方法以操控细胞的形状和功能。他们把活细胞放置在由细胞外基质组成的、微型粘连'岛'上，强迫它们变成不同的形状，如球形、扁平形、圆形、方形等。每个小'岛'的表面涂上了一层类似不粘锅涂料特氟龙（Teflon®）的物质，使细胞无法与其粘连"。[194]

通过简单地改变细胞的形状，可以在不同的基因程序内切换细胞。被拉长或被压扁的细胞会变得更倾向于分裂，而被阻止扩展的圆形细胞会激活自杀性凋亡基因。当细胞没有被过度延展或限制时，它们的能量就不会用在分裂或凋亡上，而是会根据组织的特定形式来分化自身：毛细血管上皮细胞会形成中空的毛细血管；肝细胞会合成血液需要的蛋白质等。

因此，机械信号会和化学信号结合起来，告知细胞和细胞骨架该做什么。细胞表现扁平是由于其细胞骨架过度延展，所以它们会感觉需要更多的细胞以覆盖其周围基质（如修复伤口），并且需要分裂细胞。细胞表现圆形和来自四周的压力表明有太多的细胞来争夺基质内有限的空间，并且细胞增殖太多；所以一些细胞必须死掉以避免形成肿瘤。如果在两极之间，处于"宜居带"上，那么"刚刚好"的张力环境中会使组织形成并维持正常的功能。理解了这种转变是如何产生的，可能会带来癌症治疗和组织修复的新方法，甚至可能产生人造的组织替代物[196]。

新的力学均衡

这项研究为我们指明了方向：不能只盯着局部组织的疼痛，还要整体考虑压力和拉力在全身的分布[196]。如果每个细胞都有一个理想的力学环境，那么人体就会有一个理想的"姿势"。由于先天、后天及个人使用等因素的影响，每个人的理想姿势会略有不同。在理想姿势下，身体的每个细胞都会达到力学平衡，实现最佳的功能。这使人们对过去"理想"的人体比例的研究进行了反思，从而产生了以科学为基础的新理念。这种理想不是建立在几何比例上或乐曲的协调上，而是建立在每个细胞理想的力学"家园"上。

因此，使肌筋膜经线，甚至整个胶原网达到力学平衡对于健康（包括细胞健康和整体健康）具有深远的意义。"很简单，张力沿着张拉整体结构传递，可以将力分配到各个彼此相连的部分，同时，也可以从力学角度连接或'调整'整个系统。"[196]

对于手法治疗和运动治疗，调整整个筋膜系统对于维持免疫系统健康、改善生理功能、预防未来的损伤以及形成自我意识和个人的整合性都具有长期的影响。当寻求张力平衡时，我们更伟大的目标是使人体肌筋膜经线像琴弦或帆船绳索那样达到力学均衡，同时使得动作协调、关节活动范围正常并且减轻疼痛（见图 1.1）。

然而，事实上，每一个细胞都会参与到我们所谓的"张力场（tensile field）"中（也可参阅附录四）。本研究想阐明的是当细胞对于空间的需求被限制时，细胞就会发生一系列代偿性移动，如果代偿仍然无法恢复其空间排列，细胞的功能就会受损（compromised）。[28]虽然我们建议使用客观评估张力的方法，但是经验丰富的治疗师用双手或眼睛就可找到张力失调或张力过高之处。一旦发现，就可以考虑各种治疗方法，然后找到合适的方法去释放存在的机械应力。

自我调节的力学体系

人体必须持续不断地释放和分配张力。人们最近发现并描述了这一机制——即结缔组织内神奇的碎形适应系统（fractal adapting system）。在筋膜世界里，我们必须要分享法国手整形外科医师 Jean-Claude Guimberteau 著作中的真知灼见和美丽的图片[24, 197]。这些图片显示了活体内的微观张拉整体结构与宏观张拉整体结构（这是一种人为的区分，因为张拉整体结构在不同的水平上是无缝衔接的）的相互联系（图 A1.97）。

本书的许多描绘，无论是言语描述还是视觉展示，都是来自实验室的研究或尸体解剖。而本部分的图片是在手术期间征得患者同意，在活体内拍摄的。这些图片清楚地展示了正常筋膜的健康功能，揭示了一个令人震惊的新发现——筋膜层是如何相互"滑动"的。

手的筋膜层（特别是在腕管内的肌腱）比起其他组织表面，需要有更多的滑动。这就可以理解为什么 Guimberteau 这样的手整形外科医师会在这个问题上找到更精确的答案。想要动作不受限，每层筋膜间就必须可以滑动。然而，在进行解剖时，人们无法观察到筋膜面彼此间的自由滑动；相反，我

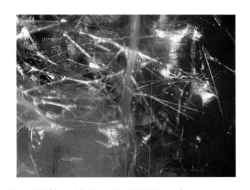

图 A1.97　活体的结缔组织网照片，由 J. C. Guimberteau 博士提供。它显示了微液泡滑动系统的多边形架构——在这张图中类似骨骼的骨小梁。我们可以看到微血管是如何被维持在有延展性的结缔组织网络中的（经手整形外科医师 J. C. Guimberteau 博士许可使用，Endovivo 出品）（参考 DVD：图片来自"*Strlling Under the Skin*"及其系列 DVD，参见 www.anatomytrains.com）

们能看到要么是纤细的筋膜"绒毛（fuzz）"，要么是浅层筋膜与深层筋膜之间牢固的连接点，和肌外膜周边一样[198]。这倒是符合本书所倡导的"筋膜一体化"主旨，但是我们不由得产生疑问：究竟是什么造成了筋膜网内的"自由"移动（图 A1.98）。

现代解剖学通常认为：腕管内肌腱和足踝周围小腿肌腱的运动，是由于具有特殊的腱鞘或肌腱滑囊，它们在解剖学图谱中（如《奈特解剖学》[120] 或者《格氏解剖学》[147]）通常被画成蓝色。Guimberteau 博士把一台摄影机放入这些所谓的滑囊系统中，得到了一个惊人的发现：肌腱与其周围组织的连接是连续不断的！这一发现不仅适用于手部，而且适用于人体许多疏松组织的间隙部位。运动的需求与保持连接的需求之间必然有一场战争，这场战争通过一系列不断变化的、碎形分隔的多面体气泡来解决。Guimberteau 博士将这些气泡命名为"多微液泡胶原吸收系统（multimicrovacuolar collagenic absorbing system）"[24]。

这些气泡的表面由弹性蛋白和 I 型、II 型、III 型、IV 型胶原组成。气泡内含有 80% 的水、5% 的脂肪和 15% 的亲水性蛋白多糖。糖－蛋白混合物（糖胺聚糖）的蕨状分子充斥其间，将微气泡的内容物转变为微黏的果冻状。当两个筋膜层的任何一面发生移动（如肌腱和屈肌支持带），这些气泡就会相互滚动并滑动，像肥皂泡那样分分合合。从数学的角度来看，"混乱"中隐藏着一种复杂的秩序。这种潜在的秩序允许筋膜网内所有的组织被血管化（故而被滋养和修复），无论它向哪个方向延伸，都有营养供给（图 A1.99）。

这样的组织结构在人体内随处可见，不仅仅是在手腕部。无论何时，在没有浆膜的情况下，筋膜表面需要相互滑动时，这种蛋白多糖－胶原蛋白凝胶气泡使皮肤和皮下组织之间、肌肉之间、血管神经之间以及所有邻近结构之间可以做微小而必要的

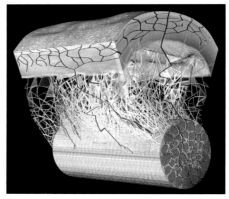

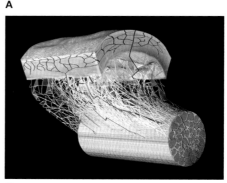

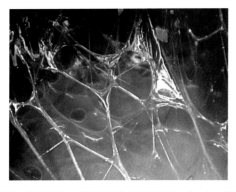

图 A1.98 "原纤维由胶原蛋白及弹性蛋白构成，限定住互相交叉的微液泡。微液泡中充满了由蛋白氨基聚糖组成的亲水性胶质。"静态的照片无法表达这些微气泡的多泡性和多形性，它们互相滚动、可以伸缩、变形、扭转、分散。J. C. Guimberteau 综合了张拉整体结构的几何模型和另一个法国人 Jean-Pierre Barral 提出的内脏推拿的压力系统概念。皮下的此系统对各种力做出反应——张拉整体结构，优化空间使用（紧密排列）、渗透压、表面张力、细胞黏度、重力等。这个胶状、有弹性且中空的微丝会与液泡相互影响，产生随着外界牵引或动作而改变的绳索与风帆。胶性的蜂窝状网络建构了全身的自适应系统，使得大的随意运动下还有无数微小运动（图片及引处来自 Promenades Sous La Peau. Paris: Elsevier; 2004. 经手整形外科医师 J. C. Guimberteau 博士的许可，Endovivo 出品）

图 A1.99 从表皮到肌腱的"微液泡胶原吸收系统"在筋膜平面之间是连续的，是一个多边形泡沫样的结构，既支撑着供养肌腱的血管又能多向滑动（经手整形外科医师 J. C. Guimberteau 博士的许可，Endovivo 出品）

滑动，自动适应多种作用力。这种结构几乎存在于人体的任何部位；张拉整体结构分分秒秒都在运转。

这些图片几乎不需要补充说明，其本身就已经说明了一切。如果你需要看动态的，可以登录 www.endovivo.com 和 www.anatomytrains.com，观看 J. C. Guimberteau 博士的相关视频（静态图片不能展现这些微液泡和微小梁如何改变自身以适应内外运动所施加的作用力）。图 A1.97~A1.99 显示了小梁的"支柱"（实际上是液泡边界的一部分），它将胶原纤维和黏稠的黏多糖结合起来，自发地改变节点，破碎并重组，或弹回原来的形态。在静态的图片中，我们也无法看出这些黏性条索是中空的，液体在这些竹管样的构架中流动（可能就是间质内的导管，见前文关于筋膜内液体运动的内容）（图 A1.100）。

J. C. Guimberteau 的研究结果将宏观和微观层面上的张拉整体结构整合在一起。它展示了整个生物系统是如何围绕着一个"压力球"而构建的，这个概念也常见于颅骨整骨术和内脏手法。它表明了一个机制：即使是轻触皮肤也能深入到达身体的内部结构。它展示了人体是如何经济地使用材料，并制造出了一个不断变化的自我调节系统。

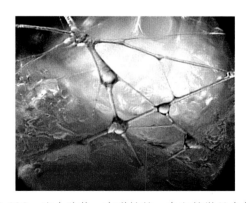

图 A1.100　这个胶状、有弹性的、中空的微丝会与液泡相互影响，形成随着外界每一个牵引或动作而改变的"绳索"与"风帆"。再一次强调，静态的图片无法表达这种普遍存在的组织的动态性和随时变化的特征。胶性的蜂窝状网络建构了全身的自适应系统，使得大的、随意的运动下还有无数微小运动（经手整形外科医师 J. C. Guimberteau 博士的许可，Endovivo 出品）

生物力学的自我调节

关于科学方法，笔者还有最后一点个人提醒：不要简单地观察，而要带有理解地观察，才能有重大发现。笔者和许多科研人员在解剖组织时都看到了这些微液泡。在阿尔卑斯的课堂上，每逢逾越节宰杀羔羊时，我们都在其变成晚餐之前先进行解剖。多年来都观察到了在皮肤和深层筋膜之间以及其他蜂窝组织内存在这些气泡，但是却没有对此进行相关思考，只是武断地认为这是羊组织的死亡过程或者暴露在空气中的后果。图 A1.101A 是一张新鲜组织解剖的显微照片，拍摄于笔者接触到 J. C. Guimberteau 博士的研究的 6 个月前。这张照片是一个视频短片中的截图，在短片中，我们只观察筋膜纤维和基质的行为，完全忽视了组织样本中微液泡的作用，再一次将其视为不重要的存在从而忽略了（图 A1.101B）。

总之，我们可以看到：在多变的黏性水合糖蛋白凝胶中，全身性的多变弹性纤维网将 70 万亿个细胞结合在一起，构成了"我们"。这些细胞被引导至相应的部位，延展（或不延展）为适当的形状，而这种形状可以决定它们的后天功能。从液体流动力到重力，这些内源性和外源性的作用力使得张力环境不断地改变。

这种景象（不是空想，是我们现在所能理解的生理学）远远超出了公众对"筋膜"的了解（"哦，我知道筋膜，我锻炼后会用泡沫轴放松它们。"）——我们需要一个全新的术语来全面理解它。如上所述，J. C. Guimberteau 称其为"多微液泡胶原吸收系统"。Bordoni 称其具有"内部网络的快速适应能力"[199]。我们则称其为生物力学自我调节系统（biomechanical auto-regulatory system，BARS）。因为它是从"筋膜系统"这个术语中延伸出来，与细胞的每个基因程序相关。最终叫什么都无关紧要，当我们将每个细胞内的机械力连接到有机整体时，这一人类生理学的新领域有可能将物理治疗、体育教育、运动表现，以及心理学和医学的元素结合

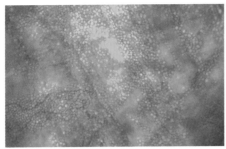

A

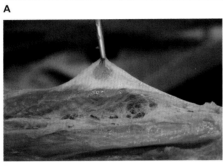

B

图 A1.101　A. 嵌在胶状蛋白氨基聚糖内的微液泡，中间有毛细血管通过。这张图片是显微镜下新鲜人体组织的切片，由笔者在了解 J. C. Guimberteau 研究内容的数月之前所拍摄。当时我们并不知道我们在观察什么东西，但现在回头看，却十分重要（照片由 Eric Root 提供）。B. 在新鲜的动物解剖中肉眼就可看到类似的气泡，或者如同这张照片，在防腐处理的尸体上也偶见。再一次强调，在接触 J. C. Guimberteau 的工作之前，我们都把这些气泡当成是死亡的产物或者解剖时组织暴露的产物，因而并未认识到我们所见之物的重要性

起来。

　　当然，BARS 是在神经系统的帮助下工作的，但是它有许多调节功能，这些功能超出了人类神经系统的注意范围，比其更快，甚至神经系统都没有意识到。黏性构件的作用就像一个缓冲器，一种非牛顿流体，可以吸收和消散快速的力量。例如，我们已经注意到的，指骨间关节中的滑液在接球的瞬间实际上是"固体"的，而 1 秒后，把球拿在手里扔回去时，它又变成液体的。凝胶样的物质可以自由灌注到细胞内，并维持适合组织的水合程度。纤维构件维持整体形状和组织的位置[200]。在健康的人体中，它们作为一个设计极其良好的生物力学调节系统一起工作。

　　未来几十年，研究人员和临床工作者面临的挑战是如何整合这些全新的观点，即我们的细胞是如何结合并调整的，从细胞核内的遗传物质一直到整个生物的整体水平是如何无缝衔接的。我们在训练、康复和体育方面的全方位实践（我们称之为"空间医学"）将会得到提升，并和这种模式相匹配，所有身体可动的物种研究都会因此受益。

参考文献

1. Vleeming A, Stoeckart R. The role of the pelvic girdle in coupling the spine and the legs: a clinical-anatomical perspective on pelvic stability. In: Vleeming A, Mooney V, Stoeckart R, eds. *Movement, Stability, and Lumbopelvic Pain, Integration of Research and Th erapy*. Edinburgh: Elsevier; 2007.
2. Vleeming A, Pool-Goudzwaard AL, Stoeckart R, et al. The posterior layer of the thoracolumbar fascia: its function in load transfer from spine to legs. *Spine*. 1995; 20:753.
3. Lee DG. *The Pelvic Girdle*. 3rd ed. Edinburgh: Elsevier; 2007.
4. Busquet L. Les chaîes musculaires. In: Frères M, Mairlot MB, eds. *Maîres Et Clés De La Posture*. Vol. 1–4. Paris: Frison-Roche; 1992.
5. Huijing PA. Intra-, extra-, and intermuscular myofascial force transmission of synergists and antagonists: eff ects of muscle length as well as relative position. *Int J Mech Med Biol*. 2002; 2:1–15.
6. Van der Waal JC. The architecture of connective tissue as parameter for proprioception–an often overlooked functional parameter as to proprioception in the locomotor apparatus. *Int J Th er Massage Bodywork*. 2009; 2(4):9–23.
7. Margulis L, Sagan D. *What Is Life?* New York: Simon and Schuster; 1995:90–117.
8. Guimberteau J. *Strolling Under the Skin*. Paris: Elsevier; 2004.
9. Williams P. *Gray's Anatomy*. 38th ed. Edinburgh: Churchill Livingstone; 1995:75.
10. Varela F, Frenk S. The organ of form. *J of Soc Bio Structure*. 1987; 10:73–83.
11. McLuhan M, Gordon T. *Understanding Media*. Corte Madera, CA: Gingko Press; 2005.
12. *Fascia Research Society*. Available: https://fasciaresearch-society.org/.
13. *Fascia Congress. Fascia glossary of terms*. Available: https://fasciacongress.org/congress/fascia-glossary-of-terms/. Accessed April 25, 2019.
14. Williams P. *Gray's Anatomy*. 38th ed. Edinburgh: Churchill Livingstone; 1995:782.
15. Becker RO, Selden G. *The Body Electric*. New York: Quill; 1985.
16. Sheldrake R. *The Presence of the Past*. London: Collins; 1988.
17. Kunzig R. Climbing through the brain. *Discover Magazine*. 1998; (August):61–69.
18. Benias PC, Wells RG, Sackey-Aboagye B, et al. Structure and distribution of an unrecognized interstitiumin human tissues. *Sci Rep*. 2018; (March): article 4947.
19. Snyder G. *Fasciae: Applied Anatomy and Physiology*.

Kirksville, MO: Kirksville College of Osteopathy; 1975.

20. Langevin HM, Huijing P. Communicating about fascia:history, pitfalls, and recommendations. *Int J Ther Massage Bodywork*. 2009; 2(4):3–8. *This gives a fuller discussion of the terminological issues.*

21. Williams P. *Gray's Anatomy*. 38th ed. Edinburgh: Churchill Livingstone; 1995:80.

22. Oschman J. *Energy Medicine*. Edinburgh: Churchill Livingstone; 2000:48.

23. Rettner R. Meet your interstitium, a newfound "organ". *Sci Am*. 2018; (March).

24. Guimberteau J. The subcutaneous and epitendinous tissue behavior of the multimicrovacuolar sliding system. In: Schleip R, Findley TW, Chaitow L, et al, eds. *Fascia: The Tensional Network of the Human Body*. Edinburgh: Churchill Livingstone; 2012:143–146.

25. Friedl P. Intravital microscopy of the tumor microenvironment: escape and relevance for immunoth-erapy. *J Acquir Immune Defi c Syndr*. 2019; 81:42.

26. Oschman J. *Energy Medicine*. Edinburgh: Churchill Livingstone; 2000:45–46.

27. Alberts B, Johnson A, Lewis J, et al. *Molecular Biology of the Cell*. 4th ed. New York: Garland Science; 2002.

28. Tomasek J, Gabbiani G, Hinz B, et al. Myofi broblasts and mechanoregulation of connective tissue modeling. *Nat Rev Mol Cell Biol*. 2002; 3:349–363.

29. Schleip R, Klinger W, Lehmann-Horn F. Fascia is able to contract in a smooth muscle-like manner and thereby infl uence musculoskeletal mechanics. In: Leipsch D, ed. *Proceedings of the 5th World Congress of Biomechanics*. Munich: Medimand S.r.l.; 2006:51–54.

30. Langevin H, Cornbrooks CJ, Taatjes DJ. Fibroblasts form a bodywide cellular network. *Histochem Cell Biol*. 2004; 122:7–15.

31. Gabbiani G, Hirschel B, Ryan G, et al. Granulation tissue as a contractile organ, a study of structure and function. *J Exp Med*. 1972; 135:719–734.

32. Papelzadeh M, Naylor I. The in vitro enhancement of rat myofi-broblast contractility by alterations to the pH of the physiological solution. *Eur J Pharmacol*. 1998; 357(2–3):257–259.

33. Chaitow L, Bradley D, Gilbert C. *Multidisciplinary Approaches to Breathing Pattern Disorders*. Edinburgh: Elsevier; 2002.

34. Hinz B, Gabbiani G, Chaponnier C. The NH2-terminal peptide of α –smooth muscle actin inhibits force generation by the myofi broblast in vitro and in vivo. *J Cell Biol*. 2002; 157(4):657–663.

35. Stecco C, Fede C, Macchi V, et al. The fasciacytes: a new cell devoted to fascial gliding regulation. *Clin Anat*. 2018; 31:667–676.

36. Chaitow L. Telocytes: connective tissue repair and communication cells. *J Bodyw Mov Ther*. 2017; 21(2):231–233.

37. Edelstein L, Smythies J. The role of telocytes in morphogenetic bioelectrical signaling. *Front Mol Neurosci*. 2014; 7:41.

38. Van den Berg F. Extracellular matrix. In: Shleip R, Findley TW, Chaitow L, et al, eds. *Fascia: The Tensional Network of the Human Body*. Edinburgh: Churchill Livingstone; 2012:165–170.

39. Williams P. *Gray's Anatomy*. 38th ed. Edinburgh: Churchill Livingstone; 1995:475–477.

40. Feldenkrais M. *The Potent Self*. San Francisco: Harper Collins; 1992.

41. Oschman J. *Energy Medicine*. Edinburgh: Churchill Livingstone; 2000.

42. Ho M. *The Rainbow and the Worm*. 2nd ed. Singapore: World Scientific Publishing; 1998.

43. Sultan J. Lines of transmission. In: *Notes on Structural Integration*. Rolf Institute; 1988.

44. Keleman S. *Emotional Anatomy*. Berkeley: Center Press; 1985.

45. Wall ME, Banes AJ. Early responses to mechanical load in tendon: role for calcium signaling and gap junction intercellular communication. *J Musculoskelet Neuronal Interact*. 2005; 5(1):70–84.

46. Banes A, Archambault J, Tsuzaki M, et al. Regulating signaling and gene expression in tendon cells with mechanical load. *Annual International Conference of the IEEE Engineering in Medicine and Biology–Proceedings*. 2002; 1:429–433.

47. Pollack G. *The Fourth Phase of Water*. Seattle: Ebner & Sons; 2013.

48. Fede C, Angelini A, Stern R, et al. Quantifi cation of hyaluronan in human fasciae: variations with function and anatomical site. *J Anat*. 2018; 233(4):552–556 .

49. Rolf I. *The Body Is a Plastic Medium*. Boulder, CO: Rolf Institute; 1959.

50. Currier D, Nelson R, eds. *Dynamics of Human Biologic Tissues*. Philadelphia: FA Davis; 1992.

51. Myers T, Frederick C. Stretching and fascia. In: Schleip R, Findley T, Chaitow L, et al, eds. *Fascia, the Tensional Network of the Human Body*. Edinburgh: Churchill Livingstone; 2012:433–439. (2nd ed. planned for 2020)

52. Bobbert M, Huijing P, van Ingen Schenau G. A model of the human triceps surae muscle-tendon complex applied to jumping. *J Biomech*. 1986; 19:887–898.

53. Muramatsu T, Kawakami Y, Fukunaga T. Mechanical properties of tendon and aponeurosis of human gastrocnemius muscle in vivo. *J Appl Physiol*. 2001; 90:1671–1678.

54. Fukunaga T, Kawakami Y, Kubo K, et al. Muscle and tendon interaction during human movements. *Exerc Sport Sci Rev*. 2002; 30:106–110.

55. Alexander RM. *Tendon Elasticity and Muscle Function*. School of Biology: University of Leeds, Leeds; 2002.

56. Reeves ND, Narici MV, Manganaris CN. Myotendinous plasticity in aging and resistance exercise in humans. *Exp Physiol*. 2006; 91(3):483–498.

57. Schleip R, Müller G. Training principles for fascial connective tissues: scientifi c foundation and suggested practical applications. *J Bodyw Mov Ther*. 2013; 17:103–115.

58. Kubo K, Kanehisa H, Miyatani M, et al. Eff ect of low-load resistance training on the tendon properties in middle-aged and elderly women. *Acta Physiol Scand*. 2003; 178(1):25–32.

59. Kawakami Y, Muraoka T, Ito S, et al. In vivo muscle fi ber behavior during countermovement exercise in humans reveals a significant role for tendon elasticity. *J Physiol*. 2002; 540(2):635–646.

60. Roberts TJ, Marsh RL, Weyand PG, et al. Muscular force in running turkeys: the economy of minimizing work.

Science. 1997; 75(5303):1113–1115.

61. Daniel E, Lieberman D, Bramble D. The evolution of marathon running capabilities in humans. *Sports Med.* 2007; 37(4–5):288–290.

62. Huijing P. Force transmission and muscle mechanics. In: Schleip R, Findley TW, Chaitow L, et al, eds. *Fascia: The Tensional Network of the Human Body.* Edinburgh: Churchill Livingstone; 2012:113–116.

63. Huijing P. Myofascial force transmission, An introduction. In: Schleip R, Findley TW, Chaitow L, et al, eds. *Fascia: The Tensional Network of the Human Body.* Edinburgh: Churchill Livingstone; 2012:117–122.

64. Richter P. Myofascial Chains, a review of diff erent models. In: Schleip R, Findley TW, Chaitow L, et al, eds. *Fascia: The Tensional Network of the Human Body.* Edinburgh: Churchill Livingstone; 2012:123–130.

65. Levin S, Martin D-C. Biotensegrity, the mechanics of fascia. In: Schleip R, Findley TW, Chaitow L, et al, eds. *Fascia: The Tensional Network of the Human Body.* Edinburgh: Churchill Livingstone; 2012:137–142.

66. Guimberteau J-C. The subcutaneous and epitendinous tissue behavior of the multimicrovacuolar sysetm. In: Schleip R, Findley TW, Chaitow L, et al, eds. *Fascia: The Tensional Network of the Human Body.* Edinburgh: Churchill Livingstone; 2012:143–148.

67. https://www.youtube.com/watch?v=r0uQYBQoBcc. Also see the many pioneering dissection fi lms of Gil Hedley, including the remarkable ability of the subcutaneous fascial network to transmit force, at www.gilhedley.com.

68. Williams P, Goldsmith G. Changes in sarcomere length and physiologic properties in immobilized muscle. *J Anat.* 1978; 127:459.

69. Williams P. *Gray's Anatomy.* 38th ed. Edinburgh: Churchill Livingstone; 1995:413.

70. von Knief J-J. Quantitative Untersuchung der Verteilung der Hartsubstanzen in Knochen in ihrer Beziehung zur lokalen mechanischen Beanspruchung. Methodik und biomechanische Problematik dargestellt am Beispiel des coxalen Femurendes. *Z Anat Entwickl-Gesch.* 1967; 126:55–80.

71. Williams P. *Gray's Anatomy.* 38th ed. Edinburgh: Churchill Livingstone; 1995:448–452.

72. Williams P. *Gray's Anatomy.* 38th ed. Edinburgh: Churchill Livingstone; 1995:415.

73. Hively W. Bruckner's anatomy. *Discover Magazine.* 1998; 11:111–114.

74. Wolff J, Wessinghage D. *Das Gesetz Der Transformation Der Knochen.* Berlin: Hirschwald; 1892.

75. Bassett CAL, Mitchell SM, Norton L, et al. Repair of nonunions by pulsing electromagnetic fi elds. *Acta Orthop Belg.* 1978; 44:706–724.

76. Lindsey M, Robertson C. *Fascia: Clinical Application for Health and Human Performance.* New York: Delmar; 2008.

77. Schleip R, Findley T, Chaitow L, et al, eds. *Fascia, the Tensional Network of the Human Body.* Edinburgh: Churchill Livingstone; 2012.

78. Schleip R, Bayer J. *Fascial Fitness.* London: Lotus Publishing; 2018.

79. *Anatomy Trains.* Online. Available: www.anatomytrains.com. Accessed September 6, 2019.

80. Myers T. *Fascial fi tness: training in the neuromyofascial web.* Online. Available: https://www.anatomytrains.com/wpcontent/uploads/2013/06/Fascial_Fitness_Training_in_the_Neuromyofascial_Web1.pdf. Accessed September 6, 2019.

81. Earls J, Myers T. *Fascial Release for Structural Balance.* London: Lotus, Berkeley: North Atlantic; 2010.

82. Staubesand J, Li Y. Zum Feinbau der Fascia cruris mit besonderer, Berücksichtigung epi-und intrafaszialer, Nerven. *Manuelle Medizin.* 1996; 34:196–200.

83. Staubesand J, Baumbach KUK, Li Y. La structure fin de l'aponévrose jambiére. *Phlebol.* 1997; 50:105–113.

84. Jarvinen TA, Jozsa L, Kannus P, et al. Organization and distribution of intramuscular connective tissue in normal and immobilized skeletal muscles. An immunohisto chemical, polarization and scanning electron microscopic study. *J Muscle Res Cell Motil.* 2002; 23:245–254.

85. Wood TO, Cooke PH, Goodship AE. The eff ect of exercise and anabolic steroids on the mechanical properties and crimp morphology of the rat tendon. *Am J Sports Med.* 1988; 16:153–158.

86. Franchi M, Torricelli P, Giavaresi G, Fini M. Role of moderate exercising on Achilles tendon collagen crimping patterns and proteoglycans. *Connect Tissue Res.* 2013; 54(4–5).

87. Neuberger A, Slack H. The metabolism of collagen from liver, bones, skin and tendon in normal rats. *Biochem J.* 1953; 53:47–52.

88. Kubo K, Kawakami Y, Fukunaga T. Infl uence of elastic properties of tendon structures on jump performance in humans. *J Appl Physiol.* 1999; 87(6):2090–2096.

89. Schoenau E. From mechanostat theory to development of the 'functional muscle-bone-unit'. *J Musculoskelet Neuronal Interact.* 2005; 5(3):232–238.

90. Gracovetsky S. *The Spinal Engine.* New York: Springer Verlag; 1989.

91. Hamilton N, Weimar W, Luttgens K. *K inesiology: The Scientifi c Basis of Human Motion.* New York: McGraw Hill; 2011.

92. Renstrom P, Johnson RJ. Overuse injuries in sports. A review. *Sports Med .* 1985; 2(5):316–333.

93. Magnusson SP, Langberg H, Kjaer M. The pathogenesis of tendinopathy: balancing the response to loading. *Nat Rev Rheumatol.* 2010; 6:262–268.

94. Janda V. Muscles and cervicogenic pain syndromes. In: Grand R, ed. *Physical Therapy of the Cervical and Thoracic Spine.* New York: Churchill Livingstone; 1988.

95. *MELT method.* Online www.meltmethod.com. Accessed September 6, 2019.

96. *Tune Up Fitness.* Online www.tuneupfi tness.com. Accessed September 6, 2019.

97. *Yamuna.* Online www.yamunausa.com. Accessed September 6, 2019.

98. *Ellen Saltonstall.* Online www.ellensaltonstall.com. Accessed September 6, 2019.

99. Myers T. Kinesthetic dystonia. *J Bodyw Mov Ther.* 1998; 2(2):101–114.

100. Myers T. Kinesthetic dystonia. *J Bodyw Mov Ther.* 1998; 2(4):231–247.

101. Myers T. Kinesthetic dystonia. *J Bodyw Mov Ther.* 1999; 3(1):36–43.

102. Myers T. Kinesthetic dystonia. *J Bodyw Mov Ther.* 1999; 3(2):107–116.

103. Cole J. *Losing Touch: A Man Without His Body*. Oxford: Oxford University Press; 2016.

104. Schleip R, Mechsner F, Zorn A, Klingler W. The bodywide fascial network as a sensory organ for haptic perception. *J Mot Behav*. 2014; 46(3):191–193.

105. Mitchell JH, Schmidt RF. Cardiovascular refl ex control by aff erent fi bers of the skeletal muscle receptors. In: Shepherd JT, et al, eds. *Handbook of Physiology 2*. Vol. III. Part 2. Baltimore: Waverly Press, Inc; 1997:623–658.

106. Grunwald M. *Homo Hapticus*. Munchen: Droemer Knauer; 2018.

107. Barker D. The morphology of muscle receptors. In: Barker D, Hunt C, McIntyre A, eds. *Handbook of Sensory Physiology*. Vol. II. Muscle receptors. New York: Springer Verlag; 1974.

108. Schleip R. Fascial plasticity–a new neurobiological explanation. Part 1. *J Bodyw Mov Ther*. 2003; 7(1):11–19.

109. Hoheisel U, Taguchi T, Mense S. Nociception: the thoracolumbar fascia as a sensory organ. In: Schleip R, Findley T, Chaitow L, et al, eds. *Fascia, the Tensional Network of the Body*. Edinburgh: Churchill Livingstone; 2012.

110. Craig AD. *How Do You Feel? An Interoceptive Moment With You Neurobiological Self*. Princeton, NJ: Princeton U Press; 2015.

111. Porges S. *The Polyvagal Theory*. New York: WW Norton & Co; 2011.

112. van der Kolk B. *The Body Keeps the Score*. New York: Penguin; 2015.

113. Selye H. *The Stress of Life*. 2nd ed. New York: Mc Graw Hill; 1978.

114. Gay P. *Freud: A Life for Our Time*. New York: WW Norton & Co; 1988.

115. Bagg M, McCauley J, Mosely GL, Benedict MW. Recent data from radiofrequency denervation trials further emphasise that treating nociception is not the same as treating pain. *Br J Sports Med*. 2019; 53(13):841–842.

116. Mosley GL, Gatchel RJ, Peng YB, et al. The biopsychosocial approach to chronic pain: scientifi c advances and future directions. *Psychol Bull*. 2007; 133(4):581–624.

117. Pongratz D, Mense S, Spaeth M. *Soft-Tissue Pain Syndromes*. Bingham, NY: Haworth Press; 2016.

118. Taguchi T, Tesarz J, Mense S. The thoracolumbar fascia as a source of low-back pain. *Pain*. 2009; 138:119–129.

119. Gershon M. *The Second Brain*. New York: Harper Collins; 1998.

120. Netter F. *Atlas of Human Anatomy*. 2nd ed. East Hanover, NJ: Novartis; 1997.

121. Clemente C. *Anatomy: A Regional Atlas*. 4th ed. Philadelphia: Lea and Febiger; 1995.

122. Rohen J, Yoguchi C. *Color Atlas of Anatomy*. 3rd ed. Tokyo: Igaku-Shohin; 1983.

123. See www.anatomytrains.com. *Access to a movie version of this image plus many other fascinating views can be obtained at this website. Developed by Jeff rey Linn using the Visible Human Data Project.*

124. Read J. *Through Alchemy to Chemistry*. London: Bell and Sons; 1961.

125. Moore K, Persaud T. *The Developing Human*. 6th ed. London: WB Saunders; 1999.

126. Magoun H. *Osteopathy in the Cranial Field*. 3rd ed. Kirksville, MO: Journal Printing Company; 1976.

127. Upledger J, Vredevoogd J. *Craniosacral Th erapy*. Chicago: Eastland Press; 1983.

128. Milne H. *The Heart of Listening*. Berkeley: North Atlantic Books; 1995.

129. Ferguson A, McPartland J, Upledger J, et al. Craniosacral therapy. *J Bodyw Mov Ther*. 1998; 2(1):28–37.

130. Chaitow L. *Craniosacral Therapy*. Edinburgh: Churchill Livingstone; 1998.

131. Leonard CT. *The Neuroscience of Human Movement*. St Louis: Mosby; 1998.

132. Fields RD. The other half of the brain. *Sci Am*. 2004; 290(4):54–61.

133. Koob A. *The Root of Th ought: Unlocking Glia*. NY: FT Science Press; 2009.

134. Becker R. A technique for producing regenerative healing in humans. *Frontier Perspectives*. 1990; 1:1–2.

135. Oschman J. *Energy Medicine*. Edinburgh: Churchill Livingstone; 2000:224.

136. Kunzig R. Climbing up the brain. *Discover Magazine*. 1998; 8:61–69.

137. Oschman J. *Energy Medicine*. Edinburgh: Churchill Livingstone; 2000:[Ch 15].

138. Becker R. Evidence for a primitive DC analog system controlling brain function. *Subtle Energies*. 1991; 2:71–88.

139. Barral J-P, Mercier P. *Visceral Manipulation*. Seattle: Eastland Press; 1988.

140. Schwind P. *Fascial and Membrane Technique*. Edinburgh: Churchill Livingstone Elsevier; 2003. (German), 2006 (English).

141. Paoletti S. *The Fasciae*. Seattle: Eastland Press; 2006. (English).

142. Wainwright S. *Axis and Circumference*. Cambridge, MA: Harvard University Press; 1988.

143. Erlingheuser RF. *The Circulation of Cerebrospinal Fluid Th rough the Connective Tissue System*. Academy of Applied Osteopathy Yearbook; 1959.

144. Fawcett D. *Textbook of Histology*. 12th ed. New York: Chapman and Hall; 1994:276.

145. Rhodin J. *Histology*. New York: Oxford University Press; 1974:353.

146. Rhodin J. *Histology*. New York: Oxford University Press; 1974:135.

147. Williams P. *Gray's Anatomy*. 38th ed. Edinburgh: Churchill Livingstone; 1995.

148. Sacks O. *A Leg to Stand on*. New York: Summit Books; 1984.

149. Grinnell F. Fibroblast-collagen-matrix contraction: growthfactor signalling and mechanical loading. *Trends Cell Biol*. 2002; 10:362–365.

150. Discher D, Dong C, Fredberg JJ, et al . Biomechanics: cell research and applications for the next decade. *Ann Biomed Eng*. 2009; 37(5):847–859.

151. Juhan D. *Job's Body*. Barrytown, NY: Station Hill Press; 1987.

152. Schleip R. *Explorations in the Neuromyofascial Web. Rolf Lines*. Boulder, CO: Rolf Institute; 1991.

153. Grunwald M. *Homo Hapticus*. Munchen: Droemer Verlag; 2018.

154. Schleip R. Active fascial contractility. In: Imbery E, ed. *Proceedings of the 1st International Congress of Osteopathic Medicine, Freiburg, Germany*. Munich:

Elsevier; 2006:35–36.

155. Moore K, Persaud T. *The Developing Human*. 6th ed. London: WB Saunders; 1999:23.

156. Moore K, Persaud T. *The Developing Human*. 6th ed. London: WB Saunders; 1999:30.

157. Moore K, Persaud T. *The Developing Human*. 6th ed. London: WB Saunders; 1999:53–56.

158. Moore K, Persaud T. *The Developing Human*. 6th ed. London: WB Saunders; 1999:60.

159. Schultz L, Feitis R. *The Endless Web*. Berkeley: North Atlantic Books; 1996:8–10.

160. Larsen WJ. *Human Embryology*. New York: Churchill Livingstone; 1993:328.

161. Moore K, Persaud T. *The Developing Human*. 6th ed. London: WB Saunders; 1999:216–221.

162. Moore K, Persaud T. *The Developing Human*. 6th ed. London: WB Saunders; 1999:60–71.

163. Moore K, Persaud T. *The Developing Human*. 6th ed. London: WB Saunders; 1999:61–63.

164. Wilke Jan, Krause F, Vogt L, Banzer W. What is evidence-based about myofascial chains: a systematic review. *Arch Phys Med Rehabil*. 2016; 97(3):454–461.

165. Huijing PA, Baan GC, Rebel GT. Non-myotendinous force transmission in rat extensor digitorum longus muscle. *J Exp Biol*. 1998; 201:682–691.

166. Huijing PA, Yaman A, Ozturk C, et al. Eff ects of knee joint angle on global and local strains with human triceps surae muscle: MRI analysis indicating in vivo myofascial force transmission between synergistic muscles. *Surg Radiol Anat*. 2011; 33(10):869–879.

167. Ingber D. The architecture of life. *Sci Am*. 1998; (January):48–57.

168. Ingber D. The origin of cellular life. *Bioessays*. 2000; 22:1160–1170.

169. Fuller B. *Synergetics*. New York: Macmillan; 1975:[Ch 7].

170. Young JZ. *The Life of Mammals*. NY: Oxford University Press; 1957.

171. Levin SM. *Space Truss: A Systems Approach to Cervical Spine Mechanics*. San Antonio: IOP publishing; 1988.

172. Levin S. A suspensory system for the sacrum in pelvic mechanics: biotensegrity. In: Vleeming A, ed. *Movement, Stability, and Lumbopelvic Pain*. 2nd ed. Edinburgh: Elsevier; 2007.

173. Lakes R. Materials with structural hierarchy. *Nature*. 1993; 361:511–515.

174. Ball P. *The Self-Made Tapestry; Pattern Formation in Nature*. New York: Oxford University Press; 1999.

175. Still AT. *Osteopathy Research and Practice*. Kirksville, MO: Journal Printing Company; 1910.

176. Rolf I. *Rolfi ng*. Rochester, VT: Healing Arts Press; 1977.

177. Scarr G. A model of the cranial vault as a tensegrity structure, and its signifi cance to normal and abnormal cranial development. *Int J Osteopath Med*. 2008; 11:80–89.

178. Simon H. The organization of complex systems. In: Pattee H, ed. *Hierarchy Theory*. New York: Brazilier; 1973.

179. Levin S. The scapula is a sesamoid bone. *J Biomech*. 2005; 38(8):1733–1734.

180. Levin S. *The Importance of Soft Tissues for Structural Support of the Body*. Spine: State of the Art Reviews; 1995: 9(2).

181. Tyler T. Online. Available: http://hexdome.com/essays/fl oating_bones/index.php. Accessed September 6, 2019.

182. Ghosh P. The knee joint meniscus, a fi brocartilage of some distinction. *Clin Orthop Relat Res*. 1987; 224:52–63.

183. Hu SS, Tribus C, Tay B, et al. Lumbar disc herniation section of Disorders, diseases, and injuries of the spine. In: Skinner HB, ed. *Current Diagnosis and Treatment in Orthopedics*. 4th ed. New York: McGraw-Hill; 2006:246–249.

184. Werbner B, Spack K, O'Connell GD. Bovine annulus fi brosus hydration aff ects rate-dependent failure mechanics in tension. *J Biomech*. 2019; 89:34–39. doi:10.1016/j.jbiomech.2019.04. 008. [Epub 2019 Apr 10].

185. Myers T. Tensegrity continuum. *Massage*. 1999; 5/99:92–108. *This provides a more complete discussion of this concept, plus an expansion of the various models between the two extremes.*

186. Wang N, Butler JP, Ingber DE. Mechanotransduction across the cell surface and through the cytoskeleton. *Science*. 1993; 260(5111):1124–1127.

187. Brown S, McGill S. How the inherent stiff ness of the in vivo human trunk varies with changing magnitudes of muscular activation. *Clin Biomech(Bristol, Avon)*. 2008; 23(1):15–22.

188. Shleip R, Findley T, Chaitow L, et al. *Fascia: The Tensional Network of the Human Body*. Edinburgh: Churchill Livingstone; 2012:157–164.

189. Ingber DE. Cellular tensegrity revisited I. Cell structure and hierarchical systems biology. *J Cell Sci*. 2003; 116:1157–1173.

190. Pert C. *Molecules of Emotion*. New York: Scribner; 1997.

191. Saladin K. *Anatomy & Physiology: The Unity of Form and Function*. 5th ed. McGraw Hill; 2010:94–95. *Glycocalyx refers to extracellular glycoprotein produced by cells. The slime on the outside of a fi sh is considered a glycocalyx. External to the plasma membrane, all animal cells have a fuzzy coat called the glycocalyx. Only identical twins have chemically identical glycocalices; everyone else is unique. The glycocalyx is a type of identifi cation that the body uses to distinguish between its own healthy cells and transplanted tissues, diseased cells, and invading organisms. The glycocalyx also includes the cell-adhesion molecules that enable cells to adhere to each other and guide the movement of cells during embryonic development. This defi nition marries the structural and immunological functions of the ECM and its attendant cells.*

192. Ingber D. Mechanobiology and the diseases of mechanotransduction. *Ann Med*. 2003; 35:564–577.

193. Ingber D. Mechanical control of tissue morphogenesis during embryological development. *Int J Dev Biol*. 2006; 50:255–266.

194. Horwitz A. Integrins and health. *Sci Am*. 1997;(May): 68–75.

195. XVIVO. *Scientifi c Animation*. Online. Available: http://www.xvivo.net/the-inner-life-of-the-cell. Accessed September 6, 2019. *If a video could be included in a book, this one from XVIVO commissioned by Harvard would be front and center–go here for a visual feast of mechanotransduction.*

196. Ingber DE. Cellular mechanotransduction: putting all the pieces together again. *FASEB J*. 2006; 20:811–827.

197. Guimberteau JC. *Promenades Sous La Peau; Strolling Under the Skin: Edition Bilingue*. Paris: Elsevier Masson SAS; 2004.

198. Hedley G. *Fascia and stretching: the fuzz speech*. Online. Available: https://www.youtube.com/watch?v=FtSP-tkSug. Accessed September 6, 2019. *No mention of fascial fuzz can be complete without reference to Gil Hedley's 'fuzz speech'*.

199. Bordoni B, Marelli F, Morabito B, Castagna R. A new concept of biotensegrity incorporating liquid tissues: blood and lymph. *J Evid Based Integr Med*. 2018; https://doi.org/10.1177/25156 90X18792838.

200. Gatt R, Vella Wood M, Gatt A, et al. Negative Poisson's ratios in tendons: an unexpected mechanical response. *Acta Biomater*. 2015; 24:201–208. doi:10.1016/j.actbio.2015.06.018. [Epub 2015 Jun 20].

水平线

Louis Schultz 博士（1927—2007）

本书前面主要论述的是纵贯躯干和四肢全长的肌筋膜链，或称为纵向经线。但本书描述的经线只是全身无数筋膜连接线中的一小部分。还有另外一组肌筋膜经线，由已故的 Louis Schultz 博士和 Rosemary Feitis 医师[1] 确定并详细描述的，即人体局部肌筋膜中的水平束带，有点儿像支持带。与腕部或踝部的支持带类似，它们是封套筋膜层和疏松结缔组织的网状层中的增厚部分（我们前面讨论过的浅筋膜层；可参考附录一的末尾，J. C. Guimberteau 对此研究的部分）。这些水平线或好或坏地限制其下方组织的运动。

《无尽的网》（*The Endless Web*）一书详细讨论了这些身体的支持带。而我是直接从 Louis Schultz 博士那里学到这些理念的，对此，我由衷地表示感谢。本书中关于筋膜胚胎学和筋膜连接的理念也是受他教学的启发。肌筋膜经线的描述也是他最初概念的延伸。

在传统解剖学课本中没有提及这些水平线，但是在组织的浅层很容易看到，也经常可以摸到。图 A2.1 显示了躯干的 7 个束带。由于张力和结合程度的不同，束带的确切位置可能有些许改变。

胸带，在大多数人体的前侧可看到，大致在胸罩带的位置。这条带子过度紧张或过勒会导致呼吸功能受限，也会限制其下的前表线、后表线及螺旋线上肌肉的自由运动。其他水平线的变化更多，但在多数人身上很容易识别。由于这些带子把浅层绑住，往往不利于脂肪的堆积，根据脂肪组织的轮廓常常可以辨认这些线。

这些带子能够限制或者改变其下浅层肌筋膜经线的拉力方向，还可以在水平方向上将经线连接起来，或者限制水平带下面的经线的自由运动。

如果结构或者姿势排列不良，水平线的捆绑特性就得到提升，尽可能使不稳定的结构稳固。有趣的是，束带常出现在脊柱联合处（图 A2.2；图 A2.3 的另一位作者也有类似观点）：

- 蝶底连接与眼带（eye band）相连；
- 颅颈交界处与颏带（chin band）相连；
- 颈胸交界处与衣领带（collar band）连接；
- 背部关节（一个功能性的中胸段关节，通常在第 6 胸椎水平附近）与胸带（chest band）相连；
- 胸腰连结与脐部带（umbilical band）相连；
- 腰骶连结与腹股沟带（inguinal band）相连；
- 骶尾连结与耻骨带（groin band）相连。

进一步探究这些连接和自主神经丛或内分泌腺之间的联系。

Schultz 和 Feitis 提供了一些有趣的案例说明这些束带与情绪及发育有关。由于我们此处的目的是少解释、多描述，所以仅根据经验指出这些带子是存在的，读者如果想进一步研究这个和其他相关的理念，请参阅《无尽的网》。

（1）躯干最下方的束带（耻骨带）从耻骨开始延伸，从前方通过腹股沟（因此长度被缩短），绕过股骨大转子顶部，通过臀的下部，到达骶骨和尾骨的连结处。

（2）通过下腹部的束带（腹股沟带）通常在男性更为突出。它连接着骨盆前面的两个突起（髂前

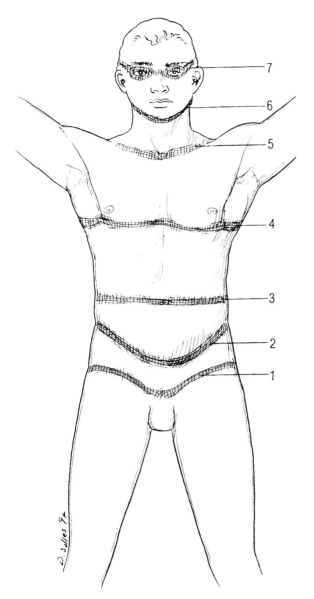

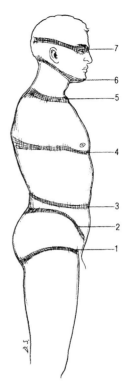

图 A2.1　身体支持带：躯干的 7 条束带（也见图 A2.2）。Schultz 博士描述的另一组有价值的肌筋膜经线：水平束带。这些束带大多数位于筋膜的较浅层，但可能与深层筋膜有联系，因而会影响本书描述的肌筋膜经线的动作传递（经 Schultz 和 Feitis 许可复制，1996）

图 A2.2　身体束带侧视图。这些水平线在多个层面上约束身体（请注意，大多位于脊椎的接合点）（经 Schultz 和 Feitis 许可复制，1996）

于肚脐和肋弓中部之间的中间位置（将两侧的肋弓绑在一起）。无论如何，它都会向外侧延伸，形成一个拱形，横跨腹部，延伸到两侧的肋骨下部——特别是第 11 肋的游离端。它沿着下段肋骨向后移动，在胸椎和腰椎的连结处结束。

（4）第 4 条束带（胸带）在乳头下方最容易看出来。它经常是胸壁上不动的一个凹陷。皮肤似乎被粘在肋骨和肌肉上了。它沿着胸大肌下缘向外侧延伸，通过胸部的中外侧，沿着背阔肌的外侧缘向下，此处它开始平行于肩胛骨向着手臂走行。这条束带似乎绑住肩胛骨下角、背部的肋骨和脊柱的背侧关节。这条带明显时，不仅出现中胸部的凹陷，也导致呼吸过程中肋骨不能向两侧扩张。

（5）第 5 条束带（衣领带）在双肩上方，包括锁骨，是从前面将锁骨黏到第 1 肋和第 2 肋上的组织的一部分。它可以被看成锁骨下方深处的衬垫组织。它从肩胛骨上缘的内侧和外侧向背部延伸，并

上棘）。通常在前面轻微下降，像个倒拱。它的下缘常常包括腹股沟韧带，向下连接到耻骨。它还沿着髂骨大翼的上缘向两侧延伸，结束于腰骶连结处。

（3）第 3 条束带（腹带 / 脐部带）通过腹部，它的位置可能是最多变的。它可以在脐部交叉（有时在肚脐两侧的腹壁上产生一个痕迹），也可能位

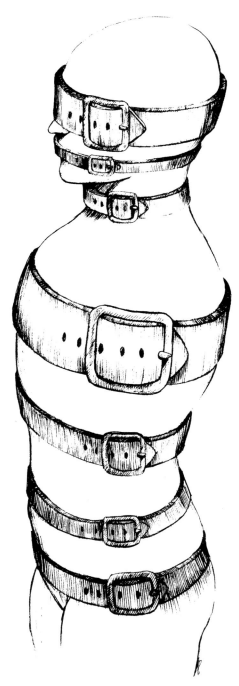

在颈胸连结处结束。

（6）颌下区域（颏带）是纤维聚集区，由舌骨和下颌底部组织填充。它包括舌骨和下颌的底部，穿过耳下方和颅骨的底部，在那里与第 1 颈椎（寰椎）相连。

（7）顶带（眼带）是最难观察到的。它起于鼻梁，过眼窝到耳上方，包绕颅骨后方，正好位于枕骨嵴和枕外隆凸上方。

参考文献

1. Schultz L, Feitis R. *The Endless Web*. Berkeley: North Atlantic Books; 1996.
2. Keleman S. *Emotional Anatomy*. Berkeley: Center Press; 1985.

图 A2.3　这是对身体水平束带的比较悲观的一种看法，来自 Keleman 精彩的《情感解剖学》（*Emotional Anatomy*）[2]一书。尽管如此，它还是显示了这些水平的经线如何控制着有机体的脉动、流量、压力以及内在管道和器官囊带的形状（经许可引自 Keleman 1985[2]）

结构整合

自本书首版发行以来，解剖列车体系已服务于众多的手法治疗、运动治疗实践者，骨科医师、牙齿正畸医师、理疗医师和护士、助产士、物理治疗师、整骨师、整脊师、按摩师、瑜伽教练、运动员及其体能教练、武术家，还有私人教练和以身体为中心的心理学家。

解剖列车路线图源自我们自己的学习尝试，我们想组织一个循序渐进的系列来揭示姿势和功能的代偿，整本书都对此进行了讨论，第十一章中有关于评估的内容介绍（图 A3.1 展示了典型的评估图表）。这一"处方"遵循了笔者从 Ida Rolf 博士那里学到的原则（见图 1.15）和由此产生的方法，因此保留了她的术语——"结构整合"。从我们的"解剖列车结构整合"（ATSI–www.anatomytrains.com/atsi）课程毕业的学员也会获得结构整合的认证，并有资格加入国际结构整合协会（IASI–www.theIASI.net）（图 A3.2）。

结构整合的理念是通过软组织手法（肌筋膜处理）和运动再教育来使身体延展，并围绕人体垂直轴进行整合。通过将肌筋膜外套"重新覆盖"在骨骼框架上（见图 A1.74），或者如果你愿意，也可以通过筋膜张拉整体结构实现的"骨骼漂浮"（见图 A1.77），我们可以看到欧几里得几何平面周围更大的对称性。当人们从任何一个随机的模式向最高的势能和动能延伸时，就恢复了"挺拔"感。用物理术语讲，这一过程就是降低以脊柱中轴为中心的惯性力矩，这样可以使身体不用做任何准备就能做出各种动作（图 A3.3 和 A3.4）。

与其他 Rolf 学派不同，解剖列车结构整合系列中的 12 次软组织手法治疗课程是基于认识和处理解剖列车中提到的连续的、结合的筋膜，而不是遵照其他固定的公式。我们做了这个简短的指南来说明如何用这种方法展开实践，希望能够对一些想将解剖列车理论付诸实践的人有用。当然，这个概述省略了许多复杂多变的个体化操作。本书涉及了一部分训练过程中的实用技术，更多的内容记载于《筋膜释放技术：身体结构平衡调整》（*Fascial Release for Structural Balance*）[1] 一书，也有一部分内容在此书的相关网站上，还有一些（出于安全因素）仅在我们的训练课程中教授。

因此，本附录并不意味着限制尝试和创新。我们目前只是提出了一个将解剖列车理论应用于教学的大纲。此附录对动作治疗师的帮助也许不大，但是对手法治疗师的意义更大，特别是对直接使用肌筋膜技术的人会更有借鉴价值。

肌筋膜释放手法的基本顺序是：先从表层的线（前表线、体侧线、后表线，最后是螺旋线）开始，再处理通常被称为"核心"的部位（集中于前深线上）。在疗程最后阶段，将核心与浅表的肌筋膜经线"套"整合在一起，以获得舒适放松的姿态与完美协调的动作。

在我们概述每个环节（图 A3.5）之前，先看看整体的顺序，要注意部分内容的特殊性。

（1）手臂线（尤其是肩部的肌筋膜）比前表线、后表线、体侧线还浅一些，所以在前 4 次治疗的每次都有明显的不同。如果躯干失代偿，肩与手臂就必须重新整合到新的支撑体上，这会在本章最后一次治疗中介绍。功能线跨过躯干的前、后两面，连接手臂和对侧的腿，故在整合过程中要一并考虑。

（2）逐条线、逐个单元打开下肢，相关的内容

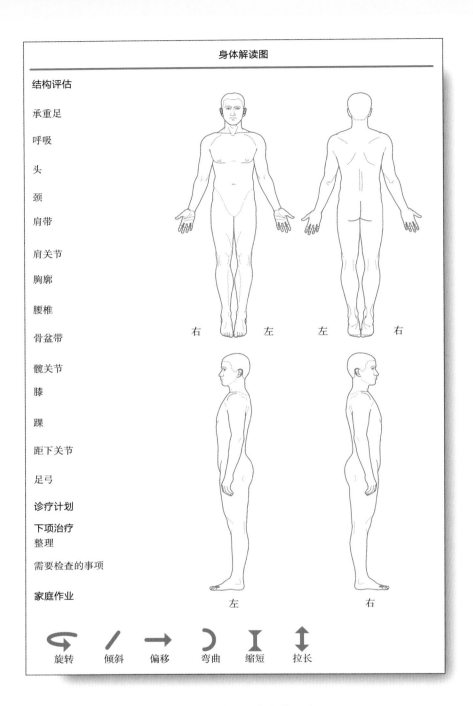

图 A3.1　姿势评估身体解读图

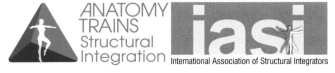

图 A3.2　解剖列车结构整合的标识，这是基于解剖列车的结构整合品牌，也是国际结构整合协会的标识。该协会是全球所有结构整合从业人员的专业组织

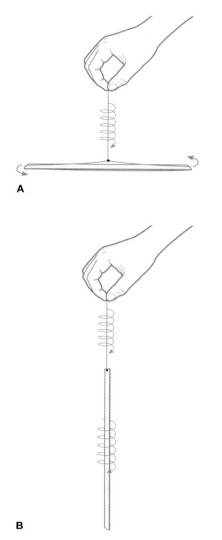

A

B

图 A3.3　假如上方的小棍和下方的小棍重量相同，下方小棍有较低的"内在力矩"。A. 从中央悬吊起小棍，为了使小棍运动，必须有大的旋转力施加在绳子上。B. 直觉告诉我们只需很少的旋转力即可使小棍快速运动。两者重量相同，不同的是旋转轴的距离。在花样滑冰中可看到同样的影响，当运动员开始缓慢旋转时，她的手臂是张开的。当她将手臂贴在身体上，降低内在力矩，速度就开始加快。再把手臂张开，速度就慢下来。站立时松垮懒散，双足打开很宽或存在任何第十一章中所描述的倾斜和偏移时，都会增加我们动作的力矩，使运动更加难以保持稳定，需要过度的肌肉紧张和筋膜的约束，给关节更强的压力

分散在前 5 次手法治疗中，其中，投入大量的时间去打开、松解和平衡人体的结构基础。这部分内容在第 9 次手法治疗和第 12 次手法治疗中再次被完整呈现。

（3）在某种程度上，中间的 4 次手法治疗是对核心的真正探索和重组，其他体疗技术尚未研究过此点。这些项目将通常的"核心"定义（盆底肌和腹部肌肉）做了延伸，形成一个从足底到颅骨的连续的筋膜联合体概念。这些项目的最后是第 8 次手法治疗（颈和头），它是分离和整合的枢纽，既是分离的结束也是整合的开始。

每一次手法治疗强调的重点不同、方法不同，其顺序取决于客户的个体差异，这些项目均可用下列方式拓展。

解剖列车"处方"

浅层治疗
第 1 次手法治疗

打开前表线，从身体中轴上分离出臂前表线和臂前深线（图 A3.6）。

目标：

- 成功地引导客户进行深层、直接的筋膜治疗
- 从前方打开呼吸，摆脱恐惧模式
- 通常提升前表线，打开臂前线的近端部分

关键结构：

- 踝关节支持带和小腿筋膜
- 肋弓下和胸骨筋膜
- 胸锁乳突肌和颈部浅筋膜

第 2 次手法治疗

打开后表线，从身体中轴上分离臂后表线和臂后深线（图 A3.7）。

目标：

- 深度触及后方背部肌肉的厚筋膜和耐力纤维
- 增强着地力，引导客户关注其腿和足
- 使原生曲线和次生曲线初步平衡
- 通常降低后表线张力，甚至降低臂后线的紧张度

关键结构：

- 足底腱膜
- 腘绳肌筋膜
- 竖脊肌

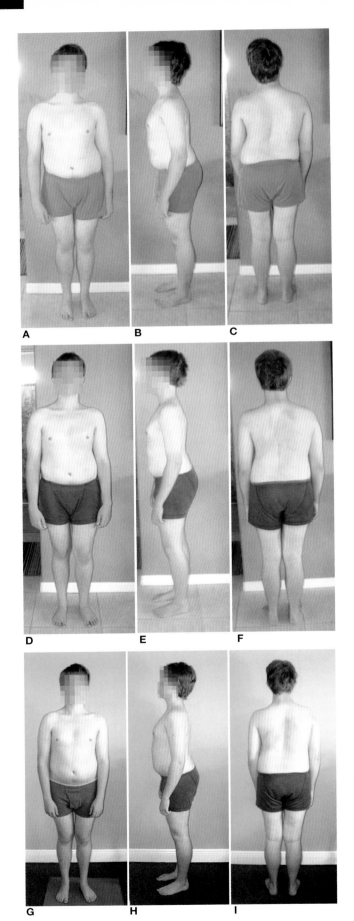

图 A3.4　在结构整合过程中，大部分客户可以围绕垂直轴获得很小的动作力矩。A~C 图显示了一名儿童，其在结构整合前可见明显的失衡。D~F 图显示整合过程中的变化，G~I 图显示整合完成后的姿势。注意身体围绕中轴逐步对齐。在数月的"吸收"期后，这名儿童就会准备好接受更多的干预，继续治疗过程，直到无法再获得改善。如果这名儿童愿意做的话，在结构整合期做一些指定的特殊训练将非常有益。此处显示的仅是手法治疗的效果（由 Lauree Moretto 提供）

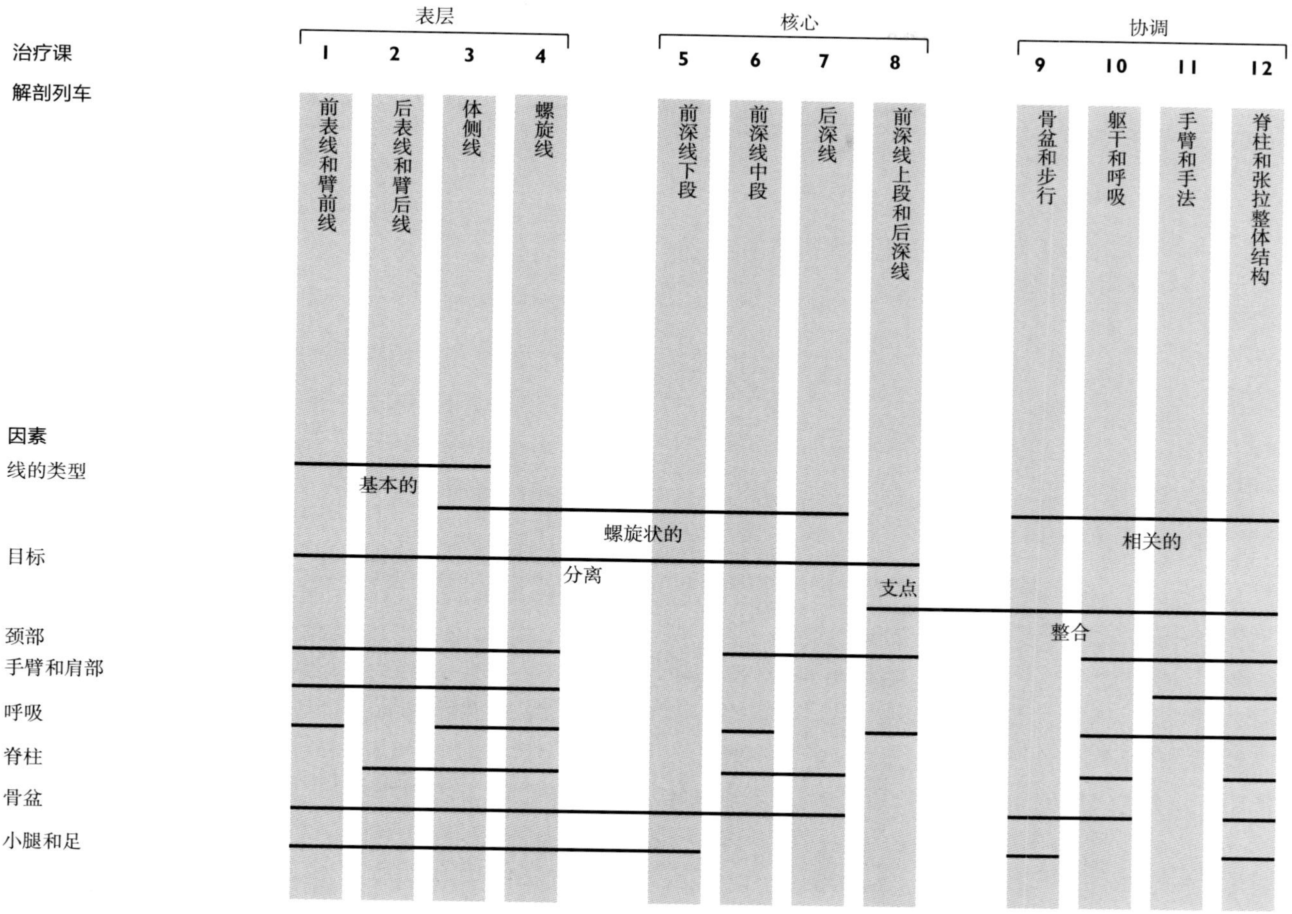

治疗课	表层				核心				协调			
	1	2	3	4	5	6	7	8	9	10	11	12
解剖列车	前表线和臂前线	后表线和臂后线	体侧线	螺旋线	前深线下段	前深线中段	后深线	前深线上段和后深线	骨盆和步行	躯干和呼吸	手臂和手法	脊柱和张拉整体结构

因素

线的类型   基本的   螺旋状的   相关的

目标   分离   支点   整合

颈部
手臂和肩部
呼吸
脊柱
骨盆
小腿和足

图 A3.5 解剖列车处方简图

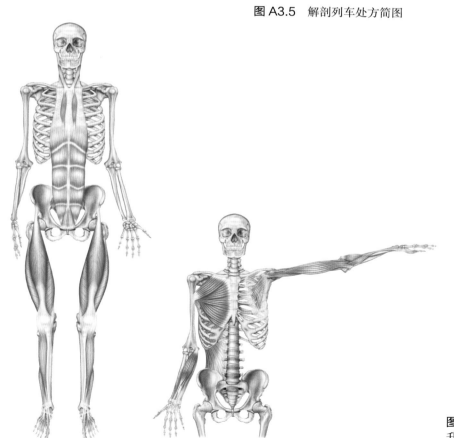

图 A3.6 第 1 次手法治疗重点是提升前表线，并打开 2 条臂前线

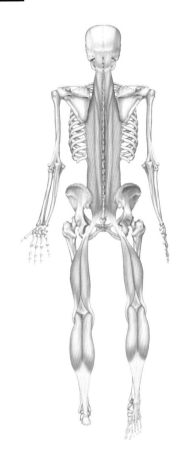

- 枕下肌

第 3 次手法治疗

打开体侧线，从上方和下方分离 4 条手臂线，在胸廓两端打开前深线的外侧面（图 A3.8）。

目标：

- 打开两侧，展开呼吸的"翅膀"
- 接触并平衡身体的稳定系统
- 接触身体的"外侧核心"

关键结构：

- 腓骨肌筋膜
- 髂胫束
- 侧面肋骨部
- 腰方肌和斜角肌筋膜

第 4 次手法治疗

通过左、右螺旋线的平衡来调节浅层肌筋膜平衡（图 A3.9）。

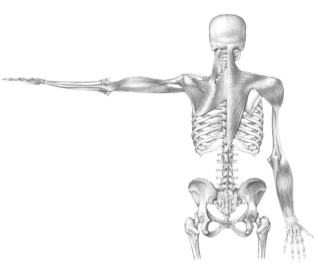

图 A3.7　第 2 次手法治疗重点是降低后表线张力，并打开两条臂后线

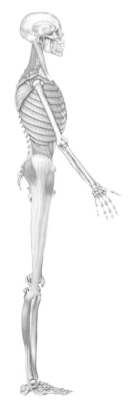

图 A3.8　第 3 次手法治疗重点在体侧线，使肩部在体侧线上保持平衡

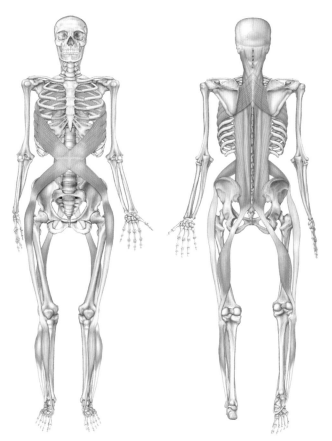

图 A3.9　第 4 次手法治疗是平衡双侧螺旋线，包括足弓下的悬带和肩胛骨相对于头部和肋骨的位置

目标：

- 放松任何限制浅层旋转的因素
- 平衡肩胛周围的悬带
- 平衡足弓下的悬带
- 完成浅层经线的工作

关键结构：

- 菱形肌 – 前锯肌复合体
- 腹斜肌
- 胫骨前肌 – 腓肠肌悬带

核心治疗

第 5 次手法治疗

打开前深线的下段，并与体侧线平衡（图 A3.10）。

目标：

- 通过腿内侧建立支撑

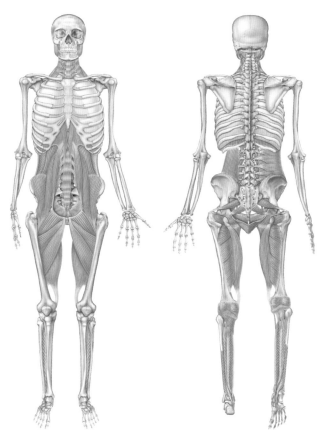

图 A3.10　核心治疗从第 5 次手法治疗开始，重点是前深线，它由内侧足弓向上，通过并环绕骨盆和内脏，直到下颌

- 打开并平衡内收肌间隔
- 从下方松解骨盆

关键结构：

- 腿部后方深层肌间隔
- 内收肌群
- 盆底 / 肛提肌
- 附着在小转子上的腰肌复合体

第 6 次手法治疗

打开前深线的躯干部分，再次处理臂前线，特别是臂前深线（见图 A3.6 和 A3.10）。

目标：

- 为腰椎找到合适的支撑和体位
- 平衡腰肌和膈肌，释放"更深的呼吸"
- 发现盆底和膈肌之间的相互作用

关键结构：

- 腰肌
- 膈肌
- 前纵韧带、内脏附着筋膜（图 A3.11）
- 腹部肌筋膜深层

第 7 次手法治疗

打开与前深线相关的"后深线"，注意从跟骨到坐骨结节，到骶骨，再到脊柱中背部的关节对内层囊袋的支撑（图 A3.12）。

目标：
- 身体背部的骨骼支撑的对位对线
- 解放骶骨的固有运动
- 放松脊柱的弯曲和旋转

关键结构：
- 梨状肌和深层外旋肌
- 盆底肌群
- 跟骨
- 多裂肌和横突棘肌

第 8 次手法治疗

打开前深线的头颈段和"后深线"，并使之关联到手臂线（图 A3.13）。

目标：
- 把头排列在身体的正上方
- 使颌骨和脏颅平衡
- 从颈部开始整合

关键结构：
- 蝶骨
- 颞下颌关节和颌部肌肉

- 舌骨复合体
- 颈椎、深层的颈前肌群

整合治疗（图 A3.14）

第 9 次手法治疗

促进张力平衡和动作自如，整合经过骨盆和腿的 7 条肌筋膜经线，重点在步态和骨盆支撑上。

第 10 次手法治疗

促进张力平衡和动作自如，整合经过、环绕胸廓的 11 条肌筋膜经线，重点在躯干和呼吸功能的整合上。

第 11 次手法治疗

促进张力平衡和动作自如，整合平衡手臂和肩带的 4 条肌筋膜经线，重点在手臂运动的功能性整合上。

第 12 次手法治疗

促进脊柱深层肌肉的平衡，以及全身的张力平衡，重点在脊柱的运动整合上。

治疗原则

这个处方来自以下原则：

（1）必须有足够的可用能量——营养、体格、激素等，这样才能达到操作者和客户的既定目标。如果能量不足，要么找到更多能量，要么说服客户

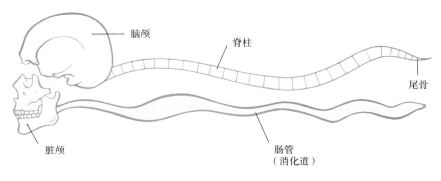

图 A3.11 "核心"治疗，特别是第 6 次治疗，在神经肌肉体（Maria Montessori 称之为"白人"，位于上方）与内脏体（她称之为"红人"，位于下方）之间有较大的间隔和适当的"跨度"。分界线正好位于前纵韧带，它起于尾骨和肛门之间，延伸到头部顶端脏颅和脑颅的分隔处

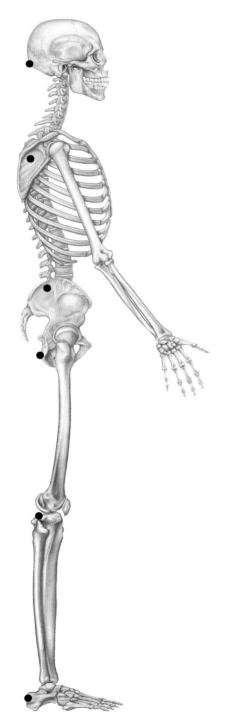

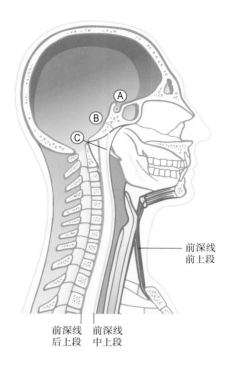

前深线
前上段

前深线　前深线
后上段　中上段

图 A3.13　第 8 次手法治疗是"把头加上去"。在更深层次上，是把头部和颈部的多种生理功能结合在一起，这是外胚层、中胚层和内胚层紧密联系的部位

获得更有力的支撑。

（4）一旦支撑得到改善，努力放松潜在的张力模式。

（5）原有张力模式放松后，把新的模式整合到日常姿势和功能中。

策略指南

以下是运用解剖列车肌筋膜经线进行手法治疗的一些通用指导。

- 触诊时，从受累/受限/受伤/疼痛的区域开始，沿着列车"轨道"行进。如果局部治疗无效，就要沿着经线寻找被受累区域影响的其他区域（例如，如果直接处理或拉伸腘绳肌无效，试着沿后表线寻找其他部位，如足底筋膜或枕下区域）。

- 治疗经线常在远处起效。无论机制是什么，对某一条经线的局部进行治疗，在相当远的部位也会显现出治疗效果，也许在上端或下端。一定要定期重新评估整个结构，看看你的工作对全身有什

图 A3.12　第 7 次手法治疗处理背部较深的组织，以使身体主要的标志点——足跟、坐骨结节、骶髂关节、中背部关节和枕骨对位对线。深部的外旋肌群是这个项目的关键

降低要求。

（2）利用可用的能量设法在任何给定的区域提升功能和组织适应性。

（3）通过新的组织适应性，改变节段关系，以

么影响。

- 在预期的方向上处理经线。如果仅仅想放松 1 条经线上的 1 个肌肉单元，方向并不重要。如果想改变筋膜平面之间的关系，方向就很重要了。"把它放在它应该在的地方，然后叫它动起来。"这是 Ida Rolf 博士对其方法的简要总结。例如，前表线的组织相对于后表线通常需要向上移动，而后表线需要向下移动，以便更有效地将肌筋膜的外套"披"在平衡的骨架上（见图 4.5）。

- 先由外而内，再由内而外地治疗。操作方面，在处理深层结构之前，首先选择并处理浅层存在的代偿。通常，在解决前深线问题之前，先使前表线、后表线、体侧线和螺旋线具有一致的顺应性和适应性。如果没有松解浅层组织就快速地处理深层组织，反而会强化原有问题模式，身体的协调性也会变差，最终无法解决问题。一旦前深线建立了顺应性和平衡，再回到其他的浅层线中，就能把臂线和功能线"披在"平衡的结构之上。

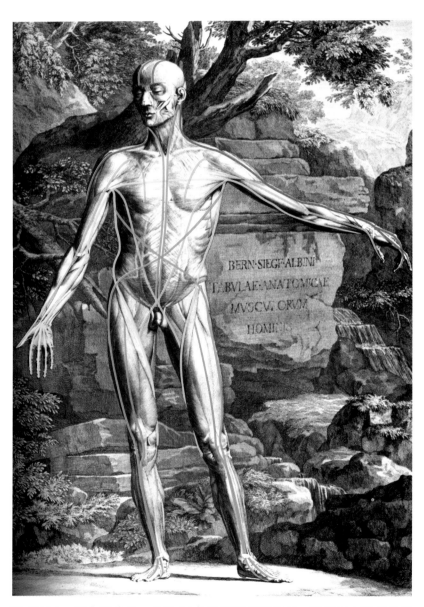

图 A3.14　整合部分是一个让 12 条肌筋膜经线协调、逐步向上移动的过程。第 9 次手法治疗处理骨盆和腿，第 10 次手法治疗处理躯干并加强呼吸，第 11 次手法治疗处理肩带和手臂，而第 12 次手法治疗则处理脊柱和颈部，它们和全身都有关（感谢 Albinus 出色的画作，由 Dover Publications 提供）

身体和手的使用原则

下面是筋膜和肌筋膜手法操作的一般原则。

- **专注**　虽然我们常常试图专注于如何接触客户（即你的手对客户产生了什么），但是用在对感知训练上的时间却很少（即你的手从客户身上感觉到了什么）。在任何时候都要专注于倾听组织告诉你的信息。

- **层次**　仅进入有阻力的第一层，然后保持在这层处理它。

- **停留**　速度是获取翔实感觉的敌人。按照或低于组织融化的节律速度移动。

- **身体力学**　操作者要用最小的力使客户有最大的感觉并达到治疗目标。使用自己的体重或"最佳时间混合（compound essence of time）"优于单纯用力去改变组织。身体力学的原理在训练中被广泛地教授，而在实践中却被广泛地忽视。

- **运动**　客户在治疗时做特定动作可使肌筋膜手法治疗更有效。每个动作都要说明方向。再说一遍："把它放在应该在的地方，然后让它动起来。"手法操作时客户的动作，即使是小动作，也至少有两个目的：
  - 它可以让操作者很容易感觉到所处理的是哪个筋膜层；
  - 它可以让客户积极参与这个过程，增加肌梭和筋膜拉伸感受器的本体感觉和内在感觉。

- **疼痛**　疼痛会让客户"自动放弃"。它是停下、回避、慢下来的理由。如果因部分治疗而引起疼痛是治疗必需的，则必须获得客户充分的知情同意。

- **轨道**　每个动作都有它的轨迹或弧——开始、中间和结束。每个动作都涉及深度、方向和持续时间。每个项目都涉及一个弧，每一系列项目也涉及一个弧——在这些重叠的弧形区域里你要知道需要处理的部位。

目标

肌筋膜或运动治疗处理的目标包括以下几方面。

- **完善身体感知。**当微小区域出现停滞、僵硬或"运动感觉记忆缺失"时，客户可以自动从完整的身体动觉中感知信息的来源。

- **骨骼排列和支撑。**在站立或运动时，骨骼以最小的用力和最大的平衡来对位对线。

- **张拉整体结构／均衡性张力（palintonicity）。**肌筋膜组织是围绕着骨骼结构的平衡体，是一个整体张力均衡体而不是一个个紧张或松弛的点。与结构整合对立的是结构的孤立。

- **长度。**身体不论在躯干还是四肢、肌肉还是关节，都保持它的完全长度，而不是短缩或受压。

- **韧性。**具有能承受压力而不断裂，以及在压力消除后能恢复平衡的能力。归根结底，韧性是一种从压力环境中学习的能力。

- **控制和释放躯体情绪的能力。**可以控制情绪而不失控，在适当的时候把情绪转化为行动，或者干脆放手。

- **广泛知觉中的专注意识。**结构整合意味着能够专注于任何给定的任务或感知，同时保留着分散的外围意识，无论这些外围意识是否与专注的事相关。没有外围意识的专注会培养出狂热性格；没有专注的广泛意识则会导致心不在焉。

- **省力。**在静止和运动中省力——在任何动作中减少额外的张力，或者不必要的代偿动作。

- **关节活动范围。**在所有的特定任务中受限较少。考虑到健康、年龄、病史、遗传等因素，可做相对全范围的活动。

- **减轻疼痛。**站立和活动时尽量避免结构性疼痛。

参考文献

1. Earls J, Myers T. *Fascial Release for Structural Balance*. Berkeley: North Atlantic; London: Lotus Publishers; 2010.

肌筋膜经线与东方医学

解剖列车的肌筋膜经线理论完全是从西方传统解剖学中发展起来的。起初，为了强调这些线的解剖学基础，我们刻意不与针灸或其他类似经络的线做任何比较。然而，我们却无法回避这两者之间存在密切关系的事实，尤其是最近的研究详细阐明了针灸可通过结缔组织细胞对细胞外基质产生作用。在此，我们需要做一个解剖列车与中国传统医学中的针灸经络、泰国瑜伽按摩中的森线（Sen line）的比较。因为我们的研究对象都是人体，如同从不同的路线攀登高峰，在接近峰顶时发现走到了一起，这一点毫不奇怪。

为了弥补我们对东方医学的无知，我们邀请了 Peter Dorsher 博士[1]、C. Pierce Salguero 博士[2-6]、Helene Langevin 博士[7-22] 及 Phillip Beach 医学博士[23] 来帮助我们准确地描述这些经络，并整理出相关细节。亚洲的传统医学对经络线的描述并不完全相同。我们选择了大多数人走的路，以免迷失在多变的丛林中。

Dorsher 博士的插图显示，前表线、后表线及体侧线的肌筋膜经线分别与中医学的胃经、膀胱经、胆经的能量线高度重合（图 A4.1）

4 条手臂线的走行，从前表线到后表线，非常接近心包经、肺经、小肠经及三焦经（图 A4.2）。

偶尔才靠近体表的前深线，对应穿过并环绕腹部脏器的肝经，但在某些区域也对应穿越下肢内侧线的肾经（图 A4.3）。

当谈到所谓的旋线－螺旋线和功能线时，我们发现一个问题，它们跨越身体的前、后、正中线，从生物力学上包含对侧身体的结构。但是，经络中却没有跨过中线的经线。胃经大致与螺旋线的前段

接近；当螺旋线与膀胱经比较时，大部分是重叠的，但这种对应有一些牵强（图 A4.4）。

如果我们将注意力转向泰式按摩中的森线（Sen lines），就会发现，后面没有经线交叉，许多经线似乎在身体前面交汇并交叉通过脐部或腹部（hara）（图 A4.5）。

特别是 Kalatharee 线在前方交叉，加入（是解剖列车图的镜像）到手臂前方（臂前表线），跨越身体的中线到对侧股骨（前功能线），并从长收肌向下通过腿的内侧线到内侧足弓（图 A4.6）。

最近的研究凸显了针灸和筋膜网络在形式和功能上的联系。著名的针灸研究者和神经科学家 Helene Langevin 博士与其他人的发现表明，当针灸针在穴位上捻转时，结缔组织（特别是亲水的蛋白多糖及胶原纤维和成纤维细胞）会缠绕在针的末端，产生可测到的组织机械性作用（图 A4.7）。这些变化可以达到针刺点 4 cm 外的位置（由于这受视野的限制，新的实验正在进行中，以确定这种效应是否能在更远处被探测到）。

此外，Langevin 博士设想针灸经络可能走行于肌肉间或肌肉的筋膜平面之间。将这些发现联系起来，说明了针灸刺激的机制可能与细胞外基质在筋膜平面内的机械能转换有关（当然，针灸也有其他的作用），详见附录一。Langevin 博士发现在手臂上的传统穴位与结缔组织中筋膜平面的分隔处有80% 的对应性。

这表明，在细胞和组织学水平上，针灸清晰的"信号"和一定距离外的激活与一种新的力学信息通道有关，这些通道位于结缔组织细胞之间，如成纤维细胞、白细胞及间质，它们又包裹在细胞外基

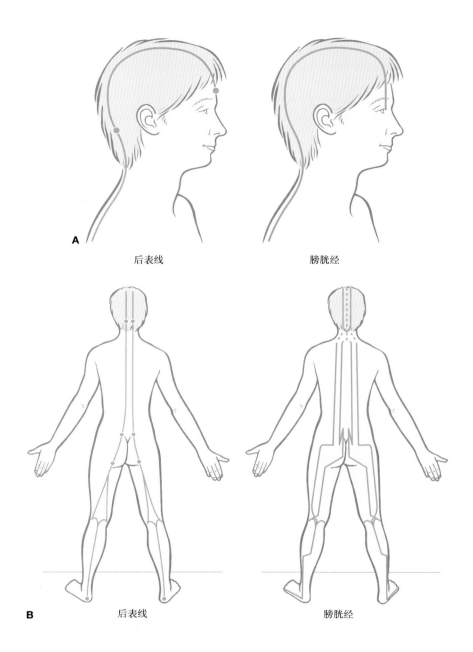

A　　　　　后表线　　　　　　　　膀胱经

B　　　　　后表线　　　　　　　　膀胱经

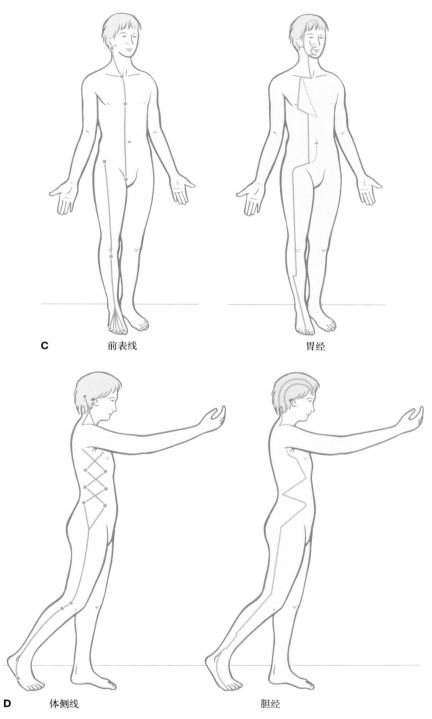

C　　前表线　　　　　　　　胃经

D　　体侧线　　　　　　　　胆经

图 A4.1　后表线、前表线和体侧线分别与膀胱经（A～B）、胃经（C）和胆经（D）有相当密切的对应关系（经 Peter Dorsher 博士许可使用）

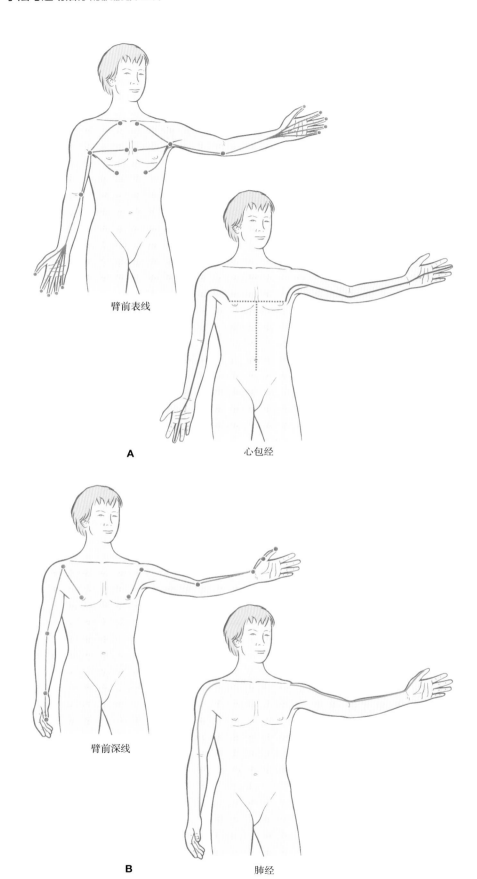

臂前表线

心包经

A

臂前深线

肺经

B

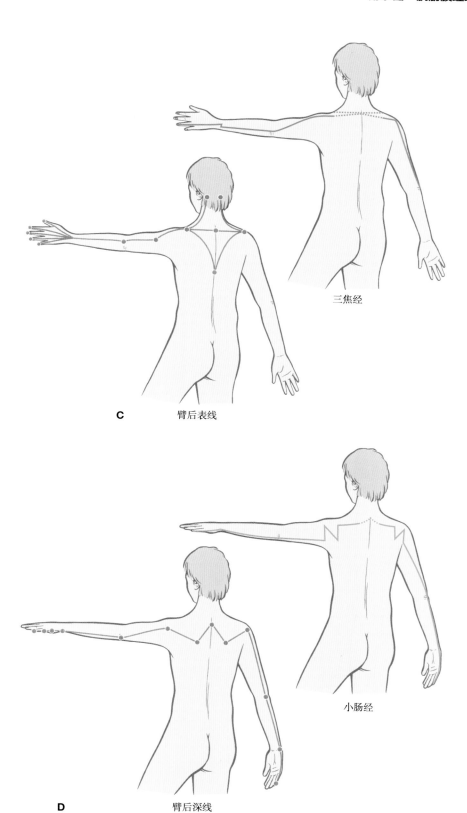

三焦经

C　　臂后表线

小肠经

D　　臂后深线

图 A4.2　4 条手臂线分别和心包经（A）、肺经（B）、三焦经（C）和小肠经（D）
高度对应（经 Peter Dorsher 博士许可使用）

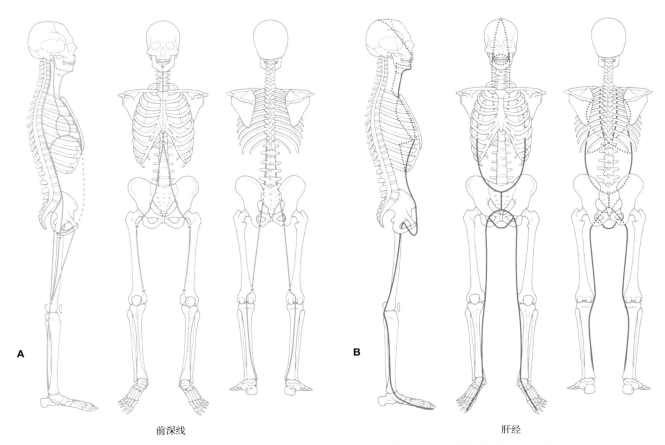

前深线　　　　　　　　　　　　　　　　　　　　肝经

图 A4.3　前深线对应肝经，其腿内侧线和肾经也有很多共同点，并且同样起于内侧足弓（经
Peter Dorsher 博士许可使用）

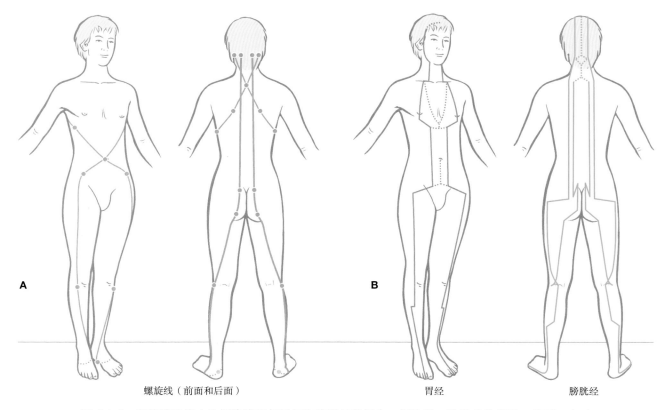

螺旋线（前面和后面）　　　　　　　　　　胃经　　　　　　膀胱经

图 A4.4　肌筋膜连接中的螺旋线近似胃经和膀胱经的组合，但这种一致性有些牵强。然而，由于
螺旋线"寄生"在前表线、后表线和体侧线上（共用这些线的肌肉和筋膜），因此说它也起源其
他经线倒不是那么牵强（经 Peter Dorsher 博士许可使用）

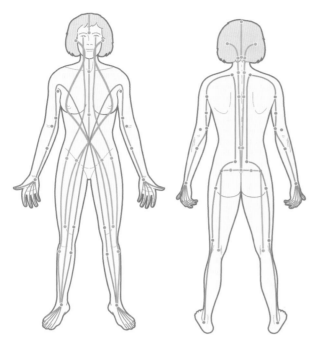

图 A4.5 传统的针灸经络没有跨越中线，而泰式瑜伽按摩中的森线会在腹部前方跨越中线（修改自 Salguero CP, Traditional Thai medicine: Buddhism, Animism, Ayurveda. Prescott: Hohm Press, 2007，并经 C. Pierce Salguero 许可使用，www.taomountain.org）

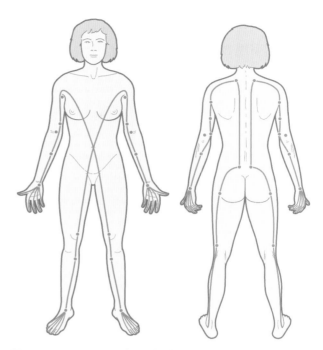

图 A4.6 Kalatharee 线对应前功能线，跨越中线并连接臂前表线和对侧腿的前深线（修改自 Salguero CP, The encyclopedia of Thai massage. Forres, Scotland: Findhorn Press, 2004，经 C.Pierce Salguero 许可使用，www.tao mountain. org）

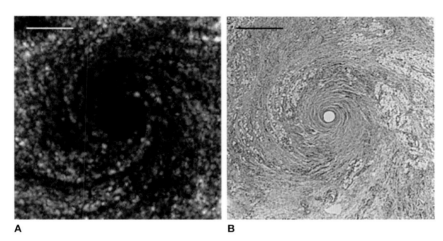

图 A4.7 已证实在针灸过程中，捻针能让细胞外基质"环绕"针身（至少在小鼠实验中是），针和细胞外基质间清晰可见的互动与疗效是否有关仍不明确。图示单向捻针时的皮下组织声学和光学图像。A. 超声扫描声学显微镜下的新鲜组织样本影像。B. 同一个组织样本在超声波显像后以甲醛固定，经石蜡包埋、切片，并以苏木精/伊红进行组织学染色。标尺：1 mm（经许可引自 Langevin et al. 2002）

质中。

最后，有个实际问题是，解剖列车肌筋膜经线系统和针灸穴位图是否都源自对相同的身体发育、运动和保护等机体反应的观察。澳大利亚整骨专家 Phillip Beach 提出了"可收缩区域（contractile field，CF）"的概念，并假设有外侧、背侧、腹侧、螺旋状、四肢、桡侧和手部区域。外部区域与针灸的经络线对应，但与肌肉及器官的联系要比本书介绍的肌筋膜经线复杂得多。

下面引用 Beach 的描述：

> 生物学家探索经络尚无成效。由于对经络图没有一个现代的理解，主流医学倾向于拒绝经络概念。CF 模型认为，伤害性刺激会有一个反冲，借助中医学使用的方法学，我们假设经络是"形态控制的紧急通路"。
>
> 在针刺或艾灸时，反冲以一种可预见和感知的方式沿着体表传导。CF 模型可以帮助我们理解用一个钝针针激肌表如何引起远处区域的组织收缩。从本质上说，假设中医学在准确的位置绘制了最小数量的线条，可精确／可预测地控制微妙的三维人体形态。那么形态与功能通常就是相关的，CF 模型与精细微妙的中医经络图之间的相关性是不可思议的。经络图指引作者将感觉器官与 CF 模型联系起来，而这种相关性从经典的肌肉骨骼图谱的角度是无法解释的[23]。

"形态控制"可能是一个指导原则，它通过结缔组织与奇妙却直观的经络将信号反应统一起来。Becker 的研究认为，结缔组织网络可能在肌肉系统反应之前就具有信号传导和收缩功能，解剖列车经线和（或）"收缩区域"可能代表回避伤害性刺激的原始线，或趋向有利刺激的线[24-25]。

参考文献

1. Dorsher PT. Myofascial pain: rediscovery of a 2000-year-old tradition? *Med Acupunct*. 1995; 85(9): e42.
2. Salguero CP. *A Th ai Herbal*. Forres, Scotland: Findhorn Press; 2003.
3. Salguero CP. *The Encyclopedia of Thai Massage*. Forres, Scotland: Findhorn Press; 2004.
4. Salguero CP. *The Spiritual Healing of Traditional Thailand*. Forres, Scotland: Findhorn Press; 2006.
5. Salguero CP. *Thai Massage Workbook: Basic and Advanced Course*. Forres, Scotland: Findhorn Press; 2007.
6. Salguero CP. *Traditional Thai Medicine: Buddhism, Animism, Ayurveda*. Prescott: Hohm Press; 2007.
7. Langevin HM, Bouff ard NA, Badger GJ, et al. Subcutaneous tissue fi broblast cytoskeletal remodeling induced by acupuncture: evidence for a mechanotransduction-based mechanism. *J Cell Physiol*. 2006; 207(3):767–774.
8. Langevin HM, Storch KS, Cipolla MJ, et al. Fibroblast spreading induced by connective tissue stretch involves intracellular redistribution of (-and (-actin. *Histochem Cell Biol*. 2006; 14:1–9.
9. Langevin HM, Konofagou EE, Badger GJ, et al. Tissue displacements during acupuncture using ultrasound elastography techniques. *Ultrasound Med Biol*. 2004; 30:1173–1183.
10. Langevin HM, Cornbrooks CJ, Taatjes DJ. Fibroblasts form a body-wide cellular network. *Histochem Cell Biol*. 2004; 122:7–15.
11. Langevin HM, Yandow JA. Relationship of acupuncture points and meridians to connective tissue planes. *Anat Rec*. 2002; 269:257–265.
12. Langevin HM, Rizzo D, Fox JR, et al. Dynamic morphometric characterization of local connective tissue network structure using ultrasound. *BMC Syst Biol*. 2007; 1:25.
13. Bouff ard NA, Cutroneo K, Badger GJ, et al. Tissue stretch decreases soluble TGF-(1 and type-1 procollagen in mouse subcutaneous connective tissue: evidence from ex vivo and in vivo models. *J Cell Physiol*. 2008; 214(2): 389–395.
14. Storch KN, Taatjes DJ, Boufard NA, et al. Alpha smooth muscle actin distribution in cytoplasm and nuclear invaginations of connective tissue fi broblasts. *Histochem Cell Biol*. 2007; 127(5): 523–530.
15. Langevin HM, Bouff ard NA, Churchill DL, et al. Connective tissue fi broblast response to acupuncture: dose-dependent eff ect of bi-directional needle rotation. *J Altern Complement Med*. 2007; 13:355–360.
16. Langevin HM, Sherman KJ. Pathophysiological model for chronic low back pain integrating connective tissue and nervous system mechanisms. *Med Hypotheses*. 2007; 68:74–80.
17. Langevin HM. Connective tissue: a body-wide signaling network? *Med Hypotheses*. 2006; 66(6):1074–1077.
18. Iatridis JC, Wu J, Yandow JA, et al. Subcutaneous tissue mechanical behavior is linear and viscoelastic under uniaxial tension. *Connect Tissue Res*. 2003; 44(5):208–217.
19. Langevin HM, Yandow JA. Relationship of acupuncture points and meridians to connective tissue planes. *Anat Rec B New Anat*. 2002; 269:257–265.
20. Langevin HM, Churchill DL, Wu J, et al. Evidence of connective tissue involvement in acupuncture. *FASEB J*. 2002; 16:872–874.
21. Langevin HM, Churchill DL, Fox JR, et al. Biomechanical response to acupuncture needling in humans. *J Appl Physiol*. 2001; 91:2471–2478.
22. Langevin HM, Churchill DL, Cipolla MJ. Mechanical signaling through connective tissue: a mechanism for the therapeutic eff ect of acupuncture. *FASEB J*. 2001; 15:2275–2282.
23. Beach P. *Muscles and Meridians*. Edinburgh: Churchill Livingstone ; 2010.
24. Becker RO, Selden G. *The Body Electric*. New York: Quill; 1985.
25. Becker R. A technique for producing regenerative healing in humans. *Frontier Perspect*. 1990; 1:1–2.

四足动物的解剖列车初探

Rikke Schultz, DVM; Tove Due, DVW; Vibeke Elbrønd, DVW, PhD

虽然作者长期以来一直对动物着迷，但目前人类显然是我们最关注的生物。因此，人类筋膜是本书的主题。然而我们非常感谢兽医学博士 Rikke Schultz 及其同事 Vibeke Elbrønd 博士和 Tove Due 博士提供的关于肌筋膜连续性的报告[1-2]。也要感谢 Equus-Soma 的 Pamela Ecklebarger，为作者绘制了马的线条。

——托马斯·W. 迈尔斯

概述

和在人类医学中的情况一样，筋膜在兽医学中也一直被忽视。2001 年出版的第 1 版《解剖列车》启发了我们。我们相继对马、犬进行了解剖研究，想看看这些肌筋膜经线是否也存在于四足动物身上（图 A5.1）。所有的观察动物都是因研究以外的原因被安乐死的。

在深入研究了马的解剖文献并将其与解剖列车概念中关于人类的筋膜图谱进行比较后，我们在开始解剖马之前先写了一份解剖大纲。我们首先尝试试点解剖了两次，然后根据解剖结果为从事整体医学专业（如针灸、整骨和整脊）的同事开设了相关解剖课程。至今，我们还在不断进行动物解剖工作，在兽医学专业学生的帮助下，对 50 多匹马、约 35 只犬和猫进行了解剖。

这些解剖过程真是让人大开眼界。使我们有机会从筋膜的角度了解四足动物的身体结构及其生物力学、平衡和稳定机制。筋膜是充分理解上述整体模式及传统兽医常见的运动功能障碍的解剖学基础。

从马开始解剖是一个很好的策略，因为它们的筋膜足够强大，能给沉重的腹部内容物提供支持，并能高水平管理运动中的动能和势能。而犬和猫的筋膜相对马而言更薄，马的筋膜结构更清晰且易于处理。新生马驹的筋膜也很薄——这也是沃尔夫定律的另一条：筋膜的密度和强度是由生长、使用和运动过程中产生的负荷调节的（图 A5.2）。

在这里，我们简要地描述了一些肌筋膜经线，重点阐明它们与人类肌筋膜经线的区别。为了在四足动物方面有解剖学意义，有必要对一些线进行重新命名。接着我们将对这些线在功能失调时出现的常见症状做概述。

我们已经证实在四足动物的身体/躯干上有与人类相似的线，只是增加了 1 条。四足动物的四肢在解剖结构和运动方式上都与人类的四肢不同，特别是马的远端节段是融合的，因此这些线在这个区域也是混合的。在马的前肢上，我们已经描述了 4 条线，但到目前为止，在犬的身上只能解剖出来其中的 2 条。

马的肌筋膜经线

背表线

人类的"后表线"在动物中被称为"背表线"（superficial dorsal line，SDL）（图 A5.3）。它开始/结束于后肢远节趾骨（马蹄骨）的后部（足底表

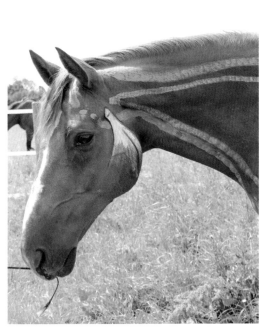

图 A5.1 马的颞下颌关节周围的背表线（绿色）、腹表线（蓝色）和体侧线（橙色），显示了良好的头部姿势对实现最佳身体平衡的重要性（© V.S. Elbrønd）

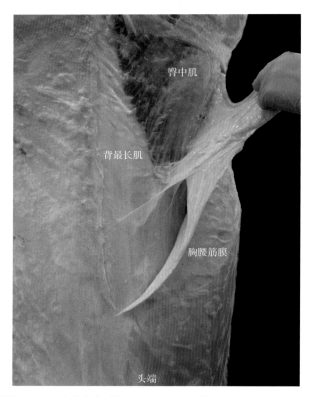

臀中肌

背最长肌

胸腰筋膜

头端

图 A5.2 马背部解剖图，显示 2 层致密（厚）的胸腰筋膜。该筋膜覆盖臀中肌，起自背最长肌的肌外膜（©V.S. Elbrønd）

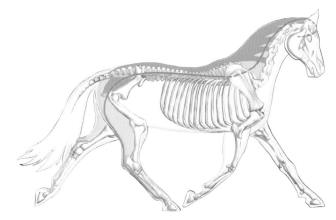

图 A5.3 背表线（由 Inger Recht 绘制，©Fascialines.com）

面）。从此处开始，它沿着屈肌腱向近端走行，包括腘绳肌和大腿部的肌肉，到达骨盆的坐骨结节，继续穿过骶结节韧带，从髂骨向前穿过竖脊肌进入颈部的长肌。

从枕骨嵴开始，背表线继续延伸到颞筋膜和眼后方的肌肉，附着到下颌骨。一些颞肌纤维并入咬肌。和人类后表线的主要区别是，它进入颞肌，连接到下颌骨和咬肌。

腹表线

"前表线"在动物中被称为"腹表线"（superficial ventral line，SVL）（图 A5.4）。它也开始/结束于后肢远节趾骨，但在背面伸肌腱的附着处，沿着肌腱近端通过髌骨直韧带和大腿直伸肌进入伸肌群。在髋关节，腹表线穿过髋副韧带（这是马特有的）连接到耻骨前肌腱，进入腹直肌和胸骨。从这里，它沿着胸骨下颌肌（马）或胸骨枕骨肌（犬）到达下颌，最后到达咬肌。

在这几个部位，动物的筋膜经线和人类的存在差异。有趣的是，马和犬从腿通过骨盆到腹部的机械连接比人类短，这是因为四足动物是屈髋姿势。

与人类相比，这些动物有更明显的胸直肌。特殊的马胸骨下颌肌（胸骨头肌的一部分）使背表线和腹表线在下颌和颞下颌关节周围产生了有趣而重要的连接。大多数合格的驯马师都知道，处理马牙的平衡对于马的颞下颌关节平衡非常重要。背线和腹线在下颌处的相互作用或许可以解释其中的原因。同样的，适当修剪马蹄和安装马蹄铁也非常重要，特别是在后腿。

这两条线起拮抗作用，背表线后伸脊柱，腹表线屈曲脊柱。在马的运动中，为了获得柔软而灵活的背部运动，这两条线必须保持适当的平衡（图A5.5）。这两条线可以理解为1946年Sleiper提出的"弓和弦"理论的延伸，解释了动物背部的运动和支撑机制。

马最常见的问题是向心收缩的背表线导致背部和颈部的过伸，它因此会失去了机动性和灵活性。此时，腹表线是离心负荷，功能因此减弱，这会使马有一个"大肚子"的外观。

当马因恐惧、愤怒或疼痛而产生交感神经的反应时，也会自然地采取这种姿势。这种姿势抑制了上颈部的屈曲和从后面募集的能力。此外，当过伸的脊椎体小关节紧紧地锁在一起时，脊柱的侧屈和

旋转就会减少。

犬的腹表线经常过度收缩，导致脊柱过度屈曲。这种差异可以用飞奔动物（马）和捕食动物（犬）之间的差异来解释。绷紧的腹表线会使犬的背部弯曲，使其抬头看主人时存在问题。腹表线有问题的犬，髌骨对位问题也很常见。

背深线

与人类相反，马或犬的背深线（deep dorsal line，DDL）从尾部肌肉开始，这些肌肉连接椎上韧带和深层的固有肌，如多裂肌（位于马的骶骨和犬的腰椎尾端）。马的多裂肌可跨越5个椎体。它们继续延伸到枕下肌肉、枕骨嵴及颈韧带，这是脊椎上韧带从颈胸连结处的弹性延续。

从尾部肌肉到半膜肌有一个连接，半膜肌在大腿深处与股骨相连。后一种连接是否应包括在这条线上还有待讨论。

背深线可稳定脊柱，控制较小的动作调节，并参与本体感觉。脊柱线的慢性收缩会减少寰枕关节的侧屈和伸展，从而使整个脊柱僵硬。对于患有脊椎病和椎间盘脱出等慢性背部疾病的犬来说，背深线经常是非常紧张的，而治疗这条线对这两种背部疾病会有神奇的疗效。

腹深线

腹深线（deep ventral line，DVL）（大致相当于人类的前深线；图A5.6）从后肢内侧出发，进入大腿内侧深肌、缝匠肌和内收肌，继续进入马的骨盆。和人类一样，腹深线在骨盆内扩展，在腹腔和胸腔中形成有三维结构的腹膜和胸膜。

为了便于理解，和人类一样，我们用3条线描述腹深线。最靠近背侧的线，沿着脊柱腹侧韧带从尾肌腹侧进入头颈部的长肌（颈长肌和头肌），附着在颅底的蝶骨－基底缝上。

第二条线沿着缝匠肌及其肌筋膜，与髂腰肌的筋膜合并，继续进入膈肌及膈肌脚。它还包括与肺有关的胸膜、心包、纵隔及食管和气管，最后到达

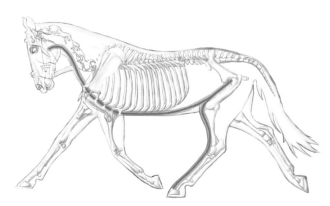

图 A5.4　腹表线（由 Inger Recht 绘制，©Fascialines.com）

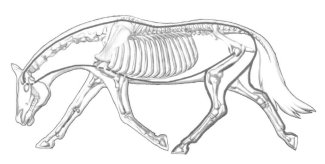

图 A5.5　背表线/腹表线的平衡是实现高效生物力学的关键（由 Inger Recht 绘制，©Fascialines.com）

咽部。

第三条线沿着骨盆底、腹壁进入横膈膜的腹侧部分，从那里继续进入胸骨－心包韧带（位于马的胸骨背侧，为了维持心脏的位置，胸骨－心包韧带很厚、很长）。犬的这条韧带横跨心包到达横膈膜的腹侧部分。这条线向着头的方向，沿着气管腹面的舌骨下肌到达舌骨，并在口部下颌骨结束。

背侧和腹侧组织的连接区也在这条线上。横膈膜显然也属于这条线。但与人类的区别之一是心包的"连接"：由于直立姿势，人类的心包位于膈肌的顶部。在四足动物中，心包与胸骨相连。腹主动脉牢固地附着在脊柱上，并进入心脏和心包，再通过胸骨－心包韧带连接到胸骨上（图 A5.7），这是脊柱和胸骨之间的背－腹连接。

在咽部，马的舌骨与颞骨相连，组成了颞－舌骨关节。马头盖骨的底部除了颞下颌关节，还通过咽、喉和舌骨与下颌骨连接。

在马身上，缝匠肌和髂腰肌之间的筋膜连接非常重要，因为髂腰肌只能通过直肠触诊，而不能从外部摸到。对缝匠肌的治疗将间接影响腰肌复合体。

另一个重要的连接是腰肌和膈肌脚之间的连接。这种筋膜的重叠和功能的连接强调了腰椎问题和呼吸相关，而这在传统的兽医学中经常被忽视。

颈部问题是腰部腹深线屈曲和不稳定的常见后遗症，可导致马行走困难；在犬身上表现为脊椎病

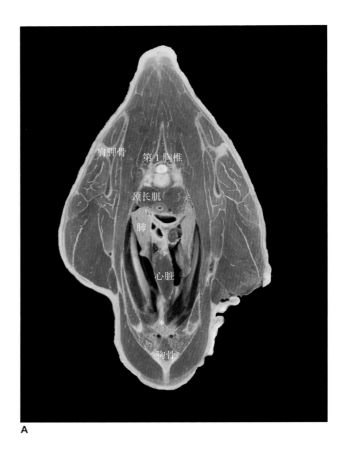

A

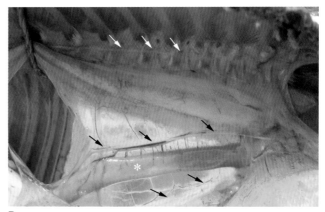

B

图 A5.7　A. 马的胸腔在头端胸孔水平的横截面。剖面图显示了腹深线的许多结构。在胸腔剖面中，可见头端肺叶、心脏及从胸骨发出的强有力的胸骨－心包韧带（＊）。在肺叶后面可以看到第 1 肋，在它们之间是食管和气管。还有肩胛骨，第 1 胸椎棘突和颈长肌。B. 马的胸腔内，纵隔的尾端部分是腹深线的一部分。注意纵隔内的食管（＊）和迷走神经的背侧和腹侧分支（黑色箭头）。背侧，沿着胸椎可见交感神经干（白色箭头）（图 A 和 B 经允许转载自 © V.S. Elbrønd）

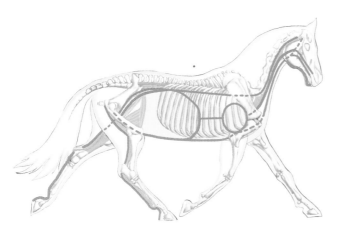

图 A5.6　腹深线大致等同于人的前深线（由 Inger Recht 绘制，©Fascialines.com）

和椎间盘脱出。

马和人类的腹深线的一个区别在于斜角肌。马只有中斜角肌和腹侧斜角肌。腹侧斜角肌靠近气管和食管，从第 1 肋到第 4 ~ 7 颈椎的腹侧。中斜角肌很短，只从第 1 肋到第 7 颈椎。

腹深线和自主神经系统在解剖位置上非常靠近。在胸腰联结处的交感神经干位于椎旁，因此与腹深线的背侧线有密切的联系——也是内脏身体和神经肌肉身体的连接处。

迷走神经是副交感神经系统的主要代表，分布在纵隔尾端的 1/2 处，位于食管的背侧和腹侧，并将分支延伸到沿途的器官和结构中。迷走神经继续通过膈肌的食管裂孔向尾端延伸，延伸到大部分腹部器官的节前轴突。因此，它是被嵌入到腹深线的中间线里的。

同样的道理也适用于颈部尾端和胸部头端（人类的下颈段和上胸段）的神经节，其交感神经和副交感神经系统之间联系密切。它们在数量上因动物种类不同而有所差异，如马身上，一些神经节结合形成大的星状神经节（星形神经节）。这些神经节靠近并穿过胸部头端孔，隶属于腹深线。

体侧线

我们发现体侧线（图 A5.8）有两种路径，视脊柱的屈曲或伸展而定，分别为浅支和深支。这条线从后腿的伸肌间室开始，向髋部近端延伸。在髋

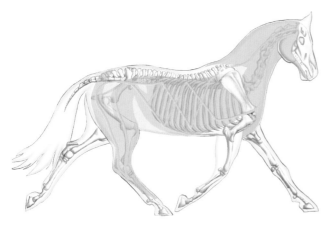

图 A5.8　体侧线（由 Inger Recht 绘制，©Fascialines.com）

部分为与脊柱屈曲有关的浅支和与脊柱伸展有关的深支。浅支包括覆盖腹部和胸部的皮肤躯干肌（cutaneous trunci muscle），它穿过肩胛骨进入颈部的颈皮肌（cutaneous colli muscle），延伸到头臂肌并在乳突处结束。

深支沿着腹肌从髋骨结节到最后一根肋骨（马的第 18 肋，食肉动物的第 13 肋）。它从这里延伸到肩胛骨下面的肋间肌，进入夹肌，也在颞骨的乳突处结束。体侧线在颞下颌关节后部终止，背表线走行在前面从上面终止，腹表线从下面终止。马和犬的颞下颌关节都很重要，有 3 条表线包围着它。

通常，体侧线可以使脊柱侧屈。右侧和左侧的体侧线彼此稳定。如果平衡良好，动物就能在直线上移动。不平衡时，动物会偏向于短的一侧移动。体侧线连接背表线和腹表线，这 3 条线勾勒出动物的躯干和颈部。

体侧线功能失调会导致侧屈受限，这是马行进时的一个大问题，也常见于犬的步态问题中。

人类和动物体侧线的主要区别是，动物中浅支和深支明显分开。马有一个特别发达的皮肤躯干肌，似乎有稳定躯干的功能。

功能线

功能线（图 A5.9）的对等性在这些动物中已然分开。背阔肌从肱骨的轴侧开始，进入胸腰筋膜的浅层，穿过腰椎中线的顶部，从这里继续延伸到臀筋膜和对侧的浅层臀肌。这条线在远端和股四头肌的外侧头融合（相当于人的股外侧肌）。

在马身上，功能线继续进入外侧筋膜部分和髌骨外侧韧带，通过髌骨远端的斜行纤维到达内侧。然后进入内侧筋膜部分和内侧髌骨韧带，并继续接近股薄肌。

在腹侧（类似人类的前功能线），股薄肌在耻骨腹侧表面有一个漂亮的筋膜交叉。这条线向对侧颅骨方向延伸，到达腹直肌。它止于胸提肌（ascending pectoral muscle）和阔筋膜，连接到腋窝区的背阔肌，此处也是这条线的起点。

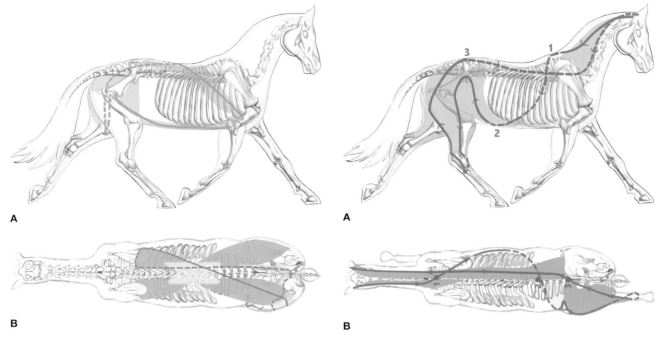

A

B

图 A5.9　功能线（由 Inger Recht 绘制，©Fascialines.com）

图 A5.10　螺旋线（由 Inger Recht 绘制，©Fascialines.com）

马和犬的背功能线主要是伸展、旋转脊柱和腹部，以稳定、挺直和支撑脊柱的屈曲。此外，在小跑过程中，左、右功能线要保持平衡。一个灵活的小跑与良好的悬挂取决于体侧线的良好功能和平衡。如果一个功能线不正常，就会引起背部和骨盆在对角线上的后伸，导致步幅缩短。

马和人类的功能线的主要区别是马的髌韧带更多，它为髌骨外侧到内侧、肢体远端到髌骨的连续性奠定了基础。犬和马身上的髌骨问题很常见；功能线在这两种动物中都起着重要作用。

螺旋线

螺旋线（图 A5.10）对于许多人来说是最难想象的，因为它 3 次穿过中线。这种复杂性也引起了许多生物力学问题。

在马和犬身上，螺旋线始于耳下的乳突。这条线沿颈夹肌，在颈胸联结处（C6 ~ T1）穿过中线，深入到颈韧带的索状部分。在此区域先连接对侧的菱形肌，再连接到肩胛骨的内侧肌筋膜，直接进入腹锯肌的胸段。在这里螺旋线连接了腹 – 尾端，进

入腹外斜肌，在腹白线处转移到腹内斜肌。这是第 2 次跨腹侧中线交叉。

这条线继续延伸到髋结节。从这里开始，它在后肢的远端走行，围绕"膝关节"穿过腓骨肌，并在股二头肌的深处向近端再旋转。然后，它继续进入骶结节韧带到达骶骨，在这里它第 3 次穿过骶骨结节的中线。从这里开始，它沿着同背表线一样的路线到达枕骨嵴和乳突。犬的同侧有一条直线沿着背表线走行。

在背部，此线的螺旋部分帮助弯曲的脊柱旋转，直行部分放松、平衡躯干，使脊柱趋向中立。螺旋线是四拍步（冰岛马的跑步或脚尖步）和三拍慢跑的主要控制者，这两种步态都包括脊柱旋转。

犬和马的一个常见问题是，左螺旋线的静态收缩，伴随右前肢的收缩和左前肢的反向拉伸。与此同时，脊柱向左侧屈并向右旋转。这种姿势将很多重量转移到右前腿上，使右前腿的活动范围缩小。所有这些模式都可以用一侧的螺旋线比另一侧短来解释。

对马来说，特别是在绕圈运动、侧向运动和慢

跑时会有问题。在犬慢跑的时候，可以很清楚地观察到它的螺旋线张力。当张力异常时，犬的坐、卧都会出现不平衡。臀部歪到一侧时，在所有动作练习中都很难向一侧转体。

前肢线

我们把动物的手臂线命名为前肢线（front limb lines）（图 A5.11），包含前肢前伸线（protraction line，FLPL），它与前肢内收线（adduction line，FAdL）在功能上密切相关；前肢后缩线（retraction line，FLRL）的缩短与前肢外展线（abduction line，FAbL）是不可分割的。由于四足动物的肩关节和肘关节的灵活性大大降低，我们一开始就预料到动物的"手臂"线必定与人类的大不相同。这些线是相互拮抗的。

由于没有锁骨，马和犬的胸部和前肢之间没有关节，只有肌肉和肌腱附着。肩胛骨内侧的上 1/3 可以看作是主要运动（肢体的前伸和后缩）的支点或运动中心。

除了这两种主要运动，还有内收和外展，以及内旋和外旋或旋前和旋后，这些运动大多出现在食肉动物身上。前伸线（protraction line）由在尾端旋转肩胛骨近端（斜方肌的胸段）的肌肉和在头端旋转肩胛骨远端（臂肌和头臂肌）的肌肉组成。

前伸线从斜方肌延伸到冈上肌，继续延伸到二头肌，通过伸肌群和肌腱，止于远节指骨的背侧面。因此，前伸与外展和内收有关，在支撑相，还与内旋有关。

前肢内收线与前肢前伸线密切相关。前肢内收线包括锁骨下肌和胸横肌，可以将前肢拉向躯干。

前肢后缩线包括在头端旋转肩胛骨近端（菱形肌和斜方肌颈胸段）和在尾端旋转肩胛骨远端（背阔肌）的肌肉。从菱形肌和斜方肌开始，前肢后缩线延伸到冈下肌，继续延伸到三头肌，并沿着屈肌群和肌腱到达远节指骨的掌面。因此，后缩与屈曲、外展和外旋有关。外展线的主要肌肉是斜方肌和背阔肌。

只有这 4 条线平衡，动物才能在前肢保持平衡。前肢后缩线的过度短缩会使前肢离躯干过远；如果是前肢前伸线过度短缩，则相反（图 A5.12）。

动物经线的治疗

人类具有社会礼节性，以至于治疗师常常可以采取一些引起痛苦的治疗手段（如筋膜治疗）而不被"投诉"。动物就没那么讲道理。它们坚持

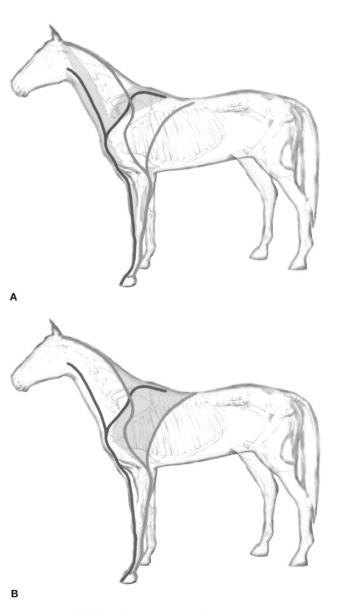

A

B

图 A5.11　前肢线（由 Inger Recht 绘制，©Fascialines.com）

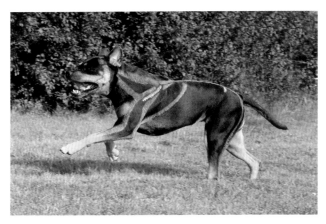

图 A5.12　犬身上的 3 条肌筋膜经线。背表线为绿色，前肢后缩线为粉红色，前肢前伸线为黄色。白色短线代表肩胛骨和髋骨结节（© V.S. Elbrønd）

"投诉"：如果一个人想在治疗动物的过程中避免被咬、被踢、被抓并挺下来做完治疗，就应该寻求无痛的治疗方法。筋膜拉伸必须非常温和，但对于皮肤非常松弛的动物，如猫和许多犬种，可能很难进行。一个有效而温和的筋膜技术是 Linda Tellington-Jones 触摸 [3]。

Tove Due 博士，已经开发了一套测试系统，以便找到这些肌筋膜经线上的一些点。这些测试在一定程度上借鉴了《解剖列车》中对人类的评估。这些点并不是已知的穴位，尽管它们很接近。除了螺旋线，每条线都有一个点。在螺旋线的每个中线交叉点处有一个点。对单线 / 交叉线进行测试，然后对相应的点处理，再重新测试。在重新测试时，可以立即看到功能失调或缩短的线的放松。可以用不同的方法治疗这些点，如针灸、穴位按压、音叉振动［筋膜上有很多对振动有反应的环层小体（帕奇尼小体）］、激光激击和贴扎。动物对治疗非常敏感，即使是温和的技术也会有效果。

释放这些线无疑给我们增加了一种额外的方法。这些线通常还会反过来释放继发和代偿性张力。在这样做的时候，一些基本的问题往往会更清楚地显示出来，并且可以得到解决，如脊柱关节活动受限、颅 – 骶紧张或跛行。

了解肌筋膜经线这个三维系统，有助于我们找到问题的根本原因，从而解决根本原因而不仅是缓解症状，仅治疗症状的情况在兽医学和人类医学中太常见了 [4-5]。

结论

动物的解剖列车 / 肌筋膜经线对解剖和研究具有指导意义。将筋膜视为一个完整的交互系统，为我们解决许多运动障碍提供了方案。对一般的兽医来说，应该要治疗病因，而不是仅仅治疗症状。这些线是非常有用的解剖学基础，能让我们以更整体的方法来治疗生物力学功能障碍。更多信息请访问 www.fascialines.com。

参考文献

1. Elbrød VS, Schultz RM. Myofascia–the unexplored tissue: myofascial kinetic lines in horses, a model for describing locomotion using comparative dissection studies derived from human lines. *Medical Research Archives*. 2015; 3:Available at: https://journals.ke-i.org/index.php/mra/article/view/125.
2. Schultz RM, Due T, Elbrød VS. *Equine Myofascial Kinetic Lines–for Professional Tregatment. Anatomy, Function, Symptoms and Treatment*. Denmark : Fascialines.com Ap; 2020.
3. Tellington-Jones L. *The Ultimate Horse Behavior and Training Book*. North Pomfret, VT: Trafalgar Square Books; 2006. www.ttouch.com.
4. Wanless M. *Rider Biomechanics An Illustrated Guide: How to Sit Better and Gain Infl uence* 2017. Shropshire: Kenilworth Press.
5. Wanless M. *2017 The New Anatomy of Rider Connection: Structural Balance for Rider and Horse*. North Pomfret, VT: Trafalgar Square Books, United States; 2017.

以下是本书的特有术语解释。大部分标准解剖术语没有被收录，它们可见于普通的医学辞典。

解剖列车 (Anatomy trains)：指本书所描述的 12 条肌筋膜经线。

支线 (Branch line)：主肌筋膜经线的替代路线，通常较小，在特定情况下才起作用。

主线 (Cardinal line)：指跨越人体 4 个面的肌筋膜经线，即背部的后表线、前面的前表线、左右侧的体侧线。

脱轨 (Derailment)：仅在特殊情况下才应用的肌筋膜经线中的一个环节。

特快列车 (Express)：比喻连接多关节的肌肉，往往拥有多种功能。

旋线 (Helical lines)：指旋行于人体的路线，包括功能线、螺旋线 (Spiral Lines)、手臂线（发力时），以及部分体侧线。

普通列车 (Local)：比喻单关节肌肉，是其附近或其上方特快列车的部分功能的复制。

闭锁延长状态 (Locked long)：指保持在比自身有效长度更长的肌肉紧张状态。这种拉力作用下的肌肉状态，在物理疗法中被称为"离心负荷 (eccentrically loaded)"。

闭锁缩短状态 (Locked short)：指保持在比自身有效长度更短的肌肉紧张状态。这种束状的或缩短的肌肉，在物理疗法中被称为"向心负荷 (concentrically loaded)"。

力学连接 (Mechanical connection)：指 2 条肌筋膜路线连接处所通过的"站点"，是由骨性结构构成的。

肌筋膜连接 (Myofascial continuity)：指 2 个或多个相邻并相连的肌筋膜结构。

肌筋膜经线 (Myofascial meridian)：一条肌筋膜或筋膜结构的连接线，即一条解剖列车的路线。

交会区 (Roundhouse)：指多个肌筋膜连接的交会区，该区有多个不同的向量；简而言之，就是有多条肌肉交会的骨性标志，如髂前上棘。

车站 (Station)：即"外部"肌筋膜袋中的筋膜连接或肌筋膜轨道"钉在"或附着在"内部"骨骼韧带袋的筋膜网上的点，也就是肌肉附着点。

转换区 (Switch)：处于筋膜平面的不是两者合二为一就是一分为二的区域。

轨道 (Track)：指肌筋膜经线中独立的肌筋膜单元或筋膜单元。

解剖学 / 生理学

筋膜 (Fascia)：在本书中，该术语指全身的胶原网络或其中的一部分。

基质 (Ground substance)：又名亲水性蛋白多糖（hydrophilic proteoglycans），它是结缔组织中填充在纤维单元之间的无定形的胶态物质。

张拉整体结构 (Tensegrity)：张拉整体结构由张拉力和压力组成。其中张拉力决定了结构的完整性，压力则被隔离在大量的连续张力之中。

触变性 (Thixotropy)：当胶质（如基质）被外来的机械能或热能搅动的时候，会表现出易于流动的倾向；而当液体或能量被抽离，或当它固定不动时，胶质则逐渐固化或者形成凝冻。

缩写 / 首字母缩略语

ALL (anterior longitudinal ligament) 前纵韧带

ASIS (anterior superior iliac spine) 髂前上棘

IT (ischial tuberasify) 坐骨结节

ITT (iliotibial tuberosity) 髂胫束

PSIS (posterior superior iliac spine) 髂后上棘

SCM (sternu cleidomastoid) 胸锁乳突肌

SP [spinous process (of vertebrae)]（椎体的）棘突

TFL (tensor fasciae latne) 阔筋膜张肌

TLJ (thoracolumbar junction) 胸腰连结（T_{12}–L_1）

TP [transverse processc (of vertebrae)]（椎体的）横突

肌筋膜经线

主线

SFL，前表线。起于足趾前端，在腿前侧上行，再上行躯干至胸骨，经颈侧至头骨后侧。

SBL，后表线。起于足底，向上至腿后方和骶骨，沿背部上行至颅骨，过颅骨至前额。

LL，体侧线。起于足底，上行至腿外侧和躯干侧面，由肩关节复合体下方至颈部和头颅侧面。

旋线

SL，螺旋线。起自颅骨侧面，绕颈部至对侧肩和肋骨，回旋过腹部至同侧髋前，经膝外侧、踝内侧、足弓下，再回到腿部向上，回到颅骨。

FFL，前功能线。起于一侧肩部，跨过腹部前面至对侧腿部。

BFL，后功能线。起于一侧肩部，跨过背部至对侧腿部。

手臂线

SBAL，臂后表线。起自棘突，过肩膀、手臂外侧至手背。

DBAL，臂后深线。起自棘突，过肩胛骨至手臂背侧，最后到小指。

SFAL，臂前表线。起自胸骨和肋骨，向下至手臂内侧再到手掌。

DFAL，臂前深线。起自肋骨，向下至手臂前面至拇指。

核心线

DFL，前深线。起自前足部深层，在腿内侧上行，至髋关节的前面，穿过骨盆至脊柱前侧，上行经过胸廓至下颌和颅骨底部。

索 引